改訂第13版

現代の眼科学

[監修] 所 敬
東京医科歯科大学名誉教授

[編集] 吉田 晃敏
旭川医科大学学長

谷原 秀信
熊本大学教授

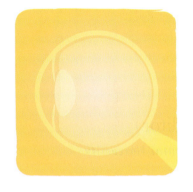
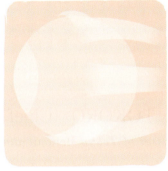
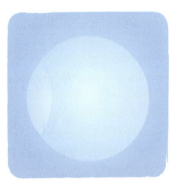
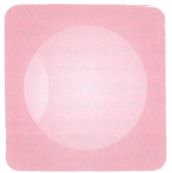
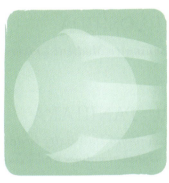
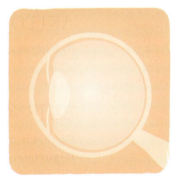

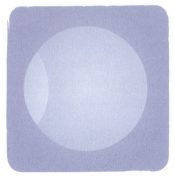
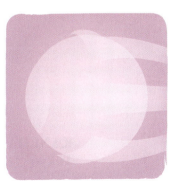

金原出版株式会社

MODERN TEXTBOOK OF OPHTHALMOLOGY

13th Edition

Edited by

TAKASHI TOKORO (Chief Editor)
Emeritus Professor of Tokyo Medical and Dental University

AKITOSHI YOSHIDA
President of Asahikawa Medical University

HIDENOBU TANIHARA
**Professor of Kumamoto University Graduate School of Medical Sciences
Department of Ophthalmology and Visual Science**

2018
**KANEHARA & Co., Ltd.
Tokyo**

執 筆 者

東京女子医科大学教授 飯 田 知 弘	大阪医科大学教授 池 田 恒 彦	鳥取大学教授 井 上 幸 次
福岡大学教授 内 尾 英 一	長崎大学教授 北 岡 隆	東京医科大学教授 後 藤 浩
鹿児島大学教授 坂 本 泰 二	金沢大学教授 杉 山 和 久	日本医科大学教授 高 橋 浩
川崎医科大学教授 長 谷 部 聡	大阪大学教授 不 二 門 尚	浜松医科大学教授 堀 田 喜 裕
藤田保健衛生大学教授 堀 口 正 之	兵庫医科大学教授 三 村 治	岐阜大学教授 山 本 哲 也
秋田大学教授 吉 冨 健 志		

(五十音順)

改訂第13版　序

「眼」という感覚器の不思議

　眼は，視覚（「見る」という感覚）機能を司るために進化した中枢神経組織である。日常生活における情報の8割は，視覚によってもたらされていると言われ，眼疾患によって，視機能を喪失することは，重大なクオリティ・オブ・ライフ（QOL）の低下を招く。編者として，本書の読者に強調しておきたいのは，「"見える"という仕組みの精巧さ」であり，「学問として"見る"ことを研究する意義」である。

　眼の組織と機能は，すべて「視覚」情報を効率的に受容し，高精度に認識するために収斂されている。光情報を受容するために，眼は，角膜・水晶体/硝子体・網膜などの透明で無血管の組織により構成されている。そのため，中枢神経（網膜）と血管を非侵襲的に観察することが可能である。このことは，眼科領域において，多彩な画像解析装置によるイメージング技術やレーザー療法が進化する理由ともなった。本書に掲載された多数の写真や画像は，眼科領域において発展したイメージング技術の成果である。

　また中枢神経である網膜視神経が，眼球という閉鎖された空間に位置している。眼科領域では，直接観察可能な眼を舞台として，精緻な顕微鏡手術が進歩することになった。点眼に加えて，眼内・眼周囲への局所投与などの直接的なドラッグデリバリーが可能であり，先進医療の臨床応用が積極的になされてきた。

　さらに，眼内環境における免疫学的寛容が成立することが知られており，無血管組織であることも併せて，再生医療が積極的に臨床展開されてきた歴史がある。最も古典的な再生医療である角膜移植に始まり，上皮，実質，内皮などのパーツ移植の臨床展開から，最近注目されているiPS細胞やES細胞のトランスレーショナルリサーチまで，再生医療の重要な研究領域となっている。実際，iPS細胞の世界初の臨床応用は，眼科領域の治療として実施されたことは記憶に新しい。これらの最新の話題は，すべて本書を読んでいただければ，その精髄をご理解いただけるものと考えている。

『現代の眼科学』の優れた特長

　本書の初版が発行されたのは昭和58年であり，現在に至るまで長い歳月を通じての切磋琢磨を経て，現在の第13版が完成している。その過程において，歴代の執筆陣が推敲を重ね，眼科学が日進月歩してきたことで積み重なってきた最新情報を取捨選択し，本書に相応しい最新の眼科知識をアップデートしてきた教科書であり続けてきた。

　本書の読者として想定されているのは，医学部学生や臨床研究医が中心であるが，眼科専門医志向者，視能訓練士，実地医家などにも十分に読むだけの意味がある内容になっている。特に，本書の特長として強調したいのは，正統的な学問大系としての眼科学をわかりやすく解説していることである。またクオリティの高い写真や図表をできるだけ活用することで，効率的かつ直感的に，眼科学の全体を理解できるように工夫されている。各章の冒頭に「ESSENCE」として，簡潔に要点を把握できるように配置した。さらに学生・若手医師が，眼科学に興味を持つきっかけになってくれるように，国家試験過去問題を取捨選択して解説しつつ，執筆陣に選りすぐった最新の話題を「TOPICS」「COLUMN」でわかりやすく紹介していただいた。また今回の改訂では，新たに「生理」の項目を加えて，「第1章　解剖・生理・発生」の中に組み込んだ。また改訂12版で新設した「第13章　小児眼科」を，「第13章　小児の視機能と斜視・弱視」に変更し，疾患別の小児疾患は，理解しやすいように各章に移動させた。このように，今まで以上に読者にわかりやすいようにと考えて，今回の改訂作業を行った。

平成30年1月

編　者

第1版 序

　"見える"ということはいったいどのようなことであろうか。
　物を見るとき，はっきり見分けることのできる人とそうでない人がある。
　人は色を判別する能力をそなえ，さらに暗いところでも物体を見ることができ，またある拡がりをもつ範囲を見ることもできる。遠いものも近くにあるものも自然にピント合わせがなされる。われわれは2つの眼で物を見ているが，見える物体の像は決して2つにだぶって見えることはなく，しかも立体的にみえる。
　このように改めて"見える"ということを考えてみると視覚という働きは決して単一なものではなく，複雑なしくみによって成り立つものであることが理解されよう。そしてこれらの働きのどれが損なわれても人にとっては大きな障害となることがうかがわれる。

　眼科学とはこの視機能の成り立ちを知り，その障害によりあらわれる現象をとらえ，それを治療することを学ぶ学問である。
　眼は脳の出窓ともいわれ，また全身病の症状の現われる器官でそのかかわる範囲はきわめて広い。このように視覚を取り扱う眼科学は今日の医療ニードの最も高いものの1つである。
　これらをふまえ，判り易い今日のレベルの眼科を求めてここに眼科学の冊子を世におくる。執筆者はわが国の眼科学界における正に中核をなす経験豊富な教授陣で，編集の方針を十分にふまえて執筆され，好個の教科書が完成したと自負している。

　この本の特徴は読者の理解を助けるために図を豊富にし，サイズを大きくした。カラー図も多くし，オリジナルな描画も考案して加えた。図には説明の文をそえ，読者はまず図を目で追いその説明文を読むことによりその大網を理解できるようにした。
　大切な項目には文中にゴシックで印刷して示した。随所に欄外記事を設け，内容の補足あるいはup to dateの知見を加えた。

　本書は医師国家試験ガイドラインにそった医学生の教科書である。しかしそのレベルは専門医をめざす研修医や第一線の眼科医が今日の眼科学の基本を改めて理解し，その知識をまとめる上からも役立ち得るものと信ずる。

昭和58年1月

田中直彦
所　敬

【歴代編集者】
第1版　昭和58年1月発行　　　編集：田中直彦／所　敬
第2版　昭和60年1月発行　　　編集：田中直彦／所　敬
第3版　昭和62年8月発行　　　編集：田中直彦／所　敬
第4版　平成2年9月発行　　　 編集：田中直彦／所　敬
第5版　平成5年8月発行　　　 編集：所　敬／金井　淳
第6版　平成8年8月発行　　　 編集：所　敬／金井　淳
第7版　平成11年2月発行　　　編集：所　敬／金井　淳
第8版　平成14年3月発行　　　編集：所　敬／金井　淳
第9版　平成18年3月発行　　　編集：所　敬／吉田晃敏
第10版　平成21年4月発行　　 監修：所　敬，編集：吉田晃敏／谷原秀信
第11版　平成24年3月発行　　 監修：所　敬，編集：吉田晃敏／谷原秀信
第12版　平成27年3月発行　　 監修：所　敬，編集：吉田晃敏／谷原秀信

第1章 解剖・生理・発生

1. 視覚器の構成　2
2. 眼　球　3
3. 視　路　10
4. 眼球付属器　11
5. 眼の血管系　16
6. 眼の生理　17
7. 眼の器官発生　21
- 国試過去問題によるアプローチ　26

第2章 眼科診療の手順

1. 眼疾患の問診の取り方，進め方　28
    1. 主　訴　28
    2. 現病歴　28
    3. 既往歴　29
    4. 家族歴　29
    5. 眼鏡・コンタクトレンズ歴　29
    6. 紹介患者　29
2. 主訴から考えられる眼疾患　29
    1. 視機能に関連のある症状　29
    2. 視機能(見え方)に関連がない(少ない)症状　30
3. 眼科診察と検査法の進め方　31
    1. 視　診　31
    2. 触　診　32
    3. 眼科の一般的検査の進め方　32
    4. 特殊検査　34
4. 小児の眼科検査　36
5. 救急受診時の初期対応　36

第3章 視機能とその検査

1. 視　力　38
    1. 視力の種類　38
    2. 視力の測定法　41
2. 視　野　43
    1. 計測法　44
    2. 視野障害　47
3. 色　覚　49
    1. 色覚異常　49
    2. 検査法　52
4. 光　覚　53
    1. 明順応　53
    2. 暗順応　53
5. 眼の屈折　54
    1. 眼球光学系　54
    2. 屈折異常　54
    3. 屈折検査法　60
    4. 屈折矯正　62
6. 調　節　65
7. 輻湊および開散　67
8. 眼精疲労　68
    1. 定　義　68
    2. 分　類　68
9. 瞳　孔　69
    1. 生　理　69
    2. 瞳孔反射の種類　69
    3. 瞳孔の見方　71
    4. 瞳孔に異常をきたす疾患　72
10. ロービジョン　75
    1. リハビリテーションと社会的支援　75
    2. 視覚障害児への対応　76
    3. 視覚障害者の認定基準　76
    4. 失明原因の変遷　77
- 国試過去問題によるアプローチ　78

第4章 眼瞼疾患

1. 眼瞼の構造　84
2. 形態の異常　85
    1. 眼瞼内反症　85
    2. 眼瞼外反症　85
    3. 内眼角贅皮　86
    4. 睫毛乱生　86
    5. 眼瞼痙攣　86
    6. 眼瞼下垂　86
3. 眼瞼の炎症　86
    1. 眼瞼炎　86
    2. 麦粒腫　87
    3. 霰粒腫　88
    4. 伝染性膿痂疹　88

5. 眼瞼単純疱疹　88
　　6. 眼部帯状疱疹　88
　　7. アレルギー性眼瞼疾患　88
④ 眼瞼の腫瘍　89
　　1. 良性腫瘍　89
　　2. 悪性腫瘍　89
● 国試過去問題によるアプローチ　92

第5章
涙器疾患

① 涙器の構造と生理　94
　　1. 涙液産生　94
　　2. 涙　道　94
② 涙器疾患の検査　95
　　1. 涙液分泌・安定性の検査　95
　　2. 涙道の検査　96
③ 涙道疾患　96
　　1. 鼻涙管閉塞　96
　　2. 涙嚢炎　97
　　3. 涙小管炎　97
④ 涙腺疾患　97
　　1. 涙腺炎　97
　　2. シェーグレン症候群　98
　　3. ワニの涙症候群　98
　　4. 涙腺腫瘍　98
⑤ 涙器の外傷　99
● 国試過去問題によるアプローチ　100

第6章
結膜疾患

① 結膜の構造　102
② 結膜の病像　102
　　1. 充　血　102
　　2. 濾　胞　102
　　3. 乳　頭　103
　　4. 浮　腫　103
　　5. 眼　脂　103
　　6. 結膜下出血　103
　　7. 偽　膜　103
　　8. 瘢痕化　104
③ アレルギー性結膜疾患　104
　　1. アレルギー結膜炎　104

　　2. 春季カタル　105
　　3. アトピー角結膜炎　106
　　4. 巨大乳頭結膜炎　106
　　5. フリクテン結膜炎　107
④ ウイルス感染症　107
　　1. アデノウイルス結膜炎　107
　　2. エンテロウイルス結膜炎　108
　　3. その他のウイルス性結膜炎　109
⑤ 細菌感染症ほか　109
　　1. 細菌性結膜炎　109
　　2. クラミジア結膜炎　109
⑥ その他　110
　　1. 乾性角結膜炎　110
　　2. 翼状片　110
　　3. スチーブンス・ジョンソン症候群　111
　　4. 眼類天疱瘡　111
　　5. 結膜弛緩症　111
　　6. 結膜腫瘍　111
● 国試過去問題によるアプローチ　112

第7章
角膜・強膜疾患

① 角　膜　114
　　1. 角膜の構造・生理　114
　　2. 角膜の検査法　115
　　3. 角膜の病態　118
　　4. 角膜感染症　120
　　5. その他の角膜疾患　125
　　6. 角膜移植術　130
② 強　膜　132
　　1. 強膜の先天異常　132
　　2. 強膜の炎症　132
● 国試過去問題によるアプローチ　134

第8章
ぶどう膜疾患

① ぶどう膜の構造と機能　136
　　1. 虹　彩　136
　　2. 毛様体　136
　　3. 脈絡膜　138
② 先天異常　139
　　1. ぶどう膜欠損（症）　139

2. 先天無虹彩(症)　139
  3. 白皮症　140
  4. 瞳孔膜遺残　140
3 ぶどう膜炎　140
  1. ぶどう膜炎総論　140
  2. サルコイドーシス　147
  3. ベーチェット病　149
  4. フォークト・小柳・原田病　152
  5. 交感性眼炎　153
  6. ポスナー・シュロスマン症候群　154
  7. フックス虹彩異色性虹彩毛様体炎　154
  8. HLA-B27 関連ぶどう膜炎　154
  9. ウイルス性ぶどう膜炎　154
  10. 細菌性眼内炎・全眼球炎　157
  11. 真菌性眼内炎　157
  12. トキソプラズマ症　158
  13. トキソカラ症　159
  14. 水晶体起因性ぶどう膜炎　159
  15. 結核性ぶどう膜炎　159
  16. 梅毒性ぶどう膜炎　160
4 腫瘍　160
5 その他　163
  1. コロイデレミア(全脈絡膜萎縮〔症〕)　163
  2. 脳回状脈絡網膜萎縮(症)　163
  3. 脈絡膜剥離　163
  4. ぶどう膜滲出症候群　163
● 国試過去問題によるアプローチ　164

第9章
網膜硝子体疾患

1 網膜硝子体の解剖・生理　168
2 検査法　168
  1. 眼底検査法　168
  2. 眼底写真撮影法　171
  3. 蛍光眼底造影検査法　171
  4. 超音波Bモード検査法　171
  5. 光干渉断層計　173
  6. 走査レーザー検眼鏡と類似装置　174
  7. 電気生理学的検査　175
  8. 眼底血圧測定法　177
  9. カラードップラ血流検査　177
3 眼底疾患の光凝固　178

  1. 光凝固治療の原理　178
  2. 眼科領域でのレーザー光凝固の応用　178
  3. レーザー光凝固の適応　178
4 眼底像　180
  1. 眼底所見(検眼鏡的所見)　180
  2. 眼底にみられる病変　180
5 主な眼底疾患　187
  1. 高血圧および動脈硬化による眼底変化　187
  2. 網膜血管閉塞および血管病による病変　189
  3. 糖尿病網膜症　193
  4. 未熟児網膜症　198
  5. 黄斑疾患　200
  6. 網膜剥離　207
  7. 網膜変性疾患　210
  8. 腫瘍および網膜硝子体病変　213
  9. その他　214
6 網膜疾患に対する治療　215
  1. 網膜硝子体手術の進歩　215
  2. 硝子体手術の目的　215
  3. 硝子体手術の適応　217
● 国試過去問題によるアプローチ　220

第10章
水晶体疾患

1 水晶体の構造と生理　228
2 細隙灯顕微鏡による水晶体の検査　229
3 白内障　229
  1. 定義と分類　229
  2. 症状　229
  3. 先天白内障　229
  4. 加齢白内障　231
  5. 外傷性白内障　233
  6. 併発白内障　233
  7. 内分泌,代謝性など全身疾患に伴うもの　233
  8. 薬物白内障　234
  9. 後発白内障　234
  10. その他　234
4 水晶体偏位　234
5 水晶体疾患の手術療法　235
  1. 麻酔　235
  2. 水晶体除去の方法　235
  3. 屈折矯正の手段　239

- 国試過去問題によるアプローチ　242

第11章
緑内障

1. 緑内障の定義　244
2. 緑内障性視神経症とその検査　244
   1. 緑内障性視神経症　244
   2. 視神経検査　244
   3. 視野検査　246
   4. 緑内障の危険因子　247
3. 緑内障における眼圧の重要性とその検査　248
   1. 眼圧　248
   2. 房水の動態　249
   3. 眼圧検査　250
   4. 隅角検査　251
4. 緑内障の分類　251
   1. 原発開放隅角緑内障（広義）　253
   2. 原発閉塞隅角緑内障　253
   3. 続発緑内障　254
   4. 小児緑内障　255
   5. 緑内障の疫学　255
5. 緑内障の治療　255
   1. 治療の原則　255
   2. 薬物療法　255
   3. レーザー療法　256
   4. 手術療法　256
- 国試過去問題によるアプローチ　259

第12章
視神経・視路疾患

1. 視路の解剖　264
   1. 視神経　264
   2. 視（神経）交叉，視索および上位視路　265
2. 検査法　267
3. 視神経疾患　268
   1. うっ血乳頭　268
   2. 視神経炎　270
   3. 脱髄性視神経炎　271
   4. 虚血性視神経症　272
   5. 遺伝性視神経症　274
   6. 視神経萎縮　275
   7. その他の視神経疾患　276
4. 視路の病変　277
   1. 視交叉の疾患　277
   2. 視索，外側膝状体および上位視路の病変　279
- 国試過去問題によるアプローチ　282

第13章
小児の視機能と斜視・弱視

1. 小児の眼の特性　286
   1. 解剖学的成長と視機能の発達　286
   2. 小児眼疾患の特徴　288
2. 両眼視機能　289
   1. 正常両眼視機能　289
   2. 両眼視機能の異常　291
3. 斜視　292
   1. 定義　292
   2. 分類　292
   3. 原因　293
   4. 診断　293
   5. 治療　297
4. 弱視　298
   1. 定義　298
   2. 原因　299
   3. 種類　299
   4. 診断　299
   5. 治療　300
5. 眼の先天異常　301
   1. 眼球の発生異常　301
   2. 視神経・網膜の先天異常　301
- 国試過去問題によるアプローチ　304

第14章
外眼筋疾患

1. 外眼筋の作用　306
   1. 眼球運動と回旋点　306
   2. 眼球の単眼運動　306
   3. 外眼筋の作用　307
   4. 眼球運動に関するプーリー理論　308
   5. 眼球の両眼運動　308
   6. 眼位　308
   7. 眼球運動と神経支配　308

目次

- ② 眼筋麻痺・眼球運動障害　310
  1. 定　義　310
  2. 原　因　310
  3. 症　状　310
  4. 診　断　311
  5. 眼筋麻痺の種類　313
  6. 眼筋麻痺の治療　317
- ③ 眼　振　317
  1. 定　義　317
  2. 分　類　317
  3. 治　療　319
- ● 国試過去問題によるアプローチ　320

第15章
眼窩疾患

- ① 眼窩の構造　322
- ② 臨床症状と病態　323
- ③ 検査法　324
- ④ 眼窩部の炎症性疾患　326
- ⑤ 腫瘍性疾患および占拠性病変　331
- ⑥ 血管異常　333
- ● 国試過去問題によるアプローチ　335

第16章
全身病と眼

- ① 循環系疾患　338
- ② 糖尿病　339
- ③ 先天代謝異常　339
- ④ 血液疾患と悪性腫瘍　341
- ⑤ 内分泌疾患　342
- ⑥ ビタミン欠乏症　342
- ⑦ 皮膚疾患　343
- ⑧ 視路の障害と部位診断　344
- ⑨ 膠原病と近縁疾患　346
- ⑩ 感染症　347
- ⑪ 医原性疾患・中毒　348
- ⑫ 染色体異常　349
- ⑬ 未熟児網膜症　349
- ⑭ 筋・骨・結合織疾患　349
- ⑮ その他　350
- ● 国試過去問題によるアプローチ　351

第17章
外　傷

- ① 鈍的外傷　354
  1. 前房出血　354
  2. 隅角離開　354
  3. 低眼圧黄斑症　355
  4. 水晶体脱臼　355
  5. 網膜振盪（症）　355
  6. 網膜硝子体出血　356
  7. 網膜剝離　356
  8. 黄斑円孔　356
  9. 脈絡膜破裂　356
  10. 視神経管骨折　356
  11. 眼窩骨折　357
  12. 眼窩吹き抜け骨折　357
  13. その他　358
- ② 刺創・裂傷・切創　359
  1. 穿孔性眼外傷　359
  2. 眼瞼裂傷　360
- ③ 異　物　361
- ④ 化学的損傷　364
- ⑤ 物理的損傷　365
- ⑥ スポーツ眼外傷　366
- ⑦ 交通外傷　366
- ● 国試過去問題によるアプローチ　367

資料集
　主な点眼薬　370／眼科症候学　375／眼科で頻用される略語　379

索　引　382

外国語は原則として英文とし，ラテン語には（L）を付記した。また，→で示したページは，その語が別の章・項目においても使われていることを表す。同時に参照し，関連づけて学習するようにしてほしい。

TOPICS

- 眼底対応視野計　50
- マイボーム腺機能不全の定義・分類・診断基準　87
- マイボグラフィ　87
- BUT 短縮型ドライアイ　96
- 涙液層別治療　98
- 抗癌薬による涙道閉塞　99
- 免疫抑制点眼薬　105
- 新型アデノウイルス　108
- 角膜疾患の原因遺伝子　129
- 角膜内皮移植　132
- 病名としてのぶどう膜炎と内眼炎　141
- 眼内液を利用した感染性ぶどう膜炎の診断　147
- 生物製剤による治療　151
- ぶどう膜悪性黒色腫の核医学検査による診断　161
- OCT angiography　174
- OCT の進化　174
- 局所 ERG　175
- 糖尿病黄斑浮腫に対する薬物治療　192
- 加齢黄斑変性治療の進歩　205
- 網膜の移植　219
- 超音波生体顕微鏡(UBM)と前眼部光干渉断層計(AS-OCT)　252
- 視神経線維再生の可能性　265
- MRI 検査の新しい可能性—確立された fMRI とこれから発展する fiber tracking　268
- 抗アクアポリン 4 抗体　272
- 近視性視神経症と緑内障性視神経症　276
- 眼窩悪性リンパ腫　326
- 眼の分子遺伝学　350
- 非事故性外傷　359

COLUMN

- 注視野　43
- 色覚の成立する機構　51
- 高次収差矯正の臨床応用　64
- 麦粒腫の方言　88
- 涙点プラグ　98
- ドライアイの定義・診断基準　110
- 角膜上皮の創傷治癒　116
- 再発性角膜上皮びらん　118
- 細菌性角膜潰瘍の起炎菌　121
- テリエン周辺角膜変性　128
- フックス角膜内皮ジストロフィ　128
- アイバンク　133
- 虹彩の色　136
- 網膜の栄養　139
- 眼底の色　140
- ぶどう膜炎と全身疾患の地域による相違　141
- ぶどう膜炎と全身疾患　146
- HLA 検査とぶどう膜炎　146
- ベーチェット病と副腎皮質ステロイド薬の功罪　150
- 糖尿病網膜症の国際重症度分類(American Academy of Ophthalmology, 2002 年)　193
- 網膜色素上皮剥離　203
- 滲出型加齢黄斑変性のインドシアニングリーン蛍光眼底造影　207
- 眼内レンズの歴史　239
- 多焦点眼内レンズ　241
- トーリック眼内レンズ　241
- 緑内障の歴史—地中海のブルー　245
- 鼻側階段は誤訳？　247
- monocular cue　290
- 残像試験とプリズムアダプテーションテスト　292
- 斜視と斜位　293
- 3 歳児健診　300
- 視能訓練士　300
- 先天緑内障と牛眼　303
- 心因性視力障害　303
- positron emission CT (PET)　341
- メタミドホスとサリン　348
- 角膜血染　355
- 三角症候群　355
- コンタクトレンズが眼球の裏に入り込む？　361
- X 線撮影による眼内異物の診断　361
- 化学的損傷の救急処置　364
- レーザーポインターによる眼外傷　365

第1章
解剖・生理・発生

ESSENCE

　光刺激は眼球で受容され，それが視神経を経由し，脳視覚中枢と連絡することで視覚情報となる。眼球の構造は，外膜（角膜，強膜），中膜（ぶどう膜；虹彩，毛様体，脈絡膜），内膜（網膜）から構成されており，その内容物として房水，水晶体，硝子体が含まれている。角膜は上皮，ボウマン膜，実質，デスメ膜，内皮の5層構造であり，網膜は内境界膜〜網膜色素上皮の10層構造である。眼球付属器としては，眼瞼，涙器，外眼筋，眉毛，眼窩などがある。

　視覚に関する基礎知識として，眼の生理は大切である。瞬目，涙液層，瞳孔，角膜，房水，水晶体，硝子体，網膜，眼球運動，両眼視機能などについては眼科臨床の理解を深めるために是非知ってほしい。

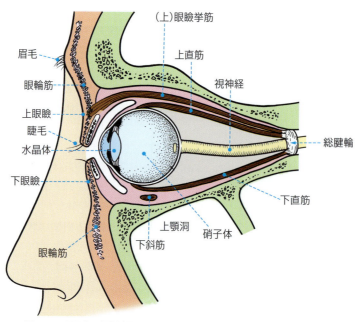

図 1-1　眼球，視神経および眼球付属器の矢状断模式図
眼球は眼窩の中心にある。

1　視覚器の構成

　視覚器 visual organ とは，眼球 eyeball，視神経 optic nerve，視覚中枢 visual center および眼球付属器 ocular adnexa から構成されるものをいう。眼球は眼窩 orbit の中にあり，視神経を経由して視覚中枢と連絡する（図1-1）。

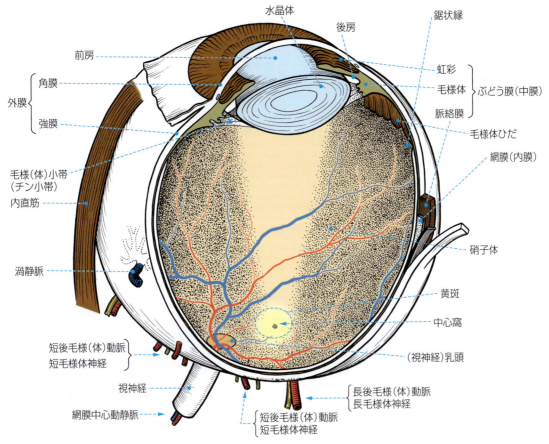

図 1-2　ヒトの眼球断面立体模式図（右眼を上方から見た図）
眼球壁は3つの膜，すなわち外膜（角膜，強膜），中膜（虹彩，毛様体，脈絡膜；総称してぶどう膜という），内膜（網膜）からなる。

2　眼球

眼球 eyeball は前後径がおよそ 24 mm のほぼ球形の器官である。眼球壁は以下の3つの膜で構成されている（図1-2，表1-1）。

外膜 outer coat：角膜 cornea と強膜 sclera からなる。

中膜 middle coat：ぶどう膜 uvea といわれる。虹彩 iris，毛様体 ciliary body，脈絡膜 choroid からなる。

内膜 inner coat：網膜 retina である。神経網膜 neural retina と網膜色素上皮 retinal pigment epithelium からなる。

眼球の内容は房水 aqueous humor，水晶体 crystalline lens，硝子体 vitreous body からなる。

表 1-1　視覚器の構成

視覚器		
眼球	外膜	角膜，強膜
	中膜	ぶどう膜（虹彩，毛様体，脈絡膜）
	内膜	網膜 ※内容（房水，水晶体，硝子体）
視神経		
視中枢		
眼球付属器 （眼瞼，結膜，涙器，外眼筋，眉毛，睫毛，眼窩）		

角膜と虹彩の間を前房 anterior chamber，虹彩の後面，毛様体，水晶体と硝子体の間を後房 posterior chamber といい，ともに房水で満たされている。前房と後房の間は瞳孔 pupil で連絡する。水晶体は，毛様体 ciliary body から出た毛様(体)

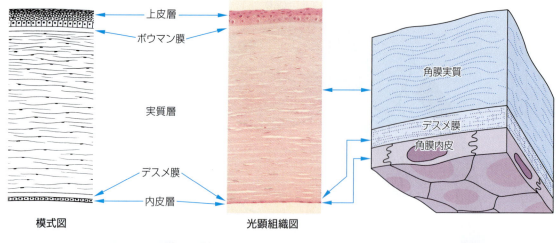

図 1-3 角膜の組織図
上皮，ボウマン膜，実質，デスメ膜および内皮の 5 層からなる。

図 1-4 角膜内皮層
六角形の敷石状の形態をとる。

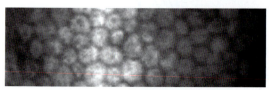

図 1-5 角膜内皮細胞の生体観察
健常人の角膜内皮細胞をスペキュラーマイクロスコープ specular microscope によって撮影したもの。角膜後面をおおう内皮細胞は六角形で，モザイク状に一面に配列している。角膜の形状，透明性の保持など，角膜の生理にきわめて重要な役割をもつ。健常成人の角膜内皮細胞密度は約 $2,000/mm^2$ 以上である。

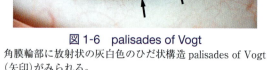

図 1-6 palisades of Vogt
角膜輪部に放射状の灰白色のひだ状構造 palisades of Vogt（矢印）がみられる。

小帯 ciliary zonules（チン小帯 zonules of Zinn）で保持されている。

a. 角膜 cornea

　角膜は強膜とともに眼球外膜を構成し，外膜の前方 1/5 を占め，眼球の形を保持する。無血管性の透明組織で，光線を屈折させて眼内に光を導く。角膜の横径は 11〜12 mm，縦径は 10〜11 mm，中央部の厚さ 0.5 mm，周辺部の厚さ 1.0 mm，曲率半径 7.7 mm，屈折率 1.376，屈折力 43.05 D。角膜が結膜や強膜に移行する部位を**角膜輪部** corneal limbus という。

　角膜は組織学的に次の 5 層からなる（図 1-3）。

1）角膜上皮 corneal epithelium

　最表層は 2〜3 層の扁平細胞，2〜3 層の翼状細胞，1 層の基底細胞である。

2）ボウマン膜 Bowman membrane
3）角膜実質 corneal stroma

　各薄葉には平均直径 30 nm の膠原線維が平行に走行する。薄葉間には角膜実質細胞 keratocyte が存在する。膠原線維の基質にはムコ多糖が存在する。

4）デスメ膜 Descemet membrane
5）角膜内皮 corneal endothelium（図 1-4，図 1-5）

　厚さ 5 μm 扁平型の細胞で，後面から見ると六角形の敷石状の形態をとり，角膜の透明化に重要な働きをしている。出生後は分裂増殖することがないので，加齢とともに細胞数が減少する。内皮細胞が傷害されると周囲の細胞がスライドして傷害部が補われるので，細胞が大きくなり多形化して細胞数は減少する。

　なお，角膜の知覚は三叉神経第 1 枝により，角

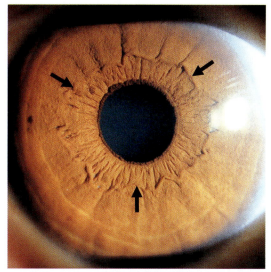

図 1-7　虹彩の写真
虹彩巻縮輪 iris frill（矢印）の内側を小虹彩輪，外側を大虹彩輪という。このパターンは生体認証にも用いられている。

膜実質から上皮にかけて多数分布している。角膜の栄養は，角膜縁の辺縁血管蹄係網と涙液および前房水によって行われる。角膜輪部には1〜2mmの幅で放射状の灰白色のひだ状構造である **palisades of Vogt** がみられ（図1-6）（→角膜・強膜 p.114図7-1），ここに**角膜幹細胞** stem cell が存在する。

b. 強膜 sclera

強膜は角膜とともに眼球外膜を構成し，外膜の4/5を占める。白色不透明で頑丈な膜で，眼球形状を保持し，眼球内容を保護する。強膜の厚さは約1mmであり，外眼筋付着部，赤道部では薄く約0.3mmである。後方の視神経が出る部位では強膜は篩状の網目構造となり，その網目を通って視神経線維が眼球外へ出る。

篩状の部分を**強膜篩（状）板** lamina cribrosa（L）という。視神経の周囲では，強膜は視神経髄膜の硬膜に移行する。眼球に出入りする神経や血管は強膜を貫いている（図1-2）。強膜を貫く血管には，毛様（体）動脈，渦静脈などがある。強膜の後部は**テノン嚢** Tenon capsule におおわれ，前部は球結膜におおわれている。球結膜と強膜の間は血管に富む結合組織で**上強膜** episclera といわれる。強膜はさまざまな太さの膠原線維が不規則に交錯し，その種類もⅠ型，Ⅲ型，Ⅴ型，Ⅵ型とさまざまである。強膜も無血管なので，栄養は脈絡膜とテノン嚢の血管からなされる。

c. ぶどう膜 uvea

ぶどう膜は**虹彩**，**毛様体**，**脈絡膜**の3つからなる。メラニン色素に富み，瞳孔以外の部位から眼内に光が入るのを防ぎ，カメラでいう暗箱の役割をしている。血管が豊富であり，それにより眼内に栄養や酸素を供給する。

1）虹彩 iris

ぶどう膜最前部にある膜状組織で，中央に**瞳孔** pupil がある（図1-7）。瞳孔の大きさを変えることにより眼球内に入る光量が調節される。これはカメラの絞りにあたる。表面には虹彩紋理がみられる。虹彩の後面には2層の色素上皮細胞がある。**虹彩筋**には**瞳孔括約筋** sphincter pupillae muscle と**瞳孔散大筋** dilator pupillae muscle の2つがある（図1-8）。瞳孔括約筋は動眼神経（副交感神経）支配であり，瞳孔散大筋は頸部交感神経支配である。虹彩の色調はメラニン色素の量で決まり，日本人は茶褐色である。

2）毛様体 ciliary body

虹彩の後ろ，脈絡膜の前にある。前方は前房隅角に面し，その内側は虹彩に続いている。毛様体は放射状の多数の隆起からなり，**毛様体ひだ部** pars plicata（L）といわれる。その後半は扁平（**毛**

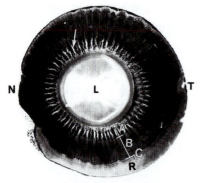

図 1-8 眼球前部（矢状断面模式図）
虹彩の筋は瞳孔括約筋と瞳孔散大筋からなり，前者が収縮すると縮瞳，後者が収縮すると散瞳する．毛様体はこの後方にあり，断面は三角形で輪状線維（ミュラー筋），縦走線維（ブリュッケ筋）と放射状線維がある．輪状筋の収縮により毛様（体）小帯はゆるみ調節がなされる．また，毛様体には房水産生の働きもある．

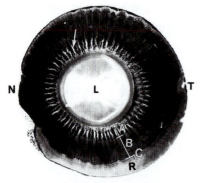

図 1-9 毛様体後面と水晶体後面
（眼球内から毛様体後面を見た図）
A：毛様体ひだ部，B：毛様体扁平部，
C：鋸状縁，R：網膜，L：水晶体，
T：耳側，N：鼻側，矢印：毛様体突起

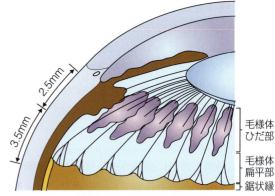

図 1-10 毛様体の模式図
毛様体は，前方の毛様体ひだ部と後方の毛様体扁平部からなる．

様体扁平部 pars plana(L))になり，網脈絡膜に移行する．移行部は鋸状になり**鋸状縁**ora serrata(L)といわれる（図 1-9, 図 1-10）．

毛様体には房水の産生，**毛様体筋** ciliary muscle による調節という重要な働きがある．

毛様体には以下の3つの筋がある．**ミュラー筋** Müller muscle は輪状線維であり，この収縮・弛緩により毛様（体）小帯（チン小帯）を緊張・弛緩させて，水晶体の厚さを変えて調節がなされる．その他，**ブリュッケ筋** Brücke muscle と**放射状線維** radial fiber がある（図 1-8）．

毛様体は2層の上皮でおおわれている．このうち内側のものは色素がない**毛様体無色素上皮**といわれ，ここに血液房水柵（関門）がある．外側はメラニン色素を含んだ1層の上皮で，**毛様体色素上皮**といわれる（図 1-8）．毛様体筋は動眼神経に支配される．

3）脈絡膜 choroid

脈絡膜は網膜と強膜の間にあり，前方の鋸状縁から後方の（視神経）乳頭縁にまで分布する．脈絡膜は強膜から網膜に向かって以下の4層に分けられる．**脈絡膜上腔** suprachoroid，**血管層** vessel layer,

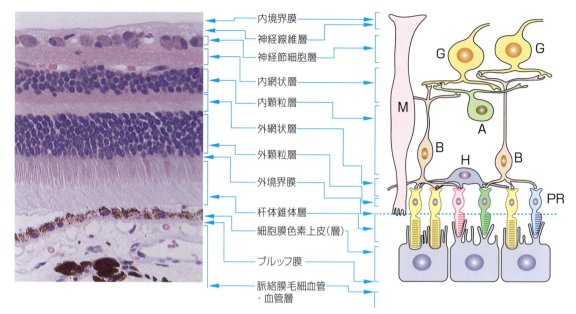

図1-11　網膜の顕微鏡写真と網膜を構成する細胞

網膜は，PR：視細胞 photoreceptor cell，H：水平細胞 horizontal cell，B：双極細胞 bipolar cell，A：アマクリン細胞 amacrine cell，G：神経節細胞 ganglion cell，M：ミュラー細胞 Müller cell などから構成されている。

脈絡膜毛細血管板 choriocapillaris(L)，**ブルッフ膜** Bruch membrane である（図1-11，図1-13）。脈絡膜毛細血管板は1層の板状の毛細血管層で，血管壁には**窓形成**がみられる。脈絡膜から網膜へはここを通じて栄養が送達される。血管に富み，栄養や酸素を多量に必要な網膜へ供給する。また，黄斑部など光が集中する部位の冷却作用もある。

d. **網膜** retina

網膜は眼球壁の内側にある。光を知覚するために最も重要な働きを行う。カメラのフィルムにあたる。後極部が最も厚く，周辺部は薄い。10層からなる。

光はまず視細胞によって認識される。視細胞は，視力や色覚を認識する**錐体** cone と，明るさを認識する**杆体** rod に分けられる。錐体は後極部に多く存在し，周辺は少ない。杆体は中心窩にはほとんどなく中間部に最も多く，周辺部では少なくなる。視細胞で得た情報は**双極細胞**，**水平細胞**，**アマクリン細胞**などで制御されて，神経節細胞に伝達され，神経線維を経て視神経に至る。**ミュラー細胞**はその間を埋めるグリア細胞である（図1-11）。

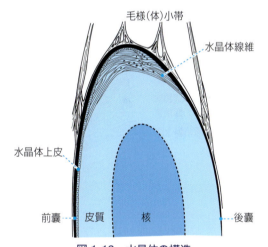

図1-12　水晶体の構造

水晶体は皮質と核からなり，前嚢と後嚢に囲まれている。前嚢に接して単層の水晶体上皮があり，赤道部で細胞分裂している。

e. **水晶体** crystalline lens・**毛様(体)小帯** ciliary zonules（チン小帯 zonule of Zinn）

水晶体は虹彩の後ろにある凸レンズ状の透明な組織で，光を屈折して像を網膜上に投影させる。毛様体から出た**毛様(体)小帯**（チン小帯）が水晶体を保持している。毛様(体)小帯は無色透明な小帯

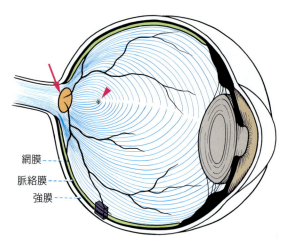

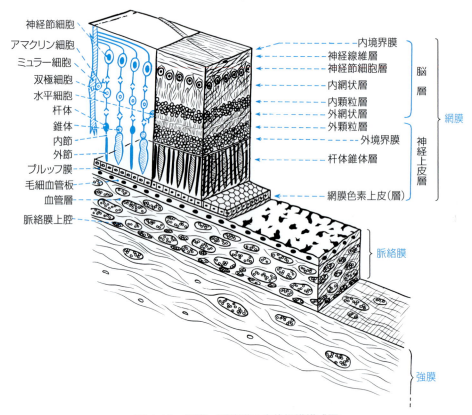

眼球内壁の青い線は網膜の神経線維の走行を示す。左眼の耳側半分を見た図で，（視神経）乳頭（矢印）の向こう側に中心窩（矢頭）が見える。内腔を満たしているのが硝子体である。

図 1-13　網膜，脈絡膜の立体組織模式図
網膜，脈絡膜，強膜の関係を 3 次元的にあらわしたもの。臨床では眼底観察時に，それぞれの関係を 3 次元的に理解する必要がある。

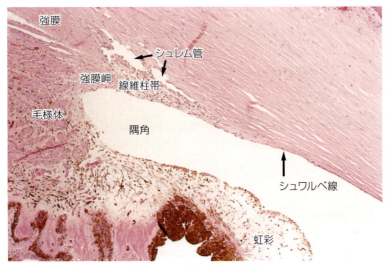

図1-14 隅角の光顕写真
隅角を構成する組織の関係を示している。この関係を理解することは，とくに緑内障診療において重要である。

線維からなる（図1-12）。

近くにピントを合わせるときには毛様体筋のミュラー筋を収縮させ，それにより毛様(体)小帯は弛緩し，水晶体は自己の弾性により厚さを増し，それにより水晶体の屈折を増す。遠くを見るとき（非調節時）は弛緩させて，水晶体の厚さを減じて屈折力を低下させる。これが**調節のメカニズム**である。

f. 硝子体 vitreous body

硝子体は，眼球の4/5を占める硝子体腔を満たしている透明なゲル組織である（図1-13）。

硝子体は**硝子体基質** vitreous stroma と，その間を満たしている**硝子体(液)** vitreous humor とからなる。硝子体はヒアルロン酸を含むが，ほとんどは水分である。硝子体線維はⅡ型コラーゲン線維が主である。毛様体や網膜と接する部位は粘調度が高いので硝子体皮質といわれる。**硝子体基底** vitreous base は鋸状縁付近に強く接着している。硝子体と網膜の接着は（視神経）乳頭部，中心窩付近が強い。硝子体前面には前部硝子体膜があるとされてきたが，実は硝子体線維が密になったものにすぎない。硝子体皮質には硝子体細胞 hyalocyte といわれる細胞がある。

g. 眼房・隅角

1）眼房 aqueous chamber

前房 anterior chamber と**後房** posterior chamber とに分かれる。前房は虹彩前面と角膜後面との間をいう。後房は水晶体，硝子体，毛様体および虹彩後面に囲まれる。ともに**房水** aqueous humor に満たされている。前房水の量は 0.15〜0.35ml である。房水は瞳孔を境として前房水と後房水とに分けられる。房水は毛様体で産生され，**後房→瞳孔→前房→前房隅角**へ流れる。前房隅角からの房水流出には，**シュレム管** Schlemm canal を経由する経シュレム管流出路と，毛様体間隙を経て後方ぶどう膜，強膜に流れる**ぶどう膜強膜流出路** uveoscleral outflow などがある。

2）（前房）隅角 anterior chamber angle

（前房）隅角は角膜と虹彩とに挟まれた強膜，ぶどう膜からなる部分で，デスメ膜の終わりである**シュワルベ線** Schwalbe line から虹彩根部までをいう。角膜と強膜との境界を**強膜岬** scleral spur という（図1-14）。

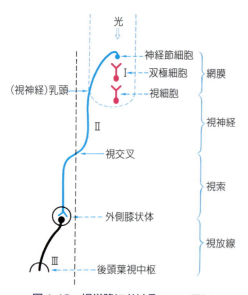

図 1-15　視覚路におけるニューロン
Ⅰ：第1ニューロン，Ⅱ：第2ニューロン，
Ⅲ：第3ニューロン

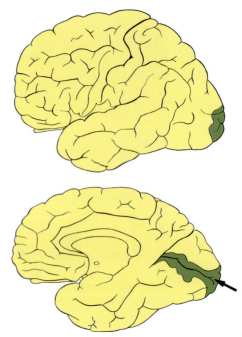

図 1-16　大脳皮質の細胞構築分野
上図は左大脳半球の上外側面で外側より見たところ，下図は右大脳半球の内側面を見たものである。視覚野は鳥距溝（矢印）の周囲の皮質（ブロードマン分野17）にある。

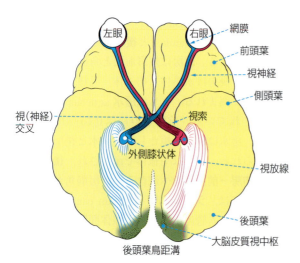

図 1-17　視路
図1-15を，実際の解剖にあわせて示したもの。視交叉で視路が半交叉することがよくわかる。

3　視路

a. ニューロン区分

　網膜視細胞で受けた刺激は，**第1ニューロン**である双極細胞を経て神経節細胞に至る。神経節細胞から出た神経線維は**(視神経)乳頭** optic disc に集まり，さらに**視神経** optic nerve となって頭蓋内へ入り，脳底を後方へ向かい，トルコ鞍上で**視(神経)交叉** optic chiasma に達する。視交叉では，左右の視神経線維のうち網膜の耳側半分からきた線維はそのまま同側にいくが，鼻側半分からきた線維は反対側にいくという半交叉を行い，**視索** optic tract となる（図1-15）。

　視索は脳底部を外下方に向かい，大脳脚の下を通って間脳視床部の**外側膝状体** lateral geniculate body に達する。神経節細胞から外側膝状体までの神経要素を視覚路の**第2ニューロン**とよぶ。外側膝状体を出た神経線維は**視放線** optic radiation となり，側脳室のそばを回って内包を通り，後頭葉の**鳥距溝** calcarine sulcus の壁の**ブロードマン分野17** Brodmann area 17 にある**大脳皮質中枢**に達する（図1-16）。外側膝状体から大脳皮質後頭葉皮質までの神経要素を視路の**第3ニューロン**という。

　網膜視細胞に与えられた刺激は，視神経を経て大脳皮質後頭葉皮質に達してはじめて視覚となる。この視覚伝達の経路を**視路** visual pathway という（図1-17）。

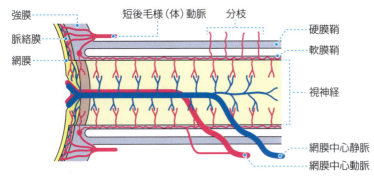

図 1-18 (視神経)乳頭付近の動脈分布
特徴的な血管構築により，視神経疾患が引き起こされるので，理解が必要である。

b. 視神経 optic nerve

（視神経）乳頭から視交叉までを視神経という。視神経は直径3mm，長さ35〜50mmの構造で，末梢神経ではなく，中枢神経の白質に相当する。網膜神経節細胞から出た神経線維が集まった部分が（視神経）乳頭である。**（視神経）乳頭** optic disc は中心窩の約4mm鼻側，1mm上方にある。直径約1.5mmで黄赤色を呈し，耳側はやや色が薄い。視神経線維は（視神経）乳頭から強膜篩状板を貫いて球後に出るが，ここから有髄神経となる。眼窩内を後進し，眼窩先端にある総腱輪から蝶形骨小翼にある**視神経管** optic canal を通って頭蓋内に入り，トルコ鞍上で**視(神経)交叉**に達する。

視神経は視神経鞘に包まれる。視神経鞘は髄膜鞘の延長であり，硬膜，クモ膜，軟膜からなる。視神経の中央には**網膜中心動脈** central retinal artery，**網膜中心静脈** central retinal vein がある。網膜中心動脈は眼動脈から分枝して，眼窩内で視神経の球後約10mmから視神経鞘を貫いて中央に入り，前方へ走って（視神経）乳頭の中央で4本に分枝して網膜に分布する。**短後毛様(体)動脈** short posterior ciliary artery は視神経の前半部を栄養する（図1-18）。短後毛様(体)動脈の分枝が篩状板をとりまいて強膜内に形成した血管輪（**チン・ハラー動脈輪** Zinn-Haller arterial circle）から，多数の動脈枝が視神経に分布する。

黄斑からくる神経線維は**乳頭黄斑神経線維束** papillomacular nerve fiber bundle というが，（視神経）乳頭の耳側1/3に入り，球後では視神経の中央を走り，視交叉では視交叉後面近くで他眼の交叉性乳頭黄斑線維と小交叉を行う。視索ではその背面を走り，外側膝状体の上1/3に終わる。

4 眼球付属器

a. 眼瞼 eyelid

眼瞼は眼窩の前方に位置し，眼球を保護し，まばたきによって涙液で角膜を潤す。

1）眼瞼の構造（図1-19）

上眼瞼と下眼瞼とからなり，その間を**(眼)瞼裂** palpebral fissure という（図1-20）。その縁を**眼瞼縁** lid margin という。上下の眼瞼縁の鼻側には，涙液の排出口である涙点 lacrimal punctum がある。

眼瞼縁の前縁に**睫毛** cilia があり，後縁には**瞼板腺** tarsal gland（**マイボーム腺** meibomian gland）が開口している（図1-21）。睫毛は刺激に敏感であり，異物が接触するとただちに閉瞼して，瞼裂内に入るのを防ぐ。睫毛根部には汗腺や脂腺の分泌腺がある。

眉毛 eyebrow は上眼瞼と額部との間にあり，額から伝わる汗が眼に入るのを防ぐ。

眼瞼は外側から内側に向かって皮膚，筋，瞼板，結膜の各層からなる。筋層の眼輪筋は顔面神経支配で，閉瞼をつかさどる。開瞼する筋は動眼神経支配の（上）眼瞼挙筋，交感神経支配の瞼板筋からなる。

2）瞼板皮膚

人体で最も薄い皮膚で，皮下組織が疎であるので，動きやすい反面，炎症などで腫脹しやすい。

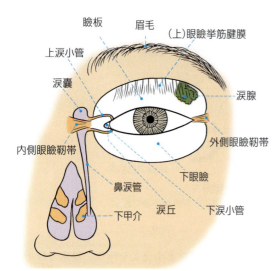

図 1-19　眼瞼および涙道の模式図（左側）
涙腺から分泌された涙液は，眼表面→涙小管→鼻涙管→鼻腔へと流れる。

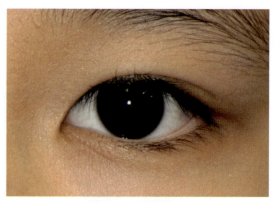

図 1-20　外眼部写真
眼球は上眼瞼，下眼瞼でおおわれる。耳側は外眼角，鼻側は内眼角とよばれる。

3）眼瞼筋層

以下の3つの層がある。

①**眼輪筋** orbicularis oculi muscle：横紋筋。**顔面神経支配**で，眼瞼を閉じる働きがある。

②**（上）眼瞼挙筋** levator palpebrae muscle：横紋筋。**動眼神経支配**で，眼窩先端にある総腱輪から起こり，眼瞼上縁に付着し，一部は上眼瞼皮膚に至る。上眼瞼を挙げる働きがある。

③**瞼板筋** tarsal muscle（**ミュラー筋** Müller muscle）：平滑筋で**交感神経支配**である。（上）眼瞼挙筋から起こり，上瞼板上縁に付着し，下瞼板筋は下直筋および眼球皮膜から起こり，下瞼板下縁に付着する。ともに瞼裂を開大する。

4）瞼板 tarsus, tarsal plate

瞼板は厚さ約0.7mmの硬い結合織からなる。鼻側と耳側で上下の瞼板の互いに合するところに**内側および外側眼瞼靱帯**があり，眼窩壁に固定されている。瞼板の中の瞼板腺には分泌腺が存在する。睫毛の分泌腺には，**睫毛汗腺** sweat gland of clia である**モル腺** gland of Moll と，**睫毛脂腺**である**ツァイス腺** gland of Zeis がある。

5）眼瞼の知覚神経

三叉神経の分枝により知覚され，上眼瞼に分布するものは眼神経，下眼瞼のものは上顎神経とよばれる。眼神経は三叉神経第1枝であり，涙腺神経，眼窩上神経，滑車上神経，滑車下神経に分かれる。上顎神経は三叉神経第2枝であり，眼窩下神経となる。

6）眼瞼の血管

外頸動脈の枝と眼動脈の枝とが上下の眼瞼内で豊富な血管網をつくる。眼瞼周囲のリンパ網は，上眼瞼の内方1/3，内眼角および下眼瞼の大部分は，頰部皮膚とともに**顎下リンパ節**に流入する。上眼瞼外方2/3，外眼角部は，前頭部皮膚とともに**耳前および耳下腺リンパ節**に向かう。

瞼板中の**瞼板腺**（マイボーム腺）は脂腺であり，分泌物は眼瞼縁を滑らかにし，涙の瞼裂外流出を防ぎ，角膜表面を潤す涙液の表層をなし，その蒸発を防ぐ働きがある。

b. 結膜 conjunctiva

結膜は角膜以外の前方の眼球の表面と眼瞼の裏面をおおっている粘膜で，眼球と眼瞼とを連結し，その運動を円滑に行わせる。また結膜は**杯細胞** goblet cell から粘液を，副涙腺から涙液を分泌して，眼球表面を潤している。**副涙腺** accessory lacrimal gland には，結膜の固有層にあって結膜円蓋に開口する**クラウゼ腺** gland of Krause と，上下瞼板の眼窩縁側で（眼）瞼結膜に開口する**ウォルフリング腺** gland of Wolfring がある。

（眼）瞼結膜 palpebral conjunctiva は眼瞼の裏面をおおい，**（眼）球結膜** bulbar conjunctiva は眼球前面の強膜をおおう。**結膜円蓋** conjunctival fornix は(眼)瞼結膜と(眼)球結膜を連絡している部分で

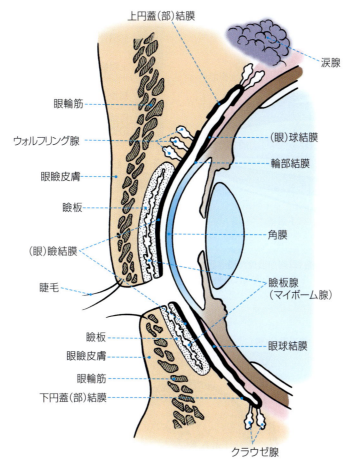

図 1-21 眼瞼，結膜，前眼部の模式図
外眼部と前眼部の関係を垂直断面（矢状断）で見た図。眼表面をおおう結膜は，上下円蓋部で反転して眼瞼の内側をおおい，瞼縁で皮膚に移行する。

ある。以上の3部分により結膜は全体として（眼）瞼裂を入口とする嚢を形成しており，結膜嚢という（図 1-21）。

角膜縁に接する部分を**輪部結膜**という。（眼）球結膜と**結膜円蓋**との移行部には鼻側に半月ひだがあり，その鼻側に涙湖があり涙丘が隆起している。

結膜の血管系は，（眼）球結膜前半部に分布する**前結膜動脈**（前毛様〔体〕動脈の分枝）と（眼）球結膜後半部，円蓋部および（眼）瞼結膜に分布する**後結膜動脈**（眼瞼動脈弓の分枝）に分けられる。

c. 涙器 lacrimal apparatus

涙器は，涙液を産生する涙腺と，涙液を排出する涙道とからなる。

1）涙腺 lacrimal gland

涙腺は（上）眼瞼挙筋の腱によって2部分に分かれた漿液腺である。眼窩部涙腺は眼窩上壁耳側前縁に近い涙腺窩にある。眼瞼部涙腺は眼窩部涙腺の下で結膜円蓋部の外上方に接する。涙腺終末部の腺細胞には分泌顆粒がみられる。**三叉神経，交感神経，副交感神経**により支配される。

2）涙道 lacrimal passage

涙液は結膜と角膜の表面を潤し，鼻側に流れ，内眼角付近の涙湖にたまる。**涙点** lacrimal puncta → **涙小管** lacrimal canaliculi → **涙嚢** lacrimal sac → **鼻涙管** nasolacrimal duct を経て下鼻道に流れる。涙嚢は涙骨の**涙嚢窩** lacrimal fossa にある。内面は円柱上皮におおわれている。その前には内側眼瞼靱帯がある。

鼻涙管は，涙骨から鼻骨に至る骨の小管にある粘膜におおわれた管で，下鼻道の側壁に開口して

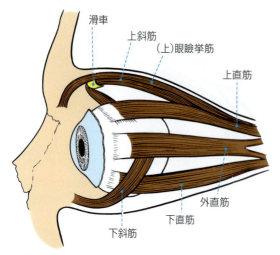

図 1-22　外眼筋の位置関係（耳側から見た模式図）
眼球は6つの外眼筋が調和して，さまざまな方向に運動する。
内直筋は隠れて見えない。

表 1-2　眼窩を構成する骨

上壁	前頭骨，蝶形骨小翼	頭蓋骨腔と前頭洞に隣接
下壁	上顎骨，頬骨，口蓋骨	非常に薄く，上顎洞と接する
外壁	頬骨，蝶形骨大翼	最も厚い
内壁	前頭骨，上顎骨，涙骨，篩骨，蝶形骨	鼻腔，蝶形骨洞に隣接

表 1-3　眼窩にある管，裂隙とそこを通る血管，神経

視神経管	視神経，眼動脈
上眼窩裂	動眼神経，滑車神経，外転神経，交感神経，動眼神経（三叉神経第1枝），上眼静脈
下眼窩裂	眼窩下神経，頬骨神経，眼窩下静脈
眼窩下孔	眼窩下神経，眼窩下動脈
眼窩上切痕	眼窩上神経，眼窩上動静脈

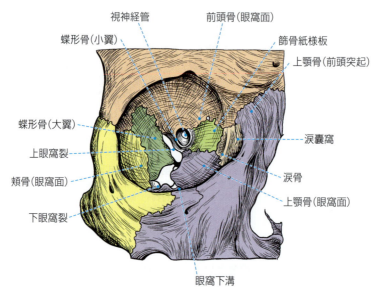

図 1-23　眼窩骨の構成（前方から見た図）
7つの骨で構成される眼窩のそれぞれの位置関係を示す。
（Warwick R：Wolff's Anotomy of the Eye and Orbit）

いる。開口部は**ハスナー弁** valve of Hasner という鼻粘膜におおわれている（→涙器 p.94）。

d. **外眼筋** extraocular muscle

外眼筋には4直筋（内，外，上，下）と2斜筋（上・下斜筋）があり，眼球運動をつかさどる（図1-22）。

1）外眼筋の種類と神経支配

外直筋 lateral rectus muscle
　―外転神経支配（VI）
内直筋 medial rectus muscle
上直筋 superior rectus muscle
下直筋 inferior rectus muscle
下斜筋 inferior oblique muscle
　―動眼神経支配（III）
上斜筋 superior oblique muscle
　―滑車神経支配（IV）

作用方向により外直筋と内直筋を**水平筋** horizontal muscle，上直筋，下直筋，下斜筋，上斜筋を**上下筋（垂直筋）** vertical muscle ということ

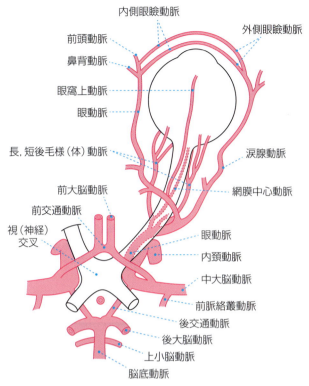

図1-24 眼の動脈系分布(上方から見た図)

もある。

2) 外眼筋の解剖

直筋は，眼窩先端部を取り巻いている結合組織からなる**総腱輪** annular ligament of Zinn から始まり，前方へ進んで強膜に付着する。直筋の強膜への付着部は角膜縁から，内直筋 5 mm，下直筋 6 mm，外直筋 7 mm，上直筋 8 mm である。

上斜筋は総腱輪から始まるが，前方へ進んで眼窩の内上縁に達し，そこにある**滑車** trochlea という軟骨を通り，後外方へと方向を変え，上直筋の下をくぐり強膜に付着する。

下斜筋はほかの外眼筋と異なり，下眼窩縁の内側から始まり，後外方に向かい，下直筋の下を通って，外直筋付着部から 10 mm くらい後ろに離れて外下方の強膜に付着する。

外眼筋は筋膜で包まれており，筋膜は前部では眼球を取り囲み，これを眼球被膜 bulbar fascia または**テノン嚢**という。筋膜は延長して結合組織となり，眼窩壁の骨膜に付着する。これを制御靱帯 check ligament といい，眼球運動が正常範囲を越えないように制御する。

e. 眼窩 orbit

眼窩は眼球およびその付属器を入れており，骨壁で囲まれ，四角錐型をしている。

1) 眼窩壁

7つの骨に囲まれている（表1-2, 図1-23, →眼窩 p.322図15-1）。

眼窩には管，裂隙が存在して，そこを通じて脳と交通する（表1-3）。

2) 眼窩隔膜 orbital septum

眼窩隔膜は弾性結合組織の膜で，眼窩縁の骨膜から起こり，眼輪筋の下に広がり，瞼板に達する。眼窩隔膜は眼瞼を支持し，眼窩内容の脱出を防ぐ。上眼瞼では瞼板より数 mm 上で（上）眼瞼挙筋の腱と融合し，瞼板に付着する。上眼瞼と下眼瞼の眼窩隔膜が合して，鼻側では内側眼瞼靱帯 medial palpebral ligament，耳側では外側眼瞼靱帯 lateral palpebral ligament となる。

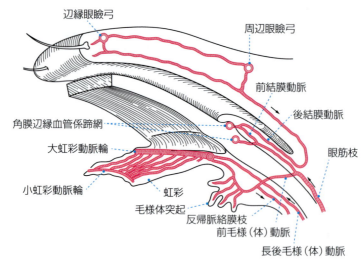

図 1-25　眼球前部の動脈分布

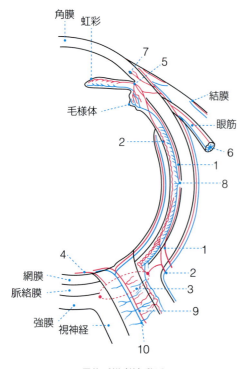

1. 長後毛様（体）動脈
2. 短後毛様（体）動脈
3. 視神経動脈輪
4. 毛様（体）網膜動脈
5. 大虹彩動脈輪
6. 前毛様（体）静脈
7. 強膜静脈洞（シュレム管）
8. 渦静脈
9. 網膜中心動脈
10. 網膜中心静脈

図 1-26　眼球の血管分布

5　眼の血管系

a. **眼動脈** ophthalmic artery（図 1-24）

　内頚動脈は頭蓋底の頚動脈管（側頭骨）を通って頭蓋腔に入り，まず眼動脈ついで後交通動脈，前大脳動脈，前脈絡叢動脈などを出したのち中大脳動脈となる。眼動脈は，視神経交叉の両側にある内頚動脈から出て視神経の外下側に接し，視神経管を通って眼窩に入り，はじめ視神経の下外側，ついで上側をこえて眼窩内壁に達し眼瞼内眼角に至って顔面の血管枝と吻合する。途中，多くの分枝を出す。すなわち，

①網膜中心動脈→網膜へ。

②涙腺動脈→途中で眼筋および眼瞼へ枝をだし，外側眼瞼動脈となり，内側眼瞼動脈と吻合して上下眼瞼動脈弓をつくる。

③長，短後毛様（体）動脈→虹彩毛様体，脈絡膜へ。

④前毛様（体）動脈→外眼筋，虹彩毛様体，網膜へ。

⑤眼窩上動脈→（上）眼瞼挙筋，前頭筋，眼輪筋へ。

⑥内側眼瞼動脈→上下眼瞼動脈弓。

⑦鼻背動脈→眼角動脈と吻合。

⑧前頭動脈→前頭皮膚へ。

b. **網膜中心動脈** central retinal artery（図 1-18, 24）

　眼動脈が視神経の上側に転じる際に分枝し，眼球より後方 6〜12 mm の所で下側から視神経の中

心に入り，前進して(視神経)乳頭に現れ網膜に分布する．視神経内では分枝しないことが多い．網膜内での走行については網膜の項で述べる(→網膜硝子体 p.168)．

c. 毛様(体)動脈 ciliary artery(図 1-18, 25, 26)

眼動脈の枝で強膜を貫いてぶどう膜に分布する．次のように分けられる．

1) 短後毛様(体)動脈 short ciliary artery

4～6本ある．さらに分枝して約20本となり，視神経周囲で強膜を貫いて脈絡膜に分布しつつ前進し毛様体の血管と連絡する．また短後毛様(体)動脈の枝が視神経に近い強膜内で視神経動脈輪(チン・ハラー動脈輪)を形成し，これから出た枝が脈絡膜および視神経に分布する．また(視神経)乳頭周囲の脈絡膜細動脈も(視神経)乳頭へ分枝をおくる．ときには(視神経)乳頭動脈輪から出た1枝が(視神経)乳頭の耳側縁に現れて網膜黄斑部へ向かうことがあり，これを毛様(体)網膜動脈 cilioretinal artery という．

2) 長後毛様(体)動脈 long ciliary artery

2本あり，眼動脈から分れて眼球後方で強膜を貫き，その内面にそって前進し虹彩根部に近い毛様体中で大虹彩動脈輪 major arterial circle of iris を形成し，これから毛様体と虹彩に分布する．虹彩分枝は虹彩巻縮輪の中で小虹彩動脈輪 minor arterial circle of iris を形成する．

3) 前毛様(体)動脈 anterior ciliary artery

4本あり，眼動脈から分枝し4直筋に沿って走り，これに分布してから毛様体小枝となって前方の強膜を貫き毛様体に分布してから大虹彩動脈輪に入る．毛様体小枝は強膜を貫く前に前結膜動脈を分枝して角膜に近い(眼)球結膜に分布する．毛様体小枝が大虹彩動脈輪に合流する前に小枝を出して短後毛様(体)動脈と連絡する．これを反帰脈絡膜枝という．

d. 渦静脈 vortex vein, 眼静脈 ophthalmic vein(図 1-26)

虹彩，毛様体，脈絡膜の静脈血は渦静脈に集まる．渦静脈は通常4本あって眼球赤道部より少し後方で，垂直子午線の左右で，強膜を斜めに貫いて眼球を出る．2本の上渦静脈は上眼静脈に，2本の下渦静脈は下眼静脈に入り，上下眼静脈は眼窩先端で合流し，上眼窩裂を通って海綿静脈洞に入る．

虹彩毛様体の静脈血の一部，シュレム管周囲の小静脈，角膜辺縁血管係蹄に属する前結膜静脈および上強膜静脈は集まって前毛様体静脈となり，眼筋の静脈と合流して後方へ走り，上眼静脈または下眼静脈に入る．

e. 網膜中心静脈 central retinal vein

網膜と視神経前部の静脈血を受け，中心動脈より少し前で視神経を出て，直接海綿静脈洞に入る場合と，上下眼静脈に入る場合とがある．

6 眼の生理

a. 瞬目(まばたき)

瞬目 blinking は開瞼と閉瞼とが交互に起こる現象である．開瞼は(上)眼瞼挙筋(動眼神経支配)とミュラー筋(交感神経支配)の収縮，閉瞼は眼輪筋(顔面神経支配)の収縮による(→解剖 p.12)．瞬目には，自発性と反射性の2種類がある．

自発性の瞬目は1分間に約15回位繰り返して涙を万遍なく眼表面にいきわたらせている．瞬目1回の所要時間は0.3～0.4秒で視覚は遮断されない．瞬目時の閉瞼は耳側から鼻側に向かってジッパーを閉じるように起こり，涙液を涙点に運ぶ作用もしている．上下の睫毛内側に数十個の脂質を分泌するマイボーム腺の開口部があり，瞬目時の開瞼で涙の表面に油の膜を作り，涙が蒸発するのを防いでいると同時に，レンズとしての角膜表面を滑らかにしている．開瞼時間が長いと油層が破れて視力が低下する．

反射性の瞬目は，強い光，突然物体が近づいたとき，大音響，角膜に異物が触れたときなどに起こる．

b. 涙液層

涙液層 tear film はマイボーム腺から分泌される脂質で形成される**油層**と主涙腺および副涙腺から分泌される涙液と結膜内の杯細胞から分泌される粘液(ムチン)による**液層**の2層からなる(→涙器 p.94)．涙の分泌は神経が関与しない基礎分泌と神経刺激による反射性分泌とがある．

基礎分泌は瞬目の刺激などで起こり，約0.7〜1.2μL/分，涙液層の厚さは約7μm，pHは約7.4である。**反射性分泌**は角膜の刺激，鼻粘膜の刺激や感情の変化で起こる。油層は約0.1μmで涙の蒸発を防ぎ，ムチンは角膜の濡れ性に役立つ。涙液層の役割は，角膜の表面を平滑にして角膜がレンズとしての働きを助けていること，角膜の栄養，瞬目を円滑にしていることなどである。涙液には静菌作用のあるリゾチームが含まれているので，不必要な洗眼は良くない。

c. 瞳孔

瞳孔 pupil はカメラの絞りの役割をしている。

縮瞳 miosis は虹彩筋のうちの瞳孔括約筋（動眼神経［副交感神経］支配），**散瞳** mydriasis は瞳孔散大筋（頚部交感神経支配）で行われている（→p.5参照）。瞳孔径は新生児では交感神経の発達が未熟で小さく，成人では比較的大きくなり，加齢とともに再び小さくなる。

瞳孔は明るいときには縮瞳し，暗いときには散瞳し眼内に入射する光量を調整する絞りの役割をしている。通常の明るさでは瞳孔径は3mm程度である。瞳孔が小さいときには**回折**＊diffractionが起こり，大きい時には**球面収差**＊＊spherical aberration が起こる。そこで，最適な瞳孔径は2.4mmといわれている。瞳孔径が小さいときはピンホールカメラの原理と同じで焦点深度が深くなり，遠くから近くまでピントが合う。そこで，屈折異常の人に1mm程度の円孔板を使うと裸眼視力が向上する。散瞳薬を点眼して瞳孔径が2mmから8mmになったとき，瞳孔径は4倍になるが面積は16倍に拡大し，光量の増加と共に球面収差も増加する。

＊回折---光が小さな孔を通過すると光は直進するとともに曲がる現象。

＊＊球面収差---レンズの中心を通過する光線と周辺部を通過する光線とが1点に結像しない現象。

d. 角膜

角膜 cornea は眼球のレンズ系の一つであり，約40Dの屈折力を持っている（→視機能 p.54）。角膜の厚さは中央で約0.5mm，周辺では約0.7mmであり，曲率半径は前面で約7.7mm，後面で約6.8mmである。

角膜はレンズ系であるので，透明でなければならない。組織が透明であるためには，血管がないこと，組織の配列が規則的であること，脱水作用があることなどが大切である。第一に正常な角膜には血管がない。そこで，角膜は涙液，前房水と角膜輪部の血管から栄養で受けている。睡眠中は閉瞼しているので外部から酸素を得ることができず，結膜血管からも受けている。第二に組織の配列をみると，角膜は5層からなり規則的配列をしている（→p.4参照）。特に角膜実質では膠原線維が規則正しく配列していて，光が入ってきても干渉現象によって乱反射を起こすことなく透明を維持することができる。第三の脱水作用では角膜上皮細胞と角膜内皮細胞とが密着結合 tight junction しており，水を含めた物質の透過を阻止している。また，1層の内皮細胞はポンプ（ナトリウム-カリウムポンプ）作用によって前房から流入した水を汲み出している。角膜内皮細胞密度は2,000個/mm^{2}以上であるが，500/mm^{2}以下になると上記の機能が障害されて角膜は浮腫状になり**水疱性角膜症** bullous karatopathy になる。また，高眼圧に際しても角膜浮腫を生じる。

このような機構によって角膜は浮腫を起こさずに透明性を保っている。

e. 房水

房水 aqueous humor は毛様体上皮で産生され後房を経て，瞳孔を通り前房に達し隅角からシュレム管を通り房水静脈として眼外へと灌流する主経路 conventional outflow，毛様体を経て脈絡膜上膜から後方にいたる副経路 nonconventional outflow（ぶどう膜強膜流出路 uveoscleral outflow）とがある（→緑内障 p.249）。この間，房水は血管のない角膜，水晶体，硝子体に代謝に必要な物質を供給している。人の房水の産生量は約2.5μL/min である。

人で血漿と房水の成分を比較すると，電解質ではNa$^+$，Cl$^-$が房水で濃度が高く，K$^+$，HCO$_3^-$は房水の方が低い。グルコースは房水では血漿の約半分，蛋白質は約0.3%であるが，アスコルビン酸は房水では血漿より約26倍濃縮されている。

房水の産生と流出のバランスで眼圧が一定に維

持されている。緑内障で眼圧を下げるには産生を減少させるか流出を促進するかで，これらに対して，種々の緑内障治療の点眼薬が使われている。

f. 水晶体

水晶体 crystalline lens も角膜と同様に眼球のレンズ系の一つであり，約 20D の屈折力をもつ（→視機能 p.54）。水晶体は調節によって屈折力が変化する。無調節時の水晶体前面曲率半径は約 10 mm，後面曲率半径は約 6 mm，厚さは約 3.6 mm であるが，調節時はそれぞれ 6 mm，5.5 mm，4.0 mm になり水晶体屈折力は 33D 程度に増加する。**調節**すると毛様体筋のうち輪状筋が収縮して毛様(体)小帯が弛緩し水晶体はその弾性によって水晶体屈折力が増加して近方視が可能になる（→視機能 p.65）。

水晶体は透明なカプセル（嚢）に包まれている。前方には一層の上皮層があり，赤道部付近で細胞分裂が起こり，細胞と線維が作られている。しかし，嚢に包まれているため，古い細胞や線維を排出することができずに細胞や線維は水晶体の中央に向かって押しこめられ，硬くなり核が形成されるようになる。そして，やや黄色味を帯びるようになる。水晶体が透明であるためには，角膜と同様に血管がないこと，組織の配列が規則的であること，脱水作用があることなどが大切である。水晶体には血管はない。そこで，房水から栄養をうけている。組織の配列は産生されたコラーゲン線維が規則正しく配列している。嚢が脱水作用として働いている。

外傷で，嚢が破れると水晶体は混濁（外傷性白内障）する。**白内障手術**は透明な嚢を残して，混濁した水晶体の皮質と核を除去して，**眼内レンズ**を挿入する（→水晶体 p.233）。

g. 硝子体

硝子体 vitreous は眼球の 4/5 を占める透明な組織で，98％以上の水を含む親水性ゲルとしての粘弾性を保ち，眼球の形状維持，眼圧保持，代謝産物と水の動きをコントロールする生理的役割をもっている。

硝子体前方では硝子体皮質が網膜と毛様体扁平部とに強く接着して硝子体底 vitreous base を形成し，硝子体後方では視神経乳頭縁と強く接着している。後方の接着は硝子体底より弱く，臨床的には**後部硝子体剥離**として観察される。硝子体の内容はコラーゲン様線維が格子状にあり，その中にヒアルロン酸分子や hyalocyte が存在している。硝子体は物理的刺激や加齢によっても液化する。網膜毛細血管壁，硝子体内境界膜，硝子体皮質に血液-硝子体柵があり，このバリアで硝子体の透明性を妨げる蛋白質などの高分子が流入するのを防ぐ働きをしている。

h. 網膜

網膜 retina は 100〜400 μm の厚さで 10 層からなり，視細胞は 9 層目にある（→ p.7 参照）。すなわち，光は網膜の各層を通って視細胞に到達する。

視細胞には 1 億 2 千万個の**杆体**と 5〜6 百万個の**錐体**がある。杆体は暗いときに働き，錐体は明るいときに働き視力，色覚に関係している。錐体と杆体の分布は図 1-27 のごとくである。錐体は L 錐体（ピーク波長 565 nm），M 錐体（545 nm），S 錐体（440 nm）に分けられ，それぞれの役割がある。杆体には視物質のロドプシン，錐体では詳細は不明であるが視物質が存在している。この視物質は光を吸収して構造変化を起こしセカンドメッセンジャーを介して視細胞形質膜に電気信号を起こす。この電気信号は神経伝達物質としてグルタミン酸を介して双極細胞，神経節細胞から視神経に達する。この間，水平細胞，アマクリン細胞で情報は修飾される。このように信号は網膜内を外方から内方へと逆走するので光学的には不利な構造になっている（図 1-28）。しかし，視細胞は光信号を電気信号に変換するために大きなエネルギーが必要なので，血管の豊富な脈絡膜血管の近くにあり，ここから栄養を受けているのは合目的である。外網状層から内層は網膜血管から，外顆粒層から外側は脈絡膜血管から栄養を受けている。

網膜血管内皮細胞には**内側血液網膜関門**が，網膜色素上皮細胞には**外側血管網膜関門**があり，いずれも内皮細胞あるいは上皮細胞同士が密着結合されていて，網膜に有害な物質が流入するのを防いでいる。

光が視細胞にいたる経路に網膜血管が存在する

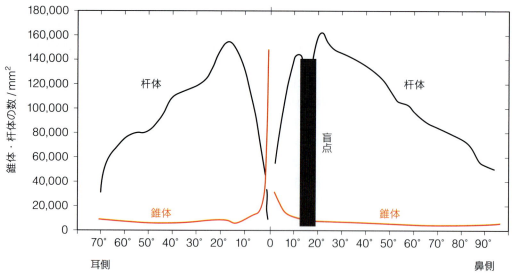

図 1-27　錐体と杆体の分布
錐体数は中央（中心窩）で最も多く，急激に減少する。一方，杆体は視野の 20～30° 付近で多く，周辺に向けて減少している。（視神経）乳頭は盲点になっている。

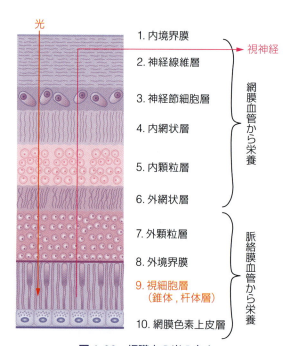

図 1-28　網膜内の光の向き
眼内に入射した光は網膜の内境界膜を通って外層に進み視細胞層に達して像を結ぶ。この信号は電気信号に変換されて網膜を逆走して神経線維層，（視神経）乳頭から視神経に伝達される。

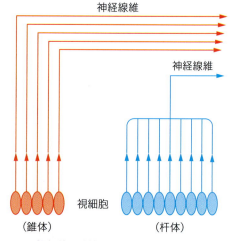

図 1-29　視細胞の種類（錐体，杆体）と神経線維との接続状態
中心窩の錐体は 1 本の神経線維と結合してよい視力が得られるが，杆体は複数個が 1 本の神経線維に結合し暗所で光を集めて見るのに適している。

のは透明性の観点からは適当ではない。網膜血管は終末動脈で枝分かれし，吻合はしない血管であるが，透明性は劣る。そこで，視力のような高度な機能を果たすには，視細胞に至る経路に網膜血管がない構造が望まれる。実際，人間の中心窩では光の進路の途中に網膜血管のある双極細胞や神経節細胞は側方に押しやって，光が直接視細胞に入るように凹んだ構造になっている。この部位を**中心窩** central fovea といい，視細胞のうちでも小型の錐体が密集していて，この錐体と神経線維

とは1対1で対応しているので，よい視力が得られる(図1-29)．一方，杆体は複数個が1本の神経線維と結合しているので，視力は悪いが暗い所で光を集めるには効果的で夜間に威力を発揮する．

網膜の最外層にある網膜色素上皮層は上述したごとく，外側血液網膜関門があるほか，視細胞外節を貪食して再生させる働きがあり，網膜下腔液を排出するポンプ作用，メラニンが豊富にあるので光の吸収をよくする作用，視細胞との接着などの働きがある．

網膜には内境界膜から外境界膜まで伸びるミュラー細胞 müller cell がある(→p.7参照)．この細胞はグリア細胞であり，主として支持組織として働いている．

網膜の機能を知る方法として網膜電図 electroretinogram (ERG) がある(→網膜硝子体 p.175)．

i. 眼球運動

眼球運動 eye movement を司る筋は6本あり，4本の直筋と2本の斜筋である．このうち上，下，内直筋と下斜筋は動眼神経支配，外直筋は外転神経支配，上斜筋は滑車神経支配である．この6本の筋によって眼球はあらゆる方法に動くことができる(→p.14参照)．片眼で注視できる範囲は上下左右60°である(注視野)(→外眼筋 p.312)．外眼筋にも自己受容体があり眼位の維持に重要な役割をもつ．

眼球運動には衝動性運動，滑動性運動，前庭性運動，よせ運動(輻湊・開散)(→外眼筋 p.308～309)，などの系統がある．輻湊では両眼の内転運動が起こるが，片眼を遮閉して内転させた方が速度も速く運動範囲も大きい．これは輻湊に際して内直筋が収縮すると外直筋は弛緩するが，一定範囲を越えると外直筋が収縮して内直筋に対して抑制的に働くためと考えられている．

眼球には1秒間に1～1.5回水平方向にごくわずかに移動する**固視微動** involuntary eye movement がある．この運動を人工的に止めると，視力は2～3秒で非常に悪くなり，遂には見えなくなる．これは絶えず網膜に刺激を与え続けないと視覚を維持的ないからである．

眼振 nystagmus は眼球の不随意的律動的往復運動である(→外眼筋 p.317)．

j. 両眼視機能

両眼視 binocular vision とは左右眼の網膜に投影された外界の物体の像が視路を経て中枢に伝達され，そこで単一視される機能をいう．正常な両眼視機能には，同時視，融像，立体視がある(→小児 p.289)．左右の眼に投影された物体の像が単一視されるための外界の点は一つの面を構成し，この面を**ホロプタ** Horopter (単一軌跡)という．対応点以外の点(非対応点)に像を結んだ場合にも一定の範囲では単一視が得られるが，両眼に視差を生じる．この一定の範囲を**パナム融像感覚圏** Panum fusional area といい，この範囲にある物体は両眼に視差を生じ，単一視できると共に遠近感を知ることができる(→小児 p.291)．

生後2カ月頃に両眼固視，5～6カ月後になると両眼中心窩固視がみられ，1～2歳でおおよその両眼視が発生する．そして，その後6～8歳まで発達を続ける．

外側膝状体にある視覚領の細胞は，その応答形式から，単眼視細胞と両眼視細胞に分けられている．**両眼視細胞** binocular cell には2種類あり，一つは両眼から興奮を入力する2～3%の興奮性両眼視細胞，もう一つは1眼から興奮性，他眼から抑制性の入力をうける50～70%の抑制性両眼視細胞である．単眼視細胞は30～40%である．視覚領17野では，それぞれ70～80%，15～20%，10～30%で興奮性両眼視細胞が著しく増加している．

両眼視機能の発現には両眼の対応点とパナム融像感覚圏が同時に刺激されなければならないので，眼位異常，不同視などの屈折異常，不等像視によって両眼視機能の発達が阻害される．

7 眼の器官発生 (図1-30-a, b)

a. 第1次眼胞形成(～胎生第3週)

胎生初期に外胚葉から神経管 neural tube が形成され，表面外胚葉から分離する．神経管前方は**第1次脳胞** primary cerebral vesicle となり，さらに3つにくびれて前脳，中脳，菱脳となる．

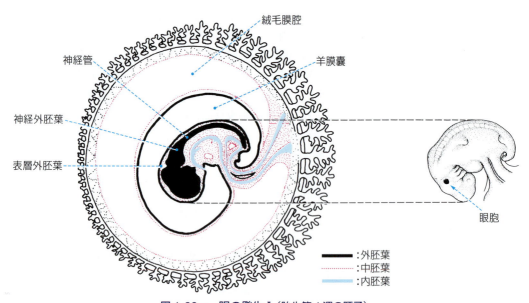

図 1-30-a 眼の発生Ⅰ（胎生第4週の胚子）
神経管が表層外胚葉から分離する。眼の原基となる眼胞を胚子に示している。

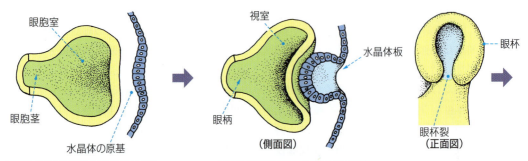

①**眼胞（第1次眼胞）（胎生第3週）**
胎生第3週に第1次眼胞が形成される。

②**眼杯（第2次眼胞）（胎生第4週）**
胎生第4週になると第2次眼胞（眼杯）になる。眼杯前面に水晶体板が形成される。

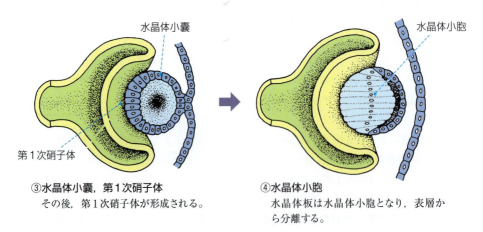

③**水晶体小囊，第1次硝子体**
その後，第1次硝子体が形成される。

④**水晶体小胞**
水晶体板は水晶体小胞となり，表層から分離する。

図 1-30-b 眼の発生Ⅱ

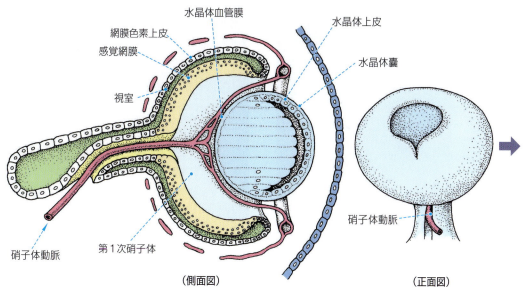

⑤**硝子体動脈（胎生第5週）**
　胎生第5週になると硝子体動脈が進入する。また眼杯の内壁と外壁の間が徐々に狭くなる。内壁は後に神経細胞になり，後壁は網膜色素上皮になる。

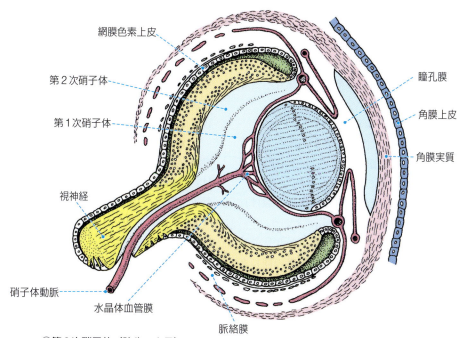

⑥**第2次硝子体（胎生3カ月）**
　硝子体動脈が分枝した血管が水晶体後面をおおう。第1次硝子体は第2次硝子体に圧迫されて，胎生第10週には吸収される。

図 1-30-b　眼の発生Ⅱ（つづき）

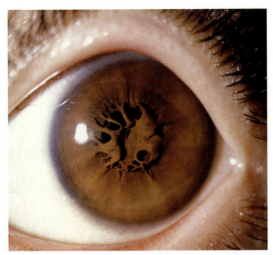

図1-31　瞳孔膜遺残
瞳孔領に褐色の膜様物が見られる。

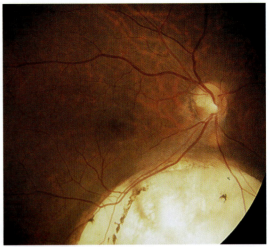

図1-32　脈絡膜欠損の眼底
（視神経）乳頭下方に，脈絡膜欠損による白い強膜が透けて見える。

　胎生第2週に，前脳 forebrain となるべき神経溝の両側に浅いくぼみができる。これが眼小窩で眼の原器である。第3週に第1次眼胞ができるとともに眼小窩も胞状になり，第1次眼胞 primary optic vesicle を形成する（図1-30-a 右）。この時期に由来する異常には，無眼球 anophthalmos，単眼球 cyclopia，小眼球 microphthalmos など，眼球の有無にかかわるような深刻な異常が多い。また，他臓器にも奇形があることが多く，予後も不良である。

b. 第2次眼胞（眼杯）形成

　胎生第4週に，第1次眼胞表面が陥凹して二重壁杯状となる。これを**眼杯** optic cup という。眼杯の縁は前方へ向かって発育して球状となるが，腹側では発育が遅れるために眼杯の腹側へ裂け目ができる。これを**眼杯裂** fetal fissure という。

　眼杯裂から中胚葉（第1次硝子体）とともに硝子体動脈が侵入する。眼杯の外壁と内壁の間にある視室はやがて消失する。将来，眼杯外壁は網膜色素上皮，虹彩毛様体上皮の内層となり，眼柄は視神経となる（図1-30-b ②）。この時期に由来する異常は，眼球が形成されても，正常の大きさや構造を取りえない小眼球や先天嚢胞眼などがある。

c. 水晶体小胞形成

　胎生第4週に眼杯前面に面した外胚葉に水晶体板ができ，胎生第5週には外胚葉から分離して水晶体小胞となる。胎生第5週に眼杯前縁付近の中胚葉から突起が出て，分離移動し，水晶体小胞前面で水晶体嚢となる。水晶体嚢の間とその前方の外胚葉との間に，中胚葉から瞳孔膜 pupillary membrane が形成され，さらに水晶体後面をおう嚢膜とともに硝子体動脈が分枝して，水晶体血管膜 tunica vasculosa lentis（L）が形成されはじめる。

　胎生第12週に水晶体の上皮は線維様となり，赤道を回って内胎生核を包んで外胎生核をつくり，後面で線維が接して，後面は逆Y字型，前面はY字型の水晶体縫合を形成する。

　水晶体血管膜は胎生6カ月には消失する。瞳孔膜は胎生10カ月には消失するが，消失しなければ瞳孔膜遺残となる。硝子体動脈は胎生第9週に最も発育し，以後は退化消失するが，消失せずに一部残ったものが**硝子体動脈遺残** persistent hyaloid artery である。水晶体小胞形成異常に由来する異常には，（真性）小眼球 nanophthalmos，無水晶体眼 apahkia や先天白内障 congenital cataract があるが，その中でも**瞳孔膜遺残** persistent pupillary membrane は比較的頻度が高い（図1-31）。他の眼球組織は正常である事が多いので，治療によって視力を獲得できる場合もある。

d. 眼杯裂の閉鎖

　胎生第5週に眼杯裂の両縁は発育接近して接着

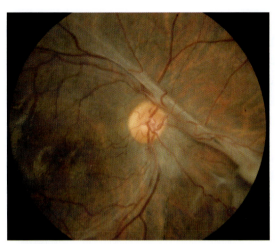

図 1-33　第 1 次硝子体過形成遺残（後部型）
周辺部に遺残した線維血管組織により，網膜が牽引され，斜走する鎌状網膜剝離（網膜ひだ）が見られる。

表 1-4　各眼組織の発生起源

神経外胚葉	網膜 視神経 虹彩上皮，毛様体上皮 瞳孔括約筋，瞳孔散大筋 硝子体（第 1 次，第 2 次）
体表外胚葉	角膜上皮 結膜上皮 水晶体 硝子体（第 1 次） 眼瞼表皮 眼瞼腺 涙器 睫毛汗腺
神経堤由来の間葉	角膜内皮 強膜 ぶどう膜（虹彩実質，毛様体実質，脈絡膜，メラノサイト） 隅角部線維柱帯 硝子体（第 1 次，第 2 次） 視神経鞘 眼窩（骨，脂肪，結合織） 眼瞼の結合織
中胚葉	外眼筋 眼輪筋 血管内皮細胞 硝子体（第 1 次）

融合し，眼杯裂はほとんどで閉塞される。眼杯外壁は扁平になって網膜色素上皮となり，内壁は 2 層に分かれ，外層は後に双極細胞，水平細胞，視細胞に分化し，内層は神経節細胞，無軸索細胞，ミュラー細胞に分化する。眼杯に接する中胚葉から脈絡膜が発生し，血管網をつくりはじめる。胎生第 6 週には眼杯裂は完全に閉鎖する。眼杯裂閉鎖不全に由来する異常として，閉鎖不全が起これば，**ぶどう膜欠損** coloboma of uvea や乳頭小窩 optic disc pit，**視神経欠損** optic nerve coloboma になる（図 1-32）。多くは下方眼球に起こるが，眼球の閉鎖過程を反映しているといえる。

e．硝子体の形成

胎生第 4 週に，眼杯裂から眼杯と水晶体原基との間に中胚葉が入って，第 1 次硝子体 primary vitreous ができる。胎生第 9 週に第 2 次硝子体ができ，第 1 次硝子体は中央に圧迫され，第 10 週には第 1 次硝子体は吸収される。第 1 次硝子体の遺残増殖したものを**第 1 次硝子体過形成遺残** persistent hyperplastic primary vitreous（PHPV）という。これは前部型第 1 次硝子体過形成遺残 anterior PHPV と後部型第 1 次硝子体過形成遺残 posterior PHPV に分けられ，後者は**先天鎌状網膜剝離** ablatio falciformis congenita（L）ともいう（図 1-33，表 1-4）。

国試過去問題によるアプローチ●解剖・生理・発生

　　純粋に眼科解剖についての知識を問う問題は限られるが，正解するためには解剖学的知識が必要な問題は多い。全体の傾向としては視路に関するものが圧倒的に多い。視路（網膜から脳まで）が傷害されたときに，どのような視野を示すかは国家試験問題の定番であり（98A-8, 99F-39, 102E-8 など），必ず理解しておくべきである。
　　そのなかで少し趣向の異なる問題として以下のものがあげられる。

【第98回 G-29】
視覚情報処理経路の順序で正しいのはどれか。
a. 網膜 → 視神経 → 視交叉 → 視　索 → 視放線
b. 網膜 → 視交叉 → 視神経 → 視　索 → 視放線
c. 網膜 → 視　索 → 視神経 → 視交叉 → 視放線
d. 網膜 → 視神経 → 視　索 → 視交叉 → 視放線
e. 網膜 → 視神経 → 視放線 → 視　索 → 視交叉

● 解説　網膜や視神経がわからない学生はいないが，視交叉と視索の関係を十分に理解していない学生は案外多い。正式な名称もしっかり覚えるべきである。

　　また，類似問題として以下のようなものもある。

【第99回 D-40】
対光反射に**関与しない**のはどれか。
a. 視神経
b. 視交叉
c. 外側膝状体
d. Edinger-Westphal 核
e. 毛様体神経節

● 解説　上の問題は簡単であろうが，選択肢に動眼神経が入ったら迷う学生は多いのではあるまいか。

視覚路には関係ないが，解剖学の知識を直接問うものとして以下の問題がある。

【第 100 回 G-35】
眼窩内に存在するものはどれか。
　a．涙腺　　b．視索　　c．鼻涙管　　d．視交叉　　e．海綿静脈洞

　第 103 回国家試験では，視路ではなく眼球およびその周囲の解剖について出題された。中枢神経疾患の鑑別ポイントにしばしば眼所見が用いられるが，そのメカニズムは眼球・周囲組織の解剖学的構造によることが多いので，眼の解剖学的特徴を聞く問題は継続的に出題されるであろう。

【第 103 回 E-1】
重量の約 99％を水が占めるのはどれか。
　a．結膜　　b．水晶体　　c．硝子体　　d．脈絡膜　　e．強膜

【第 103 回 E-22】
海綿静脈洞を通るのはどれか。3 つ選べ。
　a．視神経　　b．動眼神経　　c．滑車神経　　d．外転神経　　e．前庭神経

以上のように，眼の特殊な構造に関するものには目を通しておくべきであろう。

【第 98 回 G-29】正解 a　【第 99 回 D-40】正解 c　【第 100 回 G-35】正解 a　【第 103 回 E-1】正解 c
【第 103 回 E-22】正解 b,c,d

第2章
眼科診療の手順

> **ESSENCE**
>
> 眼科診療の特徴は，1) 対象が眼（眼球と周囲組織）と眼に関連した疾患であり，2) 必要な検査機器の多くは眼科外来に設置され，検査結果はその場ですぐに診療に役立ち，3) 近年の眼科検査機器のデジタル化により画像がファイリングされてきたという点である．眼科には検査を行う視能訓練士という職種が配置され，ほとんどの検査が可視化でき，また，自前で行いうる点は病理検査を含む中央検査部や放射線部にかなりの部分を依存する他の診療科と大きく異なる．一方，診療手順は他の診療科と大きな違いはない．すなわち，受診の契機となった主訴，次いで現病歴，既往歴，家族歴のほか，眼科では眼鏡・コンタクトレンズ歴などの順で問診を進める．その後，現症として，視診，触診に次いで，眼科一般検査を行う．

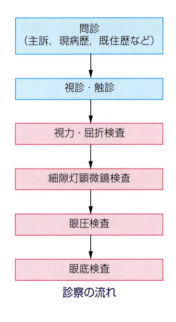

診察の流れ

1 眼疾患の問診の取り方，進め方

問診を進める前に，診察室に入ってくる患者の状態を観察することも大切である．手探りで歩く患者は両眼に大きな中心暗点や極度の視野狭窄などが考えられるからである．とくに，小児では泣く前の観察が大切である．

1. 主訴

主訴は大まかに1) 視機能に関する症状（見えにくい，歪む，視野が狭いなど）と2) 視機能以外の眼症状（眼が疲れる，眼が赤い，眼が痛い，めやにが出る，眼の腫れ，眼位異常など），さらに3) 全身病の一環としての眼の症状（糖尿病，高血圧，脳・神経疾患，シェーグレン Sjögren 症候群，サルコイドーシスなど）などがある．主訴からある程度の診断ができるので，できるだけ具体的に聴取する必要がある．わかりやすい適切な表現や医学用語に書き換えてカルテに記載する．眼は2つあるので，症状は右眼か左眼か，あるいは両眼かを聞いておく．

主訴から考えられる疾患については p.29 参照のこと．

2. 現病歴

いつ when，どこで where，どのように how 起こったかを尋ねる．主訴から鑑別診断を頭に描きつつ症状を聞いていく．例えば「見にくい」という主訴では，いつからか（年・月・週・日単位か），発症は突然か徐々に起こったか，進行性であるか，遠・近方のどちらか，あるいはどちらも

見にくいのか，一日中か，見にくい時間帯はあるかなどを聴取する．見にくいのはどちらの眼か，両眼か，左右差はあるかなど，さらに具体的に車の免許の有無，更新時期，運転中（とくに夜間）に見にくいのか，見にくいときの他の症状の有無（痛い，眩しいなど）を聞きだす．とくに，外傷や事故の場合には将来，訴訟の可能性が考えられるので，詳細に当時の状態を聞いておくこと必要がある．

3. 既往歴

今回の主訴に関連があると思われる疾患に罹患したことがあるかを聴取する．例えば，高血圧，糖尿病，アレルギー疾患などの有無や治療内容について聞いておく．その他，必要に応じて未熟児かどうかを確認する．

4. 家族歴

遺伝性眼疾患が疑われる場合は家族内における発症の有無について確認する．網膜色素変性（症）や先天色覚異常（視力良好）などは遺伝性疾患であり，詳細な家族歴の聴取も必要となる．必要に応じて家系図を作成する．

5. 眼鏡・コンタクトレンズ歴

屈折矯正をいつから行っているかを聞く．眼鏡やコンタクトレンズを装用している場合はその度数を調べておく．また，最近は屈折矯正手術をしている場合もあるので，主訴によっては手術の有無を聞いておく．

6. 紹介患者

紹介状の内容を確認し，場合によっては前医に診療内容についてのデータの再確認と問い合わせを行い，その信頼性，受診までの所見の変化をチェックする．他科紹介（院内を含む）では紹介目的の検査とともに，初診では眼科一般検査を併せて行い，本来の紹介目的以外の眼科疾患の有無についても確認する．紹介医には速やかに検査データを含めて診療方針を記載し返信する．

2 主訴から考えられる眼疾患

1. 視機能に関連のある症状

a. 視力障害

遠見視力障害，近見視力障害のそれぞれが単独の場合と，両者が起こっている場合とがある．

1）遠見視力障害
遠視，近視，乱視などの屈折異常が多い．

2）近見視力障害
調節不全，調節麻痺のほか，老視の場合がある．

3）遠見・近見障害
物体を明瞭に見るには，眼のレンズ系である角膜，水晶体を通過し網膜に焦点を結び，これが電気信号に変換されて視神経を通り，後頭葉の視覚中枢までが健常であることが必要である．この経路に何らかの異常があれば，遠見，近見の両方の視力障害が起こる．

視力障害の原因には角膜，水晶体などの透明組織が混濁する角膜疾患や白内障に加えて，網膜疾患，脈絡膜疾患，視神経疾患や中枢の疾患などがある．主な疾患として，角膜潰瘍，加齢白内障，加齢黄斑変性（症），網膜剥離，網膜血管の閉塞疾患，視神経炎，脳血管障害などのほか，眼内炎も考慮に入れねばならない．また，以上の経路に異常がない場合には弱視や心因性視力障害の場合もある．

b. 視野異常

感度低下と視野欠損で徐々に起こる場合には自覚しないことが多い（緑内障や網膜色素変性〔症〕など）が，網膜剥離の場合には剥離部分の視野欠損に気づく．

（1）中心暗点：黄斑部疾患や視神経疾患など
（2）周辺視野狭窄（→視機能 p.48図3-20）：緑内障，網膜色素変性（症），網膜剥離など

視野異常を訴えないが心因性視神経症では管状視野や螺旋状視野（→視機能 p.49図3-21）をみることがある．

c. 飛蚊症

明るい背景で，虫，糸くずのようなものが眼球の動きとともに浮遊する．後部硝子体剥離，硝子

体混濁（硝子体出血，ぶどう膜炎など）による．光視症を伴った飛蚊症は網膜裂孔，網膜剝離に注意を要する．一般的に生理的な飛蚊症は発症の時期がはっきりせず，また暗い所では認識しにくい．

d. 変視症（歪視）

網膜黄斑部表面が浮腫や剝離により不正となり歪んで見える状態で，中心暗点や視力低下を伴うことも多い．加齢黄斑変性（症），中心性漿液性脈絡網膜症，原田病，黄斑前膜，黄斑円孔などの場合である．

e. 羞明（まぶしい）

光刺激を異常に眩しがる．光が過剰に網膜を刺激するか，あるいは光が散乱するために起こる．散瞳状態（風邪薬など副交感神経遮断薬などの薬剤，動眼神経麻痺，アディー Adie 症候群など），軽度から中等度の白内障，白皮症，角膜炎・混濁，虹彩毛様体炎などの場合がある．

f. 光視症

視野内に一過性の光や閃輝を感じる．網膜ないし中枢神経系の疾患が原因となる．

後部硝子体膜と網膜の癒着（眼球運動時に癒着網膜が機械的に刺激されて，光が入らなくてもピカッと光る），閃輝性暗点（キラキラとした輝きが見えた後，見えにくさを自覚し，多くの場合片頭痛を伴う），網膜裂孔・剝離などの場合がある．

g. 虹視症

霧の中で電燈の周りに虹のような輪が見える症状で，急性閉塞隅角緑内障や角膜疾患で角膜上皮や実質の浮腫による．

h. 複視

単眼複視と両眼複視とがある．

物体が2つに見える状態であるが，片目を閉瞼すると1つになる場合は両眼複視である．外眼筋麻痺による眼球運動障害によって発症する．麻痺筋の方向を見たときに複視は大きくなる．急性発症は脳外科救急疾患を考慮する．動眼神経麻痺（3主徴として眼瞼下垂，外斜視，瞳孔不同〔散大〕），外転神経麻痺，滑車神経麻痺，耳鼻科的疾患などが考えられる．単眼複視は片目を閉じても2つに見える状態であり，円錐角膜，水晶体脱臼などの場合がある．

i. 夜盲（とりめ）

杆体の機能異常で，暗所で見にくい．進行性夜盲として網膜色素変性（症），停止性夜盲には小口病，白点状眼底がある．低栄養などによるビタミンA不足も原因となる．

j. 色覚異常

錐体の機能異常や変性による．中心暗点や視力低下を伴う疾患もある．先天色覚異常（赤緑色弱・色盲）（→視機能 p.49）のほか，錐体ジストロフィ，遺伝性視神経萎縮，心因性，エタンブトール，シンナー吸引による視神経炎などがある．

2. 視機能（見え方）に関連がない（少ない）症状

a. 結膜，強膜充血

充血は部位と拡張する血管の特徴から結膜充血（球結膜と眼瞼結膜）（→結膜 p.103図6-2），毛様充血（→ぶどう膜 p.142図8-9，表8-1），（上）強膜充血に分類される．結膜充血には急性・慢性結膜炎，アレルギー性結膜炎，角膜病変（異物など）があり，毛様充血には虹彩毛様体炎，急性緑内障がある．強膜充血には上強膜炎，強膜炎がある．結膜・毛様充血にはスタージ・ウエーバー Sturge-Weber 症候群，内頸動脈海綿静脈洞瘻などがある．

b. 結膜出血

結膜下出血（→結膜 p.104図6-6）は特発性（中高齢の女性に多い）が大部分を占める．高血圧，まれに外傷，出血性素因，急性出血性結膜炎がある．小児の結膜下出血は虐待のことがあり，注意が必要である．

c. 眼脂

主に結膜炎で生じる．アレルギー性結膜炎では水性の眼脂，流行性角膜結膜炎では大量の漿液性の眼脂，細菌性結膜炎では黄色の汚い眼脂となる．とくに淋菌感染（性行為，産道感染）では膿漏眼ともよばれ，大量の汚い眼脂が出現し，緊急性が高い（角膜が融解し穿孔）．涙道疾患（慢性，急性涙囊炎）でも生じる．

d. 異物感（ゴロゴロ感）

角膜，結膜の刺激による．眼表面の異物，睫毛乱生，眼瞼内反，結膜結石，角膜・結膜炎，ドライアイ，びまん性表層角膜症，角膜上皮剝離，角

膜潰瘍などによる。

e. 瘙痒感(かゆみ)

さまざまな原因(アレルゲン)で起こり，眼表面，眼瞼，眼瞼周囲皮膚などに起こるむずむず感である。アレルギー性結膜炎(スギ花粉などの花粉症，ウサギ・猫などの動物性蛋白)，春季カタル，アトピー，眼瞼縁炎，薬剤性の場合などにより生じる。

f. 乾燥感(眼が乾く)

涙液分泌低下・減少，涙液成分の異常が原因となる。ドライアイ，シェーグレン症候群，コンタクトレンズの装用，スチーブンス・ジョンソン Stevens-Johnson 症候群，乾性角結膜炎，マイボーム腺機能不全などによる。

g. 流涙(涙がこぼれる)

涙液の分泌亢進あるいは涙液の排出障害が原因である。眼表面の刺激や羞明による反射性分泌の亢進，角結膜異物，角結膜炎，角膜上皮欠損，角膜潰瘍，角膜混濁，虹彩炎などで生じる。先天緑内障(3歳以下で発症)では角膜混濁と眼球拡大(牛眼)とともに涙流は重要な症状である。排出障害では鼻涙管狭窄・閉塞，涙嚢炎，眼瞼縁異常，副鼻腔炎術後などがある。また新生児鼻涙管閉鎖の症状でもある。

h. 眼瞼・結膜腫脹

眼瞼・結膜の炎症や腫瘍による細胞浸潤や浮腫による。全身疾患として甲状腺機能異常，腎疾患，膠原病，循環器疾患などによる。

i. 眼位の異常

左右眼が異なる方向を向く状態をいう。共同斜視と麻痺性斜視がある。麻痺性斜視では複視がある。乳児では眼瞼の未発達により斜視でないのに内斜視のようにみえる偽内斜視がある。遠視が強いときには調節性内斜視を生じることもある。

j. 眼精疲労

眼が疲れる，疲れやすいという症状で，頻度が高く原因は多様である。通常，調節性(遠視，調節衰弱，老視など)，筋性(斜位など)，症候性(結膜炎，角膜炎，ドライアイ，緑内障初期など)，不等像視性(不同視を完全矯正した場合など)，神経性(心因性などを含む)がある。近年，VDT症候群が問題になっている。

k. 眼球突出

片眼性，両眼性があり，主として眼球の後方に病変(眼窩の炎症と腫瘍，眼窩先端症候群，海綿静脈洞炎，内頸動脈海綿静脈洞瘻)などがある場合に起こる。最も多い原因はバセドウ病 Graves' disease で，外眼筋の肥厚が原因である。ヘルテル Hertel 眼球突出度検査を行う。

l. 眼痛

眼は鋭敏な組織であり，多くの眼疾患で眼痛を訴える。眼の痛みを支配する神経は三叉神経であり，この痛みは，主として眼球ならびに眼球付属器の炎症外傷でみられる。しかし，緑内障，とくに急性閉塞隅角緑内障や眼精疲労などの非炎症性疾患でも生じる。

3 眼科診察と検査法の進め方

患者を診察するにあたり，最低限の知識と検査技術を身につけ，不必要な不安を与えないように心がける。診察の順序としては，前方から後方に向かって順序よくみる。大切なことは，眼を一つの器官としてではなく，全身的系統疾患との関連においてみることである。

1. 視診

まず，手を触れないで，左右眼を比較しながら観察する。乳幼児では顔面や眼をさわられるのを嫌がり，以後の検査ができなくなるので，視診は大切である。

a. 頭部・外眼部

頭位異常(眼性斜頸など)，眼瞼下垂，眼球突出，眼瞼腫脹，眼瞼腫瘍，眼瞼皮膚色素沈着，睫毛内反，角膜の大きさ，角膜混濁，水晶体の混濁，眼球の異常をみる。前眼部の検査には斜照法(斜めから光を入れて拡大鏡で観察する方法)，徹照法(検眼鏡などで光を眼内に送り，眼底からの反射光から水晶体などの混濁状態を知る方法)などがあるが，最近ではこれらの方法は細隙灯顕微鏡検査で行っている。

b. 眼位，眼球運動，瞳孔

眼をペンライトで照らし，角膜反射と瞳孔の位

置関係をみておおよその眼位を調べる(ヒルシュベルグ Hirschberg 法，→小児 p.294図13-14)。次いで，片眼を覆ったり，外したりして眼位の検査をする(遮閉試験)。

眼球運動は両眼の眼球運動 version と単眼の眼球運動 duction を左右上下，斜め方向でみる。単眼眼球運動では，内転時は瞳孔の内縁が下涙点まで，外転時は角膜外縁が眼瞼外縁までの動きが正常である(→外眼筋 p.311図14-9)。また，滑動性眼球運動と衝動性眼球運動が正常かをみておく。眼振の有無にも注意する。輻湊は正常では眼前 6～8cm までできる。

瞳孔はその大きさ・形に注意し，明るい部屋と暗い部屋での瞳孔径，左右差，対光反射，近見反射をみる。

2. 触診

触診するにあたり，手指を清潔にしなければならない。眼瞼部腫瘤に対する発赤，熱感，疼痛，腫瘤の大きさ，皮膚との癒着などを触知する。患者に下方を見させて上眼瞼の上から検者の両手の人差し指で眼球を交互に押して，その硬さを感じとって眼圧を推測する(図2-1)。

鼻側の眼窩上縁を圧迫して上眼窩神経痛の有無を診断する。涙囊部を圧迫して涙点からの膿が排出をみて涙囊炎の診断を行う。また，眼瞼の所属リンパ節である耳前腺の腫脹の有無を調べる。

3. 眼科の一般的検査の進め方

眼科検査は近年，特殊化，細分化してきており，眼科医と視能訓練士による適切な分業化，役割分担が確立してきている。正確な診断や治療方針を決定するために効率的かつ再現性と質の高い，必要にして十分な検査を実施する。標準的な一般検査として，視力検査，細隙灯顕微鏡検査，眼圧検査，眼底検査がある。検査は前眼部(眼瞼，角膜・結膜，前房・隅角)，中間透光体(水晶体・硝子体)，後眼部(眼底・視神経)の順に系統的に進め所見をカルテに記載・記録する。さらに主訴を含めた現病歴の問診などの情報から，眼科精密検査や眼科特殊検査を追加，実施する。検査のうち，とくに眼科医が診療の際に行った検査をカルテに

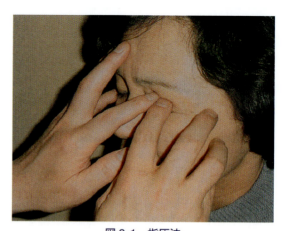

図 2-1　指圧法
検者は両手の人差指で眼瞼の上から交互に圧して，感じる眼球の抵抗から眼圧の大要を触知する。

記入・記載する項目は常に左右眼を明記する。一方，視能訓練士の行う検査は，多くの場合，検査する時点で検査機器が自動的に左右眼の区別を行っている場合が多い。

近年，眼科領域では画像解析機器が著しく進歩し，光干渉断層計 optical coherence tomograph (OCT)による検査を目的に応じて適時・適切に追加，実施し，その検査データを基に正しい診断や治療効果の判定に用いることが重要となっている。

a. 視力検査(→視機能 p.41)

最も基本的な眼科検査である。初診時と経過観察で定期的に測定し，疾患の進行悪化，薬物や手術などによる治療の効果判定に用いる。

遠見視力(5m 視力)と近見視力(約 30cm)があり，それぞれ裸眼視力と矯正視力がある。裸眼視力とは眼鏡あるいはコンタクトレンズで矯正していない時の視力で，矯正視力とはこれらで矯正した視力である。

b. 屈折検査(→視機能 p.60)

オートレフラクトメータあるいは検影法を用いて他覚的屈折検査を行う。次いで，この検査値に基づいて自覚的屈折検査を行って患者の最良矯正視力を求め，屈折度数を決定する。遠視には凸レンズ，近視には凹レンズ，乱視には円柱レンズを使って矯正する。裸眼視力が 1.0 以上では正視か遠視であり，+0.25D のレンズを追加して視力が悪くなる場合は正視である。若年者の屈折度は調節による変動が大きく，調節麻痺薬を

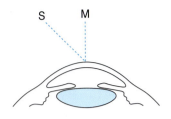
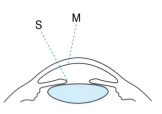
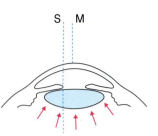

a. 直接照明法
照明部位を直接観察

b. 反帰光線法（間接照明）
虹彩に光をあて角膜病変を観察

c. 徹照法
眼底からの徹照を使い水晶体の後嚢混濁などを観察

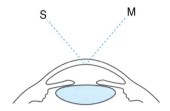
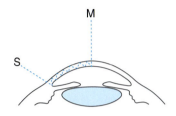

d. 鏡面反射法
組織の境界面からの反射を観察

e. 強膜散乱法
強膜から角膜に拡散した光を観察

図2-2　細隙灯照明法の種類
S：細隙光　M：観察用双眼顕微鏡

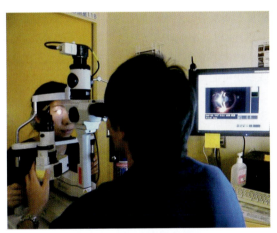

図2-3　細隙灯顕微鏡検査

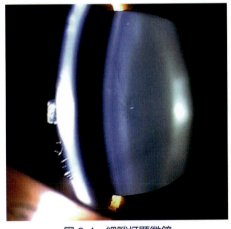

図2-4　細隙灯顕微鏡
直接照明法で水晶体にピントを合わせたところ。

利用し測定する。

c. **細隙灯顕微鏡検査（法）** slit-lamp microscopy
（→角膜・強膜 p.115）

眼科診療における最も基本的な検査手技である。細隙灯顕微鏡は照明系としての細隙光と観察系としての双眼顕微鏡からなる。角膜，前房，虹彩，水晶体，硝子体の順にピントを合わせながら見ていく。実際に各部を観察するにはいろいろな観察法がある（図2-2）。

細隙光を全開にしてディフューザー（スリガラスなど）を挿入し，角膜，虹彩，水晶体などの全体像を観察する方法がある（拡散照明法）。通常は見たい組織にピントを合わせる方法（直接照明法）を用いる（図2-3, 4）。この方法で細隙光の光束を狭くすると，どの層に病変があるかがわかる。光束を広くすると，結膜の乳頭や濾胞を観察

することができる。従来使われていた斜照法としても用いられる。光束を奥の組織にあて，明るくなったところを背景にして観察する方法（反帰光線法）もある。例えば，虹彩に光をあて，その反射光で角膜の病変を観察する間接照明法により，角膜上皮の浮腫，角膜内の血管侵入がよくとらえられる。また，照明光を眼底に照射して，眼底からの徹照を利用して（徹照法），水晶体の後嚢混濁などが観察できる。光束は各組織を通過するとともに，各組織の境界面で反射した光も返ってくる。この反射光を観察する方法（鏡面反射法）により角膜内皮細胞などを見ることができる。

このほかに顕微鏡の観察軸から光をずらして強膜から角膜に拡散した光で観察する方法（強膜散乱法 sclerotic scatter）もあり，淡い角膜混濁の広がりをみるのに利用される。角膜上皮欠損が疑われるときには，フルオレセインを点入してブルーフィルタで観察すると，上皮欠損部にフルオレセインが付着して上皮欠損の診断に有用である。

付属装置により，眼圧検査，眼底検査，前房隅角検査も可能である。すなわち，ゴールドマン Goldmann 圧平眼圧計での眼圧測定（→緑内障 p.250図11-9），隅角鏡で隅角検査（→緑内障 p.251図11-11），＋90Dの前置レンズや三面鏡 three-mirror lens（→網膜硝子体 p.170図9-6-b）によって周辺部の眼底検査が可能である。

d. 眼圧測定（→緑内障 p.250）

初診ではすべての患者に実施する。緑内障患者では定期的に測定する。眼圧測定には接触型と非接触型があり，接触型はゴールドマン圧平眼圧計（→緑内障 p.250図11-9）が使用され，国際的な標準眼圧計である。空気を噴射して角膜を変形させて測定する非接触眼圧計 noncontact tonometer はスクリーニングや結膜炎などの感染症が疑われる場合に用いる。正常値は10〜20mmHg，平均値は約14.5mmHgで，日本人は約1mmHg欧米人に比べて低い。

e. 眼底検査（→網膜硝子体 p.168）

精密眼底検査には散瞳して検査を行う。

直像鏡と倒像鏡による検査がある。眼球後極部の検査には直像鏡が拡大率が高く，解像度に優れている。周辺部網膜まで検査を行うには散瞳して倒像鏡検査を行う。また細隙灯顕微鏡と三面鏡を組み合わせて後極部から網膜最周辺部まで立体的に観察することができる。

1）直像検査法（→網膜硝子体 p.169図9-2）

直像鏡を検者の眼に固定し，患者に接近して，検者の右眼では患者の右眼を，検者の左眼で患者の左眼を検査する。（視神経）乳頭では，境界（うっ血乳頭，視神経炎など），色調（視神経炎，視神経萎縮など），陥凹の大きさ（緑内障など），黄斑部では中心窩反射や輪状反射の有無（黄斑浮腫，黄斑上膜など），網膜動静脈の状態（網膜血管硬化症の有無），網膜面の出血，白斑（硬性白斑か軟性白斑か，また糖尿網膜症の有無）を観察する。

2）倒像検査法（→網膜硝子体 p.169図9-5）

単眼と双眼倒像鏡がある。倒像鏡と凸レンズを用いて眼底を観察するが，レンズにより結像した眼底像は実像なので，上下左右が逆に見える。眼球を上下左右に動かして眼底の周辺部を観察する（周辺部変性巣，網膜裂孔など）。双眼倒像鏡は眼底を立体的に観察できる。しかも，この装置では眼底から反射した光を集光するレンズを保持する手以外のもう一方の手が使えるため，強膜圧迫子で眼球を圧迫する操作ができ，眼底の最周辺部の観察が可能になる。そこで，この方法に習熟することが望ましい。

3）その他

前置レンズ（＋90Dのレンズ）あるいは3面鏡と細隙灯顕微鏡を用いての眼底検査は眼底を立体的かつ拡大しての観察が可能である。

眼底写真撮影はデジタルデータとして保存される。

f. 前房検査・隅角検査（→緑内障 p.251）

隅角鏡による検査は緑内障の病型の決定（閉塞隅角，開放隅角，続発緑内障，先天異常），ぶどう膜炎（周辺虹彩前癒着，隅角結節）の原因検索や外傷による隅角解離などの診断に用いる。細隙灯顕微鏡を用いて，点眼麻酔下で隅角鏡を角膜に接触させて行う。

4. 特殊検査

以上の検査はすべての患者に行う一般検査であるが，必要に応じて以下の特殊検査を行う。

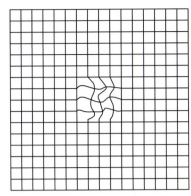

図 2-5　アムスラーチャート
基盤目からなるチャートで黄斑部に病変があると中心の碁盤の目が歪んで見える。

a. 視野検査（→視機能 p.44）

問診や眼底検査，紹介患者で視野狭窄や暗点を疑った場合に行う。

視野検査には動的視野検査と静的視野検査とがある。

b. 蛍光眼底造影検査（→網膜硝子体 p.171）

フルオレセイン液を静注して眼底の血管の状態を知る方法である。網膜循環の停滞・遅延，血管の閉塞，これに伴う無血管野，血管新生，血管透過性の亢進，網膜色素上皮の異常，脈絡膜血管の異常が疑われる場合に行う。侵襲があるので頻回には行えない。

c. 光干渉断層計（OCT）（→網膜硝子体 p.173）

日常診療において急速に普及してきている。黄斑部病変，（視神経）乳頭面の断面構造や神経線維層の状態（緑内障など），前房隅角の広さの測定などにも用いられる。侵襲がなく，疾患の多くの情報が得られる優れた方法である。

d. 電気生理学的検査（→網膜硝子体 p.175）

網膜や視路の機能障害が疑われた場合に検査をする。網膜電図 electroretinogram（ERG），多局所 ERG，眼球電（位）図 electro-oculogram（EOG），視覚誘発電位 visually evoked potential（VEP）（→視神経・視路 p.267）がある。

e. 変視症の検査

物が歪んで見える状態を変視症という。網膜レベルの病変に起因することが多い。検査にはアムスラーチャート Amsler chart（図 2-5）が用いられる。

f. 眼位検査，両眼視機能検査

眼位異常のある斜位，斜視が対象になる。眼位検査として簡単なものはヒルシュベルグ法（→小児 p.293）である。遮閉試験 cover test には，遮閉・非遮閉試験 cover-uncover test と交代遮閉試験 alternative cover uncover test がある。両眼で見たときに複視が起これば麻痺性斜視である。麻痺筋が動かないので，麻痺筋の動く方向で複視が強い。ヘス Hess 赤緑試験で麻痺筋の診断ができる（→外眼筋 p.312 図 14-11）。

両眼視機能の評価には大型弱視鏡，立体視検査，網膜対応検査，不等像視検査を行う。

g. 限界フリッカ値 critical flicker frequency（CFF）

光の点滅の間隔を短くして，ちらつきを感じなくなった限界値を限界フリッカ値という。一般に正常値は 35〜45 Hz で，25 Hz 以下を病的としている。視神経炎（薬剤性を含む），錐体ジストロフィなどの評価に色覚検査と並んで有用である。

h. 超音波検査 ultrasonography（US echo）

A モード，B モードがある。A モードは眼軸長，水晶体厚，前房深度の計測に用いられる。眼内レンズのパワー計算に測定された眼軸長が必要（最近は眼軸長測定にレーザを用いた光学式非接触眼軸長測定装置も使われている）である。B モードは前眼部あるいは中間透光体の混濁がある場合の硝子体，網膜，脈絡膜の病変を検出するのに有用である（→網膜硝子体 p.171）。

i. 超音波生体顕微鏡検査 ultrasound biomicroscopy（UBM）（→緑内障 p.252 TOPICS）

隅角の形態検査に用いる。隅角の開大度の測定，毛様体の位置，毛様小帯を観察する。閉塞隅角緑内障の病態解明に有用である。

j. 角膜内皮細胞検査 specular microscopy（→角膜・強膜 p.118）

角膜内皮細胞の生体計測で，細胞密度・面積の変動係数，六角細胞の出現率を測定する。健常成人の角膜内皮細胞密度は 2,000/mm^2 以上である。

k. X 線・CT・MRI 検査（→眼窩 p.325）

X 線・CT 撮影で異物や骨折の有無，石灰化や副鼻腔の病変を確認する。造影 CT は眼窩内血管腫や髄膜腫などの診断に有用である。MRI は骨

からのアーチファクトがなく，軟部組織の評価に優れている。

l. 色覚検査（→視機能 p.52）

　先天色覚異常や網膜・視神経の異常による後天色覚異常を検出する。石原式色覚検査表，東京医大方式色覚検査表がよく用いられている。ほかにパネル D-15 テスト，アノマロスコープ検査などがある。

m. 涙液・涙道検査（→涙器 p.95）

　涙液の検査にはシルマー試験，涙液層破壊時間（BUT）がある。ドライアイ，乾性角結膜炎，シェーグレン症候群の診断，程度判定に用いられる。涙道の検査には涙管通水試験，涙管ブジー，涙道造影検査があり，流涙症に用いる。

n. 細菌・ウイルス検査

　眼および眼周囲の感染症に対して原因菌やウイルスの同定を行い，治療方針を決定する。検体として，結膜分泌物，角膜・結膜擦過物，房水や硝子体液を用いる。染色，検鏡，培養免疫染色，PCR 検査などを行う。流行性角結膜炎のアデノウイルスに対してはアデノウイルス迅速診断キットがある。

o. 遺伝子検査

　遺伝性疾患に対して行う。遺伝子変異のスクリーニング法も一部の疾患では用いられる。

p. 病理学的検査

　手術時や生検で得られた眼組織を病理学的に検査，評価する。

ようすをみながら機嫌を損ねず，簡単な検査から少しずつデータを集める工夫が求められる。

a. 視力・屈折検査

　ランドルト環の単独指標を用いて字ひとつ視力検査を行う（→視機能 p.39図3-4）。また絵などを用いた小児視力表もある。3歳未満では対光反射，瞬目反射，嫌悪反射，さらに固視や追視の有無など簡便な方法で判定する。屈折検査には手持ち自動屈折測定器も用いられる。特殊検査として視覚誘発電位や視運動性眼振 optokinetic nystagmus（OKN），PL法（preferential looking法），縞視力カード法がある。

b. 眼圧検査

　手持ちパーキンス Perkins 眼圧計が用いられる（麻酔が必要）。最近ではリバウンドトノメーターである icare 眼圧計が用いられる（麻酔は不要）（→緑内障 p.251）。

c. 細隙灯顕微鏡検査（法）

　乳幼児，障害児では手持ち細隙灯顕微鏡を用いる。

d. 眼底検査

　主に倒像検眼鏡を用いる。手持ち眼底カメラによるデジタル撮影も行う。

e. 視野検査

　精密な視野検査は小学生低学年までは難しい。対座法である程度の範囲の視野は測定できる。日常的な行動（テレビを見る，おもちゃを掴むなど）が普通にできているかどうかも参考になる。

4　小児の眼科検査

　新生児から学童期は視機能が年齢とともに急速に発達する時期に相当し，3歳には字ひとつ視力検査が可能になるが，約70％が1.0を示し，また6歳までには立体視を含めた両眼視機能がほぼ完成する。しかしながら小児では年齢による心理的な影響が大きく，また自覚的な眼科検査のデータは信頼性に乏しく，検査のたびに検査値のばらつきが出ることも多い。さらに細隙灯顕微鏡検査や眼圧検査，眼底検査など他覚的検査では，協力を得ることが困難なことも多い。小児の場合は，

5　救急受診時の初期対応

　眼科緊急疾患は診断と治療を迅速に行う必要があり，誤った診断や不適切な治療，治療の遅れは失明につながる。早期発見（患者の自覚症状，例えば飛蚊症から網膜裂孔や網膜剝離を発見する）と早期治療（レーザー凝固術で剝離の進行を予防），さらにどの程度の緊急性（化学外傷では分単位の時間を争う，急性閉塞隅角緑内障では発症後1～2日以内）があるかを十分に理解し，緊急度に応じて対応する。

　疾患で多いのは外傷（異物を含む）と痛みを伴う

疾患，さらに急激な視力低下を伴う疾患である。とくに緊急性の高い眼疾患としては，眼外傷，化学外傷，熱傷，紫外線による角膜障害に加えて，充血，眼脂，眼痛，および急激な視力低下，視野異常を引き起こす疾患がある。眼外傷では問診に注意し，受傷時の状況，背景について十分に，しかも速やかに確認する（化学外傷ではすぐに水道水で洗浄しながら薬品の種類を調べ，眼科医へ連絡をとる）。眼内・眼外異物の可能性があればCT検査も行う。外傷はその後の訴訟の可能性も考慮し，視力（可能なら前眼部の写真）を測定・記入する。穿孔性外傷では低眼圧のことも多く，細隙灯顕微鏡検査では可能な限り写真撮影を行う。発赤，充血で来院した患者は常に流行性角結膜炎を念頭において対応する。感染性が強く，医師を含め医療側の慎重かつ特別な配慮が必要である。

とくに緊急性の高い眼疾患と対象，その緊急処置を挙げる。

a. 網膜中心動脈閉塞症

高齢者，高血圧，糖尿病，心疾患の既往者に多い。

処置：眼球マッサージ，前房穿刺，血栓融解療法（多量のウロキナーゼの点滴静注）。

b. 急性閉塞隅角緑内障

中・高齢の女性（男性の2〜3倍）に多い。

処置：高浸透圧利尿薬の点滴静注，炭酸脱水酵素阻害薬の点滴静注，縮瞳薬の点眼。

c. 眼内炎

眼内手術の既往患者，とくに白内障術後（術後短期），緑内障術後（術後長期）にみられる。

処置：抗菌薬の頻回点眼，硝子体内への抗菌薬の注射，必要に応じて緊急の硝子体手術。

d. 眼窩蜂巣炎

虫歯，蓄膿症の眼窩・眼周囲への波及による。

処置：大量の抗菌薬の点滴，内服，小児では入院治療。

e. 化学外傷

酸とアルカリ，とくにアルカリは組織を融解し深部へ浸透するために危険である。

処置：急いで大量の流水（水道水でも可）で洗浄し，希釈しながら原因薬品を調べる。

f. 眼球打撲

前房出血を伴う鈍的な外傷で，高度な場合は再出血，高眼圧のリスクもあり，入院による安静を指示する。

g. 淋菌性角膜炎，クラミジア感染

性行為と産道感染による。

処置：抗菌薬（ペニシリン系，セフェム系など）の点眼，内服。

h. ウイルス性結膜炎

とくにアデノウイルスによる流行性角結膜炎である。

処置：医療側は触れたら水道水で十分に洗い流す。家族内感染を予防する（タオルを別にする）。救急疾患ではないが，伝染性が非常に強く院内感染の予防の観点から注意が必要である。

i. 角膜・結膜異物

角膜鉄片異物，結膜異物による。

処置：点眼麻酔，抗菌薬を点眼後に細隙灯顕微鏡下で除去し，抗菌薬の点眼を処方。

j. その他の疼痛の強い眼疾患

紫外線による角膜障害（雪眼），コンタクトレンズ角膜障害，麦粒腫がある。

処置：点眼麻酔し，抗生物質を点眼する。麦粒腫は抗生物質の点眼，内服。

第3章
視機能とその検査

> **ESSENCE**
> 　視機能としては，（最小分離閾で示される）視力や（視線を固定した状態で見える範囲で示される）視野，（色を感じる）色覚，（光の強さを識別する）光覚などが臨床的に評価されて，診断に役立てられる。また視機能には，屈折や調節，輻湊や開散，瞳孔反射などが重要な関連を有する。

1　視力

　物体の形態を知るには以下の4つの尺度があり，視力はこのうちの最小分離閾で示される。

- **最小視認閾** minimum visible：1点または1線を認める閾値
- **最小分離閾** minimum separable：2点または2線を識別して感じる閾値
- **最小可読閾** minimum legible：文字を判読できる閾値
- **副尺視力** vernier acuity：2直線の位置の違いを感じる閾値

　視力 visual acuity とは，2点を識別する眼の能力（**最小分離閾**）で示される視機能である。
　最小可視角とは，かろうじて判別できる2点が眼に対してなす角度（角度は「分」で表す）である。
　視力は最小可視角の逆数で表される（図3-1）。

　標準視標は，切れ目の可視角が1分（1′）となる**ランドルト環** Landolt ring である（図3-2）。この環の太さと切れ目の幅は，ともに外径の1/5と定められている。ランドルト環との比較実験により作製された文字あるいは数字視標が用いられ，最小可読閾で視力の判定が行われていることもある。

1. 視力の種類

a. 中心視力と中心外視力

　中心視力 central visual acuity は網膜の中心窩で見たときの視力であり，中心窩以外の網膜部位で見たときの視力は中心外視力 eccentric vision という。中心視力に比べ中心外視力は極端に低下している（図3-3）。

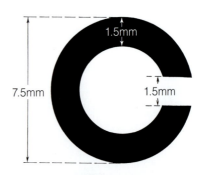

図3-2　標準のランドルト環
標準のランドルト環の切れ目は，視角1′に相当する（視力1.0）。検査距離5mの場合は，記載した数値のランドルト環となる。

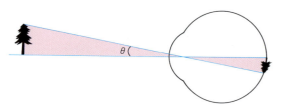

図3-1　視力の表し方
最小可視角θ（分）の逆数が視力である。
θ＝2′（分）のとき，視力は0.5となる。

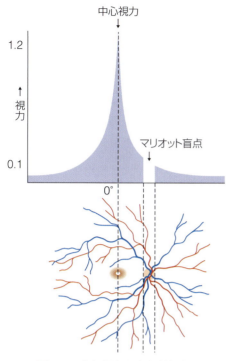

図3-3　中心視力と中心外視力
中心窩で見たとき（0°）の視力は良好である。このときの視力を1.2とすれば，（視神経）乳頭の付近では0.1程度に低下する。

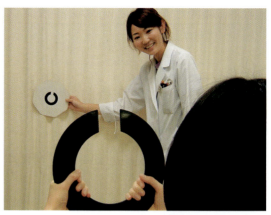

図3-4　字ひとつ視力
検者はランドルト環字ひとつ視標を示し，被検者はこの視標の切れ目の方向にランドルト環の模型の切れ目を合わせる。

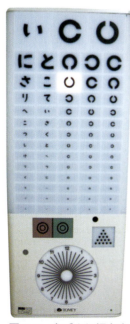

図3-5　字づまり視力表
被検者は，5m離れた位置からランドルト環の切れ目を判別して視力を測定する。

b. 遠見視力と近見視力

遠距離における視力を遠見視力 distant visual acuity（DVA），近距離における視力を近見視力 near visual acuity という。通常，遠見視力は5m，近見視力は30cmで測定する。正視で老視がなければ遠見視力も近見視力も良いが，老視になると遠見視力は良いが近見視力が悪くなる。

c. 裸眼視力と矯正視力

屈折異常眼を，眼鏡レンズまたはコンタクトレンズで完全に矯正した視力を矯正視力 corrected visual acuity という。矯正しないものを裸眼視力 uncorrected visual acuity という。

d. 片眼視力と両眼視力

視力は通常，片眼を遮閉して測定するが，両眼で測定した視力を両眼視力あるいは両眼開放視力 binocular visual acuity という。一般に，両眼視力は片眼視力 monocular visual acuity に比べ10％くらい良好である。潜伏眼振では片眼を遮閉すると眼振が起こるため，両眼視力の方が著しく良い。

e. 字ひとつ視力と字づまり視力

視標を1つずつ見せて測定する視力を字ひとつ視力 angular vision（AV）といい（図3-4），多数の視標が配列された通常の視力表を用いて測る視力を字づまり視力 cortical vision（CV）という（図3-5）。小児あるいは弱視では，字づまり視力は字ひとつ視力より低下する。この状態を**読み分け困難** crowding phenomenon という。

表 3-1　小数視力，分数視力と log MAR との関係

分数視力		小数視力	log MAR
(6 m)	(20 feet)		
6/600	20/2000	0.01	+2.0
6/480	20/1600	0.0125	+1.9
6/380	20/1250	0.016	+1.8
6/300	20/1000	0.02	+1.7
6/240	20/800	0.025	+1.6
6/200	20/630	0.032	+1.5
6/150	20/500	0.04	+1.4
6/120	20/400	0.05	+1.3
6/100	20/320	0.063	+1.2
6/75	20/250	0.08	+1.1
6/60	20/200	0.1	+1.0
6/48	20/160	0.125	+0.9
6/38	20/125	0.16	+0.8
6/30	20/100	0.20	+0.7
6/24	20/80	0.25	+0.6
6/20	20/63	0.32	+0.5
6/15	20/50	0.40	+0.4
6/12	20/40	0.50	+0.3
6/10	20/32	0.63	+0.2
6/7.5	20/25	0.80	+0.1
6/6	20/20	1.00	0.0
6/5	20/16	1.25	−0.1
6/3.75	20/12.5	1.60	−0.2
6/3	20/10	2.00	−0.3

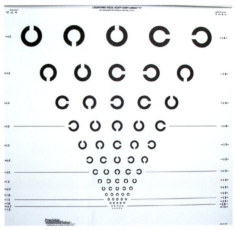

図 3-6　log MAR 視力表
最小可視角を対数表示する log MAR は数値表示が等間隔である。そのため，視力が何段階向上した，低下したなどの評価に使用できる。

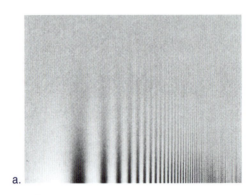
a.

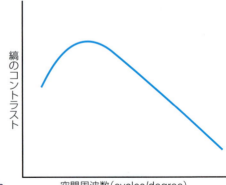
b.　　　　　　　空間周波数 (cycles/degree)

図 3-7　縞視力検査と変調伝達関数 (MTF)
a．キャンベルのチャート。横軸に徐々に狭くなる縞幅をとり，縦軸にコントラストをとったものである。最下段でコントラストが最も良い部位で縞として認められる部位の縞の幅から，その縞視力を求める。
b．縦軸から種々の縞のときの感度を調べた曲線。これを MTF という。空間周波数 spatial frequency (cycles/degree) を 30 で割ったものは通常の視力値に相当する。

f. 小数視力と分数視力

　小数視力 decimal visual acuity は最小可視角（「分」で表示）の逆数を小数で表した視力をいい，国際的な標準視力表示方式である。分子に検査距離，分母に検査に用いた視標を，視力 1.0 の眼の人がかろうじて見分けることができる距離で表した視力を分数視力 fractional visual acuity（**スネレン Snellen 方式**）という。分数視力は，この分数を小数に直すと小数視力の値と同じになる。分数視力に使われる検査距離は 20 feet あるいは 6 m で，視力は 20/20，6/6 などのように表現される。いずれも小数視力の 1.0 に相当する（表 3-1）。

g. 対数視力

　小数視力も分数視力も視角に反比例する数値であるため，視力表の視標の各段階は視力の実質的な差を表していない。すなわち，小数視力 0.9 と 1.0，0.1 と 0.2 は視力表ではともに一段階であるが，視角からみた実質的視力は前者では約 10％，後者では 100％の差がある。小数視力の対数をと

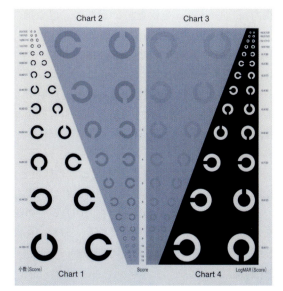

図3-8　コントラスト(対比)視力表
コントラストは chart 1 では 90％，chart 2 では 15％，chart 3 では 5％である。chart 4 では 95％であるが，chart 1 と逆位相になっている。

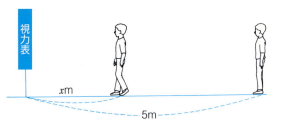

図3-9　5mの位置で0.1の視標が見えないときの視力検査法
x m まで近づいて 0.1 の視標が見えたときの視力は $0.1 \times \dfrac{x}{5}$ である。

ると視角が等間隔となり，これを対数視力 logarithm of visual acuity という。

最近では，最小可視角 minimum angle of resolution の常用対数（$\log_{10}$ 定数）をとった **log MAR** が使われることが多い。例えば，視力1.0（視角1分）はlog MAR では0，視力0.1（視角10分）は1となる（図3-6，表3-1）。

h. コントラスト視力と変調伝達関数 modulation transfer function（MTF）

縞の明暗が正弦波的に移行し，縞の間隔が漸次狭くなっている縞模様（キャンベル Campbell のチャート）で，かろうじて判別するのに必要なコントラストを測定すると眼のMTFが測定できる。MTF は横軸に縞の間隔を，縦軸に縞のコントラストをとり，縞として見える点を結んだものである（図3-7-b）。低周波数領域で感度低下がみられるのは**側方抑制** lateral inhibition による。

通常の視力検査は白地に黒の視標が用いられる高コントラストでの測定であるが，コントラスト感度検査は視標と背景のコントラストを低くして測定するものである。通常の視力検査で差がないような微妙な眼の光学的特性の評価に使用する（図3-8）。

i. 縞視力と干渉縞視力

縞の間隔が徐々に狭くなっていく縞模様で，コントラストが最も良好な部位（図3-7-a で最も下部）で，かろうじて判別できたときの縞幅を視角に換算して求めた視力を縞視力 fringe acuity という（図3-7-b）。レーザー光線を用いた干渉縞視力測定装置では干渉波が屈折系や透光体を通過して網膜に到達するため，白内障や角膜混濁例でも網膜から視中枢までの視機能を知ることが可能である。

j. 静止視力と動体視力

通常の視力検査では静止視力 static visual acuity を測定している。動体視力 kinetic or dynamic visual acuity とは動く物体を見るときの視力である。動体視力は速度が速くなるほど，高齢になるほど低下する。

2. 視力の測定法

a. 視力検査法（遠見）

1）片眼を遮閉して，片眼ずつ5mの位置から視力表（標準照度200ルックス＊）を読ませ，その段の視標が半数以上わかれば＊＊，その段の視力を被検眼の裸眼視力とする。眼を細めると，焦点深度が深くなり，実際の視力より良く測定される危険がある。

＊通常，臨床では500〜700ルックスが使われている。国際的な ISO 規格や JIS 規格では 80〜320cd/m^2 である。
＊＊半数以下の場合には，その段の視力に p（partial）をつけて表現することがある。

2）5mで0.1の視標が判別できないときは，そ

の視標が見える位置まで近づかせ，そこから視標までの距離を測定する(図3-9)．例えば，2mまで近づいたときに0.1の視標がかろうじて見えれば，その眼の視力は $0.1 \times 2/5 = 0.04$ である．

　3) 1mの距離で0.1の視標が読めないときは，眼前で検者の指を見せ，指の数をあてさせる．例えば，20cmで指の数がわかれば20cm**指数**または20cm/n.d.*である．

　*n.d. は numerus digitorum(L) の略である．英語では counting fingers．

　4) 指数がわからないときは眼前で手を動かし，その動きがわかれば**眼前手動弁**，または m.m.* とする．

　*m.m. は motus manus(L) の略である．英語では hand motion．

　5) 手の動きもわからないときには，暗室内で瞳孔に光を入れ，明暗が判別できれば**光覚弁**またはs.l.*と記載する．さらに，左右上下方向から光を眼に入れ，その投影方向を尋ねる．これが正確に答えられれば**投影確実** light projection test, good（答えられなければ**不確実** bad）とする．投影確実の場合には網膜に大きな変化のないことが推定できる．

　*s.l. は sensus luminis(L) の略である．英語では light perception．

　6) 光も感じないときには視力0と記載する．これを**全盲** total blindness という．

　盲とは医学的には視覚の全く喪失した全盲（光覚もない）をいうが，社会的には眼を使って仕事をすることができない程度の視力減退を盲といい，わが国では一般に0.02(1m指数)未満を盲とし，両眼の視力の和が0.02未満のものを失明者としている．わが国では身体障害者福祉法に基づき，視力障害者に対して保護措置がとられている（→p.76参照）．

b. 視力検査法（近見）
　近距離視力表を用い，30cmの距離で測定する．

c. 小児の視力検査
　ランドルト環の単独の視標を用いて，**字ひとつ**視力 angular vision を検査する(図3-4)．絵や指の方向などを描いた小児用視力表もある．

● 3歳未満の乳幼児に対する視力検査方法

1. 対光反射・瞬目反射
　未熟児や新生児に開瞼器を使って対光反射をみる．新生児には，光に対する瞬目反射も有効な評価法である．

2. 嫌悪反射
　検者が乳幼児の片眼をおおったときの態度と，他眼をおおったときの態度に違いがあれば，視力の左右差があることがわかる．視力の良い方の眼をおおったときの方が不機嫌になり，おおいを振り払おうとすることから判定できる．

3. 固視，追視
　生後3カ月には，固視・追視の状態をみることで視力の評価ができる．

4. **視覚誘発電位** visual evoked potential (**VEP**)
　光あるいは格子縞のような視覚刺激を与え，大脳皮質における電気的反応を測定する．電極を後頭部において脳波の変化を記録するが，非常に微細な電位変化なので加算増幅して平均化する．

5. **視運動性眼振** optokinetic nystagmus (**OKN**)
　白黒の縞のドラムを眼前で回転することによって誘発される眼振である．回転方向には緩徐相，反対方向には急速相の衝動性眼振を示す．

6. **preferential looking 法（PL法）** (→小児 p.287図13-3)
　乳児に均一な画面と縞模様を見せたときに，縞模様の方を見る傾向があることを利用したものである．生後2カ月〜1歳半児の視力検査に適している．わが国の Awaya-Mohindra 式 PL 法での報告では，12カ月で0.1，24カ月で0.3，36カ月で1.0に達している．

7. **縞視力カード法** grating acuity cards
　原理はPL法と同じである．検査カードは**テラーアキュイティーカード** Teller acuity card (**TAC**) が一般的である(図3-10)．TACを用いた生後1週の乳児の視力は平均0.9 cycles/degree（小数視力で0.03相当）と報告されている．

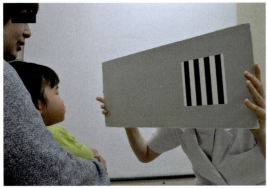

図 3-10　テラーアキュイティーカード
縞視力カード法で，原理は PL 法と同じであり，PL 法より簡便である。

2　視野

　視野 visual field とは，視線を固定した状態で見える範囲をいい，いわゆる視覚の広がりである。この視覚の広がりを単なる平面的な広さとして把握するのではなく，各部位の視覚感度分布を調べることにより，より詳細な情報を得ることができる。これを**量的視野** quantitative visual field という。

　眼の中心で見たときと周辺で見たときとでは見え方が違い，中心では良く周辺で悪い。すなわち視覚の感度が異なる。そこで網膜全域が受け持つ視覚感度分布を調べると，ちょうど島のような立体として把握することができる。これは暗黒の海に浮かんでいる**視野の島** island of vision とも表現されている（図 3-11-a）。この視野の島の中心は中心窩にあたり，尖塔のように感度がとびぬけて良く，その外側 15°には直径 5°程度の海面にまで至る深い井戸があり，この部位の視覚感度は 0 である。これを**マリオット盲点** blind spot of Mariotte といい，眼底の（視神経）乳頭に相当する。これを除くと，中心から周辺に向かって初めはなだらかな傾斜で漸次下がるが，やがて断崖のように切り立って，一気に海に没する。立体的な島を表すに

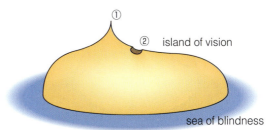

図 3-11-a　視野の島

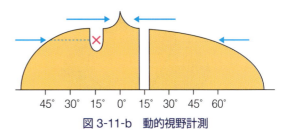

図 3-11-b　動的視野計測

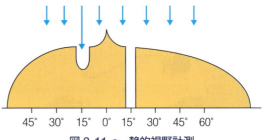

図 3-11-c　静的視野計測

a．①は中心窩であり，感度は極度に良い。外側 15°にマリオット盲点②があり，感度は 0 である。
b・c．×は傍中心の比較暗点を示す。×は動的視野計測では検出されないが，静的視野計測では検出される。

は等高線によるかあるいは，いろいろな部位の島の断面図を書くかによる。視野の島では，視標の明るさと大きさを変化させ，それを動かして見える範囲，すなわち**等感度曲線** isopter を描く**動的視野計測** kinetic perimetry（図 3-11-b，図 3-13-a,b，図 3-14）と，視標を動かさず視標の輝度を変えて視野のプロファイルを描き出す**静的視野計測** static or profile perimetry（図 3-11-c）とがある。

　この視野の島に，感度の低下（がけくずれ）が起こった場合を**沈下** depression といい，平面的な広

注視野 field of fixation　　　　　　　　　　　　　　　　　　　　　　　　　　　　　　　　　　COLUMN ❶

頭部を固定した状態で眼を動かして注視できる範囲であり，眼球運動の範囲を表すものである。したがって，ここで述べている視野とは異なる（→外眼筋 p.312）。

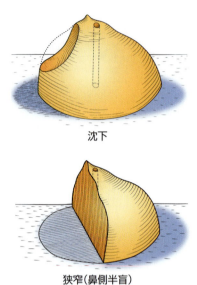

沈下

狭窄（鼻側半盲）

図3-12　視野の島（右眼）―異常

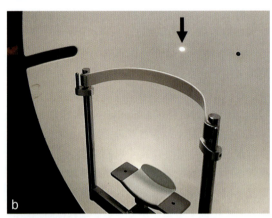

図3-14　動的視野（正常）
5本の等感度曲線とマリオット盲点が示されている。最外層の曲線は，視標の大きさと輝度が最高の場合である。次からの曲線は，視標の大きさは小さく輝度が漸次低くなった場合のものである。

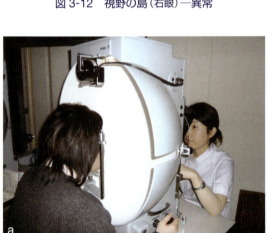

図3-13　動的視野計（ゴールドマン視野計）
左は被検者，右は検者である（a）。被検者はドームの中心を注視し（黒点），検者が操作して移動させる明るいスポットを認知する範囲を答えさせる（b 矢印）。

さの変化（海岸線まで侵蝕された場合）を**狭窄** constriction という（図3-12）。

　視野の島の海岸線の広さは，外方100°，下方70°，内方および上方は60°である。色を感じる範囲を**色視野**といい，白，青，赤，黄，緑の順に狭くなる。

1. 計測法

a. 対座検査 confrontation test

　検者と被検者とが向かい合い，左眼を検査する場合は，検者は左眼を，被検者は右眼を隠し，互いの眼を注視する。両者の中間の距離で，検者は手に持った視標を周辺から中心に向かって動かすと，視標は両者に同じように見えるはずである。大きな視野狭窄を見出すスクリーニング的検査法である。

b. 量的視野計測

1）動的視野計測法：ゴールドマン視野計

　ゴールドマン視野計 Goldmann perimeter（GP）が広く使われている（図3-13-a）。測定面は半球状で，一定の輝度で照明されている。視標（図3-13-b）は大きさおよび輝度の両方が可変である。これを用いて視標の大きさと輝度を変え，種々の感度曲線を求める。測定は，主として視標を周辺から中心

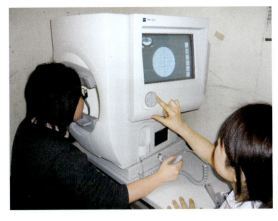

図 3-15 静的視野計（ハンフリー視野計）
測定点は定位置に配置され，これらの点は無作為に輝度を変えながら自動的に点燈する。被検者に見えた点を答えさせ，感度低下を dB 表示する。また，これをグレースケール表示する。

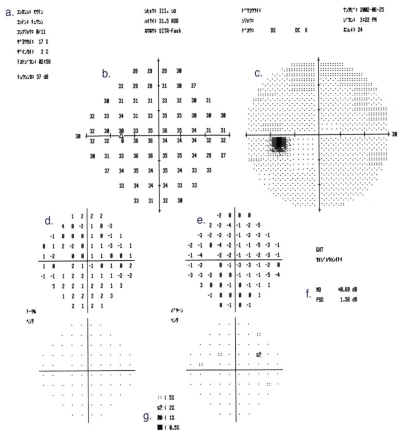

図 3-16 ハンフリー視野計による測定結果

a．信頼係数　　b．実測閾値(dB)
c．グレースケール：閾値の検査結果と欠損の程度を即座に知るためにグレースケールトーンで表示。
d．トータル偏差：実測値と年齢別健常視野の差を dB を表示したもの。
e．パターン偏差：白内障による中間透光体の混濁や小瞳孔などによる（視野全体に影響する）要因を取り除いた場合の正常値との差。
f．mean deviation(MD，平均偏差)：測定値と正常平均閾値の差の平均。トータル偏差の数値の平均値で，全体の平均的な視野欠損の程度を示す。
　pattern standard deviation(PSD，パターン標準偏差)：正常視野からの逸脱の大きさ。被検者の視野の形状が正常の視野の形状からどれほど逸脱しているかを計算したもので，局所的な沈下で大きくなる。
g．確率シンボル：正常値からのずれの大きさを確率表示（＜2％とは，その値が正常人の2％以下にしか起こらないことを意味する）。

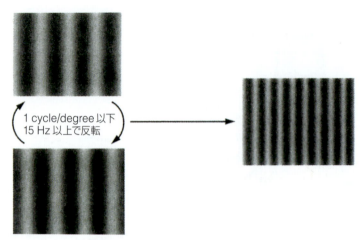

図 3-17　frequency doubling illusion
1 cycle/degree 以下のパターンを 15 Hz 以上で反転すると，元の 2 倍の周波数の縞として見える。

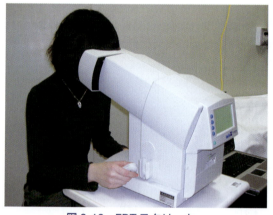

図 3-18　FDT スクリーナー
FDT スクリーナーは中心 20°内 17 点を測定する。検査は明室で短時間に行えるため，緑内障スクリーニングや早期の緑内障性視野障害の評価として用いられることが多い。

に向かって移動させ，見えてきた位置を求める。大きく明るい視標からはじめ，小さく明るい視標，ついで小さく暗い視標を用いる。測定に用いた視標の種類により等感度曲線の数が決まる（図 3-14）。

2）静的視野計測法

あらかじめ視野内に配置した定点の輝度を変化させ，その点の閾値を計測し，視野の全体像または暗点の位置を計測点の集合としてとらえる方法である。**自動視野計**はこの方式を用いている。自動視野計には，**ハンフリー視野計** Humphrey perimeter（図 3-15）やオクトパス Octopus などがあ

る。ハンフリー視野計での測定結果は図 3-16 のようになる。

c．中心暗点計

アムスラーチャート Amsler chart

碁盤様の目盛で，中心暗点および変視症の検出に用いられる（→眼科診療 p.35）。

d．フリッカ視野

視標を点滅させて，ちらつきを感じなくなったときの限界値を**限界フリッカ値** critical flicker fusion frequency（**CFF**）といい，これを視野全般にわたって調べたものをフリッカ視野という。中心部の CFF の正常値は一般に 35〜45 Hz で，25 Hz 以下が病的とされている。とくに視神経疾患の診断に使われる。

e．FDT スクリーナー

1 cycle/degree 以下の正弦波のパターンを早い周波数（15 Hz 以上）で反転して見せると，元の 2 倍の周波数の縞として見えることが知られており，これは **frequency doubling illusion**（図 3-17）とよばれている。網膜視神経節細胞が障害されると，この錯視が消失する。**FDT スクリーナー** frequency doubling technology screener（FDT）（図 3-18）は，正弦波のパターンを視標として視野測定を行うものである。検査時間が短く，明室で施行でき，かつ早期緑内障性の視野変化の検出に優れており，スクリーニング検査として有用である。

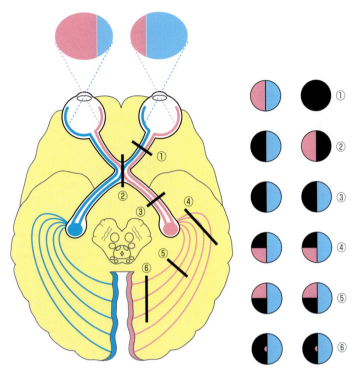

図 3-19　視路障害と視野変化
視路の障害部位により種々の視野変化が起こる。①片眼失明，②異名半盲，③同名半盲，④⑤4分の1半盲，⑥黄斑回避を伴った同名半盲である。

2. 視野障害

視野異常の主なものは狭窄と暗点である。沈下も検出される。視野の変化はまず眼底の病変に対応するが，眼底に異常がみられないときは視神経，視神経交叉，視索，外側膝状体，視放線および後頭葉視覚領の障害を考えなければならない。それぞれの視路障害による視野変化は図 3-19 のごとくである。

a. 狭窄 constriction

視野の広さが狭くなるものであり，次の3種類がある。

1）求心性狭窄 concentric constriction

視野全体が狭くなるもので，網膜色素変性（症）や緑内障の末期などにみられる（図 3-20-a）。

2）不規則性狭窄 irregular constraiction

視野が不規則に狭くなるもので，網膜剝離，網膜静脈分枝閉塞（症），網膜動脈分枝閉塞（症），緑内障などにみられる（図 3-20-b,c）。

3）半盲 hemianopia

注視点を通る垂直線を境として，両眼の視野の左右の半分が見えなくなるものである。これには次のような種類がある。

①**同名半盲** homonymous hemianopia：両眼の視野の右または左の同側半分が狭窄するもので，視索から皮質視中枢の間の障害で起こる。右側半盲と左側半盲とがある（図 3-19-③⑥）。

②**異名半盲** heteronymous hemianopia：両眼の視野の反対側半分，すなわち耳側半分あるいは鼻側半分が狭窄するもので，視交叉部の障害で起こる。両耳側半盲と両鼻側半盲がある（図 3-19-②）。

③**4分の1半盲** quadrant hemianopia：両眼の視野の同側の1/4の視野が欠損したもので，視放線から視中枢の間で障害されたときに起こる（図 3-19-④⑤）。

④**黄斑回避** macular sparing，**黄斑分割** macular splitting：同名半盲のときに視野の中心部が小さく半円形に残るものを黄斑回避（→視神経・視路 p.280）といい，後頭葉の障害で起こる（図 3-19-

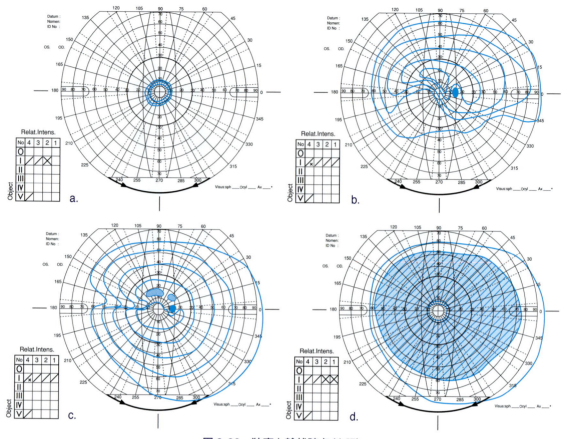

図 3-20 狭窄と輪状暗点（右眼）
a．求心性狭窄
b・c．不規則性狭窄。b は網膜剝離，c は初期の緑内障
d．輪状暗点

⑥）。一方，同名半盲で，視野が固視点を通る垂直線で完全に分けられるものを黄斑分割といい，主として視索の障害で起こる（図 3-19-③）。

b．暗点 scotoma

視野の中に孤立して点状，斑状に欠損を生じるものを暗点といい，部位，程度，自覚の有無により分類される。

1）部位による分類

中心暗点，**傍（副）中心暗点**，**盲点中心暗点**（固視点とマリオット盲点をともに含む中心部の暗点）（→視神経・視路 p.269），**周辺暗点**，**輪状暗点**（図 3-20-d，→網膜硝子体 p.211 図 9-84）に分けられる。

2）程度による分類

視標の全く見えない**絶対暗点** absolute scotoma と，程度の差はあっても，うすく見える**相対（比較）暗点** relative scotoma に分けられる。

3）自覚の有無による分類

患者が暗点として自覚するものを**実性暗点** positive scotoma，自覚しないものを**虚性暗点** negative scotoma という。例えばマリオット盲点は，絶対暗点で虚性の傍（副）中心暗点である。

c．沈下 depression

動的視野で最外層の等感度曲線でなく，これより中心部の等感度曲線で感度低下がみられるものを沈下といい，病変の初期にみられることが多い。

d．機能的視野障害

心因性の視野障害と**閃輝暗点** scintillating scotoma とがある。心因性の視野障害は，ヒステリーの場合には**管状視野** tubular field や**螺旋状視野** spiral field がみられることもある（図 3-21）。

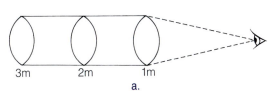
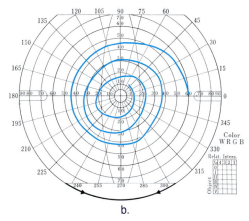

図 3-21　管状視野（a）と螺旋状視野（b）

a. 視野は距離が遠くなるにつれて拡大するはずだが，距離に関係なく視野は同じ広さで管状であるため管状視野という。
b. 視野測定で一周して元の位置にきたときに，同じ点ではなく順次狭くなり螺旋状を呈する視野を螺旋状視野という。
a，b ともに心因性などのときにみられる。

通常，視野は距離が遠くなるにつれて円錐状に広くなるが，管状視野では広くならず筒状である。また，視野測定で一周し元の位置にきたときに，同じ点ではなく順次狭くなり螺旋状を呈する視野を螺旋状視野という。

閃輝暗点とは片頭痛の前徴であり，突然，閃光が起こり，数分間続き，その間視野の一部が見えなくなり，その後，数時間頭痛が続くもので，本態は脳血管の一過性の痙攣と考えられている。

3　色覚

定義：色覚 color vision とは，可視光線（波長 400～800 nm）の中で色を感じる眼の機能である。網膜視細胞のうち**錐体**がこれに関与するため，明るい所で，しかも視野の中心部で見るとき最良の機能を示す。

生理：色の感覚は 3 つの要素，すなわち色相 hue，明度 brightness，飽和度 saturation で規定される。**色相**は光の波長で決められ，可視光線の波長が長波長の 800 nm から短波長の 400 nm に移行すると，赤，橙，黄，緑，青，藍，紫のように変化する。**明度**は色の明るさであり，**飽和度**とは色相に白がどの程度混じっているかにより決まる要素である。

各波長のエネルギーが等しくても，人間の眼に

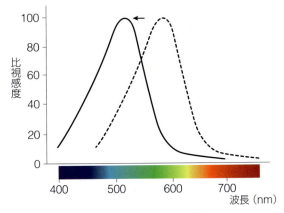

図 3-22　プルキンエ現象

最大感度に対する波長ごとの相対値を表したのが比視感度である。明所では黄緑の部に眼の明るさのピークがあるが（点線），黄昏時には青緑部にピークが移動する（実線）ことをいう。

は同じ明るさに感じない。すなわち，等エネルギーの場合，明所（錐体系）では黄緑が明るく，黄昏時（杆体系）には青緑が最も明るく見える。このように順応状態で色の明るさが異なることを**プルキンエ現象** Purkinje phenomenon という（図 3-22）。

1. 色覚異常

a. 先天色覚異常 congenital defective color perception

一般に，色覚異常 defective color perception, dyschromatopsia は先天性であり進行しない。赤緑色覚異常の遺伝形式は **X 染色体（伴性）劣性遺伝** X-linked recessive inheritance で，女性は X 染色

眼底対応視野計

TOPICS ❶

眼底対応視野計とは

　ハンフリー視野計の通常プログラムである 30-2（図 1, 2）や 24-2 では 6°間隔に視標が提示されるため，網膜神経線維層欠損上に感度低下があっても検査点に含まれていない可能性がある．検査点を密にすれば小さな異常を検出できる可能性が増えるが，静的自動視野計ですべての領域を検査するには時間がかかるため検査点を限定する必要がある．局所の視野を調べる際に眼底像に対応させることによって，網膜神経線維層欠損などの異常部位を選択的に検査することを目的に開発されたものが眼底対応視野計である．この視野計を用いることで，通常の視野計では検出されない視野異常が検出可能であり，視野と眼底の対応の把握も可能である．

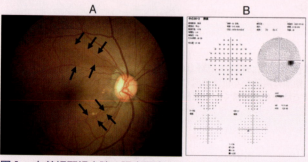

図1　右前視野緑内障の眼底写真(A)およびハンフリー視野 30-2(B)
A．上下に網膜神経線維層欠損(黒矢印)がみられる．
B．視野には異常はみられない．

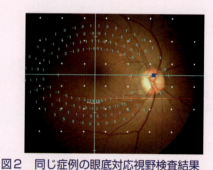

図2　同じ症例の眼底対応視野検査結果
眼底写真は視野に合わせて上下反転してある．上耳側の網膜神経線維層欠損(図では下方)の黄斑部側の境界線に −27dB，−5dB，−15dB の感度低下(数字に白い下線)がみられる．白点は，6°間隔毎のハンフリー 30-2 の検査点に相当する．感度低下のある部位は 6°間隔の白い点の間にある．そのためにハンフリー視野 30-2 では異常が検出できなかったことがわかる．

眼底対応視野検査計（図 3）

　患者の眼底写真や光干渉断層計(OCT)の画像を視野計に取り込み，眼底の任意の場所に視標を提示可能である．視野計に取り込まれた際に視野に合わせて眼底写真や OCT 画像は上下反転して表示され，画像の中心窩と乳頭の中心を指定し，マリオット盲点の大きさを測定することによって，眼底写真と視野の測定点を補正し，測定する．日本人の正常データベースが搭載され，眼底対応視野でもトータル偏差確率プロットが表示可能なものもある．

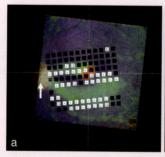 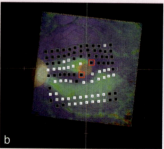

図3　眼底対応視野検査計

　図 3a の左端に(視神経)乳頭(白矢印)が見える．黒い四角は感度低下の著しい場所である．黄斑の中心部では感度低下部位と網膜内層厚の菲薄化部位の位置ずれが生じている(a)．これは，中心窩に網膜神経節細胞(RGC)が存在しない RGC displacement のために生じる構造と機能の位置ずれである．最新の眼底対応視野計では RGC displacement を補正し，構造と機能を正確に対応させて評価することが可能である(b)．

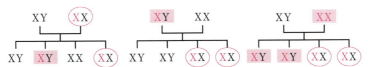

図 3-23　赤緑色覚異常の遺伝形式の例（XY は男性，XX は女性を示す）
X は性染色体に色覚異常遺伝子のあるもの，○は保因者，■は色覚異常を示す。女性の色覚異常は，色覚異常の男性と保因者の女性，あるいは色覚異常の女性との間に出生する。

体が 2 個（1 対 XX）あり，両者に遺伝子異常をもつ場合は発症し，片方の場合は**保因者** carrier となる。男性の場合は X 染色体は 1 個のみであるから（XY），X が異常遺伝子であれば症状は発症する（図 3-23）。したがって，先天色覚異常は男子に多く（4％くらい），女子に少ない（0.4％くらい）。

　色覚に関する遺伝子：赤および緑遺伝子は X 染色体長腕の q の 28（Xq28）に存在し，赤遺伝子の下流に緑遺伝子が結合している。青遺伝子は第 7 常染色体に存在している。
　色素性色覚異常 pigmentfarbenanomalie：色覚検査表などでは異常であるが，アノマロスコープでは正常均等を示すもの。

　3 要素のうちのいずれか 1 つの感覚が鈍い場合を**異常 3 色覚** anomalous trichromatism といい，赤，緑，青の要素のどれかが鈍いものをそれぞれ 1 型 3 色覚（色弱）protanomaly，2 型 3 色覚 deuteranomaly，3 型 3 色覚 tritanomaly という。3 要素のうち 1 要素が欠損している場合は **2 色型色覚** dichromatism といい，赤の要素の欠損しているものを 1 型 2 色覚 protanopia，緑，青の欠損しているものはそれぞれ 2 型 2 色覚 deuteranopia，3 型 2 色覚 tritanopia という。青の色覚異常はまれである。

　1 色覚 achromatopsia では全く色を感じない。典型的なものは**杆体 1 色型色覚** rod monochromasy で，全く錐体機能を欠き，多くは中心暗点もあり，視力も 0.1 以下，眼振，昼盲，羞明などがある。遺伝形式は劣性遺伝といわれている。非典型的なものとしては**錐体色覚** cone monochromasy もあるが，きわめてまれである。

b.　**後天色覚異常** developmental defective color perception

　錐体が後天的に障害される疾患の場合にみられる。例えば進行性錐体ジストロフィ progressive

色覚の成立する機構　　　　　　　　　　　　　　　　　　　　　　　　　　　COLUMN ❷

　色覚の成立する機構には Young-Helmholtz の 3 要素説 trichromatic theory と，Hering の反対色説 opponent-process theory とがある。
　Young-Helmholtz 説は，錐体には 3 つの違った要素があり，それぞれの要素の興奮の程度により色の感覚を生じるというものである。3 つの要素が同時に興奮すれば白く感じ，全く興奮しないときには黒く感じる。これら 3 つの要素とは赤，緑，青である。人眼で長波長（赤）に感じる赤錐体 red cone，中波長（緑）に感じる緑錐体 green cone，短波長（青）に感じる青錐体 blue cone があり（TOPICS ①参照），これらの刺激の程度により色の感覚を生じるといわれ，これは Young-Helmholtz 説を支持するものである。また分子遺伝学的研究により，3 要素に対応する 3 種類の視物質が発見されている。それに伴い色覚異常の遺伝子診断が可能となった。
　一方，Hering 説は，網膜には 3 種類の可逆性変化が起こると考え，赤-緑，黄-青，白-黒の色相の対を仮定し，光が作用すれば分解し赤，黄，白を感じ，光が遮られると反対に合成されて緑，青，黒を感じるというものである。これらの色の対は同時に感じることはなく，赤と緑あるいは黄と青を混合すると灰色となる。これらの対を補色という。3 種類の錐体からの信号は外側膝状体に達するが，外側膝状体の細胞はある色には刺激され，ほかの色には抑制的に働くことがわかってきた。これは Hering 説を支持するものである。
　したがって，網膜レベルでは 3 要素説，これが伝達された上位レベルでは反対色説が取り入れられている（段階説）。

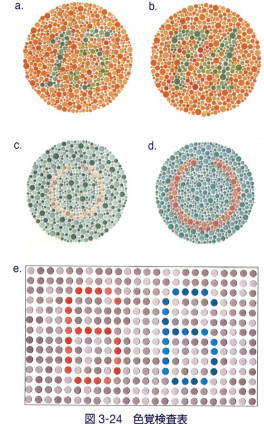

図 3-24　色覚検査表
a・b. 石原式色覚検査表。色覚異常の検出に用いられる。正常人では 15，74 と読めるが，色覚異常者では読めないか 17，21 と誤読する。
c・d. 大熊式色覚異常程度表。色覚異常の程度を環の切れ目の方向から調べる表である。
e. 東京医大（TMC）色覚検査表。色覚異常の有無，種類，程度の判定ができる。この表はこのうち色覚異常の種類を調べるものである。

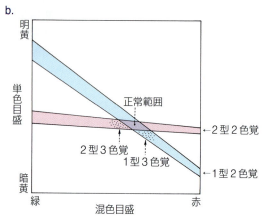

図 3-25　アノマロスコープを用いた検査
a. 検査風景
b. レイリー等色による色覚異常の種類と程度の判定図。1 型と 2 型色覚を区別できる。色覚は程度によりさまざまである。すなわち，正常範囲に近い小範囲で均等するものから，1 型 3 色覚では右下へ，2 型 3 色覚では左上に及ぶものもある。

cone dystrophy，錐体-杆体ジストロフィ cone-rod dystrophy，種々の黄斑部疾患などである。

2. 検査法

色覚検査表（仮性同色表）がスクリーニングに用いられている（図 3-24）。**石原式色覚検査表**が最も普及している。このほか大熊式色覚異常程度表，東京医大（TMC）色覚検査表，HRR（Hardy-Rand-Rittler）表がある。後天色覚異常検査表として標準色覚検査表第 2 部（SPP Ⅱ）が用いられる。

確定診断には**アノマロスコープ** anomaloscope（図 3-25）が用いられる。アノマロスコープの接眼部からのぞくと円形の視野が見え，上方の半円形は赤と緑の混色の割合が変えられ（適当に混色すると黄になる），下方の半円形は単色の黄の明度が変えられるようになっている。視野の上下が黄で，しかも明度も等しくなった状態を**レイリー等色** Rayleigh equation という。そして，この均等の広さと均等の位置から色覚異常の種類と程度が判定できる。

程度判定には，種々の色相の円形のディスクを色相の順に配列させ誤りを記録する**色相配列検査**が使用され，社会生活に即応した検査法である。色相の種類が 15，40，100 のものがあり，**パネル D-15 テスト**（図 3-26），40 hue test，100 hue test という。

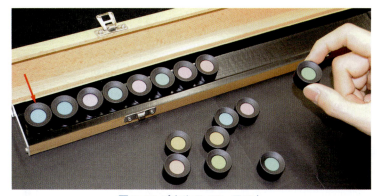

図 3-26 パネル D-15　テスト
色覚の異常程度を強度と軽度の2群に判定する目的で行う。基準の色（reference cap, 赤矢印）に似た色から順に15個の検査用色キャップを並べ、結果を評価する。

ランタンテスト lantern test は，鉄道の運転士が信号を見分けることができるかなどを判定する職業適性の検査用である。

4　光覚

定義：光覚 light sense とは，光を感じ，その強さの程度を識別する能力である。網膜視細胞中，明所視 photopic vision では錐体が，暗所視 scotopic vision では杆体が働いている。

生理：網膜に達したある数の光量子 photon により視色素 visual pigment（**視紅** rhodopsin など）に光化学反応が起こり，光エネルギーが電気エネルギーに変化して視中枢を刺激するため光の存在を認識し，しかも光量子の数から光の強さも識別できるとされている。

1.　明順応　light adaptation

暗い場所から急に明るい所に出ると一時的に羞明を感じるが，すぐ慣れて見えてくる。このように明所に順応することを明順応という。

明順応は2つの過程からなり，きわめて早く完了するアルファ順応（0.05秒）と比較的遅いベータ順応（約1秒）とがあり，前者は神経的，後者は光化学的過程によると考えられている。

2.　暗順応　dark adaptation

明るい場所から急に暗い所に入ると，すぐには

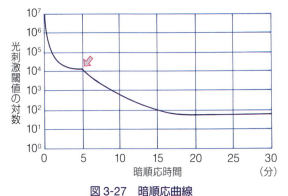

図 3-27　暗順応曲線
第1次（錐体）と第2次（杆体）暗順応曲線の交点がコールラウシュの屈曲点（矢印）である。

何も見えないが，しばらくすると眼は暗所に順応して，あたりが見えるようになる。このように暗所に順応することを暗順応という。

暗順応状態では明順応時にくらべ網膜の感度は約1万倍になり，さらに瞳孔が大きくなるため入射光量が増し，光に対する感受性は約10万倍になる。

前処置として強い明順応をさせ，ついで暗順応に入ると急激に最小刺激閾値の低下が起こり，5～9分後に緩徐となり，その後，再び急速な低下を示し，30～45分後に一定の値に達する（**暗順応曲線**）（図3-27）。前者を第1次暗順応とよび，錐体内の感光色素の再生過程に相当し，後者は第2次暗順応とよび，杆体内の感光色素としての視紅再生曲線とよく一致する。そして，第1次と第2次暗順応曲線の交点を**コールラウシュの屈曲点**

Kohlrausch kink という。

● **暗順応測定法**

前処置として明順応を行った後，電気を消して暗黒状態とし，網膜の一定部位で被検者がかろうじてわかる光の強さ，すなわち最小刺激閾値を経時的に求める。そして，横軸に時間（分），縦軸に光の強さ（micro lambert）の対数値をとり，プロットすれば**暗順応曲線**が得られる（図 3-27）。測定器械としてゴールドマン・ウィーカーズ暗順応計 Goldmann-Weekers adaptometer などがあり，夜盲性疾患の評価に使われる。

1）**夜盲** night blindness, nyctalopia*

夜盲とは暗順応が障害された状態であり，杆体の機能的および器質的障害による。夜盲には先天性と後天性とがあり，さらに先天夜盲は停止性と進行性とに分けられる。

＊**昼盲** day blindness, hemeralopia
高照度（明所）での視力が低照度（暗所）での視力より悪いものをいう。角膜や水晶体の瞳孔領に混濁があると，明所では縮瞳するためよく見えない。このほか全色盲，錐体ジストロフィでもみられる。また，羞明もある。

2）**先天夜盲**

停止性：先天停止性夜盲，小口病，黄色斑眼底，白点状眼底，青錐体増幅症候群などがある。

進行性：白点状網膜炎，網膜色素変性（症），コロイデレミア，脳回転脈絡膜萎縮などがある。

3）**後天夜盲**

ビタミン A 欠乏腫瘍関連網膜症，自己免疫網膜症などがある。

5 眼の屈折

1. 眼球光学系

眼球は感覚器として良質な視覚情報を中枢神経に伝える役割をしており，そのためには良質な光学系が必須であり，その機能が大変巧妙な構造とメカニズムで維持されている。眼球光学系をカメラのそれに例えると，レンズに相当するのが角膜と水晶体，絞りに相当するのが虹彩，フィルムに相当するのが網膜である。

一般に，光学系としてのレンズの屈折力は**焦点距離 f(m) の逆数**で表現される。屈折力の単位は**ジオプトリー diopter**(D) が用いられており，

$$D = n/f \, (m)$$

で表せる。ここで n は屈折率であり，レンズが空気（n=1.0）中にあるときは D=1/f となる。眼球の全屈折力は約 60D で，強い凸レンズ（プラスレンズ）と考えることができる。

角膜が約 40D，水晶体が約 20D と，角膜は水晶体より屈折力が強い。これは角膜（屈折率 n=1.38）の前面と空気の屈折率（n=1.0）の差が，角膜後面と前房水（n=1.34），前房水と水晶体（n=1.41），水晶体と硝子体（n=1.34）における屈折率の差より大きいためである。

カメラのレンズ前面からフィルムまでの距離が角膜前面から網膜までの距離に相当し，これを**眼軸長** axial length という。眼の後焦点距離（f）は 60=1.34/f，すなわち約 22mm になる。眼軸長は，これに角膜頂点から眼の後主点までの距離（約 1.6mm）を加算した値で，約 24mm になる。

平行光線が無調節状態の眼に入り，眼の屈折系で光の屈折が起こって網膜に焦点を結ぶものを**正視** emmetropia という。角膜と水晶体の屈折力と眼軸長のバランスがくずれたときに屈折異常となる（図 3-28）。

角膜と水晶体の光学的中心を結ぶ線（**光軸**）は，眼の中心窩と注視点を結ぶ線（**視線**）と異なる。この角を **α角** といい，光軸に対して視線が鼻側にある場合をプラスと表示する。正視眼の α 角は +5°前後である。

2. 屈折異常

無調節時に平行光線が網膜面に像を結ばない状態を屈折異常 refractive error, ametropia といい，近視，遠視，および乱視がある（図 3-28）。

a. **近視** myopia

1）**定義**

近視とは，平行光線が無調節状態のときに網膜の前に像を結ぶか，または眼前有限距離にある点から発散する光線が網膜上に結像する眼の屈折状

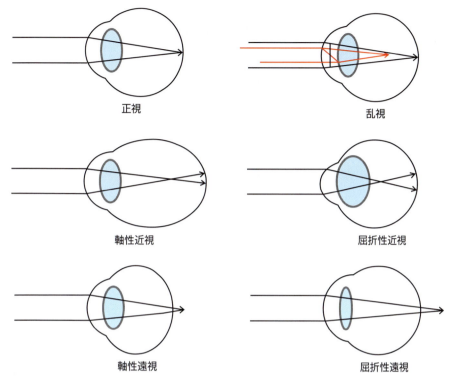

図 3-28 屈折異常
正視では，無限遠からの平行光線がレンズで屈折してちょうど網膜で結像する．乱視では，垂直(黒)と水平(赤)で結像部位が異なる．角膜や水晶体のレンズとしての度数が強すぎたり(屈折性)，レンズに対して眼軸が長すぎると(軸性)，網膜の手前に結像して近視となる．同様に，遠視の原因には屈折性と軸性がある．

態をいう．このような眼前有限位置が**遠点**であり，この遠点に焦点をもつ凹レンズ(マイナスレンズ)により近視は矯正できる．例えば遠点が 0.5 m の場合は 1/0.5＝2D なので，**−2D** と表す．

2) 分類

成因，程度，あるいは臨床上で分類される．

①成因による分類

水晶体屈折力が増加して，無限遠からの平行光線が網膜より手前に結像してしまう**屈折性近視** refractive myopia と，眼軸長が長いために手前に結像する**軸性近視** axial myopia に分けることができる(図 3-28)．眼軸長が 1 mm 延長すると約 3D の近視になる．また，近業など環境因子による**後天近視** acquired myopia と，遺伝による**先天近視** congenital myopia にも分類することができる．

②程度による分類

−3D までを弱度近視，−3D を超え −6D 以下を中等度近視，−6D を超え −10D 以下を強度近視，−10D を超えるものを最強度近視とよぶ．

③臨床的分類

単純近視 simple myopia と**病的近視** pathologic myopia (**変性近視** degenerative myopia)に分けられる．単純近視は正常な個体差による近視で，良性で屈折度も比較的軽く，眼鏡により正常の視力まで矯正される．学童期に発生進行する**学校近視** school myopia の大部分は単純近視である．この学校近視の発生進行には後天的環境因子としての近業の影響を受け，毛様体筋の緊張が亢進した状態である**偽近視** pseudomyopia (俗にいう仮性近視)が関与すると考えられている．一方，病的近視は先天性の軸性近視で，正常範囲を超えた近視であり，何らかの視機能障害を伴う．−8D を超える近視の約 90％ は病的近視である．

3) 症状

単純近視では，裸眼の近見視力は良いが，裸眼の遠見視力低下を訴える．成人では調節と輻湊の

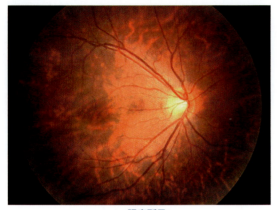

a. 眼底所見

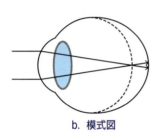

b. 模式図

図 3-29　単純近視
軸性近視では，眼軸長が延長するが細胞数は増加しないので網膜が薄くなり，脈絡膜の血管が透見しやすくなり，紋理眼底を認める。

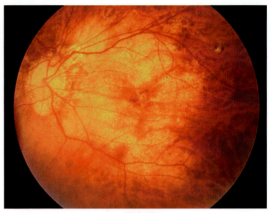

a. 眼底所見

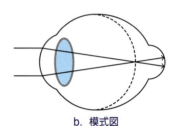

b. 模式図

図 3-30　病的近視
病的近視では，局所的な後方突出である後部ぶどう腫に網脈絡膜萎縮を認める。

不均衡により眼精疲労を起こすことがある。病的近視では，裸眼の近見視力も低下し，遠見視力は著しく低下する。加えて黄斑変性のため矯正視力も不良のことがある。

4）所見

自覚的あるいは他覚的屈折検査により屈折異常としての近視を診断する。単純近視の眼底変化は**コーヌス** conus, crescent と**紋理（豹紋状）眼底** tessellated, tigroid fundus に代表されるが（図 3-29），病的近視の後極部眼底変化には，ブルッフ膜の断裂による単純型出血，ブルッフ膜の断裂による線状の黄色調病変 lacquer crack lesion，網膜分離症に伴う黄斑円孔，脈絡膜血管新生とそれによる**フックス斑** Fuchs spot，網脈絡膜萎縮 chorioretinal atrophy，後極部の強膜が膨隆する**後部ぶどう腫** posterior staphyloma などがある（図 3-30）。周辺部眼底には**網膜格子状変性** lattice degeneration，その他の変性がみられ，これらは網膜裂孔の形成に関連する。

5）合併症

単純近視には合併症はないが，病的近視には裂孔原性網膜剥離，新生血管黄斑症，黄斑円孔，緑内障，白内障などがある。

6）治療

日常生活に不自由な場合，マイナスレンズの眼鏡またはコンタクトレンズを装用する。眼鏡やコンタクトレンズの装用に問題があるときには **LASIK**（laser *in situ* keratomileusis）（→ p.65 参照）などの屈折矯正手術も行われている。病的近視の合併症には，それぞれに対する予防および治療を行う。近視性新生血管黄斑症に対しては**抗 VEGF**（vascular endothelial growth factor；血管内皮増殖因子）**薬**による脈絡膜血管新生の治療が，黄斑円孔や網膜分離症に対しては硝子体手術が行われている。

b. **遠視** hyperopia, hypermetropia

1）定義

遠視とは，平行光線が無調節状態に網膜より後

方に結像する屈折状態である。よって，遠点は眼の後方有限の距離にある。この遠点距離に等しい焦点距離のプラスレンズにより矯正される。

2）分類

成因から，**屈折性遠視** refractive hyperopia と**軸性遠視** axial hyperopia に分けられる（図3-28）。後者は先天的に眼球の小さなもので，弱視のことが多い（遠視性弱視）。遠視の程度からは，調節により良好な視力が得られる**潜伏遠視** latent hyperopia と，調節しても良好な視力が得られずプラスレンズの矯正が必要な**顕性遠視** manifest hyperopia に分類される。この両者を合わせて**全遠視** total hyperopia という。**全遠視度**はアトロピンなどの調節麻痺薬の点眼で測定される。

3）症状および診断

新生児の大多数は+2D前後の遠視であるが，通常6～7歳で正視になる。強度の遠視は**弱視** amblyopia や**調節性内斜視** accommodative esotropia の原因になるので，全遠視度を測定する。また，偽神経炎，網膜血管の異常，黄斑部の発育不全，後極部網膜ひだ形成などを合併することがある。

調節力が十分な若年者の潜伏遠視は通常なんら障害を訴えないが，過度の調節により眼精疲労を訴えることがある。遠視のある高齢者では，同年代の正視者と調節力は同じであるが，潜伏遠視の度数だけ同年齢の正視者より早く裸眼の近見視力が低下する。

4）治療

顕性遠視には眼鏡またはコンタクトレンズを処方する。とくに遠視性弱視や調節性内斜視の場合には，完全矯正の眼鏡またはコンタクトレンズを処方する。潜伏遠視で眼精疲労を訴える場合には，裸眼視力が良くても適正な眼鏡を装用させる。

c．乱視 astigmatism

1）定義

乱視とは，眼の経線により屈折力が異なり，外界の一点から出た光線が眼内で一点に結像しない眼の屈折状態をいう。

2）分類

角膜あるいは水晶体の屈折面の対称的な歪みにより起こり，円柱レンズで矯正される**正乱視** regular astigmatism と，屈折面が平滑でなく不規則なために円柱レンズで矯正できない**不正乱視** irregular astigmatism に分類できる。

正乱視では，強い屈折力をもった経線（**強主経線**）と弱い屈折力をもった経線（**弱主経線**）が直交している。強主経線の方向が垂直の場合は**直乱視** direct astigmatism（with the rule），水平の場合は**倒乱視** inverse astigmatism（against the rule），斜めの場合は**斜乱視** oblique astigmatism という。弱主経線の方向を乱視軸とし，矯正するマイナス円柱レンズの軸は乱視の軸と直角方向となる。よって，直乱視を矯正するマイナス円柱レンズの軸は180°である。

乱視はまた主経線の屈折状態により3つに分類される。2つの主経線が正視と近視（近視性単純乱視）あるいは近視と近視の場合（近視性複乱視）を**近視性乱視** myopic astigmatism，正視と遠視（遠視性単純乱視）あるいは遠視と遠視の場合（遠視性複乱視）を**遠視性乱視** hyperopic astigmatism，一方が近視，他方が遠視の場合を**混合（雑性）乱視** mixed astigmatism という。

若年者では角膜の直乱視と水晶体の倒乱視で乱視が打ち消される傾向にあるが，正乱視が存在する場合は角膜乱視 corneal astigmatism による直乱視が多い。加齢に従い水晶体の倒乱視化で倒乱視が増加し，高齢者では角膜も倒乱視化する傾向にある。

3）症状および診断

正乱視が強いと遠近ともに裸眼視力は不良である。正乱視では方向によって見え方が異なるが，円柱レンズで矯正できる。無限遠から出た光線は，それぞれの経線方向で前焦線と後焦線に結像する。この焦線間距離を**焦域** Sturm conoid といい，この距離の大小が乱視度の強さを示す（図3-31）。乱視眼で一点を見ると朦輪を感じるが，これは通常焦域のほぼ中央にある**最小錯乱円** circle of least confusion で見るためである。

不正乱視も視力障害が主症状であるが，正乱視と異なって眼鏡による矯正視力は不良である。不正乱視の原因は，円錐角膜など角膜形状異常を生じる疾患，角膜外傷，眼科手術後などによる角膜不正乱視が大部分であるが，円錐水晶体や水晶体亜脱臼などによる水晶体不正乱視，あるいは眼内

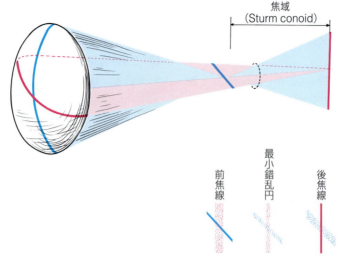

図 3-31　乱視眼の結像
乱視眼ではそれぞれの経線で焦点を結び，前焦線および後焦線となる。前焦線と後焦線間距離が乱視の強さを示す。乱視眼は通常，最小錯乱円で物体を見ている。

レンズの位置異常による不正乱視もある。

正乱視の場合，リング照明を角膜に投影して生じた**マイヤー像** mire image を用いて角膜曲率半径ないし角膜屈折力を測定するオートケラトメータによって，角膜正乱視の度数を知ることができる。眼球の乱視は，オートレフラクトメータによる他覚的屈折検査や自覚的屈折検査で測定される。眼鏡矯正視力が不良であるが，ハードコンタクトレンズによる矯正視力は良好となるので，これで角膜不正乱視を診断することができる。

角膜不正乱視の詳細な解析には**角膜トポグラフィー** corneal topography が使用される。角膜トポグラファーには，同心円のリング照明(**プラチドリング** Placido ring)を使用するもの，スリット光をスキャンするもの，および光干渉断層計 optical coherence tomograph(OCT)を使用する3つの装置があり，角膜屈折力の分布をカラーコードマップとして表示する(図 3-32)。

近年，屈折の不正乱視あるいは水晶体不正乱視を**波面センサー** wavefront sensor(図 3-33)で測定できるようになっている。これにより不正乱視の程度と性状を高次収差として詳細に把握できる。

4) 治療

正乱視には，円柱レンズ眼鏡，ハードコンタクトレンズ，あるいはソフトの**トーリックコンタク**

トレンズ toric contact lens を装用させる。眼鏡やコンタクトレンズの装用が困難な場合には屈折矯正手術も選択肢となる。白内障手術時に角膜乱視がある場合にはトーリック眼内レンズを使用する。角膜の不正乱視はハードコンタクトレンズで矯正するが，高度な場合は角膜移植が適応となる。

d. **不同視** anisometropia

1) 定義

左右眼の屈折度が 2D 以上の差があるものをいう。先天性あるいは先天素因の上に発生するが，片眼の白内障手術後など，後天的に生じることもある。

2) 分類

成因から屈折性不同視と軸性不同視に分類される。また，屈折から近視性不同視 myopic anisometropia, 遠視性不同視 hypermetropic anisometropia, 混合不同視 mixed anisometropia に分類できる。

3) 症状

両眼の屈折度の差が 2D 以上ある場合，これを眼鏡で完全矯正すると**不等像視** aniseikonia が生じる。不等像視とは，同一物体に対して左右眼で感じる大きさが異なるものをいう。5％を超す不等像視は両眼融像の障害を起こして眼精疲労の原因となり，さらに強くなれば立体視が損なわれる。また，左右の眼鏡レンズのプリズム作用が異

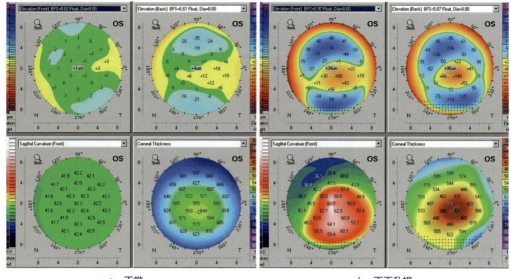

a. 正常　　　　　　　　　　　　　　b. 不正乱視

図 3-32　角膜トポグラファーによる角膜形状解析
角膜形状解析により，角膜前面（上段左），後面（上段右）の高さ，角膜屈折力（下段左）および角膜厚（下段右）の分布を疑似カラーで表示したもの。角膜屈折力では暖色ほど屈折力が大きく，寒色ほど小さい。正常（a）では瞳孔領の屈折力分布が対称的だが，円錐角膜（b）では非対称で屈折力の差が大きい。

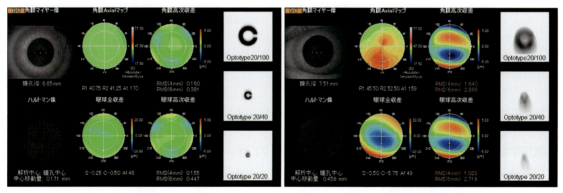

a. 正常　　　　　　　　　　　　　　b. 不正乱視

図 3-33　波面センサーによる高次収差のカラーコードマップ
写真の上段は，左から角膜マイヤー像，角膜 Axial パワーマップ，角膜高次収差，下段は，左からハルトマン像，眼球全収差，眼球高次収差を示す。正常（a）では角膜と眼球の高次収差はわずかであるが，円錐角膜（b）では強いコマ収差が認められる。右のランドルト環の網膜像は正常では鮮明だが，円錐角膜では下に尾を引いている。

なるため側方視で眼精疲労が生じる。小児の場合には，不等像視や眼精疲労は問題にならないことが多いが，とくに遠視性不同視では弱視に注意をはらう必要がある。

4）診断

屈折検査により左右の屈折度の差を調べる。小児では調節の影響を除くため，両眼に調節麻痺薬を屈折検査で使用する。不等像視は大型弱視鏡や New Aniseikonia Test で測定できる。

5）治療

成人で，2D 以上の不同視がある場合，完全矯正眼鏡を装用させると眼精疲労を訴え，装用は困難である。そのため屈折度の弱い眼の屈折度に合わせ，他眼には，この度数から 2D 以下の差となるように眼鏡を処方する。両眼ともに完全矯正が必要な場合には，網膜像の大きさに影響が少なく，

プリズム作用のないコンタクトレンズが有利であり，屈折矯正手術も同様に適応となる．小児の不同視の場合には，2D以上の差のある眼鏡でも装用可能なことが多いので，弱視に注意して眼鏡を処方する．

3. 屈折検査法

屈折検査法には自覚的検査法と他覚的検査法がある．自覚的屈折検査が可能な場合には，屈折異常の球面度数，円柱度数およびその軸は自覚的検査による値が基本で，これに基づいて治療が行われる．自覚的検査法が不可能，あるいは信頼性が欠ける場合には他覚的検査による値が用いられる．通常，自覚的検査を迅速に行うことを目的として，自覚的検査に先立って他覚的検査が施行される．

a. 他覚的検査法

1）検影法

光源が内蔵された**線条検影器** streak retinoscope や**点状検影器** spot retinoscope と板付きレンズを用いて行う検査で，検者と被検者の眼の距離を50cmにして測定する．検影器の光を眼内に入れると，眼底からの反射によって生じる反帰光で瞳孔は橙黄色に輝いて見える．検影器をスキャンさせると，それに伴って反帰光も動くが，その間に板付レンズを挿入し，板付きレンズの度数を変化させ，反帰光の動きの変化から被検者の屈折度数を測定する．

検影器のスキャンの方向に影が移動すれば**同行** with movement，影が逆に移動した場合は**逆行** against movement，影の動きがわからない所を**中和点** point of neutralization という（図3-34）．50cmで検影した場合には，同行のときは2D未満の近視，正視あるいは遠視であり，逆行のときは2Dを超える近視，中和の場合は2Dの近視である．同行あるいは逆行の場合は，板付レンズの度数を変化させて中和点を探し，そのレンズの度数から2D減じた値がその眼の屈折度となる．水平経線のみならず，垂直経線でもスキャンすることにより乱視度を知ることができる．斜乱視の場合は影が斜方向に移動する．

わが国では，他覚的検査法としてオートレフラクトメータによる方法が好まれる傾向にあるが，

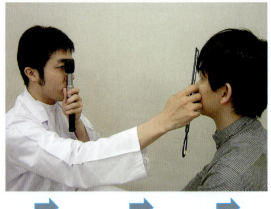

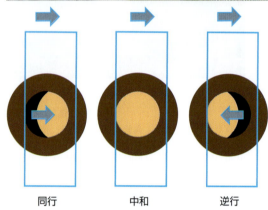

図3-34 検影法
遠見視させた状態で，スキャン方向と反帰光の移動方向を比べる．

検影法は小児の屈折異常の診断と治療に必須の検査である．

2）オートレフラクトメータ autorefractometer

赤外線の測定光を瞳孔から眼内に投射し，その反射光の状態から被検眼の眼屈折度（球面度数，円柱度数および軸）を自動的に測定する装置である．据え置きタイプや手持ち型，片眼遮閉下で測定するものや両眼開放下で測定するものなど多岐にわたっている．熟練者でなくとも短時間にかなり正確に屈折検査ができることから，わが国で普及しているが，調節などが介入している可能性があり，屈折値はあくまで自覚的検査で決定されるべきである．また，中間透光体混濁，小瞳孔，固視不良などでは測定が難しい，不正乱視は波面センサーでしか測定できないなどの問題もある．

b. 自覚的検査法

眼鏡試験枠，検眼レンズセット（凹凸の球面レンズ，凹凸の円柱レンズ，プリズムレンズ等）と

【例1:近視例】

装用レンズ(D)	視力
0(裸眼)	0.7
−0.25	0.8
−0.50	1.0
−0.75	**1.2**
−1.00	1.2
−1.25	0.9

0.7(1.2×−0.75 D)と記載する

【例2:遠視例】

装用レンズ(D)	視力
0(裸眼)	0.6
+0.25	0.8
+0.50	0.9
+0.75	1.0
+1.00	1.2
+1.25	**1.2**
+1.50	1.0
+1.75	0.8

0.6(1.2×+1.25 D)と記載する

図 3-35　レンズ交換法による屈折検査の例
最良の視力を得る遠視側のレンズをその眼の屈折度とする。
例1では装用レンズが−1.00D,例2では+1.00Dでも1.2の矯正視力を得ているが,これは眼が0.25Dの調節を行っているからである。

5m用視力表を用いて,最良矯正視力を得るレンズ度数から眼屈折度を測定する方法を**レンズ交換法**とよび,わが国では自覚的検査法としても最も一般的な方法である。

1) 球面レンズ度数の決定

眼鏡試験枠をかけさせ片眼遮閉し,弱いレンズから強いレンズに交換し矯正視力を測定する。この際,オートレフラクトメータや検影法で得られた球面度数や,被検者が眼鏡を使用している場合はレンズメータで測定した眼鏡レンズの度数を参考にする(図3-35)。

調節の影響を除外するために,最良矯正視力を得る最弱マイナスレンズまたは最強プラスレンズ(つまり最も遠視寄りのレンズ)を求める。裸眼視力が良好であっても潜伏遠視の可能性があり,必ずプラスレンズでチェックする。

2) 円柱レンズ度数の決定

円柱レンズ度数の決定には,**乱視表**を用いる方法と**クロスシリンダー**を用いる方法が代表的である。乱視表を用いる場合には,まず前述で得られた球面度数に,乱視度数の半分ないし1〜2Dのプラス球面度数を加えて乱視表を見せる。この理由は,球面レンズ度数を遠視側にずらすことにより後焦線を網膜上にもってきて,マイナスの円柱レンズで前焦線を網膜上の後焦線に合わせていることによる。

乱視表(放射線図型)がボケる方向(図3-36)に,凹の円柱レンズの軸方向を合わせて入れる。そして乱視表のすべての線が均等となるまで円柱レンズの度を強める。

3) 2色テスト

赤緑試験ともよばれ,色収差を利用した球面レンズの微調整法である。光は波長が短いほどよく屈折するので,正視眼では,緑色光が網膜より手前に,赤色光は後方に結像する(図3-37)。

そのため,赤背景の黒図形と緑背景の黒図形を比べさせることによって,過矯正か低矯正か判断できる。緑背景の黒図形が明瞭に見える場合は球面レンズを+側に,赤が鮮明に見える場合は−側に変更する。

c. 屈折検査の記載法

1) 他覚的検査

検影法で,水平経線で−3.00D,垂直経線で−1.00Dの場合は,

　−1.00
　　└−3.00

と書き,その屈折度は,

　−1.00D◯cyl−2.00D90°

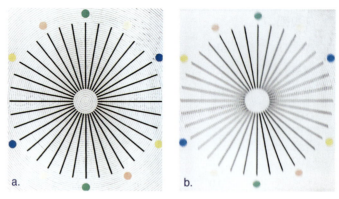

図3-36 乱視表の見え方

bでボケている水平方向に凹円柱レンズの軸を入れる。この例では放射線図型の水平方向の線がボケて見えるが，実際には上下方向にボケている。したがって，垂直線のボケは感じず，水平線がボケて見える。凹円柱レンズの軸を水平方向におくと，本来のレンズの働きはこれと直角方向にあるためボケが矯正できる(a)(→ p.63参照)。

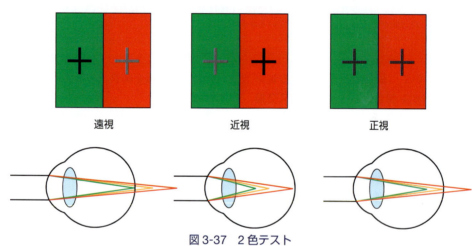

図3-37 2色テスト

遠視では緑光が網膜上にあり，近視では赤光が網膜上にある。黒図形が同じように明瞭に見えれば，その球面レンズ度は正しい。この場合には黄光が網膜上にある。

と記載する。

2）自覚的検査

Vdはvisus dextra，Vsはvisus sinistraの略で，それぞれ右眼視力(RV)，左眼視力(LV)を表す。

裸眼視力が0.1で，矯正視力1.2を得るための球面レンズ度が−1.00 D，円柱レンズ度が−1.00 D，軸が90°であれば

　　Vd＝0.1(1.2×−1.00 D ◯ cyl−1.00 D 90°)

と記載する。0.01以下の視力の表示では，指の数が判別できたら**指数弁**として30 cmでの指数弁は30 cm/n.d.，眼前で手の動きがわかれば**手動弁**としてm.m.，光を感じれば**光覚**としてs.l.，光がわからなければ0とそれぞれ記載する。

Vd＝1.0(n.c.)のn.c.はvitra visum non corrigunt(L)の略で，いかなるレンズを入れてもそれ以上の視力が出ない矯正不能を表す。

4. 屈折矯正

屈折異常を矯正することを屈折矯正とよぶ。屈折矯正の基本は眼鏡ないしコンタクトレンズを補助具として使用することである。この屈折矯正を外科的に行う方法が屈折矯正手術である。白内障手術における眼内レンズ挿入も広義では屈折矯正手術と考えられる。

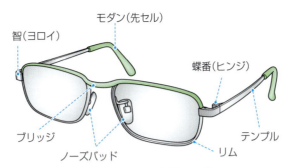

図3-38　眼鏡の部位の名称
リムでレンズが固定され，左右のリムがブリッジでつながってレンズを瞳孔間距離に合わせる。テンプルの部位で耳と，ノーズパッドの部分で鼻と接することによって，眼鏡はいつも頭部の定位置に固定される。

a. 眼鏡 eyeglasses, spectacles

1）眼鏡レンズの種類

球面レンズと**円柱レンズ**があり，これらにはプラスとマイナスの2種類がある。

球面のプラスレンズは光を集光する働きがあるため，平行光線が眼の後方有限距離に焦点を結ぶ遠視の矯正に用いられ，球面のマイナスレンズは光を開散させるため，平行光線が眼の網膜の前に焦点を結ぶ近視の矯正に用いられる。また円柱レンズは軸の方向では光の屈折は起こらず，これと直角方向で本来のレンズの働きをするので，乱視の矯正に用いられる。通常，強主経線（近視度の強い方向）と直角方向に軸をもつマイナスの円柱レンズで矯正する。球面レンズと円柱レンズを組み合わせたレンズを**トーリックレンズ**という。

この他，眼位異常のある場合にはプリズムレンズを入れることがある。プリズムの強さは**プリズムジオプトリー**で表す。1プリズムジオプトリー（Δ）とは，1mの距離で光を1cm屈曲させるプリズムの度数であり，1Δ≒0.55°である。

2）眼鏡処方

眼鏡処方箋には，球面レンズ度数，円柱レンズ度数と軸方向，頂点間距離（レンズ後面から角膜頂点までの距離で，通常12mmである），瞳孔間距離を記載する。マイナスレンズでは網膜像が小さく，プラスレンズでは大きくなるので，不同視眼の処方には注意を要する。

眼鏡を処方する際には，単に他覚的あるいは自覚的屈折値でレンズ度を設定するのではなく，視機能を損なわず快適に装用可能なようにバランスを考えて処方する。

眼鏡各部の名称は図3-38に示す。

b. コンタクトレンズ contact lens（CL）

CLは角膜に密着しているため網膜像の大きさへの影響が少なく，強い遠視，近視，乱視や不同視では眼鏡より有利である。しかし，角膜に密着するために角膜障害には注意が必要である。

1）レンズの種類

眼鏡レンズと同じく，プラスとマイナスの2種類の球面レンズがあり，これに乱視が加わった**トーリックコンタクトレンズ** toric contact lensがある。CLは角膜上でレンズが動くので，トーリックレンズでは種々の工夫がされている。

2）材質による分類

硬くて角膜より直径が小さく，瞬目に伴って動きやすいハードコンタクトレンズ（HCL）と軟らかく角膜より直径が大きく，動きが少ないソフトコンタクトレンズ（SCL）とがある。HCLは角膜の正乱視や円錐角膜などの不正乱視の矯正に有利である。一方，SCLの装用感はよいが，不正乱視の矯正には不向きとか消毒の問題などあり，長所，短所がある。HCLの部位の名称を図3-39に示す。

3）装用方法による分類

起きているうちは装用して就寝時にははずす**終日装用**と，就寝時も装用する**連続装用**に分けられる。さらにSCLでは毎日使い捨てのタイプに加えて，消毒をしてケースに保存して再使用するタ

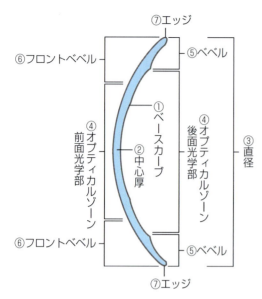

図 3-39　ハードコンタクトレンズの部位の名称
装用者の角膜曲率半径を測定し，それに応じたベースカーブのコンタクトレンズを選択する。オプティカルゾーンが光学部で，屈折異常に応じて前面のカーブを変化させ，屈折異常を矯正する。周辺のベベルは中央よりややカーブが大きくなっていて，レンズ下の涙液が交換される。

イプとして，2週間頻回交換，1カ月定期交換，レンズの寿命まで使用する従来型に分類される。

4）CLの処方

トライアルレンズを装用させ，その上から追加矯正することによってCLの度数を決める。この際にレンズの動きや安定位置などのフィッティングをチェックして，レンズの直径，ベースカーブ（CLの後面の曲率半径）を決定する。とくにHCLではケラトメータで角膜曲率半径を測定してトライアルレンズのベースカーブの参考にする。

5）その他

近年，オルソケラトロジーレンズとよばれるリーバースジオメトリーという特殊なデザインのHCLを就寝時に装用させ，角膜屈折力を軽減されることにより起床時以降に良好な裸眼視力を得る方法が登場している。この方法によって，近視進行予防効果があるとの報告がある。

c. 眼内レンズ intraocular lens (IOL)（→水晶体 p.239）

白内障術後に水晶体が摘出されて人工的無水晶体眼になると，平均13D程度の強度遠視になる。この術後の屈折異常を矯正するために，眼鏡ではレンズが厚くなり，網膜像の拡大，視野の狭窄が生じる。CLでは高齢者での装脱が困難などの問題がある。視覚の質を考えると大多数の症例では眼内レンズによる矯正が最も優れている。

1）レンズの種類

ハードとソフトの球面IOLがある。
術後の青視症の防止と青色光による黄斑障害の予防を目的とした着色IOL，球面収差の矯正を目的とした非球面IOL，乱視矯正に用いるトーリックIOL，強度近視眼に用いる有水晶体IOL，老視矯正を目的とした遠近両用IOLなどがある。

2）挿入するIOLの計算法

眼の屈折度は角膜屈折力，水晶体屈折力と眼軸長で決定される。従って，挿入するIOLの球面度数は，術前に測定された角膜屈折力と眼軸長を用いて，**SRK/T式**などのIOL度数計算式にあてはめて決定する。この際，個々の症例に適した術後屈折度数を目標にして決める。

d. 屈折矯正手術 refractive surgery

近年，**エキシマレーザー**を用いた屈折矯正手術の発達に伴い，屈折異常の手術的治療も近視およ

高次収差矯正の臨床応用　COLUMN❸

球面レンズを用いると，レンズの中央と周辺で屈折が異なるために1点に焦点を結ばない現象が起こり，これは球面収差によって生じる。眼鏡では，この球面収差を持ち込まないために非球面デザインのレンズが古くから採用されていたが，近年，これがコンタクトレンズ，眼内レンズ，あるいは屈折矯正手術にも取り入れられるようになった。

屈折矯正の基本は球面と円柱面の矯正であるが，視覚の質を高めるために，球面収差を含めた高次収差とよばれる不正乱視成分を，個別化医療として個々の眼に応じて矯正する時代に突入している。屈折矯正手術では，手術により生じる高次収差を予防する目的で，高次収差を含めて屈折異常を測定し手術する wavefront-guided LASIK が普及し，屈折矯正手術の安全性と精度が高まっている。

(PRK)と，**フェムト秒レーザー**ないし**マイクロケラトーム**によって角膜フラップを作製し，角膜実質にレーザーを照射後フラップを戻すlaser in situ keratomileusis(**LASIK**, 図3-40)の2つの方法がある。適応は中等度までの近視，軽度の遠視，および軽度の乱視である。フラップ作製に伴う合併症や高次収差の増加を避ける目的でPRKを改良した術式で，アルコールを用いる**LASEK**(laser-assisted subepithelial keratectomy)，エピケラトームを用いる**Epi-LASIK**なども行われるようになっている。

　LASIKは角膜上皮障害が軽微なため，過剰な創傷治癒による角膜実質混濁や近視の戻りが生じにくく，痛みが少なく視力回復が早いという利点を有しており，また両眼同時手術も可能であるなどの理由から，現在，最も多く行われている。角膜厚が十分でない症例，あるいは眼球を外傷する可能性の高いスポーツや職業を有する症例などでは，PRKなど角膜実質表層よりレーザーを照射する方法が好まれる。しかし，手術は単純になるが，術後の視力回復がやや遅く，痛みが出ることがあること，角膜上皮の創傷治癒の個体差によりhazeとよばれる角膜上皮下の実質混濁が生じることがある。

　中等度までの近視に対する手術成績はLASIKとPRKでほぼ同等であり，術後の裸眼視力0.5以上が95％以上，1.0以上が90％程度である。ただし結果は不可逆であり，頻度は少ないが合併症の可能性もあることから，日本眼科学会のガイドラインにより適応は慎重に選択される。LASIKの適応とならない屈折異常に対しては，**有水晶体眼内レンズ**(phakic IOL)等が試みられている。

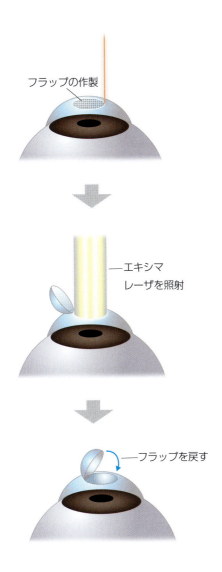

図3-40　LASIKの術式
フェムト秒レーザーかマイクロケラトームで角膜に切開を加えて角膜フラップを作製し，それを翻転させる。露出した角膜実質をエキシマレーザーで屈折異常の度数に応じて切除し，フラップを戻す。

び近視性乱視を中心に徐々に普及しつつある。193nmのフッ化アルゴンエキシマレーザーを角膜に照射すると，分子間結合が切断され，周辺に影響を及ぼさず組織がガス化するため，精密に角膜を切除して形状を再構築させることで角膜屈折力を変化させ，屈折異常を矯正することができる。

　角膜上皮を除去後に角膜実質に表面からレーザーを照射するphotorefractive keratectomy

6　調節

a．定義

　調節accommodationとは，水晶体の屈折力が増すことで眼の全屈折力が増加して，近くの物体が網膜に明瞭な像を結ぶ機能をいう。その機構は，調節時に毛様体中の輪状線維(**ミュラー**Müller**筋**)が収縮すると毛様(体)小帯ciliary zonules(**チン小**

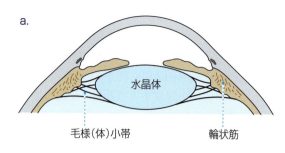
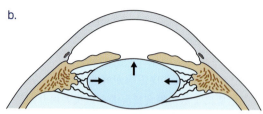

図 3-41　調節の機構

輪状筋が収縮すると毛様(体)小帯は弛緩し，水晶体はその弾性で前方に膨隆し，屈折力を増す(a→b)。

帯 zonule of Zinn)の張力が減少し，水晶体は弾性で前方に膨隆してその厚さを増すとともに，曲率半径も小さくなり屈折力は増加すると考えられている(図 3-41)。

b. 調節力（**調節幅** amplitude of accommodation）

調節を全くしていないとき，網膜の中心窩に結像する外界の点を**遠点** far point，極度に調節したとき，中心窩に結像する外界の点を**近点** near point とよぶ。遠点-近点の範囲を**調節域** region of accommodation といい，遠点-近点間距離をジオプトリー表示したものを**調節力**と定義する。調節力を A(D)，遠点距離を f(m)，近点距離を n(m) とすれば，

　　A = 1/n − 1/f

となる。

年齢とともに水晶体の弾性は減退し，調節力が低下する(表 3-2)。調節が起こる動機は網膜像のボケによるといわれている。**調節緊張時間**(遠点から近点をみるのに要する時間)は約 1 秒，**調節弛緩時間**(近点から遠点をみるのに要する時間)は 0.6 秒位である。

c. 検査法

調節力は近点距離と遠点距離を測定し求める。近点距離の測定には石原式近点距離計などを用いる。遠点距離は矯正レンズの屈折力(D)の逆数で計算する。

d. 調節異常

1）**老視** presbyopia

定義：老視とは，加齢により調節力が減退し，調節しても近見視が困難となった状態で，一種の老化現象である。

成因：毛様体の**輪状筋**が収縮しても，水晶体の弾性の低下により変形しないために水晶体屈折力が増加しないことによる。

症状：眼精疲労や読書などの近見障害を訴える。読書距離は通常 30〜25 cm であり，正視眼で必要な調節力は 3〜4 D である。したがって **40〜45 歳**で**老視**の症状が始まり，老眼鏡(近見用眼鏡)が必要になる(表 3-2)。

治療：要望があれば老眼鏡を処方する。これは近業に必要な調節力の不足分を補えばよい。正視あるいは遠視ではプラスレンズで不足分を補う。近視では，近視度を弱める場合，眼鏡をはずしてちょうどよい場合，軽いプラスレンズが必要な場合など，近視の程度と調節力の減弱の程度により異なる。しかし，いずれにしても屈折異常眼では，完全矯正後(正視の状態)，調節力の不足分に対しプラスレンズを加入すればよい。

老眼鏡には近見専用眼鏡のほか，二重焦点，累進屈折力レンズなどの遠近両用眼鏡がある。コンタクトレンズや眼内レンズにも遠近両用レンズがある。

2）**調節痙攣** accommodative spasm

毛様体筋の痙攣状態で，調節緊張と真の調節痙攣とに分けられる。前者には生理的緊張と異常緊張とがあり，異常緊張(異常トーヌス)が偽近視を

表 3-2　年代別調節力

年齢（歳）	調節力（D）
10	12
20	9
30	6
40	4
50	2
60	1

加齢に伴い調節力が低下する。20 歳では調節力が 9D なので正視では 11 cm までピントが合うが，50 歳では 2D なので 50 cm より手前はピントが合わなくなる。

発生させると考えられている。真の調節痙攣は，輻湊過多，近点の接近や縮瞳を伴うものをいう。

3）調節衰弱 ill-sustained accommodation

眼が疲労すると近点距離が延長するもので，疲労が回復すると元に復するものをいう。眼の疲れを訴え，石原式近点距離計で近点距離を反復測定すると近点距離の延長がみられる。10回反復測定で2〜3cmの延長は正常範囲である。

4）調節麻痺 cycloplegia, accommodative palsy

中枢性病変，動眼神経麻痺，毛様体筋麻痺などにより調節が困難なものを不全麻痺，全くできなくなった状態を完全麻痺という。また，瞳孔括約筋の麻痺を合併するものを**内眼筋麻痺** internal ophthalmoplegia という。原因にはジフテリア，中毒，熱性疾患，外傷などがある。症状は近見障害であるが，瞳孔括約筋の麻痺を伴う場合は散瞳するために羞明を訴える。治療は原病に対して行うが，近見視障害には老眼鏡を処方することもある。

7 輻湊および開散

a. 定義

輻湊（内よせ）convergence とは，両眼の注視線を平行の状態から眼前の一点に向かわせる機能であり，**開散**（外よせ）divergence とは，輻湊の状態から両眼注視線を左右に開く機能をいう。

輻湊した状態で両眼注視線のはさむ角を**輻湊角** angle of convergence といい，**メートル角** meter angle で表す。メートル角は，眼前から注視点 fixation point までの距離（m）の逆数で表す。例えば，眼前25cmの一点を両眼で注視した場合は，4メートル角の輻湊を行ったという（図3-42）。

b. 輻湊の機構

輻湊は通常の眼球運動と異なり，両眼の内転が同時に起こるものである。片眼の内転運動は輻湊より運動量も大きく速度も早い。つまり，輻湊と内転は同じ内直筋の収縮により起こるが，全く別の機構によるものである。近くを見るとき，輻湊とともに調節と縮瞳が起こる。これを**近見反射** near reflex という。

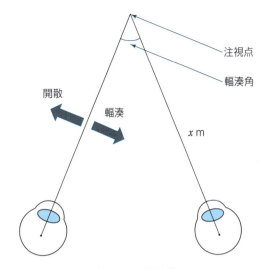

図 3-42　輻湊角
眼から注視点までの距離を x m とすると，両眼注視線のはさむ角度（メートル角）は $1/x$ と表される。

c. 輻湊力（輻湊幅 range or amplitude of convergence）と輻湊域 region of convergence

輻湊を極度に行ったときの視標の位置を**輻湊近点** near point of convergence といい，正常値は眼前6〜8cmにある。また，注視線を極度に開散させたとき，左右の注視線が交わる点を**輻湊遠点** far point of convergence といい，正常では眼球の後方にある。輻湊近点と輻湊遠点の範囲を輻湊域といい，これをメートル角で表したものを輻湊力という。

d. 輻湊の種類

輻湊は4つの要素から成り立っている。

①**緊張性輻湊** tonic convergence

解剖学的安静位（死亡したときの眼位）から，生理学的安静位（無調節で融像を除去したときの眼位）に眼位をもってくるための輻湊であるが，実測は困難である。

②**調節性輻湊** accommodative convergence

調節に伴う輻湊をいう。これを表すのに単位調節に対する輻湊量が用いられ，**AC/A比**という。すなわち，

$$\text{AC/A 比} = \frac{\text{調節性輻湊（AC）}}{\text{調節（A）}}$$

で，正常人では平均約 $4 \pm 2\,\Delta/D$ である。

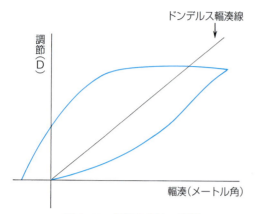

図 3-43 調節と輻湊の関係
調節と輻湊との関係にはある幅があり，直線ではなく図のような曲線となる。

③**融像性輻湊** fusional convergence

融像に伴う輻湊で，両眼単一視するために調節性輻湊の過不足を調整する補助的役割をもつ。

④**近接性輻湊** proximal convergence

光学的には視標が無限遠にあっても，実際の視標が近くにある場合に起こる輻湊である。

1）調節と輻湊の関係

正視の人が眼前1mにある物体を注視するとき，1Dの調節と1メートル角の輻湊をする。0.25mの場合は4D，4メートル角となる。これをグラフに書くと，原点を通る45°の直線（ドンデルス Donders 輻湊線）となる（図3-43）。しかし，一点を両眼で単一明視する際には，調節および輻湊にはある許容範囲がある。輻湊を一定にして単一明視できる調節の幅を**相対調節** relative accommodation，調節を一定にし，単一明視できる輻湊の幅を**相対輻湊** relative convergence という。これらはハプロスコープまたはシノプトフォーアーによって測定できる。

2）輻湊障害

輻湊麻痺 convergence palsy は，輻湊中枢の障害による輻湊機能の高度の障害である。眼球運動の内転は正常だが，近見時に輻湊運動ができず外斜視となり，交叉性の複視を訴える。四丘体上丘付近の障害が多い。

輻湊痙攣 convergence spasm は，発作性あるいは持続性に両眼が内転する状態である。遠方視で同側性複視を訴え，調節痙攣と縮瞳を伴うものをいう。大部分が心因性で自然軽快することが多い。

パリノー症候群 Parinaud syndrome は，輻湊麻痺に垂直注視麻痺を合併したもので，四丘体上丘付近の病変で起こる。

3）開散障害

開散麻痺 divergence palsy は，開散機能の中枢の異常によって開散ができなくなり，内斜視となって複視が生じる状態である。眼球運動の外転は正常であるが，遠見時の内斜視と同側性複視が生じる。

発病は急であり，原因は不明のことが多いが，頭部外傷，脳腫瘍，血管障害，脱髄，炎症などがあげられる。予後は原病によるが，原因不明なものは一般に予後良好のことが多い。

8 眼精疲労 asthenopia

1. 定義

眼精疲労とは，視作業（眼を使う仕事）を続けることにより，眼の重圧感，眼痛，視力低下，羞明，複視，結膜充血などの症状や，頭痛，肩こり，悪心，嘔吐などの全身症状が出現し，休息や睡眠をとっても十分に回復しえない状態をいう。

VDT（video display terminal）**症候群**はコンピュータディスプレイで長時間作業をしたときに生じる眼精疲労である。近年はコンピュータ作業のみでなく，携帯型ゲーム，スマートフォン，タブレット端末の普及により調節障害を中心とした眼精疲労患者が増加している。

眼精疲労は症候群であり，それぞれの原因を追求し対処しなければならない。

2. 分類

眼精疲労はその原因から5つに分類される。

a. **調節性眼精疲労** asthenopia accommodativa（L）

正常より余計な調節を必要とする場合に起こる眼精疲労をいう。調節異常，例えば調節衰弱や老視などのとき，近点が遠のいているのにもかかわらず近くを無理に見ようとするために疲れる。遠

視では，近見時に正視より余分の調節を強いられるため疲労を訴える．いずれも近距離用の眼鏡処方が必要な場合がある．コンピュータ画面では，通常の読書とはやや異なる距離に合わせた眼鏡を処方する必要がある（読書は 30 cm，コンピュータ画面は 50 cm ではっきり見えるように合わせる）．このタイプの眼精疲労は，屈折調節異常を眼鏡で矯正することによって症状が和らぐ．

b. **筋性眼精疲労** asthenopia muscularis（L）

正常より余計な眼球運動を必要とする場合に起こる眼精疲労をいう．斜位は両眼視をするために，正位の人に比べ余分な努力が必要である．通常，複視がないような軽い眼筋麻痺も両眼視が困難な場合があり，無理に見ようとすると眼精疲労の原因となる．これらの眼精疲労にはプリズム装用，あるいは斜視手術が必要な場合もある．

c. **症候性眼精疲労** asthenopia symptomatica（L）

視力が良好でも，さまざまな眼疾患によって眼精疲労を訴えることがある．結膜炎，角膜炎などでも起こるが，緑内障初期，軽微な網膜疾患で眼精疲労を訴えることがあるので注意を要する．また，VDT 症候群のなかには，コンピュータ作業中に瞬目が減少しドライアイになっている場合がある．いずれの場合も原疾患の治療が求められる．

d. **不等像性眼精疲労** asthenopia aniseikonica（L）

不等像視があると両眼融像が困難であり，これを融像しようと努力することで疲れる．不同視に完全矯正眼鏡を装用させたときなどに起こる．

e. **神経性眼精疲労** asthenopia nervosa（L）

以上の眼精疲労の原因が否定されてはじめて神経性眼精疲労の診断がつけられる．これは神経衰弱やヒステリーの際にみられる．

9 瞳孔 pupil

1. 生理

瞳孔とは虹彩の中央にある孔であり，虹彩の中にある**瞳孔括約筋** iris sphincter と**瞳孔散大筋** iris dilator とでその大きさが調整される．瞳孔の運動は副交感神経と交感神経から制御されている．眼における副交感神経は動眼神経副交感神経枝として眼球を支配し，交感神経の中枢は上頸神経節にある．

これまで副交感神経および交感神経はそれぞれ瞳孔括約筋および散大筋を支配し，前者の興奮により縮瞳が，後者の興奮により**散瞳** mydriasis が発現すると考えられてきた．しかし瞳孔散大筋は興奮性の交感神経のみならず，抑制性副交感神経の機能的支配を受けている．一方，瞳孔括約筋も興奮性副交感神経のみならず，抑制性交感神経の機能的支配を受けている．こうして瞳孔散大筋および括約筋には交感・副交感神経による二重相反神経支配が存在する（図 3-44）．

瞳孔はカメラの絞りに相当し，光の量を加減する．明るい所に出ると**縮瞳** miosis が起こり，眼の焦点深度は深くなり，球面収差は減少する．

2. 瞳孔反射 pupillary reflex の種類

a. **対光反射** light reflex

対光反射経路は図 3-45 に示すとおり，網膜，視神経，視交叉，視索を経て，外側膝状体に入る直前で分かれて，上丘の視蓋前核 nucleus pretectalis olivaris でシナプスをつくり，両側の**エディンガー・ウェストファル核** Edinger-Westphal nucleus に入る．ここから動眼神経副交感神経線維として虹彩の平滑筋を支配している．網膜に入った光刺激は視交叉で 1 回，さらに視蓋前核からのニューロンでもう 1 度交叉することで，ほぼ均等に左右の瞳孔が反応する．

片眼に光刺激をした場合に同側眼に起こる縮瞳反応を**直接対光反射** direct light reflex，反対側に起こる反応を**間接対光反射** indirect light reflex という．対光反射は潜伏時間約 0.2 秒後に縮瞳が始まり，1 秒くらいで最高に達する．

b. **近見反射** near reflex

近くのものを見るとき，**調節**，**輻湊**と同時に起こる両眼の**縮瞳**反射である．近見反射のうち，調節性瞳孔反射の求心路は網膜から大脳皮質（有線領付近）を経てエディンガー・ウェストファル核に入ると考えられ，輻湊性瞳孔反射の求心路は，内直筋の筋知覚から三叉神経中脳核を経由してエディンガー・ウェストファル核に入ると考えられ

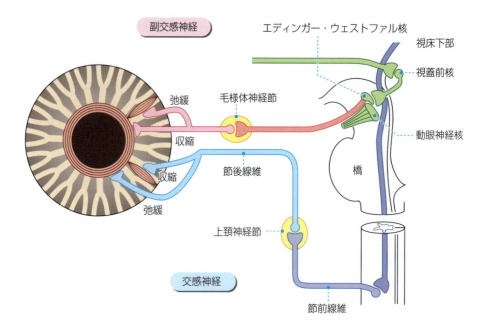

図 3-44　瞳孔を支配する交感神経・副交感神経神経経路
交感神経系を制御している高次中枢は視床下部である。1 次ニューロンは視床下部から脊髄の毛様脊髄中枢に至る。毛様脊髄神経中枢から肺尖部を通って上頚神経節に至る 2 次ニューロンは交感神経節前線維ともいわれる。上頚神経節でシナプスを形成した後，眼交感神経として内頚動脈とともに頭蓋内に入り，瞳孔散大筋に至るのが 3 次ニューロン（節後線維）である。

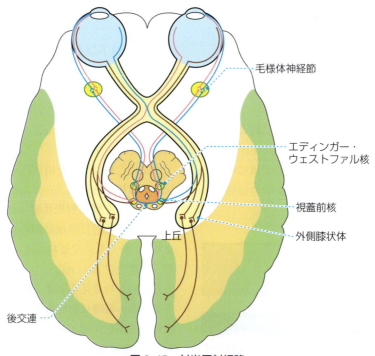

図 3-45　対光反射経路
茶色は視覚伝導路，桃色と青色が対光反射経路を示す。

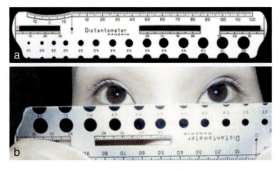

図 3-46　瞳孔径の検査
a. ハーブ瞳孔計
b. ハーブ瞳孔計を用いて瞳孔の大きさを測る。

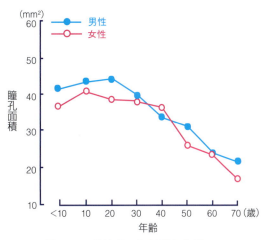

図 3-47　瞳孔径の年齢別変化グラフ
年齢とともに瞳孔径は小さくなっていく。

ている。対光反射とはその神経経路が若干異なるため，視蓋前域の障害では対光反射は消失するが，近見反射は正常である（アーガイル ロバートソン瞳孔 Argyll Robertson pupil）。

c. **閉瞼反応** lid closure reaction

眼瞼を強く閉じるとき，閉瞼した眼のみに縮瞳と眼球の上転がみられる。

d. **三叉神経反射** trigeminal reflex

角膜，結膜などの三叉神経の支配領域に持続的刺激があると瞳孔は縮小する。

e. **精神反射** psychic reflex

精神的興奮の際に起こる散瞳をいう（驚き，不安など）。

3. 瞳孔の見方

まず瞳孔の大きさ（瞳孔径）を調べる。一般に瞳孔の大きさは**ハーブ** Haab **瞳孔計**を用いて測定する（図 3-46）。瞳孔径は一般に若年者では大きく，加齢とともに小さくなる傾向がある（図 3-47）。農薬中毒やサリン中毒で両側瞳孔が極端に縮瞳することはよく知られている。

次に瞳孔径の左右差をみる。瞳孔径の左右差（**瞳孔不同** anisocoria）は遠心路の障害を表している。瞳孔径に左右差がある場合は，明所と暗所での左右差の違いもチェックする。明るいところで左右差が著明になるときは散瞳している側が患眼であり，暗いところで左右差が大きいのは縮瞳側が異常である。

続いて対光反射をみる。対光反射は通常，暗室で視線をさえぎらないよう（例えば外方から）光を眼内に入れ，縮瞳する状態を観察する。縮瞳の大きさ，縮瞳の速さを観察する。定量的に瞳孔の面積を測定し，縮瞳量や縮瞳速度を測定する装置として**赤外線電子瞳孔計** iriscorder がある。近見反射は，瞳孔が見える程度の明るさの所で，検者の指を眼前に近づけて縮瞳するのを観察する。

a. **瞳孔不同** anisocoria

通常，瞳孔径は左右同大であるが，およそ 20％は 0.5mm 以上の瞳孔不同をもつ。両眼とも光刺激に良好に反応し，暗所では散瞳し，近方視にもよく反応するならば**生理的瞳孔不同**である。

b. **相対的瞳孔求心路障害** relative afferent pupillary defect（RAPD）

単眼または左右差のある求心路障害のために光反応の中脳への入力に左右差がある場合，直接対光反射と間接反射の大きさに差ができることによる反応である。一側の視神経あるいは網膜に障害があれば，正常眼を刺激した光を患眼に移すと，患眼瞳孔は散大する。次に刺激光を素早く正常眼に戻すと，両眼に縮瞳が起こる（図 3-48）。この検査は**交互対光反射試験** swinging flashlight test といい，単眼，または左右差のある視神経障害の重要な所見である（**マーカスガン瞳孔** Marcus Gunn pupil ともいう）。

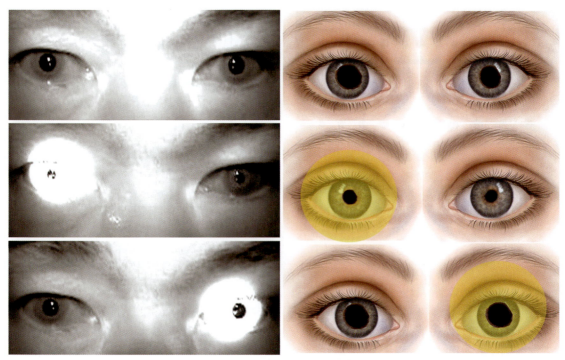

図 3-48 交互対光反射試験
左眼が視神経疾患などの上行性の神経が障害されている場合，右眼に光をあてたときと左眼に光をあてたときの縮瞳の程度は異なる。これを鋭敏に判定できる簡便な検査である。しかし，この検査はあくまで左右差を判定するものであることに注意する。

4. 瞳孔に異常をきたす疾患

a. 動眼神経麻痺

動眼神経の副交感神経線維に対する圧迫，虚血（血管障害），浸潤または外傷で発生する。瞳孔障害のある動眼神経麻痺患者のほとんどは圧迫病変（動脈瘤または腫瘍）である。眼球運動障害を伴うため，病歴として複視と眼瞼下垂を訴える。中等度散瞳（極大散瞳でない）が典型的で，光に対する瞳孔反射または近見反射はほとんどない。瞳孔障害のある動眼神経麻痺は動脈瘤や腫瘍の可能性があり，早急な画像診断が必要である。

b. ホルネル症候群 Horner syndrome

眼を支配する交感神経の障害はホルネル症候群を引き起こす。ホルネル症候群は，患眼の縮瞳（つまり暗所で瞳孔不同が顕著となる）と軽度の上眼瞼下垂（ミュラー筋の麻痺），下眼瞼挙上に伴う瞼裂の狭小化を特徴とする疾患である。これは交感神経路のどの部位が障害されても出現しうる。その他，患眼顔面の発汗低下，結膜充血，虹彩の色素沈着異常を伴うことがある。患者にとってはあまり自覚症状がなく，典型的な症例でも訴えがほとんどない場合もある。また対光反射は正常であるが，縮瞳後の散瞳は非常に時間がかかる。

疾患の50％は原発性で，はっきりした原因が不明である。残りの50％は続発性で，適切な画像診断で確定できる。眼の交感神経経路のどこかで病変があれば，この症候を呈しうる。交感神経系を制御している高次中枢は視床下部であるが，視床下部から脊髄の毛様脊髄中枢に至る1次ニューロンでの障害は中枢性ホルネル症候群を引き起こす。

原因疾患としては腫瘍や脳血管障害であるが，さまざまな中枢神経症状を合併するため診断的価値が高い。同側の外転神経障害，対側の滑車神経障害を伴う場合もある。**ワレンベルグ症候群** Wallenberg syndrome の合併もよく知られている。毛様脊髄神経中枢から肺尖部を通って，上頚神経節にいたる2次ニューロンは交感神経節前線維ともいわれている。

表 3-3　ホルネル症候群の障害部位診断のための点眼試験

	節後障害	節前障害	中枢障害	判定時間(分)
1％ネオシネジン	過敏性獲得(＋＋)	過敏性獲得(＋)	過敏性獲得(−)	60
1.25％エピスタ	点眼10分前後で眼瞼下垂軽減あるいは消失		眼瞼不変	
5％チラミン	散瞳反応：減弱あるいは消失	散瞳反応：正常	散瞳反応：正常	45
5％コカイン	散瞳反応：消失	散瞳反応：消失	散瞳反応：減弱	90〜120

中枢障害(視床下部〜毛様脊髄中枢)
　腫瘍，脳血管障害，ワレンベルグ症候群
　交代性ホルネル症候群，脊髄空洞症，頚髄外傷後
節前障害(毛様脊髄神経〜上頚神経節)
　胸部の腫瘍(肺癌，乳癌，縦隔腫瘍)，パンコースト症候群
　気胸や肺癌手術，ペースメーカー埋め込みなどの術後
節後障害(上頚神経節〜眼球)
　頚部の腫瘍，血管障害，外傷

　この障害の多くは胸部の腫瘍による．肺癌，乳癌，縦隔腫瘍であるが，とくに肺尖部の肺癌はホルネル症候群を初発症状とすることがあり，**パンコースト症候群** Pancoast syndrome といわれる．気胸や肺癌手術，ペースメーカー埋め込みなどの術後に発生する場合もある．上頚神経節でシナプスを形成した後，眼交感神経として内頚動脈とともに頭蓋内に入り，瞳孔散大筋に至るのが3次ニューロン(節後線維)である(図3-44)．これは内頚動脈近傍の外傷，腫瘍，炎症でのホルネル症候群の原因となる．外転神経障害の合併は海綿静脈洞の病変を疑う．
　ホルネル症候群は障害部位によって薬物の作用が異なり，障害部位の診断に使われる．節後線維の障害の場合に，正常眼では反応しない濃度のアドレナリン作動薬を点眼すると，患眼に散瞳が起こる(除神経過敏性)．障害部位が中枢性か節前性，節後性かの部位別診断は原因検索に重要であり，5％コカイン，5％チラミン，1％ネオシネジンを用いる点眼試験が有効である(表3-3)．

c．瞳孔緊張(症)tonic pupil

　毛様体神経節自体，またはその末梢側の機能異常による片眼性の縮瞳不全を特徴とする疾患である．つまり末梢性の副交感神経障害である．散瞳による羞明の訴えや，近見障害を伴う調節緊張または調節障害が主な症状であり，複視や眼瞼下垂はない．患者にとってはあまり自覚症状がなく，典型的な症例でも訴えがほとんどない場合もあるのはホルネル症候群と同様である．
　ほとんどの症例は原発性で，女性と男性の比率は10：1と圧倒的に女性に多い．対光反射は消失または減弱しているが，近見反射は保たれている(**対光-近見反射乖離** light-near dissociation)．しかし，その反応はゆっくりであるのが特徴である．近見から遠見に移行したときの瞳孔散大もゆっくりしている(瞳孔緊張)．瞳孔括約筋は分節的麻痺を起こしており，細隙灯顕微鏡下での蠕虫状運動を示す．深部腱反射減弱を合併しているものを**アディー症候群** Adie syndrome という．
　確定診断のための適切な検査は希釈ピロカルピン点眼テストで，正常瞳孔では反応しない濃度である希釈ピロカルピン(0.125％)で強い縮瞳が起こるものである．これは除神経効果による過敏性 denervation supersensitivity 獲得の結果である．

d．アーガイル ロバートソン瞳孔 Argyll Robertson pupil

　著明な縮瞳があり，直接・間接反応ともに欠如しているが，近見反射による縮瞳は誘発される．中脳背側の病変で起こるとされており，一般に両眼性で脱円，瞳孔不同がみられることが多い．以前は神経梅毒によるものの頻度が高かったが，最近では，糖尿病や高血圧などの脳血管障害に併発

するものが多い。障害部位は視蓋前核と考えられている。

●偽アーガイル ロバートソン瞳孔
動眼神経麻痺が半年以上経過した後，内転によって縮瞳する，動眼神経の走行異常で生じる。近見反射で眼球が内転すると縮瞳するので，近見反射が保たれているようにみえるが，実際は上記の機序による縮瞳であり，近見反射による縮瞳ではない。

e. 薬剤性散瞳（抗コリン薬散瞳）
抗コリン薬（アトロピン様薬剤）の投与により生じる散瞳である。点眼薬を誤って投与したという病歴がなく，抗コリン薬の曝露はしばしば不明なことが多い。なかには自分で意識的に点眼する人もいるといわれている（ミュンヒハウゼン Munchhausen 症候群）。孤立性の散瞳であり，対光反射・近見反射がないこと，しばしば大きい散瞳（＞7mm）であり，眼瞼下垂や眼球運動異常はないことから疑われる。1% ピロカルピンを投与しても縮瞳がみられない。

なお，散瞳作用のある薬剤・化学物質については，狭隅角眼で緑内障急性発作を誘発するリスクがある（→緑内障 p.255）。

●散瞳を起こす可能性のある薬剤，化学物質
①マンドラゴラ，ベラドンナ，ロート，マンダラ，ヒヨスなどの植物
②抗コリン作用をもつ薬剤
　ⅰ）三環系抗うつ薬（塩酸アミトリプチリン〔トリプタノール®〕など）
　ⅱ）精神賦活薬（塩酸メチルフェニデート〔リタリン®〕など）
　ⅲ）抗パーキンソン病薬（塩酸トリヘキシフェニジル〔アーテン®〕など）
　ⅳ）抗ヒスタミン薬（マレイン酸クロルフェニラミン〔ポララミン®〕など）
　ⅴ）感冒薬（抗ヒスタミン薬等配合〔PL 顆粒，ペレックス顆粒等〕）
　ⅵ）気管支喘息用吸入薬・抗コリン薬，鎮咳薬（抗ヒスタミン薬等配合）など
　ⅶ）鎮痙薬，消化性潰瘍用薬・抗コリン薬，抗不整脈薬（ジソピラミド〔リスモダン®〕など）
　ⅷ）筋弛緩薬，催眠鎮静薬・ベンゾジアゼピン系（トリアゾラム〔ハルシオン®〕など）
　ⅸ）精神安定薬・ベンゾジアゼピン系（エチゾラム〔デパス®〕など）
　ⅹ）抗てんかん薬（クロナゼパム〔ランドセン®，リボトリール®〕など）
③散瞳薬（点眼薬）
　ⅰ）硫酸アトロピン atropine sulfate（硫酸アトロピン 1% 点眼液®）

散瞳は約 1 時間で最大となるとともに，調節麻痺が 10 日〜2 週間持続する。小児の屈折検査，弱視の治療，虹彩毛様体炎の治療にも用いる。

　ⅱ）塩酸サイクロペントレート cyclopentolate hydrochloride（サイプレジン 1% 点眼薬®）

散瞳より調節麻痺効果の方が強く，屈折検査に用いられる。点眼後約 1 時間で極大に達し，2〜3 日で効果はなくなる。一過性の幻覚，運動失調，情動錯乱を起こすことがある。

　ⅲ）トロピカマイド tropicamide（ミドリン M 点眼液 0.4%®）

点眼 20〜30 分後に瞳孔径は極大に達し，5〜6 時間で効果は消失する。この溶液に，交感神経刺激薬としてネオシネジン neosynesin（0.5%）を混合したミドリンP®は，眼底検査のための散瞳薬として用いられている。

　ⅳ）塩酸フェニレフリン phenylephrine hydrochloride（ネオシネジンコーワ 5% 点眼液®）

交感神経刺激薬で，眼底検査の散瞳に用いる。

f. 薬剤性縮瞳
コリン作動性（ピロカルピン様）物質，あるいはコリンエステラーゼ阻害薬の投与により生じる縮瞳である。薬剤，あるいは化学物質の曝露を病歴で確認することが重要である。孤立性の縮瞳であり，対光反射・近見反射がないこと，しばしば瞳孔はピンポイントであり，眼瞼下垂や眼球運動異常はない。

●縮瞳を起こす可能性のある薬剤，化学物質
①コリンエステラーゼ阻害作用をもつ農薬などの化学物質（サリンも含まれる）。
②縮瞳薬
　ⅰ）塩酸ピロカルピン pilocarpine hydrochloride（塩酸ピロカルピン 1%（2%）点眼液®）
　ⅱ）注射用塩化アセチルコリン acetylcholine（オ

郵便はがき

113-8790

料金受取人払郵便

本郷局承認

6003

差出有効期間
2025年
4月20日まで

（切手不要）

（受取人）
東京都文京区湯島2丁目31番14号

金原出版株式会社　営業部行

フリガナ	年齢
お名前	歳
ご住所	〒　－
E-mail	＠
ご職業など	勤務医（　　　　　　　　科）・開業医（　　　　　　　　科） 研修医・薬剤師・看護師・技師（検査/放射線/工学） PT/OT/ST・企業・学生・患者さん・ご家族 その他（　　　　　　　　　　　　　　　　　　　　　　　）

※このハガキにご記入頂く内容は、アンケートの収集や関連書籍のご案内を目的とするものです。ご記入頂いた個人情報は、アンケートの分析やデータベース化する際に、個人情報に関する機密保持契約を締結した業務委託会社に委託する場合がございますが、上記目的以外では使用致しません。以上ご了承のうえご記入をお願い致します。

◆ 弊社からのメールマガジンを □希望する □希望しない
「希望する」を選択していただいた方には、後日、本登録用のメールを送信いたします。

金原出版　愛読者カード

弊社書籍をお買い求め頂きありがとうございます。
皆さまのご意見を今後の企画・編集の資料とさせて頂きますので，下記のアンケートにご協力ください。ご協力頂いた方の中から抽選で**図書カード1,000円分(毎月10名様)** を贈呈致します。
なお，当選者の発表は発送をもって代えさせて頂きます。
WEB上でもご回答頂けます。
https://forms.gle/U6Pa7JzJGfrvaDof8

① **本のタイトルをご記入ください。**

② **本書をどのようにしてお知りになりましたか？**
- □ 書店・学会場で見かけて　□ 宣伝広告・書評を見て
- □ 知人から勧められて　　　□ インターネットで
- □ 病院で勧められて　　　　□ メルマガ・SNSで
- □ その他（　　　　　　　　　　　　　　　　　　　）

金原出版キャラクター　けーたくん

③ **本書の感想をお聞かせください。**
- ◆ 内　容［満足・まあ満足・どちらともいえない・やや不満・不満］
- ◆ 表　紙［満足・まあ満足・どちらともいえない・やや不満・不満］
- ◆ 難易度［高すぎる・少し高い・ちょうどよい・少し低い・低すぎる］
- ◆ 価　格［高すぎる・少し高い・ちょうどよい・少し低い・低すぎる］

④ **本書の中で役に立ったところ，役に立たなかったところをお聞かせください。**
- ◆ 役に立ったところ（　　　　　　　　　　　　　　　　　　　）
  - → その理由（　　　　　　　　　　　　　　　　　　　　　）
- ◆ 役に立たなかったところ（　　　　　　　　　　　　　　　　）
  - → その理由（　　　　　　　　　　　　　　　　　　　　　）

⑤ **注目しているテーマ，今後読みたい・買いたいと思う書籍等がございましたらお教えください。また，弊社へのご意見・ご要望など自由にご記入ください。**
（

）

ご協力ありがとうございました。

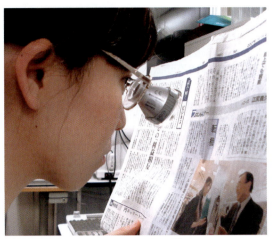

図 3-49　弱視眼鏡
眼鏡枠に片眼だけ装着することが多い。

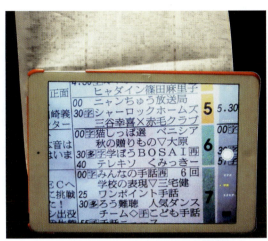

図 3-50　タブレット PC による視覚補助
新聞の文字が画面上に拡大される。

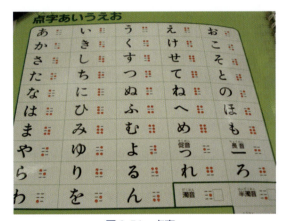

図 3-51　点字

10　ロービジョン

ヒトは情報の約 80％以上は視覚から得るとされ，視機能の先天的あるいは後天的な障害や喪失は，日常生活においては大きなハンディキャップとなる。薬物治療や手術治療の進歩により眼疾患の視機能予後は改善したが，一方でなお治療法が確立していない先天異常や予後不良な眼疾患は少なくない。

1. リハビリテーションと社会的支援

視覚障害者に対しては，残された視機能を有効活用し，身体的，心理的，社会的，職業的機能や役割を最大化するためにリハビリテーションが必要である。そのためには，医師，看護師，ケースワーカー，視能訓練士，心理判定員，さらには精神科医による総合的な支援が欠かせない。

視機能が残存する場合は，ロービジョンクリニックで，矯正レンズ，弱視眼鏡(図 3-49)，拡大鏡，拡大した文字や図をテレビ画面やタブレット PC で観察する方法(図 3-50)を指導する。視力が 0.5 あれば読書が可能であるとされ，これを近見矯正視力で割った値が，必要な拡大倍率の目安になる。

全盲者，つまり補助具を用いても視覚を利用することが困難なときは視力以外の感覚による代替訓練が必要になる。点字習得(図 3-51)は全盲者に対するリハビリテーションの主な目標であるが，自由に読み書きできるようになるのは必ずしも簡単でない。とくに中途失明者では，高齢者になるほど習得が困難になる。さらに屋外での移動に著しい障害を来すため，社会復帰が困難なことも少なくない。心理判定員，ケースワーカーの協力により福祉・厚生面の対策が必要になる。歩行動訓練や職業訓練を行う視覚障害者用の更生施設が全国にある。また音の出る横断歩道や歩行誘導用(点字)ブロックなども全国に普及している。

表 3-4　視力障害児の判定基準と教育措置

視覚障害の程度	教育措置
両眼の矯正視力がおおむね 0.3 未満のもの，または視力以外の視機能障害が高度のもののうち，拡大鏡などの使用によっても通常の文字，図形などの視覚による認識が不可能，または著しく困難な程度のもの	特別支援学校
拡大鏡などの使用によっても通常の文字，図形などの視覚による認識が困難な程度のもの通常の学級での学習におおむね参加でき，一部特別の指導を必要とするもの	特別支援学級（特殊学級），または通級による（通級学級で留意して）指導

表 3-5　視覚障害者の判定基準と等級（2014 年 4 月 1 日改訂）

級別	基準
1 級	両眼の視力（矯正視力）の和が 0.01 以下のもの
2 級	①両眼の視力の和が 0.02 以上 0.04 以下のもの ②両眼の視野がそれぞれ 10° 以内で，かつ両眼による視野について視能率による損失率が 95% 以上のもの
3 級	①両眼の視力の和が 0.05 以上 0.08 以下のもの ②両眼の視野がそれぞれ 10° 以内で，かつ両眼による視野について視能率による損失率が 90% 以上のもの
4 級	①両眼の視力の和が 0.09 以上 0.12 以下のもの ②両眼の視野がそれぞれ 10° 以内のもの
5 級	①両眼の視力の和が 0.13 以上 0.2 以下のもの ②両眼による視野の 1/2 以上が欠けているもの
6 級	一眼の視野が 0.02 以下，他眼の視力が 0.6 以下のもので，両眼の視力の和が 0.2 を超えるもの

注意：1）視野 10° 以内は Goldmann 視野計の I/4 で，視能率は I/2 で判断する。
　　　2）3 歳以下でも，障害が明らかな場合は認定できることもある。
　　　3）重複障害の場合はまず，指数表にて各々の障害等級を指数に置き換え，それらの合計指数を重複認定表にて認定等級とする。
　　　4）斜視による複視がみられるときは，斜視眼の視力を 0 として判断する。

①指数表

障害等級	指数
1 級	18
2 級	11
3 級	7
4 級	4
5 級	2
6 級	1
7 級	0.5

②重複認定表

合計指数	認定等級
18 以上	1 級
11〜17	2 級
7〜10	3 級
4〜60	4 級
2〜30	5 級
1	6 級

視力と視野の指数を加算したものを合計指数という。
例えば，視力 2 級（2-①）と視野 3 級（3-②）の合計指数は 11+7 の 18 となり，1 級が認定される。

2. 視覚障害児への対応

　視力障害児の絶対数は，視力障害者全体からみれば多くない。しかし障害を負って生活する期間を考えると，疾病負担は大きく，大きな社会問題である。視覚障害児に対しては，視力に応じた学校教育が行われており，視覚障害児を対象とした特別支援学校，普通学校における特殊学級があり，さらに職業訓練の場が提供されている（表 3-4）。

3. 視覚障害者の認定基準

　身体障害者福祉法による視覚障害の認定は，視

力および視野から判定される（表3-5）。身体障害者は，それぞれの等級に応じた福祉援助を受けることができる。

4. 失明原因の変遷

発展途上国においては，白内障，矯正されていない屈折異常，眼感染症がいまだに失明の主要原因である。わが国では医療や生活水準の向上，さらに人口の高齢化などにより，糖尿病網膜症，緑内障，強度近視に伴う黄斑変性，加齢黄斑変性（症）などが成人失明の主な原因となっている。

小児では，かつて多くみられた角膜疾患や白内障の割合が減少し，治療困難な遺伝疾患さらに未熟児網膜症を含む網脈絡膜疾患の割合が増加している。

国試過去問によるアプローチ ● 視機能

視力，視野，色覚などの視機能に関する基本的問題である。

【第97回 I-27】

40歳の男性。最近，物にぶつかるようになり，右眼視野の外側が見えないことに気付いたために来院した。視力は右 1.0（矯正不能），左 1.0（矯正不能）。眼圧は右 14 mmHg，左 12 mmHg。視野図を示す。

障害部位はどれか。
a. 網膜
b. 視神経
c. 視（神経）交叉
d. 視索
e. 視放線

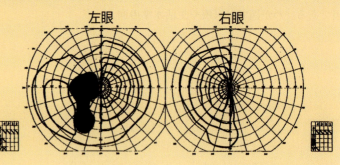

● 解説　中心視力は保持されていて正常であるが，視野が欠損している。視野は両耳側半盲であることから，視（神経）交叉の障害が考えられる。網膜色素変性（症），緑内障が鑑別診断としてあげられるが，両耳側半盲からは考えにくい。

【第98回 G-94】

視力 0.1 の Landolt 環の切れ目の視角はどれか。
a. 0.1 分　b. 0.5 分　c. 1 分
d. 5 分　　e. 10 分

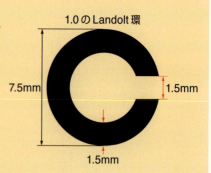

● 解説　視力は2点を2点として見分けることのできる最小可視角で表す。Landolt 環 1.0 の視標を 5 m の距離から見分けることのできる場合の視力は 1.0 で，視角は 1 分であるから，視力 0.1 の視角は 10 分となる。

【第99回 E-11】

仮性同色表（色覚検査表）の目的はどれか。
a. スクリーニング　b. 確定診断　　c. 程度判定
d. 職業適性　　　　e. 視覚障害認定

● 解説　仮性同色表は色覚異常のスクリーニングとして用いられる検査である。色覚異常の確定診断，程度判定，色覚障害認定にはアノマロスコープを用いる。職業適性には 100 hue test やパネル D-15 テストを用いる。

【第104回 I-14】
　　　眼科検査の写真を示す。
　　　この検査が診断に有用な疾患はどれか。
　　　a．斜視
　　　b．白内障
　　　c．糖尿病網膜症
　　　d．網膜色素変性
　　　e．加齢黄斑変性

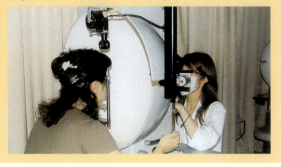

● 解説　この検査がゴールドマン動的視野検査であることがわかれば，この検査を必要とするのは視野異常をきたす疾患であることは容易に見てとれる。視野障害をきたす疾患は選択肢の中では網膜色素変性（症）のみである。

【第110回 E-50】
　　　45歳の男性。夜盲を主訴に来院した。10年前から両眼の夜盲を自覚していたが徐々に進行してきたため受診した。両眼の眼底写真（A）と網膜電図（B）とを別に示す。
　　　右眼の視野検査の結果（C①～⑤）のうち，この患者の視野はどれか。
　　　a．①　　b．②　　c．③　　d．④　　e．⑤

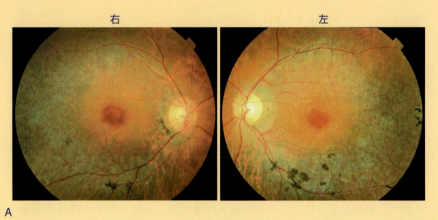

A

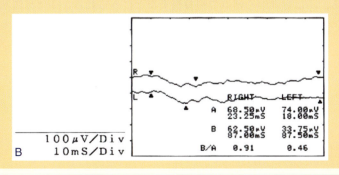

B

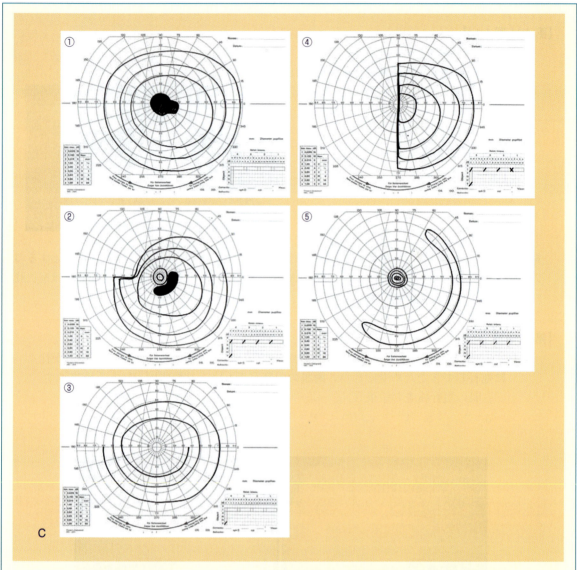

c

● 解説　眼底写真は両眼ともに灰白色の網膜変性巣と，その中に骨小体状の黒色の色素斑が多数存在し，網膜色素変性（症）と考えられる。網膜電図もa波，b波ともに著明に減弱し，網膜色素変性（症）に合致した所見を呈している。

　さて，網膜色素変性（症）の視野所見は輪状暗点を伴った求心性視野狭窄であり，⑤が正解である。①は盲点中心暗点で視神経炎などにみられる。②は鼻側階段とブエルム暗点で緑内障の初期である。③は螺旋状視野で心因性が考えられる。④は半盲で視路障害が疑われる。

【第97回I-27】正解c　【第98回G-94】正解e　【第99回E-11】正解a　【第104回I-14】正解d
【第110回E-50】正解e

国試過去問題によるアプローチ●眼の屈折

屈折異常の矯正は眼科の基本である。光学は一見難しそうであるが，原理さえ覚えておけば，あとは計算問題であり，よく設問を読むことが大切である。

【第107回 I-47】

20歳の男性。右眼の視力不良を主訴に来院した。前眼部，中間透光体および眼底に異常を認めない。眼圧は正常である。右眼の視力検査の結果を示す。
右眼の屈折はどれか。

a. 0.25 D の遠視
b. 正視
c. 0.50 D の近視
d. 1.00 D の近視
e. 1.25 D の近視

矯正レンズ	視　力
＋0.25 D	0.4
（なし）	0.5
－0.25 D	0.7
－0.50 D	1.0
－0.75 D	1.0
－1.00 D	1.0
－1.25 D	1.0

● 解説　眼の屈折度は最良矯正視力を得られる矯正レンズで表示し，調節の影響を除外するため最も遠視寄りを選択する。よって，この場合は－0.50 D となり，0.50 D の近視である。

【第104回 A-56】

53歳の女性。事務職。眼の圧迫感を主訴に来院した。5年前から気管支喘息があり，副腎皮質ステロイド吸入薬を使用している。3年前から夕方になると，眼がかすむことがあった。最近は，書類が見づらくなり眼の痛みを感じることが多い。眼位と眼球運動とに異常を認めない。視力は右1.0（1.2×－0.25 D），左1.2（矯正不能）。眼圧は右22mmHg，左22mmHg。細隙灯顕微鏡検査では前眼部，中間透光体および眼底に異常を認めない。静的量的視野検査で異常は検出されない。涙液分泌検査 Schirmer テスト I 法で右10mm，左10mm。調節幅は両眼ともに2.0 D である。
対応として適切なのはどれか。

a. 抗菌薬点眼
b. β遮断薬点眼
c. トロピカミド点眼
d. 遠用眼鏡処方
e. 近用眼鏡処方

● 解説　ステロイド使用と高眼圧から緑内障を鑑別する必要があるが，眼底と視野は正常で否定的である。また前眼部，中間透光体，眼位，眼球運動，涙液および視力が良好である。53歳で調節幅が2Dに低下しているので，近点は右が1/(2＋0.25) = 0.44，左が1/2 = 0.5 となり，右眼は44cm，左眼は50cmより近くにはピントが合わない。事務職をしているので主訴は老視による近業時の眼精疲労と考えられ，近用眼鏡処方の適応である。

【第97回 H-10】
遠点が無限遠で，近点が眼前50cmであった。
調節力はどれか。
a. 2D　b. 4D　c. 6D　d. 8D　e. 10D

◉解説　調節力（幅）は，調節遠点から調節近点の変化幅である。遠点が無限遠で0，近点は0.5mで2Dであるので，その差は2Dとなる。

【第107回 I-47】正解 c　【第104回 A-56】正解 e　【第97回 H-10】正解 a

国試過去問題によるアプローチ●瞳孔

瞳孔に関する問題は過去には基本的な問題しか出ていない。さまざまな眼疾患の問題の中で所見の一部として出題される傾向があり，注意が必要である。瞳孔の生理，解剖について基本的な知識を確認する問題として4問を取り上げてみる。

【第99回 D-40】
対光反射に**関与しない**のはどれか。
- a. 視神経
- b. 視交叉
- c. 外側膝状体
- d. Edinger-Westphal 核
- e. 毛様体神経節

● 解説　対光反射経路は→ p.70図3-45に示すとおり，網膜，視神経，視交叉，視索を経て，外側膝状体に入る直前で分かれて，上丘の視蓋前核でシナプスを作り，両側のEdinger-Westphal核に入る。ここから動眼神経副交感神経線維として，一部は毛様体神経節を介して虹彩の平滑筋を支配している。視覚の経路とは外側膝状体の直前で経路が分かれている。

【第102回 E-8】
直接および間接対光反射が左瞳孔で消失し，右瞳孔で正常である場合，病変部位はどれか。
- a. 右視神経　b. 右動眼神経　c. 左視神経　d. 左動眼神経　e. 左後頭葉

● 解説　相対的瞳孔求心路障害 relative afferent pupillary defect（RAPD）を問う問題と間違えやすいが，左瞳孔の対光反射が直接，間接ともに障害されているので，求心路ではなく遠心路障害である。すなわち動眼神経の障害である。

【第104回 E-50】
28歳の女性。自転車を運転中に乗用車と衝突して搬入された。意識は昏睡。脈拍88/分，整。血圧124/78mmHg。右眼のみを開瞼すると右瞳孔径は4mmで，同時に左眼を開瞼しても右瞳孔径は変化しない。左眼のみを開瞼すると左瞳孔径は6mmで，同時に右眼を開瞼すると左瞳孔径は4mmに収縮する。両眼とも眼底に異常を認めない。
瞳孔異常の障害部位として最も考えられるのはどれか。
- a. 視交叉　b. 左視神経　c. 右後頭葉　d. 左動眼神経　e. 右外側膝状体

● 解説　間接対光反射は保たれているが，左眼を開瞼しても縮瞳が惹起されないので，入力系の障害である。開瞼するということを，光をあてることに置き換えると RAPD に相当すると考えられる。したがって障害部位は左の視神経である。

【第99回 D-40】正解 c　【第102回 E-8】正解 d　【第104回 E-50】正解 b

図3-49, 51は兵庫医科大学・三村治教授ご提供のものである。

第4章 眼瞼疾患

ESSENCE

眼瞼の形態異常による疾患としては，眼瞼内反症や外反症，内眼角贅皮，睫毛乱生，眼瞼痙攣，眼瞼下垂などがある。また比較的遭遇することの多い炎症性疾患として，麦粒腫（いわゆる「ものもらい」），霰粒腫などがあり，しばしば切開手術の適応となる。また眼瞼腫瘍は，ときに悪性腫瘍があり，扁平上皮癌や脂腺癌，悪性黒色腫は転移性であり，致死的になる可能性がある。

1　眼瞼の構造

眼瞼は上眼瞼 upper eyelid と下眼瞼 lower eyelid からなり，その間の間隙は瞼裂 palpebral fissure といわれている。眼瞼は，さらに眼瞼縁に近い瞼板部眼瞼と遠い眼窩部眼瞼に分けられる。眼瞼の断面をみると，瞼板部眼瞼では表層から順に皮膚 skin，眼輪筋 orbicularis oculi muscle，（上）眼瞼挙筋腱膜 aponeurosis of levator palpebrae muscle，瞼板 tarsus，眼瞼結膜 palpebral conjunctiva の順に配列している（図4-1）。眼窩部眼瞼では，皮膚，眼輪筋，眼窩脂肪，（上）眼瞼挙筋，瞼板筋 tarsal muscle，眼瞼結膜となる。下眼瞼では（上）眼瞼挙筋に相当するものとして（下）眼瞼牽引筋があるが，（上）眼瞼挙筋に比べて弱い。

瞼板の皮膚は高い可動性を得るために体の皮膚のなかでは最も薄く，皮下脂肪がない。そのため炎症などによって容易に浮腫を起こしやすい。

眼輪筋は眼を取り囲むように同心円状に配列しており，顔面神経の支配のもとで眼を閉じるのに役立つ。一方，瞼板上方に付着している**瞼板筋**（上瞼板筋はとくに**ミュラー筋** Müller muscle という）は交感神経支配，上眼瞼で瞼板前面に付着している（上）眼瞼挙筋は動眼神経によって支配されており，眼を開けるのに役立っている。

瞼板は眼瞼特有の組織で，コラーゲン線維が半月状に密に配列して構成されている。その中には，眼瞼縁に垂直に上下各々20〜30個ほどの瞼板腺（マイボーム腺 meibomian gland）が配列している。マイボーム腺は眼瞼縁に開口しており，この閉塞がさまざまな病的状態をきたす原因となる。マイボーム腺開口部の皮膚側には睫毛 cilia が生えており，それに付随して**皮脂腺**（ツァイス腺 gland of Zeis）が，またその周囲に**汗腺**（モル腺 gland of Moll）がある。

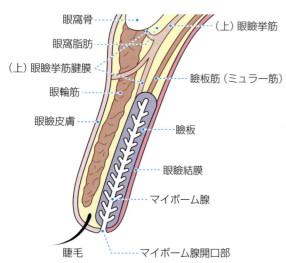

図4-1　上眼瞼断面模式図
瞼板筋は瞼板に付着し，（上）眼瞼挙筋腱膜は機能的に3層に分かれ，一番下の層は瞼板に，二番目の層はすべての組織を貫き皮膚に，一番上の層は折り返して眼窩隔膜となり骨に付着している。

眼瞼の知覚は，上眼瞼が三叉神経第1枝（眼神経），下眼瞼が第2枝（上顎神経）の支配を受けている。

上眼瞼と下眼瞼が耳側で合わさる部分，いわゆる「目尻」を**外眼角** lateral canthus，鼻側で合わさる部分，いわゆる「目頭」を**内眼角** medial canthus といい，内眼角には**涙丘** lacrimal caruncle が隆起している。

2 形態の異常

1. 眼瞼内反症 entropion of eyelid

眼瞼が内向きとなる状態で，眼瞼の形態異常で最も一般的に認められるものである。睫毛が眼球に接触するため，角膜に**点状表層角膜症** superficial punctate keratopathy（SPK）を生じる。原因として先天性，老人性，痙攣性，瘢痕性などに分けられる。

a. 先天内反症 congenital entropion（図4-2）

先天内反症は睫毛内反，皮性内反といえる。すなわち，眼瞼の皺襞の過剰隆起により睫毛が圧迫されて角膜に接触する。下眼瞼内側に多い。成長に伴って皮膚が進展されて自然に改善することが多いため，通常，学童期までは手術的な治療は行わない。

b. 老人性（退縮性）内反症 senile (involutional) entropion

加齢による皮膚の弛緩によるか，あるいは瞼板筋，下眼瞼牽引筋の弛緩により，眼窩隔壁前の眼輪筋が瞼板前部の眼輪筋をのりこえることによって発症する（図4-3）。主として下眼瞼にみられるが，これは上眼瞼に比べて，もともと瞼板とそれに付着する筋がしっかりしていないことによる。

2. 眼瞼外反症 ectropion of eyelid

眼瞼が外向きとなる状態で，内反に比べて頻度は低い。眼瞼結膜が露出することによって炎症が生じ，肥厚・角化する。先天性，老人性，麻痺性，瘢痕性などに分けられる。麻痺性外反は顔面神経の麻痺によるものであり，その支配下にある眼輪

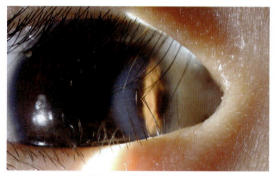

図4-2 先天内反症
睫毛が圧迫され角膜に接触している。鼻側に認められることが多い。

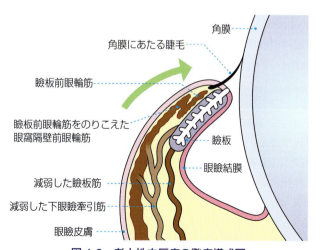

図4-3 老人性内反症の発症模式図
瞼板筋，下眼瞼牽引筋の弛緩により，眼窩隔壁前の眼輪筋が瞼板前部の眼輪筋をのりこえることによって眼瞼が内反する。

筋の麻痺により閉瞼が不十分となって生じる。眼球の主として下方が露出して乾燥する**兎眼** lagophthalmos を伴う。

3. 内眼角贅皮 epicanthus

内眼角の先天異常であり，上眼瞼の皮膚の襞が内側に向かい，内眼角部や涙丘がおおい隠される状態をいう。そのため一見内斜視にみえる(**偽内斜視**)。アジア人種に多く，疾患では**ダウン症候群** Down syndrome などに伴う。

4. 睫毛乱生 trichiasis

睫毛毛根部あるいはその周辺での炎症による瘢痕収縮による睫毛の方向性の変化と考えられている。睫毛抜去で対応できるが，効果は一時的であり，長期の効果を考えて毛根の電気分解も行われている。

5. 眼瞼痙攣 blepharospasm

眼輪筋の痙攣収縮による瞬目痙攣で，瞬目が適正に行えず，重症例では開瞼も困難になる。刺激性の瞬目の亢進，疲労，心因によるものは原因の除去が治療につながる。特発性の病的な**ジストニア** dystonia については大脳基底核や中脳に原因があると考えられており，明るい光やストレスによって悪化し，睡眠で停止する。治療として**ボツリヌス毒素**の眼瞼注射が有効である。また，眼瞼痙攣に顔面正中部のジストニアを合併するものを**メージュ症候群** Meige syndrome という。いわゆる眼瞼がピクピクする状態は眼瞼痙攣ではなく眼瞼ミオキミア eyelid myokymia である。

6. 眼瞼下垂 blepharoptosis

上眼瞼が異常な低位を示す。神経原性，筋性，腱膜性，機械的などの原因による。

神経原性のものには先天性(図4-4)と後天性があり，先天性で下垂により瞳孔領がおおわれてしまう場合は形態覚遮断弱視となるので，早期の手術が必要である。後天性のものとして，動眼神経麻痺による(上)眼瞼挙筋の麻痺，交感神経麻痺による瞼板筋の麻痺などがある。後者は瞳孔散大筋麻痺による縮瞳や眼球陥凹や瞼裂狭小を伴うと**ホ**

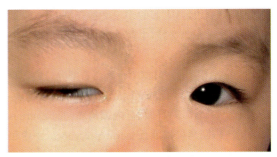

図 4-4　先天眼瞼下垂
この例では瞳孔領まで隠れており，形態覚遮断弱視となるので早期の手術が必要である。

ルネル症候群 Horner syndrome といわれている。筋性の原因としては重症筋無力症が多い。腱膜性は(上)眼瞼挙筋の腱膜の解離，離断，伸展などにより起こる。原因として加齢が一番多い。(上)眼瞼挙筋そのものは良好な機能をもっているので，(上)眼瞼挙筋短縮術のよい適応となる。

上眼瞼の運動を妨げるものがあるために生じる眼瞼下垂を機械的眼瞼下垂といい，眼瞼の腫瘍や瘢痕化，コンタクトレンズ装用に伴うものなどがある。

3　眼瞼の炎症

1. 眼瞼炎 blepharitis

通常は眼瞼縁の炎症をさすことが多いが，広義には眼瞼全体の炎症や眼瞼の皮膚炎も含まれる。眼瞼の皮膚炎の原因としては黄色ブドウ球菌や単純ヘルペスウイルスなどの皮膚感染やアレルギー性のものがあるが，これらは別項で述べる。

a. 前部眼瞼炎 anterior blepharitis

睫毛根部を中心とした眼瞼縁の炎症で，ツァイス腺の分泌異常による**脂漏性眼瞼炎** seborrheic blepharitis と，そこにブドウ球菌の感染を起こしたブドウ球菌性眼瞼炎に分けられるが，実際には両者が混合した例も多い。クシャクシャする，ザラザラするなど種々の愁訴の原因になる。治療として眼瞼の清拭が重要である。

b. 後部眼瞼炎 posterior blepharitis

マイボーム腺機能不全 meibomian gland dysfunction をベースとして炎症を起こした状態をい

う（TOPICS ①参照）。

マイボーム腺からの過剰分泌による**マイボーム腺脂漏症** meibomian seborrhoea と，マイボーム腺の閉塞と炎症を特徴とする**マイボーム腺炎** meibomitis（図 4-5）に分けられる。前者の特徴的な所見としてはマイボーム腺開口部に認められる油球や，過剰分泌された脂肪が鹸化を起こして泡状になって眼瞼縁にたまる **meibomian froth** がある。後者ではマイボーム腺開口部の閉塞，その周囲の充血・血管拡張を示し，マイボーム腺開口部に練り歯磨き様のプラークが認められる。

2. 麦粒腫 hordeolum

a. 外麦粒腫 external hordeolum

ツァイス腺，モル腺の細菌感染による急性化膿性炎症で，主要な起炎菌はブドウ球菌である。睫毛根部を中心として，痛みを伴った発赤・腫脹を生じる。数日で眼瞼皮膚に膿点を生じ，自壊して排膿し治癒に向かう。

b. 内麦粒腫 internal hordeolum（図 4-6）

マイボーム腺の細菌感染による化膿性炎症で，主要な起炎菌はブドウ球菌である。外麦粒腫より広範囲に痛みを伴った発赤・腫脹を生じ，結膜側

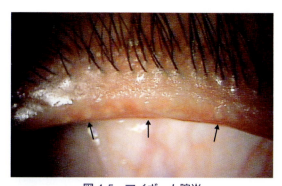

図 4-5　マイボーム腺炎
マイボーム腺開口部の閉塞（矢印）と，その周囲の血管の拡張を認める。

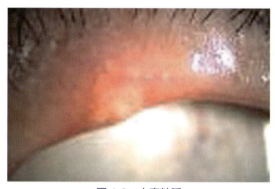

図 4-6　内麦粒腫
マイボーム腺の急性化膿性炎症で，マイボーム腺開口部を中心に発赤・腫脹を認める。

マイボーム腺機能不全の定義・分類・診断基準 — TOPICS ❶

　2010 年にわが国の「マイボーム腺機能不全ワーキンググループ」によって定められた。マイボーム腺機能不全は「さまざまな原因によってマイボーム腺の機能がびまん性に異常をきたした状態であり，慢性の眼不快感を伴う」と定義された。分泌減少型と分泌増加型に分類され，分泌減少型について以下の診断基準が提案された。
　①自覚症状，②マイボーム腺開口部周囲異常所見，③マイボーム腺開口部閉塞所見，の3項目すべてをみたす。②は血管拡張，粘膜皮膚移行部の前方または後方移動，眼瞼縁不整のうち少なくとも1つがある場合に陽性とする。③はマイボーム腺開口部閉塞所見があり，かつ拇指による眼瞼の中等度圧迫でマイボーム腺からの油脂の圧出が低下している場合に陽性とする。

マイボグラフィ meibography — TOPICS ❷

　マイボーム腺を皮膚側から透光することによりマイボーム腺構造を観察する方法だが，光源を患者の眼瞼に直接接触させるため，疼痛や不快感が避けられなかった。しかし近年，赤外線 LED 光源を用いて非接触で観察できる装置が開発され，非侵襲的にマイボーム腺の構造を観察できるようになった。

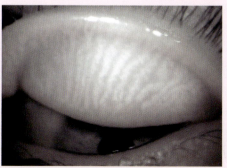

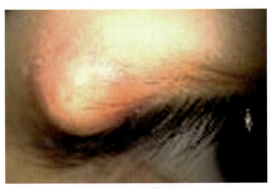

図4-7　霰粒腫
マイボーム腺の慢性炎症性の肉芽腫であり，この例では上眼瞼の耳側が半球状に突出している。

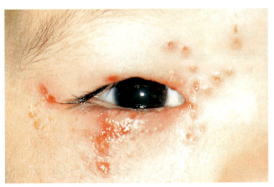

図4-8　眼瞼単純疱疹
眼瞼皮膚の単純ヘルペスウイルス感染。紅斑の中に臍のある水疱を生じる。

も充血する。皮膚側や結膜側に自壊排膿する。

3. 霰粒腫 chalazion（図4-7）

マイボーム腺の慢性炎症性の肉芽腫で，痛みや充血はなく，半球状の腫瘤が生じる。正確な原因は不明だが，マイボーム腺が閉塞して蓄積した脂肪に対する異物反応と考えられている。霰粒腫に細菌感染を生じると化膿性霰粒腫となり，麦粒腫との鑑別が必要となる。根治には結膜側で切開し，腫瘤として摘出する必要がある。高齢者で再発を繰り返すケースでは，脂腺癌との鑑別のため病理検査が必要である。

4. 伝染性膿痂疹 impetigo contagiosa

黄色ブドウ球菌やレンサ球菌による皮膚感染で，水疱から紅斑となって痂皮を形成する。通常，眼瞼だけでなく顔面の皮膚感染を合併する。

5. 眼瞼単純疱疹 herpes simplex of eyelid（図4-8）

眼瞼皮膚の**単純ヘルペスウイルス** herpes simplex virus 感染による。通常，片側性で，紅斑の中に臍のある水疱を生じる。

6. 眼部帯状疱疹 herpes zoster ophthalmicus（図4-9）

三叉神経節に潜伏感染した**水痘帯状疱疹ウイルス** varicella-zoster virus の再活性化によって生じる。神経痛を伴って，片側の三叉神経第1枝領域に発疹が多発する。病変は斑点状丘疹に始まり，水疱，膿疱，痂皮性潰瘍と進展する。鼻部に疱疹を生じた場合は眼合併症が多い（**ハッチンソンの法則** Hutchinson's rule）。これは眼と鼻がどちらも三叉神経第1枝の分枝である鼻毛様体神経の支配を受けているからである。

7. アレルギー性眼瞼疾患

眼瞼皮膚は薄く，アレルギー反応を生じやすい。

a. 接触性眼瞼結膜炎 contact blepharoconjunctivitis

遅延型過敏反応（Ⅳ型アレルギー）によって，眼瞼の皮膚と結膜に炎症を生じる。原因として最も重要なのは種々の点眼薬の副作用である。

b. アトピー性皮膚炎 atopic dermatitis

アトピー性皮膚炎は全身疾患だが，眼瞼皮膚は好発部位である。また，眼瞼にアトピー性皮膚炎を認める患者では，アトピー性角結膜炎や前囊下白内障の合併に注意が必要である。

麦粒腫の方言 ─────────────── COLUMN

麦粒腫は医学用語であるが，一般名は「ものもらい」である。しかし，非常にたくさんの方言があって，その地方によって異なる名称でよばれている。例えば関西方面では「めばちこ」と言われており，直接的な表現が多い関西弁らしく，いかにも痛そうな響きがある。そのほかに，「めぼいと」「めぼいた」「めいぼ」「めぼー」「めまんじゃ」「めっぱ」「いんのくそ」「おひめさん」「まふんぐり」「ばか」など数え切れないほどのバリエーションがあり，日本の方言がいかに多彩かを知るよすがになる。

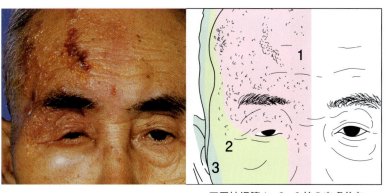
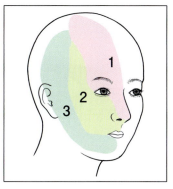

三叉神経第1・2・3枝の皮膚分布

図 4-9　眼部帯状疱疹
神経痛を伴って，片側の三叉神経第1枝領域に水痘帯状疱疹ウイルスの再活性化による発疹が多発する．

c. **急性アレルギー性浮腫** acute allergic edema
　即時型過敏反応（Ⅰ型アレルギー）の結果として，痛みを伴わない急速な眼瞼浮腫を生じる．

4　眼瞼の腫瘍

1. 良性腫瘍

a. **稗粒腫** milium（図 4-10）
　眼瞼皮膚の毛包脂腺由来の白色球形の小型嚢腫で群発し，小児・若年女性に好発する．

b. **粉瘤** atheroma
　表面平滑な半球状の病変を示し，中央では皮膚と癒着しているが，下床に対して可動性があるのが特徴である．眉毛部に好発する．粉瘤は臨床病名であり，病理学的には多くは表皮嚢胞 epidermal inclusion cyst である．

c. **色素性母斑** melanocytic nevus
　非定型メラノサイト（母斑細胞）からなる．瞼縁に発症することも多い．その場合，睫毛が病変部を突き抜けて発毛する．

d. **血管腫** hemangioma

1）**イチゴ状血管腫** strawberry nevus（**毛細血管腫** capillary hemangioma）
　幼少時に認められる赤色の隆起性病変で，圧迫すると蒼白化し，啼泣時に腫脹する．成長とともに自然退縮する．

2）**ポートワイン母斑** port-wine stain（**火炎状母斑** nevus flammeus）
　先天性の皮下海綿状血管腫で，病変が三叉神経第1枝・第2枝を含み広汎に及ぶ場合，緑内障や脈絡膜血管腫を合併する（**スタージ・ウェーバー症候群** Sturge-Weber syndrome〔図 4-11〕）．

e. **脂漏性角化症** seborrheic keratosis（図 4-12）
　基底細胞乳頭腫ともいう．高齢者に認められる境界明瞭な色素を伴った扁平な隆起性腫瘍で，表面はやわらかく凹凸不整である．

f. **ウイルス性疣贅** viral wart（**乳頭腫** papilloma）
　ラズベリー様の表面を呈する，有茎性あるいは無茎性（広基性）の隆起性病変で，眼瞼縁近傍に多い．原因はパピローマウイルスの感染である．

2. 悪性腫瘍

a. **基底細胞癌** basal cell carcinoma（図 4-13）
　眼瞼の悪性腫瘍では最も頻度が高い．表皮の基底層 basal layer から生じる．下眼瞼に好発し，色素を伴うことが比較的多い．緩徐に増殖し，局所浸潤性だが非転移性である．

b. **扁平上皮癌** squamous cell carcinoma
　基底細胞癌より頻度は低い．基底層の上にある有棘層 prickle layer（squamous cell layer）から生じる．基底細胞癌よりも白っぽく，通常，表面に血管新生を認めない．また転移性であるが，放射線感受性が高く，致死率は低い．

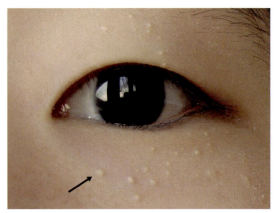

図 4-10　稗粒腫
眼瞼皮膚に群発する，毛包脂腺由来の白色球形の小型嚢腫（矢印）。

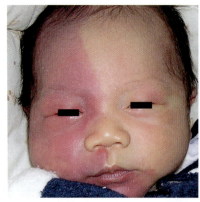

図 4-11　スタージ・ウェーバー症候群
三叉神経第1枝と第2枝領域の血管腫に緑内障とてんかんを合併する。

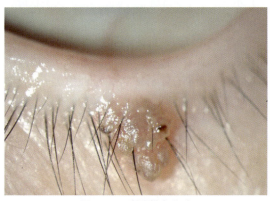

図 4-12　脂漏性角化症
高齢者に認められる境界明瞭な色素を伴った扁平な隆起性腫瘍で，表面はやわらかく凹凸不整である。

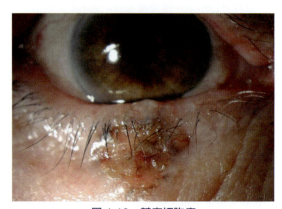

図 4-13　基底細胞癌
眼瞼の悪性腫瘍では最も頻度が高い。下眼瞼に好発し，色素を伴うことが比較的多い。

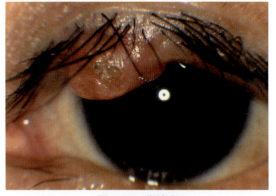

図 4-14　脂腺癌
その大部分はマイボーム腺由来。霰粒腫との鑑別が重要。
（島根大学医学部眼科 兒玉達夫先生御提供）

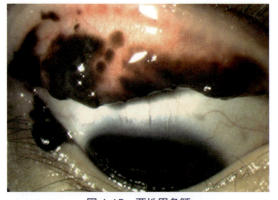

図 4-15　悪性黒色腫
眼瞼の悪性腫瘍としてはまれだが，悪性度は最も高く，転移すると致死的となる。この例は結膜に原発したもので，眼瞼にも広がっている。

c. 脂腺癌 sebaceous gland carcinoma（図 4-14）

　眼瞼の悪性腫瘍に占める頻度は低いが，全身の脂腺癌のなかでは最も高い頻度で生じる。その大部分はマイボーム腺由来であり，上眼瞼に好発する。再発を繰り返す霰粒腫として経過観察されて診断が遅れることがあり，致死率は 10％程度である。

d. 悪性黒色腫 malignant melanoma（図 4-15）

　表皮内のメラノサイト由来である。眼瞼の悪性腫瘍としてはまれだが，悪性度は最も高く，転移すると致死的となる。

国試過去問題によるアプローチ●眼瞼疾患

開瞼不良に関する問題が出題されている。

【第 109 回 G-21】

眼が開かないと訴える患者の顔の写真を示す。
病態として最も考えられるのはどれか。
a. 筋無力症　b. ジストニア　c. てんかん発作　d. 両側動眼神経麻痺
e. 両側眼輪筋筋力低下

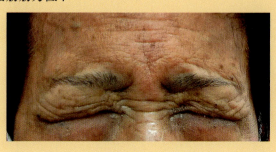

● 解説　この写真の開瞼不良で，もっとも特徴的なのは，ギュッと皺が寄るような感じで眼を閉じてしまっていることであり，力が入って閉瞼している。a, d, e はいずれも力が入らなくなって眼を開けられなくなる状態であり，そこが大きく違う。

― 創作問題によるアプローチ ● **眼瞼疾患** ―

　　この分野の問題が国家試験に出題されることは少ないが，眼科と皮膚科にまたがる疾患として帯状疱疹はおさえておいた方がよいと思われる．それから眼瞼下垂の原因は覚えておこう（→ p.86 参照）．

【例題 1】

眼部帯状疱疹について**誤っている**のはどれか．
a. 水痘の既往がある．　　b. 三叉神経第1枝領域に生じる．
c. 神経痛を伴う．　　　　d. 眼合併症として角膜炎や虹彩毛様体炎を生じる．
e. 前額部に皮疹を生じると眼合併症が多い．

● 解説　　水痘帯状疱疹ウイルスは初感染で水痘をおこし，体内の神経節に潜伏し，年余を経て再活性化し，帯状疱疹を生じる．三叉神経第1枝領域に生じるのが眼部帯状疱疹であるが，角膜炎や虹彩毛様体炎などの眼合併症は，鼻部に疱疹を生じた場合に多い（ハッチンソンの法則）．

【例題 2】

眼瞼下垂の原因はどれか．3つ選べ．
a. 顔面神経麻痺　　b. コンタクトレンズ装用
c. 重症筋無力症　　d. ホルネル症候群　　e. パリノー眼腺症候群

● 解説　　コンタクトレンズ装用は，機械的に上眼瞼の運動を妨げることにより眼瞼下垂を生じることがある．重症筋無力症の初発症状として眼瞼下垂は重要である．ホルネル症候群では交感神経麻痺による瞼板筋の麻痺によって眼瞼下垂が起こる．ホルネル症候群では瞳孔散大筋も交感神経支配のため縮瞳を伴う．顔面神経麻痺は眼輪筋の麻痺を起こすために閉瞼が不良となる．パリノー眼腺症候群は *Bartonella henselae* による急性涙腺炎で，上眼瞼の耳側が腫れるため瞼裂が狭く見えることがあるが，下垂ではない．

【例題 3】

眼瞼皮膚のアトピー性皮膚炎の眼合併症として**適当でない**のはどれか．
a. 円錐角膜　　b. 眼瞼単純疱疹　　c. 白内障
d. 網膜剝離　　e. 緑内障

● 解説　　アトピー性皮膚炎は種々の眼合併症を生じてくる．その原因は不明だが，物理的な要因（強い痒みのため，こすったり，たたいたりすること）や免疫学的な機序がいわれている．白内障では前囊下白内障の形をとり，網膜剝離では網膜の最周辺部の裂孔によるのが特徴である．円錐角膜の合併も多い．また，アトピー性皮膚炎では黄色ブドウ球菌や単純ヘルペスウイルスに感染しやすくなるため，眼瞼単純疱疹が生じやすく，発症すると重症化しやすい．緑内障を直接起こしやすくなることはない．ただし，治療に副腎皮質ステロイド薬を使用したために，その影響で眼圧が上昇することはある．

【第 109 回 G-21】正解 b　【例題 1】正解 e　【例題 2】正解 b, c, d　【例題 3】正解 e

第5章
涙器疾患

ESSENCE
涙液は涙腺から分泌されて，眼表面を潤す．涙液層は，油層と液層（水分＋ムチン）から構成されている．涙液は，涙点から涙小管，涙囊，鼻涙管を経て，鼻腔に入る．涙液分泌不足ではドライアイとなり，シェーグレン症候群などが典型的である．また鼻涙管閉塞は，流涙や炎症の原因となるために，涙囊鼻腔吻合術や涙管ブジーなどの適応となりうる．

1 涙器の構造と生理

涙液は**涙腺**から分泌されて眼表面（角結膜）を潤し，涙液排出経路を通って鼻腔へ排出される．

1. 涙液産生

涙液層は眼表面に厚さ約7μmの涙膜として形成されている．従来は角膜に近い方から順に粘液層・水層・油層からなるとされていたが，現在は**液層** aqueous layer/mucus layer と**油層** lipid layer の2層からなり，粘液は角膜上皮細胞の膜にある膜型ムチンと，液層に混ざりこんでいる分泌型ムチンからなることがわかっている（図5-1）．

主として分泌型ムチンは結膜にある**ゴブレット細胞（杯細胞）** goblet cell から分泌されるが，**角結膜上皮** corneal and conjunctival epithelium 自身も細胞膜結合型のムチンを産生している．液層を形成する涙液を分泌する主涙腺は耳上側の眼瞼下にあり，（上）眼瞼挙筋腱膜により眼窩部涙腺と眼瞼部涙腺に分かれている．分泌された涙液は，排出管を通じて円蓋部結膜に導かれる．副涙腺として（眼）瞼結膜下組織に**ウォルフリング腺** gland of Wolfring，円蓋部結膜下組織に**クラウゼ腺** gland of Krause がある．涙液層の最表面を形成する油層はマイボーム腺から分泌される（→眼瞼 p.84）．

涙腺 lacrimal gland は三叉神経第1枝の枝である涙腺神経，顔面神経由来の副交感神経，頚部神経節由来の交感神経の三重の支配を受けている．

2. 涙道 lacrimal passage（図5-2）

眼表面を潤した涙液は，上下の眼瞼縁の鼻側にある**涙点** lacrimal punctum から**涙小管** lacrimal canaliculus へと導かれる．涙液の約70％が下方，30％が上方から排出される．上下の涙小管は合わさって総涙小管となってから，あるいは各々別に**涙囊** lacrimal sac に導かれる．涙囊からは鼻腔へと**鼻涙管** nasolacrimal duct がつながり，下鼻道に開口する．開口部には鼻からの空気の逆流を防止する**ハスナー弁** valve of Hasner がある．

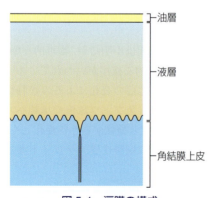

図5-1 涙膜の構成
油層と液層の2層からなっており，液層にはムチンが混ざりこんでいる．

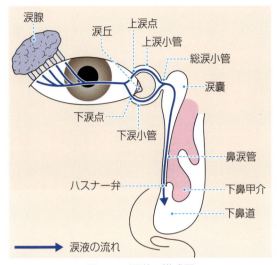

図 5-2　涙道の模式図

涙液は耳上側にある涙腺から分泌され，眼表面を潤した後，鼻側の涙点，涙小管を通って，涙囊に集められ，鼻涙管を通じて下鼻道に流れる。

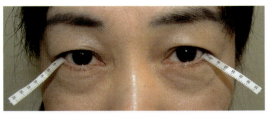

図 5-3　シルマー試験

涙液分泌量の標準検査法。濾紙を 5 mm のところで折り曲げて，下結膜囊耳側に挿入する。濡れた部分が 10 mm 以上を正常，5 mm 以下を異常と判定する。

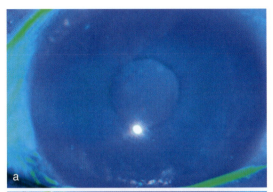

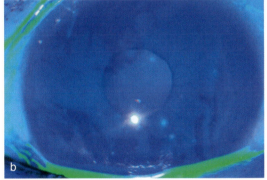

図 5-4　涙液層破壊時間（BUT）

フルオレセインで染色された涙液層が破壊される（黒い部分）までの時間をいう。

　　a．破壊前　b．破壊後

2　涙器疾患の検査

1．涙液分泌・安定性の検査

a．シルマー試験 Schirmer test（図 5-3）

　1903 年に Schirmer によって開発された方法で，再現性，正確性に問題がありながら，その簡便さから涙液分泌量の標準検査法として世界的に使用されている。

　シルマー試験には 35×5 mm の濾紙が使用される。この濾紙を 5 mm のところで折り曲げて，下結膜囊耳側に挿入する。基本的に点眼麻酔は用いず，測定中，被検者にはまっすぐ正面を見させて，瞬目は普通に行わせる。5 分後に検査用紙の濡れた部分の長さを折り目のところから測定する。10 mm 以上を正常，5 mm 以下を異常と判定する。これは第Ⅰ法であり，**基礎分泌**と結膜囊内貯留涙液量と**反射性分泌**の総和をみていることになる。

　また，検査による痛みを軽減するために点眼麻酔後に行う第Ⅰ法変法もある。これは理論的には反射性分泌を除いた基礎分泌と結膜囊内貯留涙液量をみることになるが，実際には第Ⅰ法より値が高くなる場合もあり，何をみているかについては議論がある。ほかに，綿花による鼻刺激を用いる第Ⅱ法，鼻腔に綿棒を挿入して鼻刺激を行う第Ⅱ法変法，光刺激を用いる第Ⅲ法などがあり，これらは反射性分泌を主としてみていることになる。

b．涙液層破壊時間 tear film breakup time（BUT）（図 5-4）

　涙液層の安定性をみる検査である。基本的な方法としてはフルオレセインナトリウムを滴下し，ブルーフィルターを入れた細隙灯顕微鏡で観察する。完全な瞬目後にフルオレセインで染色された

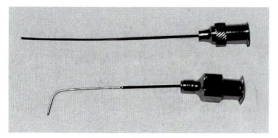

図 5-5　涙管洗浄針
先端を涙点から挿入して使用する。先端のまっすぐなものや曲がったものがある。

涙液層が破壊されて，黒く観察される部分が現れるまでの秒数を計測する。検査の際には，眼瞼を検者の指で持ち上げてはならない。正式には3回測定した平均値とする。10秒以上を正常，5秒以下を異常と判定する。

2. 涙道の検査

a. フルオレセイン点眼試験

フルオレセイン点眼後，正常では3分で結膜囊にほとんど色素が残らない状態となるが，この時間が長いと涙液排出が不十分であるとわかる。また，鼻をかませてフルオレセインによる着色をみて，鼻道の開存を確認することもできる。

b. 通水

生理食塩水を満たした注射器に，先が鈍になっている涙管洗浄針（図 5-5）を付け，涙点から挿入し，涙小管に沿って針を進めたのち，注射器内の生理食塩水を灌流する。生理食塩水が鼻まで通過すれば，被検者の涙液排出系は開存していると判断できる。通過していない患者で涙囊炎を起こしている場合は，涙点から涙囊内の膿が逆流する。

c. 涙道造影（図 5-6）

造影剤を涙点から注入してX線写真を撮影することにより，涙道がどこで閉塞・狭窄しているかを判定できる。正常の涙囊は米粒大にうつる。

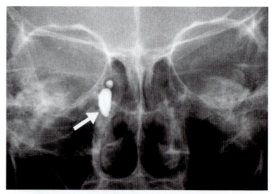

図 5-6　鼻涙管閉塞患者の涙道造影所見
造影剤が涙囊内に貯留しており，涙囊が拡張しているのがわかる（矢印）。

d. 涙道内視鏡

涙道内視鏡は直径が0.9mmであり，涙点から挿入して，涙小管から鼻涙管下鼻道開口部までの涙道内腔を直接観察することができる。検査のみならず，涙道内視鏡のおかげで，涙管チューブ挿入術が安全，確実に行えるようになった。

3　涙道疾患

1. 鼻涙管閉塞 nasolacrimal obstruction

a. 先天鼻涙管閉塞

生下時には鼻涙管は開通していないことが多く，多くはハスナー弁付近で膜様に閉鎖している。通常は成長とともに開通が得られるが，開通が得られない場合，流涙や涙囊炎の原因となるため，治療として**涙管ブジー** lacrimal probe を行う。ブジーは可能な範囲で径の大きいものを選択し，涙点より挿入して鼻側へ針を進め，骨壁に当たったところで下方に方向を変え，ゆっくりと鼻腔まで通す。

b. 後天鼻涙管閉塞

女性の頻度が高く，これは女性の方がもともと

BUT 短縮型ドライアイ　　　　　　　　　　　　　　　　　　　　　　　　　　TOPICS ❶

最近は涙液の分泌はある程度保たれているにもかかわらず，涙液層破壊時間（BUT）が短い BUT 短縮型ドライアイが問題となっている。角結膜の点状びらんなどがあまりないにも関わらず，乾燥感，痛み，眼精疲労などの自覚症状が強い。開瞼すると5秒以内に丸い形の涙液層破壊が起こるのだが，開瞼した瞬間にこれが認められる例もある。つまり，涙液層がそもそも適正に形成されないのである。

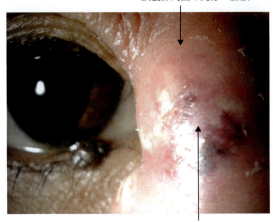

図5-7 急性涙囊炎（涙囊部周囲の発赤・腫脹、涙囊部皮膚の発赤・腫脹）

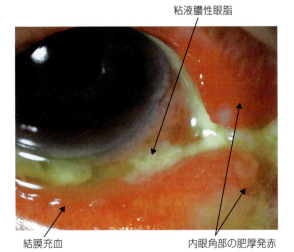

図5-8 涙小管炎（粘液膿性眼脂、結膜充血、内眼角部の肥厚発赤）

涙道が狭いためと考えられている。慢性涙囊炎の主要な原因となる。先天性のものと異なり涙管ブジーのみではまたすぐ閉塞するため，シリコーンチューブ留置術や**涙囊鼻腔吻合術** dacryocystorhinostomy（DCR）が必要となる。

涙囊鼻腔吻合術は後天鼻涙管閉塞の根治術であり，鼻涙管の閉塞部はそのままにして，涙囊と鼻腔とを直接つなぐ形となる。そのため鼻骨をけずって開窓する必要がある。従来は涙囊側からアプローチする鼻外法が一般的であったが，最近は侵襲が少なく美容的に優れる鼻腔側からアプローチする鼻内法が行われるようになってきている。シリコーンチューブを数カ月間留置し，吻合が確立してから抜去する。

2. 涙囊炎 dacryocystitis

a. 慢性涙囊炎 chronic dacryocystitis

多くは後天鼻涙管閉塞をベースに発症する。涙囊内に貯留した涙液に細菌感染が生じ，膿が貯留した状態となっている。症状として**流涙，眼脂**を生じ，通水を行うと**膿の逆流**を認める。起炎菌としては肺炎球菌やブドウ球菌，レンサ球菌が多い。長期化すると結膜炎や眼瞼炎を合併してくることも多く，ときに点状表層角膜症を生じる。また，白内障などの眼内手術にあたって慢性涙囊炎の存在を看過して手術にのぞむと，術後眼内炎の発症につながる。

b. 急性涙囊炎 acute dacryocystitis（図5-7）

慢性涙囊炎をベースとして急性増悪した状態をいう。炎症が涙囊外に波及しており，涙囊部およびその周囲の発赤・腫脹を認め，疼痛を伴っている。抗菌薬の全身投与による治療が必要であり，重症例では皮膚側から穿刺排膿する。消炎後にベースとなっている鼻涙管閉塞の治療を行う。

3. 涙小管炎 lacrimal canaliculitis

涙小管の感染による炎症であり，まれな疾患だが中高年の女性に多い。長期にわたる粘液膿性眼脂，流涙（とくに血性涙液は特徴的），内眼角部の肥厚発赤，結膜充血を認める（図5-8）。適切に診断がなされずに，片眼の慢性あるいは再発性結膜炎として放置されていることもある。原因菌としてアクチノマイセスなどの放線菌が多く，菌が涙小管炎内で塊（菌石）を形成している。根治には抗菌薬投与だけでなく，菌石の摘出が必要である。

4 涙腺疾患

1. 涙腺炎 dacryoadenitis

a. 急性涙腺炎 acute dacryoadenitis

種々のウイルス性疾患（インフルエンザ，流行性耳下腺炎，帯状疱疹など）などに伴って生じる。耳

上側眼瞼の発赤・腫脹，その周囲の結膜充血を認める。また**猫ひっかき病**として生じる *Bartonella henselae* による急性涙腺炎を**パリノー眼腺症候群** Parinaud oculoglandular syndrome という。

b. **慢性涙腺炎** chronic dacryoadenitis

原因としてはサルコイドーシス，結核，梅毒など多くのものがある。耳上側眼瞼が腫脹し，腫瘤を触知するが，発赤や結膜充血はあまり認めない。また，特発性に両側の涙腺と唾液腺の慢性の腫脹を伴う疾患を**ミクリッツ病** Mikulicz disease という。ミクリッツ病は IgG4 血症と関連していることが最近わかってきている。

2. シェーグレン症候群 Sjögren syndrome

涙腺と唾液腺に対する自己免疫反応により両腺組織が破壊され，涙液と唾液の分泌が障害された病態である。涙腺と唾液腺には多数のリンパ球浸潤を認める。中高年の女性に多い疾患であり，重症のドライアイとなるため角結膜の点状びらんを生じ（図 5-9），乾燥感，異物感，眼痛，視力低下を生じる。なお，ほかの膠原病を伴うものは secondary Sjögren，伴わないものは primary Sjögren といわれている。

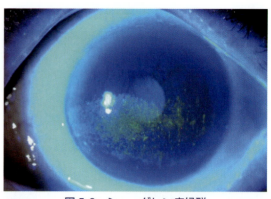

図 5-9　シェーグレン症候群
涙液減少による乾燥のため点状表層角膜症を生じ，角膜に点状にフルオレセイン染色像を認める。

3. ワニの涙症候群 crocodile tear syndrome

顔面神経唾液腺分泌線維の涙腺への異常分布により，食事の際に涙腺が刺激されるようになる。食事に際して泣く「**ワニの空涙**」にちなんでこの名がある。先天性と後天性があり，後天性は顔面神経麻痺の神経再生過程で生じる。

4. 涙腺腫瘍 lacrimal gland tumor

上皮性とリンパ球性がほぼ半数ずつを占める。上皮性としては多形腺腫，腺様嚢胞癌，リンパ球

涙点プラグ punctal plug — COLUMN

ドライアイの重症例に関しては，涙点を閉鎖して涙道への涙液の流れを遮断し，涙液の眼表面での貯留量を増やすと有効である。手術的に縫合で閉鎖をはかることもあるが，可逆的な長期閉鎖として涙点プラグが使用でき，これにより上下涙点をふさぐことでドライアイの症状が劇的に改善する。プラグ脱落や肉芽形成，感染などの問題があるものの，ドライアイに対する一般的な治療として現在汎用されている。

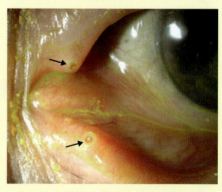

涙液層別治療 tear film oriented therapy（TFOT） — TOPICS❶

最近のドライアイ治療は涙液層のどの部分が障害されているかを考えて，油層，液層（水分＋ムチン），角結膜上皮の各々をターゲットにして治療を考えるという TFOT という概念が広がりつつある。例えば，油層が悪いなら，油を分泌するマイボーム腺の機能をよくする温罨法や眼瞼清拭，液層（水分）については人工涙液点眼，ヒアルロン酸点眼，涙点プラグ，ムチンについてはその分泌を促すジクアホソル点眼，レパミド点眼，角結膜上皮に対しては消炎をはかるステロイド点眼，レパミド点眼を使用する。

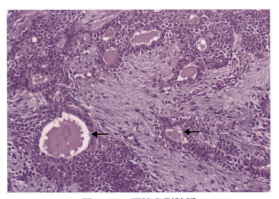

図 5-10　涙腺多形腺腫
涙腺の上皮性腫瘍のなかで最も頻度が高い。管腔構造（矢印）を呈する上皮成分と間葉成分からなる混合腫瘍である。（島根大学医学部眼科　兒玉達夫先生御提供）

性としては悪性リンパ腫が代表的なものである。

a. 多形腺腫 pleomorphic adenoma

　涙腺の上皮性腫瘍のなかで最も頻度が高い。青壮年の男性に多い。管腔構造を呈する上皮細胞，それを裏打ちする紡錘形細胞からなる上皮成分，筋上皮細胞由来で粘液腫様，平滑筋腫様を示す間葉成分からなるため（図5-10），涙腺混合腫瘍ともいわれている。基本的には良性で，進行は緩徐だが，取り残して再発を繰り返すと悪性化することがある。

b. 腺様嚢胞癌 adenoid cystic carcinoma

　浸潤性で痛みを伴い，予後は不良である。病理学的には，管腔内に粘液を有するスイスチーズ様の小嚢胞腔を形成するのが特徴である。

c. 悪性リンパ腫 malignant lymphoma

　眼窩に発症するリンパ腫と類似点が多い。炎症を基盤として発症し，B細胞性のものが多く，とくに比較的予後の良い MALT lymphoma が多い。いわゆる**炎性偽腫瘍** reactive lymphoid hyperplasia との鑑別が病理検査でも難しいことが多く，その単クローン性を PCR を用いた免疫グロブリン遺伝子再構成で確認する。

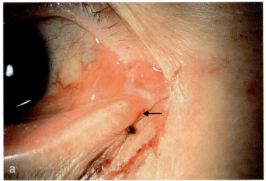

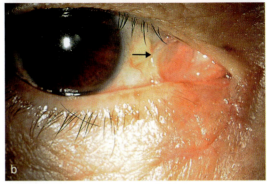

図 5-11　涙小管断裂
a. 矢印の部位で涙小管が断裂している。
b. 矢印の部位にシリコーンチューブがあり，再建された涙小管を経て鼻腔へとつながっている。

5　涙器の外傷

　涙器の外傷はいろいろあるが，とくに**涙小管断裂** laceration of lacrimal canaliculus においては手術的な再建が重要であり，涙管の断端を発見し（涙点側は涙点よりブジーを挿入することで発見できる），涙小管とその周囲の創口を適切に縫合するだけでなく，涙小管内にシリコーンチューブを長期に留置する必要がある（図5-11）。

抗癌薬による涙道閉塞　　　　　　　　　　　　　　　　TOPICS ❷

　近年種々の抗癌薬が開発され，癌の保存的治療が飛躍的に進歩して注目されているが，一方で，その副作用が問題となっている。涙道，とくに涙点付近は活発に上皮が増殖しており，抗癌薬の副作用で涙道が閉塞して流涙を訴えるケースがある。とくに 5-フルオロウラシルのプロドラッグを含有した薬剤で高頻度に生じ，角膜上皮障害とともに注目されている。

国試過去問題によるアプローチ●涙器疾患

流涙に関連する問題が出題されている。

【第104回 D-55】

42歳の女性。左眼の流涙を主訴に来院した。数年前から左眼に涙がたまりやすいことを自覚しており、1年ほど前から流涙をきたすようになった。涙道造影で涙嚢は正常に描出されており、そこから尾側の鼻涙管が造影されない。

治療として適切なのはどれか。
- a. 涙嚢摘出術
- b. 下甲介切除術
- c. 涙小管形成手術
- d. 涙嚢鼻腔吻合術
- e. 鼻内前頭洞手術

● 解説　涙液が鼻へと流れていく涙道のルートをしっかりと覚えておけば、自ずと答えは明らかである。涙嚢まで造影されて鼻涙管が造影されないのであれば鼻涙管閉塞の状態なので、涙嚢鼻腔吻合術を行う。涙嚢鼻腔吻合術には鼻外法と鼻内法がある。

【第106回 D-58】

67歳の男性。頭痛と右下眼瞼の痛みとを主訴に来院した。3か月前から右眼に流涙があり、3日前から右下眼瞼に痛みを伴うようになった。2日前から頭痛があり、次第に増悪してきたため受診した。体温38.5℃。脈拍76/分、整。血圧118/76mmHg。右下眼瞼の腫脹を認める。項部硬直を認める。血液所見：赤血球420万、Hb 13.0g/dl、Ht 37％、白血球21,000（桿状核好中球20％、分葉核好中球60％、好酸球1％、単球2％、リンパ球17％）、血小板21万。CRP 18mg/dl。

右下眼瞼の写真を示す。

直ちに行うべき治療として適切なのはどれか。2つ選べ。
- a. 切開排膿
- b. 結膜嚢の洗浄
- c. 下眼瞼の睫毛抜去
- d. 抗菌薬の点滴静注
- e. アシクロビル眼軟膏の塗布

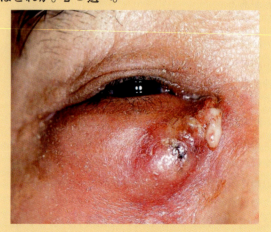

● 解説　流涙が以前からあり、右眼の内眼角に発赤腫脹のあることから、急性涙嚢炎と考えられる。右下眼瞼に発赤腫脹が拡大しており、蜂巣炎の状態となっていること、熱発も伴っていることから、治療を急ぐ状況であり、下眼瞼を切開して排膿し、抗菌薬の点滴静注を行う。

― 創作問題によるアプローチ ● **涙器疾患** ―

涙液の基礎知識やシェーグレン症候群もおさえておこう。

【例題1】
涙液分泌について正しいのはどれか。
a. 主涙腺は上眼瞼の中央に位置している。
b. 結膜にある杯細胞から油が供給される。
c. マイボーム腺からムチンが供給される。
d. 眼瞼結膜下組織に副涙腺としてモル腺がある。
e. 円蓋部結膜下組織に副涙腺としてクラウゼ腺がある。

● 解説　眼表面に形成される涙膜は主涙腺（上眼瞼耳側に位置している）・副涙腺（結膜下組織に位置している，ウォルフリング腺とクラウゼ腺がある）から供給される涙液と，結膜の杯細胞から供給されるムチン，マイボーム腺から供給される油から形成されている。モル腺は睫毛に付随した汗腺であり，涙液とは関係がない。

【例題2】
シェーグレン症候群について正しいのはどれか。
a. SS-A抗体が低下する。
b. 結膜の杯細胞が減少する。
c. 眼表面と口腔以外が乾燥することはない。
d. 関節リウマチを伴う場合はprimaryである。
e. 角膜にはびらんを生じるが，結膜にはびらんを生じない。

● 解説　シェーグレン症候群は自己免疫疾患であり，SS-A抗体やSS-B抗体が高値を示すことが多い。関節リウマチなどの膠原病を伴うsecondary Sjögrenと，伴わないprimary Sjögrenがある。ほかの分泌線が障害されることもあり，眼表面と口腔以外の粘膜も乾きやすくなることがある（ドライバジャイナなど）。結膜にあるムチンを分泌する杯細胞が減少するため，涙液の角結膜表面への乗りが悪くなる。角膜だけでなく結膜にも点状のびらんが生じるのが重症ドライアイの大きな特徴であり，シェーグレン症候群もまさにそうである。

【第104回D-55】正解d　【第106回D-58】正解a,d　【例題1】正解e　【例題2】正解b

第6章
結膜疾患

> **ESSENCE**
> 　結膜は，眼表面をおおう粘膜組織であるが，外界に接しているために感染やアレルギーによる炎症が生じやすい．充血，濾胞，乳頭，浮腫，眼脂などは重要な結膜炎の臨床所見である．アレルギーが関連する病態としては，アレルギー結膜炎，春季カタル，アトピー角結膜炎などがあり，炎症所見に加えて強い瘙痒感が生じる．またアデノウイルスなどによるウイルス感染症（流行性角結膜炎など）は，感染性が強く，しばしば院内感染や大流行が生じうるので，注意が必要となる．

1　結膜の構造

　結膜 conjunctiva は眼表面をおおう粘膜組織で，角膜以外の部分をさす．**（眼）球結膜** bulbar conjunctiva と**（眼）瞼結膜** palpebral conjunctiva，その移行部である**結膜円蓋** conjunctival fornix からなる．表面は涙液で保護されている重層扁平上皮組織であり，上皮 epihelium には結膜上皮細胞以外に粘液を分泌する**杯細胞** goblet cell がある．上皮下には血管や各種の細胞が豊富に存在する．眼球とは疎に結合し，眼球を保護し，滑らかに運動させる機能がある（図6-1）．

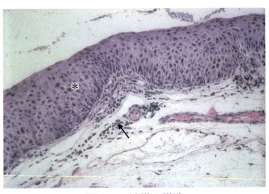

図 6-1　結膜の構造
重層扁平上皮（＊）の下層に多数の血管と線維芽細胞がみられる．リンパ球を主とした炎症細胞（矢印）が上皮下組織に集簇している．

2　結膜の病像

　結膜は眼表面 ocular surface を形成し，外界に直接接している部位である．そのため，感染症やアレルギーなどの炎症を生じやすい特徴があり，さまざまな臨床所見がみられる．

1. 充血　hyperemia

　結膜血管の拡張によって生じる．結膜充血 conjunctval hyperemia（図6-2）は広く炎症性疾患でみられる．角膜周囲の深在性血管によるものは**毛様充血** ciliary injection といい，眼内炎症に伴ってみられることが多い（→ぶどう膜 p.142表8-1）．

2. 濾胞　follicle

　結膜円蓋から（眼）瞼結膜にかけてみられるドーム状の隆起性結節であるが，リンパ球，とくにBリンパ球を主としたリンパ濾胞である．生理的にもみられるが，**濾胞性結膜炎** follicular conjunctivitis として，クラミジア結膜炎，アデノウイルス結膜炎およびアレルギー結膜炎などで増加する．炎症を伴わないものを**結膜濾胞症**という（図6-3）．

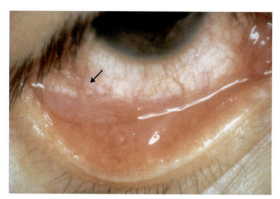

図 6-2　結膜充血
(眼)球結膜および(眼)瞼結膜の多数の血管が拡張している(矢印)。

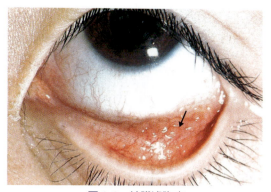

図 6-3　結膜濾胞症
結膜円蓋部にドーム状の濾胞がみられる(矢印)。アレルギー結膜炎の症例である。それぞれの濾胞の周囲に血管が走行している。

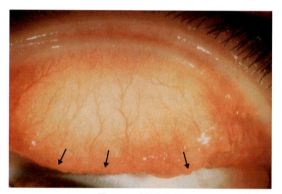

図 6-4　結膜乳頭
結膜上皮自体が増殖する変化である。上(眼)瞼結膜の円蓋部に多くみられる(矢印)。慢性炎症に伴って出現する。

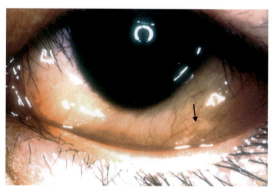

図 6-5　結膜浮腫
(眼)球結膜全体が滲出液によって腫れた状態である(矢印)。Ⅰ型アレルギーの即時相反応の典型である。

3. 乳頭 papilla

　種々の炎症が継続することによって，結膜上皮自体の肥厚と，上皮下に血管や炎症細胞によって線維性増殖組織が形成され，(眼)瞼結膜表面から突起して見える病変である(図 6-4)。乳頭と濾胞は肉眼的な区別が困難であるが，細隙灯顕微鏡を用いると，乳頭ではそれぞれの中央から血管網が広がって認められ，濾胞では血管は中心部に入らず周囲にみられることから鑑別される。直径 1 mm 以上の乳頭は巨大乳頭 giant papilla といい，春季カタルで典型的にみられる(→ p.105参照)。

4. 浮腫 edema

　炎症性滲出液の貯留により腫れた状態であり，(眼)球結膜にみられる(図 6-5)。アレルギー性結膜疾患でしばしばみられる。

5. 眼脂 eye discharge

　粘液，瞼板腺分泌物，脱落した上皮細胞，血液細胞などからなる結膜の分泌物である。炎症の原因によってその性状が異なる。細菌性結膜炎では粘液膿性眼脂，ウイルス性結膜炎およびアレルギー性結膜疾患では漿液性眼脂を呈する。

6. 結膜下出血 subconjunctival hemorrhage

　主に(眼)球結膜に赤い斑点としてみられる(図 6-6)。大小さまざまで，原因が明らかな場合には外傷，血液凝固障害などがあるが，原因不明の場合が多く，自然に消退する。感染性では急性出血性結膜炎で出現する。

7. 偽膜 pseudomembrane

　強い炎症において，線維素性滲出物を土台に形

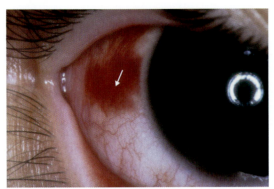

図 6-6　結膜下出血
（眼）球結膜にしみ状の広がりをもってみられる（矢印）。約1週間程度で自然吸収するもので，治療の必要はない。

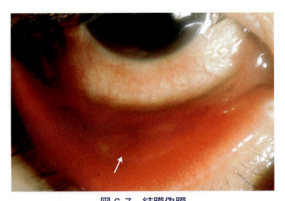

図 6-7　結膜偽膜
線維素性成分と脱落した上皮によって膜状に剝離したもの（矢印）。重症例のアデノウイルス結膜炎やスチーブンス・ジョンソン症候群などでみられる。

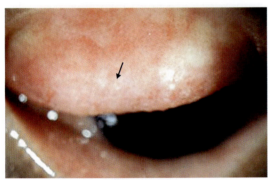

図 6-8　結膜瘢痕
結膜表面が不整となり，線維化によって結膜は短縮化すると同時に，乾燥化の変化（矢印）を伴うことが多い。

成される，結膜表面にみられる膜様物をさす（図6-7）。上皮成分が含まれるが，炎症の結果として脱落した上皮である。乳幼児のウイルス性結膜炎でしばしばみられる。これは上皮構造が未熟なために，感染した上皮全体が脱落するために生じるが，剝離しても出血することは少ない。一方，成人では重症のウイルス性結膜炎やスチーブンス・ジョンソン症候群 Stevens-Johnson syndrome でみられるが，小児とは異なり，上皮全体は脱落せず，剝離すると出血する。

8. 瘢痕化 cicatrizing change

結膜炎症の後遺症として，結膜の形態構造が瘢痕性に不可逆性変化を起こした状態である。これまでに述べた結膜の病像はほとんどが炎症の消退とともに発症前の結膜の正常状態へ戻るが，瘢痕化では線維化（図6-8）を生じたり，結膜囊の短縮化などが軽症例でみられる。重症例では**瞼球癒着** symblepharon を生じる。結膜囊短縮化はアトピー角結膜炎でしばしばみられ，瞼球癒着はかつてトラコーマでみられたが，現在はスチーブンス・ジョンソン症候群などでみられる。**眼瞼内反** entropion や**睫毛乱生** trichiasis を合併することもある。

3　アレルギー性結膜疾患

Ⅰ型アレルギーが関与する結膜の炎症性疾患で（図6-9），瘙痒感，眼脂，流涙など何らかの自他覚症状を伴うものをアレルギー性結膜疾患 allergic conjunctival diseases とよぶ。アレルギー性結膜疾患はアレルギー結膜炎，春季カタル，アトピー角結膜炎，巨大乳頭結膜炎などに分類される。

1. アレルギー結膜炎 allergic conjunctivitis

結膜に増殖性変化のみられないアレルギー性結膜疾患がアレルギー結膜炎である。花粉，ダニ，ハウスダストなどによって生じる。症状の発現が季節性のものと通年性のものとがある。花粉によるものは**花粉性結膜炎**ともよばれる。

a. 症状
眼瘙痒感，眼脂，流涙などの自覚症状があり，結膜充血，浮腫，腫脹などを示す。

b. 治療
抗アレルギー点眼薬，副腎皮質ステロイド点眼

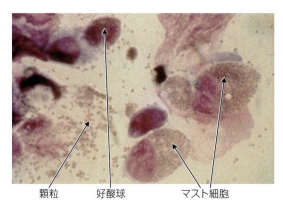

顆粒　　好酸球　　　　マスト細胞

図6-9　結膜のアレルギー炎症の擦過標本
アレルギー結膜炎の結膜擦過標本において，好酸球や大型のマスト細胞と放出された化学伝達物質の顆粒がみられる（ギムザ染色）。

薬などを投与する。抗アレルギー点眼薬には化学伝達物質遊離阻害薬と抗ヒスタミン薬があり，即効性は後者が強い。鼻炎を併発している場合は抗ヒスタミン内服薬も有効である。原因抗原が明らかな場合は，それを除去ないし防護するための対策を施す。

2. 春季カタル　vernal keratoconjunctivitis

　結膜に増殖性変化がみられるアレルギー性結膜疾患をさす。結膜の増殖性変化とは，（眼）瞼結膜の乳頭増殖，輪部結膜の腫脹や堤防状隆起などをいう。アトピー性皮膚炎や気管支喘息などの複数のアレルギー疾患を合併する症例もみられる。
　春季カタルは5歳頃から発症し，学童期を通して慢性に経過する。男児に多く，女児はまれである。季節性では春に増悪するほか，秋にも再燃することがある。思春期になると自然寛解することが多いが，アトピー性皮膚炎合併例では思春期以降にも寛解せず，難治である。（眼）瞼結膜に巨大乳頭がみられる病型を**眼瞼型**とよび，輪部結膜に主病変をもつものを**眼球型**，両者がみられるものを混合型に分類する。わが国では眼瞼型が多いが，熱帯諸国では眼球型が多い。

a. 症状

　自覚症状は著しい眼瘙痒感が最も多いが，異物感や眼痛を訴えることも多い。これは巨大乳頭 giant papilla のための角膜障害によるものであり，重症例ほど強い。また眼脂 discharge，流涙もみられる。多数の乳頭が密集してみられる状態を**石垣状巨大乳頭**（図6-10）といい，上眼瞼結膜にみられる春季カタルに特異的な病変である。上皮の肥厚と上皮化に多数の好酸球，マスト細胞を含む線維増殖性変化である。瞼結膜全体が腫脹し，粘性の眼脂を伴う。
　このような眼瞼型では，角膜に落屑様点状表層角膜症，角膜びらん，**角膜シールド（楯状）潰瘍** corneal shield ulcer（図6-11），**角膜プラーク**などの種々の角膜病変がみられる。角膜シールド潰瘍の潰瘍底には壊死した上皮が堆積しており，それが上皮面を越えたものを角膜プラークという。角膜病変が繰り返して生じると，血管侵入や角膜片雲などの視力障害を残す。
　眼球型では輪部に沿って，上皮が堤防状に腫脹する病変がみられる。その中に小さな粒状の斑状結節がみられるものを**トランタス斑** Trantas spot（図6-12）といい，好酸球の集簇したものである。

b. 治療

　抗アレルギー点眼薬と併用して免疫抑制点眼薬を使用する。増悪時にはステロイド点眼薬を追加するほか，ステロイド内服薬やステロイド薬局所注射が有効である。治療抵抗例では外科的に乳頭を切除する。

免疫抑制点眼薬　　　　　　　　　　　　　　　　　　　　　　　　　　　　　　　　　TOPICS ❶

　免疫抑制薬はカルシニューリン阻害薬ともいい，とくにTリンパ球への抑制作用に特化した薬剤である。ステロイド薬と作用的には類似しているが，ステロイド薬が細胞性免疫と体液性免疫の両者を抑制するのに対し，免疫抑制薬は細胞性免疫のみを抑制することで，臓器移植の拒絶反応を抑制する目的で広く使用されている。点眼薬としては最近，シクロスポリン ciclosporin（パピロック®ミニ0.1%）とタクロリムス（タリムス®0.1%）の2剤が臨床応用された。いずれも春季カタルを適応症として使用されている。強い抗炎症作用をもつが，ステロイド点眼薬にみられる眼圧上昇の副作用がないので，長期間の使用も可能な点眼薬として，慢性の経過をとる春季カタルの治療・管理に用いられる。ただし，点眼時の刺激感が比較的高いほか，麦粒腫や眼瞼ヘルペスなどの感染症を惹起することが副作用として報告されており，注意が必要である。

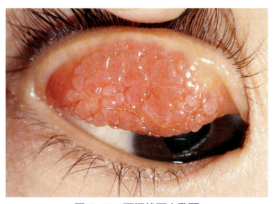

図 6-10　石垣状巨大乳頭
春季カタルに特徴的な上眼瞼結膜にみられる変化である。多数の巨大乳頭が密集し、活動性が高いほど隆起する。線維性の白い眼脂を伴っている。

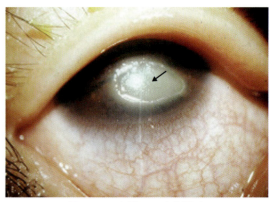

図 6-11　角膜シールド潰瘍
春季カタルの角膜合併症であり、白色堆積物を潰瘍底に伴う特異的な潰瘍である（矢印）。堆積物がさらに高まると角膜プラークとなる。

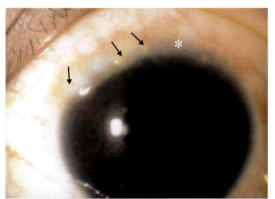

図 6-12　輪部増殖病変とトランタス斑
上方輪部に上皮が腫脹した病変（＊）があり、その中に白点の小さな隆起が散在している。これをトランタス斑（矢印）といい、好酸球の集簇と考えられる。

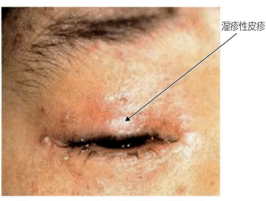

図 6-13　アトピー角結膜炎の眼瞼病変
アトピー性の湿疹局面を上下眼瞼に認める。眼瞼病変が増悪すると結膜病変も増悪することが多い。

3. アトピー角結膜炎 atopic keratoconjunctivitis

顔面に皮疹のあるアトピー性皮膚炎に合併する慢性角結膜炎で、増殖性病変を伴うことがあるものと定義される。

a. 症状

眼瘙痒感、異物感、眼脂などの自覚症状を示す。結膜病変はアレルギー結膜炎と同様のものから、眼瞼結膜に巨大乳頭を呈するものまで幅広い。点状表層角膜症などの角膜病変が多くみられる。

結膜に色素沈着や結膜嚢短縮化がみられることがある。

b. 治療

通年性アレルギー結膜炎の性格をもつので、抗アレルギー点眼薬とステロイド点眼薬を併用する。アトピー性皮膚炎の増悪によって眼瞼の皮疹（図6-13）や結膜病変も増悪しやすく、皮膚科的管理も必要である。

4. 巨大乳頭結膜炎 giant papillary conjunctivitis

コンタクトレンズ、義眼、手術用縫合糸等の刺激によって引き起こされる、増殖性変化を伴う結膜炎と定義される。上眼瞼に巨大乳頭を生じるが、春季カタルよりも小さい（図6-14）。

a. 症状

眼瘙痒感と異物感があり、コンタクトレンズに汚れが付着しやすくなる。

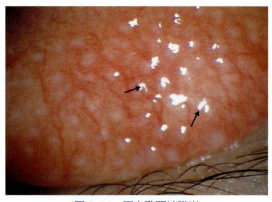

図 6-14　巨大乳頭結膜炎
ソフトコンタクトレンズを 10 年以上装用した症例にみられた巨大乳頭(矢印)。術後縫合糸や異物などによっても生じることがあるが，春季カタルよりは小さく，密集することはない。

b．治療

　コンタクトをはじめとする原因を除去することによって治癒する。コンタクトレンズは使い捨てタイプが巨大乳頭結膜炎を生じにくい。抗アレルギー点眼薬を投与する。

5．フリクテン結膜炎 phlyctenular conjunctivitis

　輪部結膜の充血に囲まれた灰白色結節であり，結膜上皮病変を伴う。再発を繰り返し，フリクテン角膜炎へ進展することもある。

　結核菌，ブドウ球菌，ヘモフィルス属細菌などの微生物に対する遅延型免疫反応によると考えられているが，原因は明らかではない。

　学童期から成人までの若年女性に多くみられる。ステロイド点眼薬が有効である。

4　ウイルス感染症

1．アデノウイルス結膜炎 adenoviral conjunctivitis

　アデノウイルス adenovirus のうち，結膜炎を起こす型は 3，4，7，8，19，37 型などである。臨床症状から**流行性角結膜炎** epidemic keratoconjunctivitis(EKC)と**咽頭結膜熱** pharyngoconjunctival fever(PCF)の 2 つの病型が古くから知られている。流行性角結膜炎は 8，19，37 型，咽頭結膜熱は 3，4，7 型によるとされていたが，年齢，

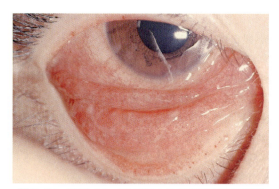

図 6-15　アデノウイルスによる急性濾胞性結膜炎
流行性角結膜炎症例にみられる急性濾胞性結膜炎。強い充血などの炎症所見を伴う。

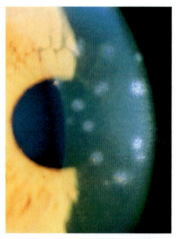

図 6-16　角膜上皮下混濁
アデノウイルス結膜炎発症から 10 日後頃より，角膜上皮下に斑状上皮下混濁がみられた。リンパ球による免疫反応の結果と考えられている。程度が強いと羞明を残す。

免疫状態などによって症状はさまざまで，型と病型は必ずしも一致しない。

　近年，新しい型が報告されており，現在 52 型から 56 型までがある(TOPICS ②参照)。これらのなかには結膜炎を生じる型もある。

a．症状

　流行性角結膜炎では，自覚的には流涙，羞明，眼痛などを示す。**急性濾胞性結膜炎**(図 6-15)を呈し，点状表層角膜症を伴う。**耳前リンパ節腫脹**がみられる。発症 7 日後頃から角膜上皮下混濁が出現する。**アデノウイルス結膜炎潜伏期**は 1～2 週間である。軽い風邪症状があるが，全身症状は少なく，時期をずらして両眼発症することが多い。眼脂は漿液性である。

約3週間以内に自然治癒するが、角膜上皮下混濁（図6-16）によって霧視が残ることもある。小児やアトピー性皮膚炎の合併例などでは**偽膜結膜炎**がみられる。咽頭結膜熱でも急性濾胞性結膜炎を生じるが、流行性角結膜炎よりは軽度で、上気道炎や発熱などの全身症状は強い。治癒までの期間は10日以内が多くて片眼例が多く、小児でよくみられる。とくに夏季に夏風邪として流行することが多く、**プール熱**とよばれる。

b. 診断

急性濾胞性結膜炎、**耳前リンパ節腫脹**、**角膜上皮下混濁**を3主徴といい、臨床診断の根拠となる。ウイルス学的診断はウイルス分離のほか、PCR（polymerase chain reaction）法によってアデノウイルスDNAを証明する。免疫クロマトグラフィ法による結膜擦過物の迅速診断は短時間に結果が得られるが、感度は約70％と高くない。

c. 治療

アデノウイルスに対する特異的な抗微生物薬はなく、重複感染予防の目的で抗菌点眼薬を用い、点状上皮下混濁に対してステロイド薬点眼を行う。

d. 予防

伝染性の高い感染症であり、学校伝染病にも指定されている。手指やタオル、衣類などを介して**院内感染**や家族内感染を起こしやすい。感染を防ぐには流水による手洗いが最も重要であり、ポビドンヨード、消毒用エタノール（80％以上）などが有効である。

2. エンテロウイルス結膜炎 enteroviral conjunctivitis

エンテロウイルスenterovirusによって急性出血性結膜炎acute hemorrhagic conjunctivitis（AHC）が引き起こされる。**エンテロウイルス70**（EV70）とコクサッキーウイルスA24変異株（CA24v）が

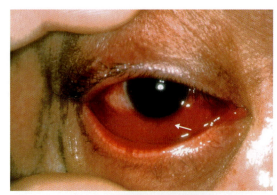

図6-17　急性出血性結膜炎
エンテロウイルスによる急性出血性結膜炎で高頻度にみられる結膜下出血（矢印）。球結膜の広い範囲に生じ、（眼）瞼結膜まで拡大することもある。

結膜炎を起こす。

a. 症状

潜伏期は1〜2日と短い。ほとんどが両眼性となり、耳前リンパ節腫脹がみられる。（眼）瞼結膜には、充血と濾胞を強く認める急性濾胞性結膜炎を示す。（眼）球結膜の出血は特徴的で70〜90％に出現する（図6-17）。発症初期に点状表層角膜症がみられるが、流行性角結膜炎のように点状上皮下混濁を残すことはまれである。

b. 診断

（眼）球結膜出血を伴う急性濾胞性結膜炎の臨床所見とウイルス分離によって診断されるが、エンテロウイルス70はウイルス分離が不可能であるため、現在はPCR法によってウイルス学的診断が行われる。

c. 予防・治療

アデノウイルス結膜炎と同様に伝染性の高いウイルスで、院内や学校における感染が特徴である。特異的治療薬はなく、治療や消毒法はアデノウイルスに準じる。

新型アデノウイルス　　　　　　　　　　　　　　TOPICS❷

アデノウイルスの血清型serotypeは中和反応によって決められていたが、インフルエンザウイルスで一般的になってきている遺伝子検査法が広く行われてきた状況から、52型以降の新型アデノウイルスが相次いで報告されている。52型は消化器感染（下痢症）から検出され、53型および54型はわが国の流行性角結膜炎から分離されている。なかでも54型は8型変異株として1990年代から、わが国で継続的に検出されていたものである。55型は中国で流行した呼吸器感染症を引き起こしている。56型は国内で結膜炎症例が増加している。

このように51型までの型はウイルス分離および中和反応による結果であるが、52型以降は分類法が異なるので、今後は「型」typeに統一することが第9回国際アデノウイルス会議（ハンガリー、2009年4月）で決まった。

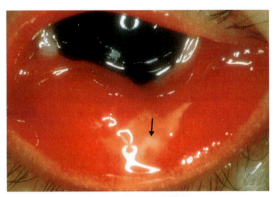

図 6-18 淋菌結膜炎
急速に進行する角結膜炎で，大量の膿性眼脂と偽膜形成（矢印）がみられる。性感染症による成人例が増加している。

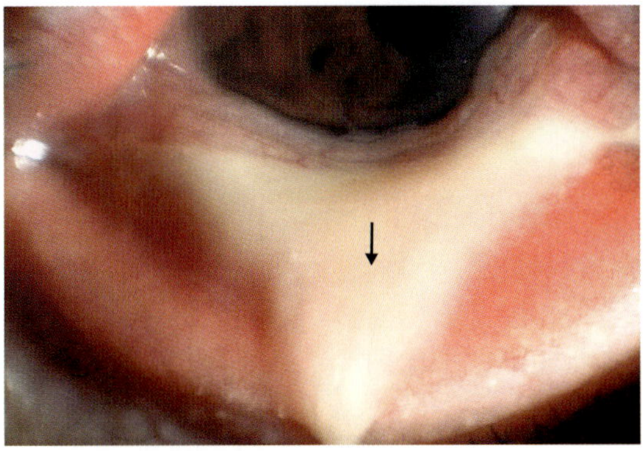

図 6-19 MRSA 結膜炎
寝たきり症例などの高齢者に多い。粘性の高い眼脂（矢印）がみられる。

3. その他のウイルス性結膜炎

単純ヘルペスウイルス，エコーウイルスなどが上気道炎症状を伴って急性濾胞性結膜炎を引き起こすことがある。片眼性が多く，流行性角結膜炎よりはおおむね軽症である。小児から30歳台までの成人にみられる。**水痘**，**ワクシニア**，**麻疹**，**風疹**などに合併する結膜炎もみられ，小児に発症する。眼部帯状疱疹の結膜炎は高齢者に多い。

5 細菌感染症ほか

1. 細菌性結膜炎 bacterial conjunctivitis

細菌性結膜炎は臨床的にはほぼ全例が片眼性で，膿性眼脂であり，起炎菌は年齢による特徴がある。成人よりも小児，高齢者に多い。

a. 症状

細菌性結膜炎の多くは，いわゆる急性カタル性結膜炎の所見を呈する。原因菌によって結膜所見や分泌物の性状が異なる。黄色ブドウ球菌 *Staphylococcus aureus* では，瞼縁に接する角膜周辺部に点状表層角膜炎を伴う。肺炎球菌 *Streptococcus pneumoniae* による結膜炎は乳幼児から学童期に多く，冬季に多い。コッホ・ウイークス菌 *Haemophilus aegyptius* およびインフルエンザ菌 *Haemophilus influenzae* も小児に多い結膜炎である。化膿性眼脂で，新生児の場合は淋菌 *Neisseria gonorrhoeae* が考えられる。成人でも性感染症として発症する（図 6-18）。進行が急速で，角膜炎から角膜穿孔に至ることがある。

b. 診断

迅速診断にはグラム染色，ギムザ染色などの塗抹検査が有用である。分離培養によって菌種同定や薬剤感受性検査を行う。

c. 治療

ほとんどの細菌性結膜炎は感受性のある抗菌点眼薬によって治療する。淋菌結膜炎では抗菌点眼薬頻回点眼に加えて，全身投与が必要であり，ペニシリン系，セフェム系抗菌薬などが有効である。メチシリン耐性黄色ブドウ球菌 methicilline-resistant *Staphylococcus aureus*（MRSA）による細菌性結膜炎（図 6-19）は黄色ブドウ球菌による結膜炎に類似しているが，ニューキノロン系にも反応せず，多くの抗菌薬に抵抗性がある。

2. クラミジア結膜炎 chlamydial conjunctivitis

クラミジア・トラコマティス *Chlamydia trachomatis* による角結膜炎である。1950年代以前に，わが国に蔓延していた**トラコーマ**は現在はみられないが，中近東からアフリカ諸国では流行が続いている。現在みられるのは成人封入体結膜炎であり，トラコーマとは *Chlamydia trachomatis* の血清型が異なる。封入体結膜炎は結膜炎以外に，慢性尿道炎，子宮頚部炎などの病歴を有することが特徴であり，産道感染の新生児を除くと，性的活動期の成人に多い。

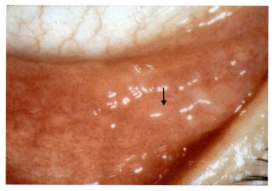

図 6-20 クラミジア結膜炎
円蓋部結膜に複数の濾胞が融合した堤防状の特徴的な濾胞（矢印）を呈する。発症後約 1 カ月経過後にみられた所見である。

a. 症状
片眼の急性濾胞性結膜炎として発症するが，2週間以上経過すると下（眼）瞼結膜に特徴的な堤防状の融合した濾胞（図 6-20）がみられる。トラコーマの慢性例では，角膜への血管侵入 pannus や結膜瘢痕化，眼球乾燥症などに至る。

b. 診断
臨床所見と酵素抗体法，蛍光抗体法などのクラミジア特異抗原に対する診断法や PCR 法によって診断する。

c. 治療
アミノグリコシド系，マクロライド系，フルオロキノロン系抗菌薬の頻回点眼や全身投与を行い，再発防止のために，セックスパートナーの治療も行う。

6 その他

1. 乾性角結膜炎 keratoconjunctivitis sicca（L）

涙液の減少のために，角膜，結膜に病変を生じた状態をさす。涙腺分泌不全によるものは自己免疫疾患と考えられ，**涙液分泌低下，唾液腺分泌低下，多発性関節炎**を伴うものを**シェーグレン症候群** Sjögren syndrome とよぶ。結膜瘢痕化のための 2 次性涙液減少によるものには，結膜杯細胞機能低下によって粘液減少を生じたものがある。

a. 症状
眼乾燥感，異物感，羞明などを訴える。（眼）球結膜は軽度に充血し，上皮障害部分が**ローズベンガル** rose bengal **液**で染色される。涙液分泌機能低下は**シルマー試験**によって示される。

b. 治療
涙液補充目的で，生理食塩水やヒアルロン酸ナトリウムなどの点眼を行う。結膜からのムチン分泌を増加させるジクアホソルナトリウムやレバミピド点眼薬も用いられる。涙点をシリコーン製プラグで閉鎖する方法（→涙器 p.98 COLUMN）も行われる。

2. 翼状片 pterygium

鼻側結膜から角膜へ侵入し，角膜側を先端として翼状にみられる病変である。結膜下に増殖組織がみられる。角膜への侵入が大きくなると，不正乱視など視力低下をきたす（図 6-21）。
原因は紫外線などで，屋外の労働従事者に多いといわれているが，不明である。治療は手術による切除であるが，再発も多い。

COLUMN ― ドライアイの定義・診断基準

2006 年の診断基準においては，1）涙液異常，2）角結膜上皮障害，および 3）ドライアイ症状の 3 つを満たしてドライアイ確定例と診断することが定められたが，涙液層の安定性低下をもつだけのドライアイ患者群が存在することがわかってきたことから，2016 年にドライアイの定義および診断基準が改訂された。角結膜上皮障害が診断基準から除外されている。

A. 定義
ドライアイは，様々な要因により涙液層の安定性が低下する疾患であり，眼不快感や視機能異常を生じ，眼表面の障害を伴うことがある。

B. 診断基準
BUT5 秒以下かつ自覚症状（眼不快感または視機能異常）を有する。

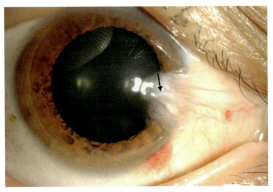

図 6-21　翼状片
通常，鼻側結膜から角膜へ侵入する結膜組織である。切除しても再発しやすく，再発例では眼球運動障害を合併することもある。

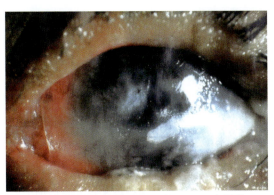

図 6-22　スチーブンス・ジョンソン症候群
主として薬物あるいは感染症などを契機として，全身の粘膜と皮膚を傷害する疾患である。全身の消炎後も角結膜に強い瘢痕化を残し，著しい視力低下をきたす。

3. スチーブンス・ジョンソン症候群 Stevens-Johnson syndrome

　重症型多形滲出性紅斑であり，同時に皮膚，粘膜が冒される。高熱とともに，口唇，口腔，結膜などに発赤，びらんなどの粘膜病変と，全身皮膚に紅斑，水疱が生じる。多くは**薬剤が原因**であるが，**感染に伴って発症**する場合もある。重症の偽膜性結膜炎から輪部機能障害のために，瘢痕性眼球乾燥症，瞼球癒着などに至る（図6-22）。
　初期から副腎皮質ステロイド薬の全身および点眼治療を行い，2次感染予防や涙液補充を行う。最近では，口腔粘膜細胞を用いた再生医療が試みられている。

4. 眼類天疱瘡 ocular pemphigoid

　結膜の広範囲の上皮障害を慢性的に反復する炎症性疾患である。上皮の抗基底膜抗体による病態で，輪部障害により角膜潰瘍，眼球乾燥症などを合併する重症な疾患である。

5. 結膜弛緩症 conjunctivochalasis

　（眼）球結膜は強膜上にあり，眼球表面を保護するとともに強膜に緩く接着して適度に運動する機能がある。（眼）球結膜と強膜の接着性の低下によって結膜の緩みが余剰になった状態を結膜弛緩

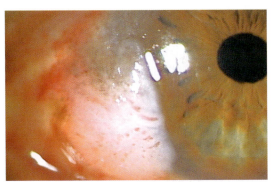

図 6-23　角結膜上皮内癌
右眼の鼻側角膜輪部にみられた腫瘍。灰白色の境界明瞭なカリフラワー状の隆起性病変であり，内部は血管に富み，いわゆる「打ち上げ花火状所見」を呈する。

症という。加齢によって生じ，異物感や不快感を訴える。症状により手術治療の適応となる。

6. 結膜腫瘍 conjunctival tumors（図6-23）

　結膜腫瘍は多くが良性腫瘍であり，類皮嚢腫，リンパ腫，色素母斑などがみられる。悪性腫瘍は全体の約10％であるが，悪性リンパ腫，扁平上皮癌，脂腺癌などが代表的である。
　臨床所見と病理組織学的検査により診断を行う。十分な切除を行うために，ぶどう膜や眼内への浸潤によっては眼球摘出あるいは眼窩内容除去を含めた広範な切除法を行う。

国試過去問題によるアプローチ●結膜疾患

結膜疾患の問題としては，第107回I-22のようなウイルス性結膜炎に関する問題はよく出題される（第104回I-18，第106回I-56，第107回E-35など）。クラミジア結膜炎は性感染症として出題されることがある。第105回D-34のようにドライアイに関する問題はしばしば出題されており，リウマチ関連疾患の眼病変についてひととおり理解しておく必要がある。アレルギー性結膜疾患に関しても第109回D-25のように近年出題がみられる。

【第107回I-22】

流行性角結膜炎について正しいのはどれか。
a. エンテロウイルスが原因である。
b. 潜伏期は1〜2日である。
c. 膿性眼脂が特徴である。
d. 角膜上皮下混濁を生じる。
e. プロスタグランディン関連薬の点眼治療を行う。

●解説　流行性角結膜炎について問う問題である。流行性角結膜炎はアデノウイルス感染症であり，急性濾胞性結膜炎，耳前リンパ節腫脹，角膜上皮下混濁が3主徴である。感染力が強くしばしば家族内感染を生じる。潜伏期間は約1週間，症状は10〜14日で消退する。咽頭結膜熱もアデノウイルスにより生じるが，上気道炎症所見と全身所見がより強い。診断はイムノクロマト法である。膿性眼脂は細菌性結膜炎の特徴であり，アデノウイルスに対する特異的治療薬はまだない。ウイルス性結膜炎については，接触感染の対策を尋ねる設問もよく出ている。

【第103回I-29】

前眼部写真を示す。
この疾患で正しいのはどれか。
a. 小児期に多い。
b. 遺伝性である。
c. 悪性腫瘍化する。
d. 外的刺激が誘因となる。
e. 放射線治療が第一選択である。

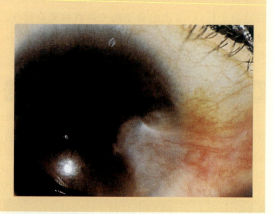

●解説　眼球結膜から角膜へ侵入する組織を特徴とする翼状片についての設問である。腫瘍ではなく，腫瘍化することもない。原因は明らかではないが，屋外作業に従事している人に多いことなどから，紫外線などが誘因とも考えられている。治療は外科的治療が主で，マイトマイシンCなどの補助的治療を再発抑制目的に行うことがある。

【第105回 D-34】
　32歳の女性。人間ドックで白血球減少とリウマチ反応陽性を指摘され来院した。眼と口腔粘膜の乾燥がある。白血球3100（好中球55％，好酸球5％，好塩基球1％，単球10％，リンパ球29％）。免疫学所見：リウマトイド因子（RF）陽性，抗核抗体陽性（斑紋型），抗SS-A抗体陽性，抗SS-B抗体陽性。
　この疾患で正しいのはどれか。
　　a. 易感染性である。　　　　b. 遺伝性疾患である。　　c. 流産する可能性が高い。
　　d. う歯の多発傾向がある。　　e. 乾燥症状に副腎皮質ステロイドが有効である。

●解説　　Sjögren症候群によるドライアイの問題である。Sjögren症候群は自己免疫疾患の一種であり，涙腺分泌障害，唾液腺分泌障害などが生じる。40〜60歳の中年女性に好発する。感想による眼症状のほか，口腔症状として，ドライマウスによりう歯，口内炎の増加などがある。また関節リウマチ，SLEなどの膠原病合併率は全体の1/3程度である。口腔乾燥症状改善薬（塩酸セビメリンなど〔サリグレン〕）としてアセチルコリン受容体アゴニストが有効であるが，眼症状には有効性ははっきりしない。

【第109回 D-25】
　6歳の男児。両眼の痒みを主訴に母親に連れられて来院した。2週前から両眼の痒みと眼球結膜の充血とが生じ，改善しないため受診した。矯正視力は右1.2，左1.2。左眼の上眼瞼を翻転した写真を示す。
　点眼薬として有効なのはどれか。
　　a. 抗菌薬
　　b. 抗真菌薬
　　c. 人工涙液
　　d. 抗アレルギー薬
　　e. プロスタグランディン関連薬

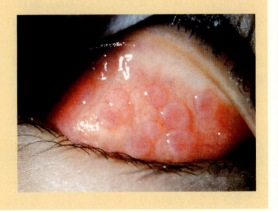

●解説　　アレルギー性結膜疾患の重症型である春季カタルの症例についての問題である。春季カタルはほとんどが小学校低学年の男児にみられ，石垣状巨大乳頭が特徴である。春から初夏にかけて毎年増悪を繰り返すが，思春期になると自然治癒していく。ステロイド点眼薬がかつては用いられていたが，小児はステロイドによる眼圧上昇の頻度が高く，現在は免疫抑制点眼薬が治療の中心となっている。ただこの問題ではいずれも選択肢に含まれず，この中ではアレルギー性結膜疾患の基盤治療薬である抗アレルギー薬が選択される。

【第107回 I-22】正解 d　【第103回 I-29】正解 d　【第105回 D-34】正解 d　【第109回 D-25】正解 d

第7章
角膜・強膜疾患

ESSENCE

角膜は，正常では透明な無血管組織である．角膜疾患の臨床的な異常所見としては，角膜上皮のびらん・欠損，角膜の混濁，新生血管，沈着物などがある．また角膜感染症には，劇的な進行を示す細菌性感染，真菌症，ウイルス感染症，アカントアメーバ感染症などがあり，それぞれ特徴的な臨床所見を示す．遺伝性角膜疾患は，分子遺伝学的研究の進歩が著しく，原因遺伝子が多数同定されている．また角膜疾患に対しては，移植医療の導入が積極的に行われ，近年は単純な全層角膜移植だけでなく，角膜輪部にある幹細胞，上皮，内皮などをそれぞれに移植する「パーツ移植」が積極的に試みられている．

1 角膜

角膜は眼球の外壁の一部を構成するとともに，眼球の光学系の重要な要素の一つである．血管を欠いた透明な組織で，通常は横楕円形（10～11 mm×9～10 mm）を呈し，厚さは中央部で約 0.5 mm である．角膜は涙液面側から**上皮**，**ボウマン膜**，**実質**，**デスメ膜**，**内皮**の5層から成り立っている（→解剖 p.4 図1-3）．

いろいろな角膜の病変により角膜に障害を生じると，**異物感**，**眼痛**，**羞明**，**流涙**などの症状を示す．また透明な角膜組織が混濁したり，表面に凹凸不正が生じると視力低下を生じる．その原因にはさまざまなものがあり，先天性，外傷，免疫疾患，形態異常，微生物による感染などがあげられる．このほか角膜は全身的な代謝異常の現れる組織でもある．

なお，血管のない角膜組織は同種移植で拒絶反応を起こし難い唯一の組織であり，臓器移植として独特の分野である．

1. 角膜の構造・生理

角膜は**無血管の透明な組織**で，その前面に涙液層が存在し，角膜上皮への酸素の供給は涙液を介

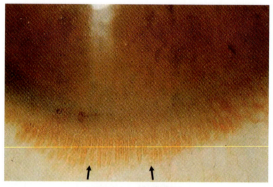

図 7-1　角膜輪部
角膜と結膜の間には輪部という組織が存在しており，この部位には放射状にひだ状（palisades of Vogt；矢印）の構造がみられる．

して行われている．一方，内皮細胞への酸素の供給は前房水を介して行われる．

a. 角膜上皮

角膜上皮は4～5層の角膜上皮細胞からなっており，基底部より基底細胞，翼細胞，表層細胞の3つの形態学的に異なる細胞が存在している．基底細胞が分裂して新しい細胞が作られ，表層部より脱落するといったターンオーバーを繰り返しており，その期間は2週間といわれている．角膜と結膜の間には**角膜輪部**という組織が存在している（図7-1）．角膜輪部上皮は角膜上皮，結膜上皮よ

りも多層の細胞からなっており，基底部はひだ状の構造をとっている。角膜輪部上皮の基底細胞の中に，角膜上皮の**幹細胞** stem cell が存在していることが示唆されている。

　角膜上皮欠損などの創傷治癒時には，輪部の幹細胞がさかんに分裂することによって上皮修復を可能としている。

　上皮細胞のエネルギー源はグルコースとグリコーゲンである。角膜に必要なグルコースは主として前房水から供給される（110～105μg/cm²/hr）が，そのうち約10％は涙液や輪部血管からの拡散による。外傷や酸素欠乏のため遊離のグルコースだけではまかないきれないときに，上皮基底細胞に貯蔵されているグリコーゲンが異化されて使用される。

　酸素の供給の程度は酸素分圧の差によって異なる。酸素は開瞼時に大気から涙液に溶け込み，角膜上皮に供給される。角膜表面の酸素分圧は開瞼時には約155mmHgであり，閉瞼時には約55mmHgとなる。

b. 角膜実質

　角膜実質は角膜の厚みの90％を占め，主として実質細胞，Ⅰ型コラーゲンおよびプロテオグリカンから形成されている。コラーゲン線維が均一な直径を有していること，線維間が一定の均一な間隔を保っていることが，角膜が透明性に維持される重要な要素であるとされている（格子説）。プロテオグリカンは細胞外基質として実質組織の含水量の調節やイオン含量の調節に関与している。実質は一定の含水量（78％）を保って角膜の透明性を維持している。

c. 角膜内皮

　角膜内皮は**角膜の最内層に存在する単層の角膜内皮細胞**からなる組織である（図7-2）（→解剖 p.4図1-5）。内皮細胞は生体内では増殖しない細胞で，創傷時には周辺部の細胞が拡大して創傷治癒が行われる。したがって，内皮細胞は障害されるにつれて細胞数が減少するので，臨床的に細胞密度（**正常は2,000個/mm²以上**）が内皮細胞機能のパラメーターとして使用されている。

　内皮細胞は角膜の含水率を一定に維持し，角膜厚を正常に維持する役割を果たしている。その本

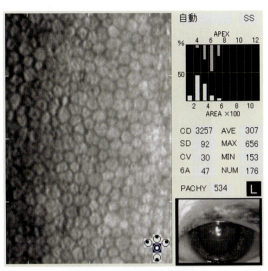

図7-2　正常角膜内皮細胞
スペキュラーマイクロスコープで撮影した正常人の角膜内皮細胞。六角形の形状をした角膜内皮細胞がみられる。この写真では細胞密度 cell density（CD）は約3,200個/mm²である。

体は，内皮細胞のバリア機能と**ポンプ機能**である。バリア機能とは，内皮細胞間に発達しているタイトジャンクションのため前房水が角膜内に自由に流入できなくなっている作用である。ポンプ機能とはNa-K ATPaseに依存するイオン輸送に伴う角膜実質から前房内へ水輸送である。正常人の角膜内皮細胞密度は2,000個/mm²以上であるが，さまざまな原因で内皮細胞が傷害され，その密度が400個/mm²以下になると角膜内皮のポンプ機能とバリア機能は低下し，角膜実質に水が溜まり膨潤し分厚くなる。この状態を**水疱性角膜症** bullous keratopathy という。

2. 角膜の検査法

a. 細隙灯顕微鏡検査（法） slit-lamp microscopy
（→眼科診療 p.33）

　一種の**生体顕微鏡検査** biomicroscopy である。照明法を変えることにより，角膜の病変を的確に観察することができる（図7-3）。照明を細長いスリット光にすることができ，透明な角膜組織や水晶体を光で切断するように照明し，これを斜めから生体顕微鏡で焦点を合わせてみると，これらの組織を一つの切片としてとらえることができ，病変がどの深さにあるかを知ることができる（**直接**

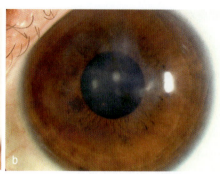
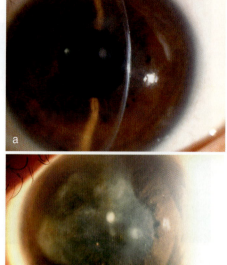

図 7-3　細隙灯顕微鏡検査：各種照明法による角膜混濁の観察

直接照明法（スリット照明）（a）では角膜混濁の断面像を，拡散照明法（b）では全体像を捉えることができる。強膜散乱法（c）では角膜混濁の広がりを把握しやすい。

照明法）。

　角膜の観察には直接照明法のほか，**拡散照明法（ディフューザー法**；スリット幅は全開で，病変全体の横の広がりや角膜病変の全体像を観察する方法），**強膜散乱法**（スリット光の幅を広げて，照明を一方の角膜輪部付近の強膜に当て，角膜実質内を光ファイバー様に透過する光を利用して観察する方法。角膜中に存在する混濁部〔瘢痕，浸潤など〕を強調して観察できる），**徹照法**（散瞳下で，スリット光を眼底に導き，眼底からの反帰光線を利用して観察する方法。角膜後面沈着物の分布や角膜混濁，浮腫の範囲を観察するのに適する），**間接照明法**（スリット光を虹彩面，水晶体の表面，眼底に当て，反射してくる光で観察する方法。角膜血管新生や角膜神経を観察するに有用），**鏡面反射法**（角膜内皮面からの反射光を利用して内皮細胞の形状を観察する方法）などがある（→眼科診療 p.34）。

　角膜や結膜の上皮欠損部を観察しやすくするために，**フルオレセイン**や**ローズベンガル**などの色素の点眼が行われる（図 7-4）。フルオレセインは上皮欠損部に付着し，黄緑色に染まって見える。照明光にブルーフィルターを入れるとフルオレセインは蛍光を発し，さらに観察が容易になる。ローズベンガルはムチンのおおわれていない角結

角膜上皮の創傷治癒　　　　　　　　　COLUMN ❶

　角膜上皮層の上皮細胞は基底部で分裂しており，新しく作られた細胞は順次表層に運ばれ，最後には表面から脱落する。角膜上皮に欠損が生じた場合，上皮欠損部位へ向かって周辺部上皮細胞が伸展，移動して上皮欠損を修復し，その後，増殖・分化して創傷治癒が完成する。一方，大きな上皮欠損が生じたときには，角膜輪部に存在している**幹細胞**が分裂増殖して，新しい上皮細胞を上皮欠損部位へ供給する。上皮層の下にあるボウマン膜は破裂されても再生しない。

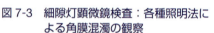

伸展・移動　　　　　　増殖　　　　　　分化

角膜上皮創傷治癒機転

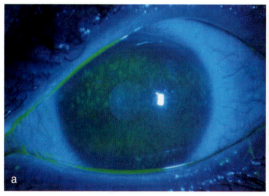
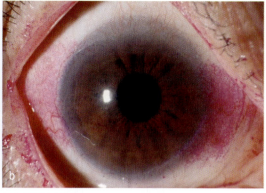

図7-4 色素による角膜の観察
角膜や結膜の上皮欠損部を観察するために，フルオレセイン(a)やローズベンガル(b)などの色素を用いる。フルオレセイン染色では上皮欠損部が黄緑色に染まってみえる。照明光にブルーフィルターを入れるとフルオレセインは蛍光を発し，さらに観察が容易になる(a)。ローズベンガル染色では赤色に染色される(b)。

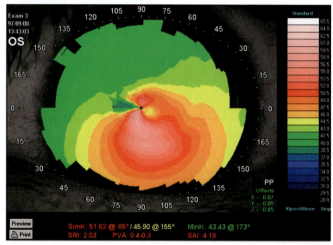

図7-5 ビデオケラトスコープのカラーコードマップによる角膜形状解析
ビデオケラトスコープは角膜形状の定量解析を行う装置で，角膜の各部位の角膜曲率半径の違いをカラーコードマップとして表示する。角膜曲率半径が小さいほど暖色系の色で表示される。

膜上皮細胞が赤色に染色される。

b. 角膜形状解析装置

角膜形状を解析する機器には，角膜中央部のデータを表示する**ケラトメータ** keratometer のほかに，角膜の広い範囲について解析を行う**フォトケラトスコープ** photokeratoscope, **ビデオケラトスコープ** videokeratoscope, **スリット走査式角膜形状解析装置** slit-scanning corneal topographer がある。

フォトケラトスコープは同心円のリング状照明を角膜に投影し，これを写真に記録する装置である。この記録写真から角膜形状の定性的な解析を行う。

ビデオケラトスコープは同じ原理で画像をコンピュータに取り込み，角膜形状の定量解析を行う装置である。角膜曲率半径の違いを**カラーコードマップ**として表示する(図7-5)。

スリット走査式角膜形状解析装置は角膜上でスリット光を走査させて得られた角膜断面像から，角膜の三次元立体再構築を行う装置である。角膜前面の形状解析のみならず，角膜後面の形状解析や，角膜厚の分布を同時に測定することが可能である。

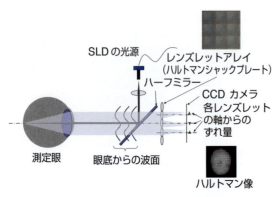

図 7-6　波面センサーの原理
光源 SLD から出た赤外光をハーフミラーで反射させて測定眼の黄斑部に集光させる。眼外に反射してきた波面を小レンズからなるレンズレットアレイ（ハルトマンシャックプレート）で分解して得られたスポット光の像（ハルトマン像）を CCD カメラで撮影し，スポット光の位置ずれから波面を算出し解析する。（湖崎　亮氏御提供）

c. 波面センサー

従来，眼光学系を考えるとき，光を光線として捉えていたが，波面収差解析では光を波として考える。波面は光線に垂直な面として考えることができる。収差のない眼からの波面はきれいな平面として進行していくが，近視では中央より周辺が先に進んでいるお椀のような形を，遠視では逆に中央が周辺より進んでいるような丘のような形となり，不正乱視では波面は歪んだ形となる。波面収差を測定する機器が**波面センサー**で，従来測定不可能であった不正乱視成分を**高次収差**として定量的に測定でき，収差マップとして視覚的に表現することが可能となった（図 7-6）。

d. 角膜知覚検査

角膜の知覚を簡単に測るためには，簡易的には湿らせた綿の線維でこよりを作り，角膜表面に触れて対側眼との知覚の差を聞いて評価する。現在，Cochet-Bonnet **角膜知覚計**が最も広く使用されている。ナイロンモノフィラメントを任意の長さで測定器より出し，角膜中央部に垂直にあて，被験者の自覚応答により角膜知覚を評価する。40 mm 以下は異常と考える。

e. スペキュラーマイクロスコープ

鏡面反射像を用いた生体顕微鏡であり，一般に角膜内皮を観察する装置である。**細胞密度**（cells/mm²），**変動係数** coefficient of variation in cell size（CV 値），**六角形細胞出現率**（%）で定量的評価を行う。それぞれの正常値は 2,000 個/mm² 以上，0.26～0.40，55～67% である（図 7-2）。

f. 角膜厚測定

角膜厚測定方法には，光学的に測定する装置，超音波を使用する装置，スペキュラーマイクロスコープに付随するものの 3 種がある。

3. 角膜の病態

a. 組織欠損

外傷・感染，その他の原因により角膜に組織欠損を生じる（図 7-7）。上皮細胞の最表層のみが微細に欠損するものを**表層角膜症** superficial keratopathy といい，この欠損が広範囲に生じた状態を**点状表層角膜症** superficial punctate keratopathy（SPK）という（図 7-8）。なお，角膜上皮欠損部の観察を容易にするためにフルオレセイン生体染色が行われる。小さい短冊型の濾紙の一端にフルオレセインをつけ，乾燥させたものを用いる。

変性し剥離した角膜上皮細胞が涙液層のムチンとよじれて，糸状にのびた状態を**糸状角膜炎** filamentary keratitis という（図 7-9）。上皮層の基底細胞まで欠損するものを**角膜びらん** epithelial erosion，欠損が実質組織に達したものを**角膜潰瘍** corneal ulcer とよぶ。これは感染，外傷，変性疾患などにより起こるが，潰瘍が深くなりデスメ膜レベルに達すると，眼内圧により潰瘍底部のデスメ膜が隆起する。この状態を**デスメ瘤** descemetocele とよぶ（図 7-10）。さらに病変が進むと角膜は**穿孔** perforation する。

角膜の組織欠損に対しては原因治療を行うが，感染症が原因でない遷延性上皮欠損（2 週間以上

再発性角膜上皮びらん recurrent corneal epithelial erosion　　　　COLUMN ❷

角膜上皮と実質との接着性に異常をきたし，角膜びらんを繰り返す疾患である。早朝あるいは起床時に強い眼痛，流涙，羞明を伴い，角膜には上皮浮腫による水疱や，水疱が破れ上皮剥離がみられる。爪，紙などの擦過による外傷性のものと，家族性のもの，原因不明のものがある。

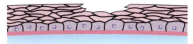
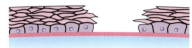
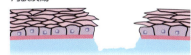

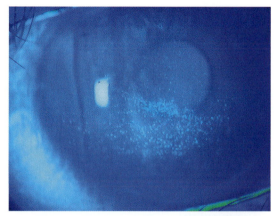

図 7-7　角膜上皮障害の分類

上皮細胞の最表層のみが微細に欠損するものを点状表層角膜症といい，上皮層全層の欠損を角膜びらん，障害部位が基底膜を越えて角膜実質の及ぶものを角膜潰瘍という。

図 7-8　ドライアイによる点状表層角膜症

角膜中央部下方にフルオレセインに染まる点状表層角膜症がみられる（照明光にブルーフィルターを入れて観察）。

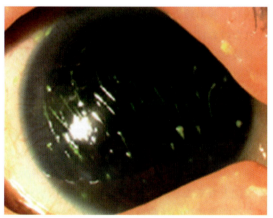

図 7-9　糸状角膜炎

剝離した一部の上皮細胞層が糸くず状となって表面に付いている。

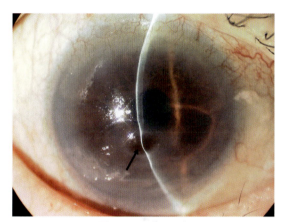

図 7-10　デスメ瘤

角膜潰瘍が進行してデスメ膜まで達すると，底のデスメ膜が眼圧に押されて粒状に隆起してくる（矢印）。この例は角膜ヘルペスによるもので，穿孔の危険性が高い。

にわたって上皮欠損が治らない状態）に対しては，治療用ソフトコンタクトレンズや羊膜によるパッチが行われる。ときに治療的に角膜移植術が行われる。

b. 角膜の混濁

　炎症細胞の浸潤，瘢痕，沈着物など各種の原因により角膜実質に混濁を生じる。混濁には部分的なもの，びまん性のものがある。梅毒やウイルス感染により角膜実質内に炎症細胞が浸潤すると角膜混濁を生じる。この病態を**角膜実質炎** interstitial keratitis という。瘢痕による混濁は角膜実質のコラーゲン線維の配列が乱れた状態で，角膜実質炎や角膜感染症などで実質組織が障害された結果生じる。角膜実質には各種の物質が沈着して混濁を生じる。角膜ジストロフィによるアミロイドやヒアリン，帯状角膜変性によるリン酸カルシウムなどである。

　角膜浮腫 corneal edema では角膜厚が増し，角膜のびまん性混濁が生じる。内眼手術や遺伝性疾患など種々の原因により角膜内皮細胞が障害されると，前房水が過剰に角膜に侵入し，上皮下や実質内に浮腫を生じる。この病態を**水疱性角膜症** bullous keratopathy という（図 7-11）。実質の深層に炎症や浮腫があると**デスメ膜のひだ** Descemet folds が生じる。

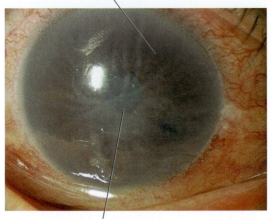

図 7-11　水疱性角膜症
角膜実質浮腫
デスメ膜のひだ

角膜内皮細胞が障害されると，前房水が過剰に角膜に貯留し，角膜が厚くなるとともにスリガラス状に混濁する。この病態を水疱性角膜症 bullous keratopathy という。

c. 角膜新生血管

結膜あるいは角膜疾患で新生した血管が輪部から角膜表層に侵入することがある。これを**パンヌス** pannus とよぶ。結膜が角膜表面に侵入したときにも角膜表層に血管侵入がみられる。実質の強い炎症の結果，角膜深層に新生血管の侵入をみることがある。

d. 沈着物

1）老人環 arcus senilis（L）(corneal annulus)

（角膜）輪部にみられる灰白色のリング状混濁で，老人性変化である。脂質沈着によるといわれている。症状はなく，治療は不要である。ときに若年者にもみられ，これを若年環という。

2）カイザー・フライシャー輪 Kayser-Fleischer ring

肝レンズ核変性（**ウィルソン** Wilson **病**）のときに，輪部の角膜デスメ膜内に幅1〜2mmの緑褐色の着色をみる。銅の沈着である（→全身病と眼 p.340図16-3）。

3）フライシャー輪 Fleischer ring

円錐角膜のときに上皮に輪状の黄褐色の色素輪がみられる。ヘモジデリンの沈着である。

本症のほか，上皮下のカルシウム沈着による**帯状角膜変性** band keratopathy，脂肪沈着，メラニン色素沈着，角膜血液染色（ヘモジデリン沈着），薬物投与による銀・金の沈着などがある。

e. 形態の異常

先天異常として角膜径の異常を示す疾患として，**小角膜** microcornea と**巨大角膜** megalocornea，角膜が扁平な**扁平角膜** flat cornea がある。巨大角膜は牛眼と異なり，眼圧は正常で角膜も透明である。**円錐角膜** keratoconus は，角膜が中央部やや下方が円錐状に前方に突出する疾患である（→ p.129 図7-32参照）。

4. 角膜感染症

a. 細菌性角膜潰瘍 bacterial corneal ulcer

角膜の細菌感染症である。血管がなく，特殊の組織構造をもつ角膜では特異な病像を示す。角膜実質に浸潤や潰瘍を形成するが，一般にその**進行は速やか**である（→ COLUMN③参照）。病変が進行すると感染は治癒できても角膜に濃い瘢痕性混濁を残し，視力障害を残す。早期に適切な治療が行われなければならない。角膜外傷，コンタクトレンズ装用，副腎皮質ステロイド薬使用などが危険因子となる。外傷としては角膜異物が最多を占める。主要な起炎菌は，グラム陽性菌では黄色ブドウ球菌と肺炎レンサ球菌，グラム陰性菌では緑膿菌やモラキセラなどである。**緑膿菌** Pseudomonas aeruginosa では，ソフトコンタクトレンズ装用者や眼手術歴，副腎皮質ステロイド薬点眼長期使用が誘因となることが多い。

角膜細菌感染の角膜病像として代表的なものは角膜潰瘍である。このほか感染による実質内浸潤の強い状態を示すものがある。これを**角膜膿瘍** corneal abscess とよぶ。緑膿菌感染などでは感染病巣を中心にこのような病変が角膜周辺にリング状に現れることがあり，これを**輪状膿瘍** ring abscess とよぶ。

1）症状

急性に発症し，羞明，流涙とともに眼痛を訴える。眼瞼は腫脹し，結膜には充血と浮腫をみる。角膜病巣は実質への浸潤により灰白色に混濁し，さらに進むと**潰瘍**を形成する。前房は炎症性細胞が出現し，**前房蓄膿** hypopyon を形成することがある（図7-12）。潰瘍の進行は一般に速やかで，3〜4日で角膜の大半をおおうほどになることがある。進行すると病変は深部に進み，実質組織が崩

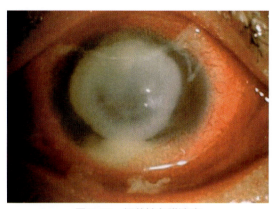

図7-12 細菌性角膜潰瘍
強い炎症症状，前房蓄膿を伴う角膜潰瘍をみる。起炎菌は緑膿菌である。

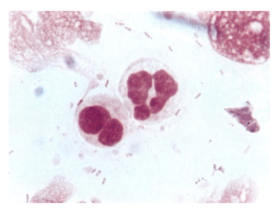

図7-13 潰瘍部擦過標本にみられる緑膿菌
淡紅色に染まったグラム陰性杆菌がみられる。

壊し，深い潰瘍となる。適切な治療が行われないと角膜穿孔することがある。

2）診断および治療

既往として角膜外傷，とくに異物外傷やコンタクトレンズ装用に多く発症する。これに続く初期病変として充血，角膜中央部付近の浸潤と前房混濁に注意をする。感染が進むと強い自覚症状と角膜所見のほか，前房蓄膿をみることが特徴である。

最も有効な即時診断は潰瘍擦過物の塗抹検査である（図7-13）。菌のおよその種類を知るとともに適切な薬剤選択を行うことができる。併せて培養検査と抗菌薬に対する感受性検査も行い，その結果で必要ならば抗菌薬の変更を行う。抗菌スペクトルが広く耐性をつくりにくい抗菌薬の使用法が推奨され，最近ではニューキノロン系抗菌薬が使用されることが多い。レンサ球菌が疑われるときはβラクタム系やマクロライド系，緑膿菌が疑われるときはアミノグリコシド系を併せて使用する。投与は頻回点眼を行い，全身投与も併用する。続発する虹彩炎による虹彩後癒着を防止するためにアトロピン点眼を行い，消炎を図る。

methicillin-resistant *Staphylococcus aureus*（MRSA）とは，メチシリン耐性黄色ブドウ球菌の略であるが，メチシリンだけでなく，ペニシリンやセフェム系などに多剤耐性の黄色ブドウ球菌をいう。また，MRSAと同様な薬剤耐性を有する表皮ブドウ球菌を総称してMRSEとよぶ。抗菌スペクトルは刻々と変化しており，MRSAに有効である**バンコマイシン**に対する耐性の獲得も報告されている。日常の診察において抗菌薬の乱用を慎むことが重要である。

b. 角膜真菌症 keratomycosis

角膜の真菌による感染症であり，原因菌は糸状菌と酵母菌に大きく分けられる。フサリウム *Fusarium solani* などの糸状菌は植物などによる角膜外傷を誘因として感染する例が多い。カンジダ *Candida* などの酵母菌は副腎皮質ステロイド薬点眼の使用や糖尿病などの免疫抑制状態が背景にあることが多い。

1）症状

異物感，眼痛，羞明，流涙を訴え，眼瞼の腫脹，結膜充血，毛様充血をみる。角膜には感染部に浸

COLUMN ❸ 細菌性角膜潰瘍の起炎菌

細菌性角膜潰瘍の起炎菌として以前は肺炎球菌（肺炎レンサ球菌）によるものが多くみられた。潰瘍の進行は速やかで，その状態から**匐行性**あるいは**匐行性角膜潰瘍** ulcus corneae serpens（L）ともよばれる。ともに，這い進むという意味である。角膜感染にしばしば前房蓄膿を伴うことがあり，このため**前房蓄膿性角膜潰瘍** hypopyon ulcer ともよばれる。なお前房蓄膿は炎症反応により前房内に出現した白血球の沈下したもので，角膜穿孔がない限り無菌的である。感染の誘因である角膜外傷として都会では鉄粉，農村では稲刈りのとき，その穂先による角膜外傷から感染を起こすことがあり，これは俗にツキメともよばれた。

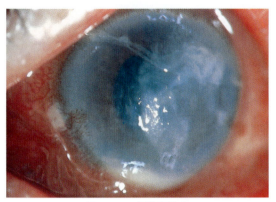

図7-14 角膜真菌症
Fusarium solani の例。角膜実質内に辺縁部が毛羽立ったようにみえる感染病巣をみる。

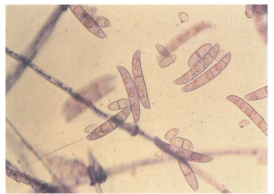

図7-15 角膜真菌症よりのスライド培養
診断のうえで病変部擦過の鏡検が必要である。菌糸はすべてグラム陽性に染まる。菌種同定のためには培養が必要である。この図は *Fusarium solani* のスライド培養法による大分生子を示す。

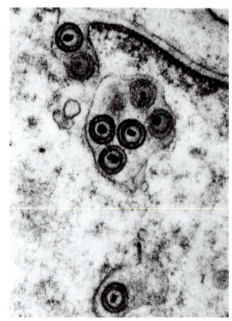

図7-16 単純ヘルペスウイルス粒子
角膜実質細胞の核内におけるウイルス粒子の電子顕微鏡像（実験例）。

潤が生じ混濁する。病巣は角膜表面より扁平にやや隆起することが多い。また潰瘍を形成する。潰瘍から離れたところに小さい混濁（**衛星病巣** satellite lesion）を生じることがある。角膜後面の沈着物，前房混濁，前房蓄膿をみる（図7-14）。症状は糸状菌では経過が早く劇症化しやすいものが多く，酵母菌では経過が遷延性のことが多いが，両者とも難治性である。病変が進むと穿孔したり全眼球炎となることがある。

2）診断

難治性で，抗菌薬療法にもかかわらず遷延性であるときは真菌感染が疑われる。辺縁部から健常にみえる部分にかけての角膜組織を採取，鏡検し真菌の存在を証明する。真菌培養も併せて行う（図7-15）。

3）治療

抗真菌薬として，ピマリシン pimaricin，フルコナゾール furuconasol，ミコナゾール miconazole，イトラコナゾール itonaconazole，ミカファンギンナトリウム micafungin sodium などの点眼を酵母菌，糸状菌で使い分ける。多剤併用することも多い。病巣搔爬に加え，症状に応じて抗真菌薬の全身投与を併用する。アトロピン点眼により消炎を図る。

c. **単純ヘルペス角膜炎** herpes simplex keratitis

角膜ヘルペス herpes corneae（L）ともよばれ，単純ヘルペスウイルスによる角膜感染症である（図7-16）。通常は片眼を侵し，**再発性**である。難治のものがあり，重要な角膜感染症の一つである。このウイルスはDNAウイルスの一つである。

抗原性その他の性状から1型（non-genital型）と2型（genital型）に分けられるが，眼部を侵すものは通常は1型である。

大部分の例は**再発型**で，不顕性感染による潜伏感染の状態にある個体に何らかの誘因が加わって

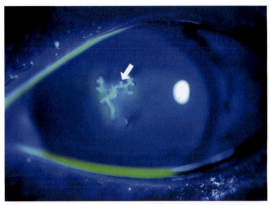

図7-17 単純ヘルペスウイルスによる樹枝状角膜炎
上皮型ヘルペスの代表的病変である。角膜上皮に樹枝状を呈する潰瘍がフルオレセインに染まってみられる（矢印）。単純ヘルペスによる樹枝状病変の特徴は，先端が棍棒状に膨らんでいること（terminal bulb）である。

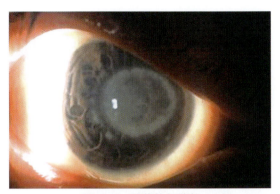

図7-18 円板状角膜炎
実質型ヘルペスの代表的な病変で，円形の実質混濁をきたすものである。

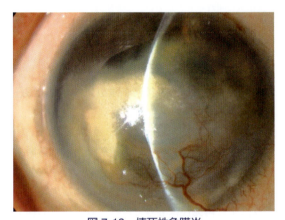

図7-19 壊死性角膜炎
実質型ヘルペスのもう一つの代表的な型で，血管を伴う壊死病変が実質内に生じる病型である。

発症をみる。日光，外傷，感冒，疲労その他のストレスや，副腎皮質ステロイド薬投与などが誘因としてあげられている。**初感染**による発症をみることもあり，これは乳幼児に多い。初感染の例では眼瞼やその周りの皮膚の疱疹（→眼瞼 p.88図4-8）や急性の結膜炎を伴う。

1）症状

角膜の**上皮**を侵すもの（上皮型ヘルペス）と，**実質**を侵すもの（実質型ヘルペス）の2つの病型に分けられる。

①樹枝状角膜炎 dendritic keratitis

上皮型ヘルペスの代表的病変である。自覚症状として異物感，羞明，流涙を訴える。角膜上皮に**樹枝状を呈する潰瘍**がフルオレセインに染まってみられる（図7-17）。単純ヘルペスによる樹枝状病変の特徴は，**先端が棍棒状に膨らんでいること**（terminal bulb）と上皮欠損部位の浸潤（epithelial infiltration）である。後者のため，上皮欠損部位がフルオレセイン染色しなくてもわかる。小さいものは星状を示し，拡大融合すると**地図状角膜炎** geographic keratitis となる。**角膜知覚の低下**は本症の特徴である。潰瘍は一般に自然治癒傾向をもち，淡い混濁を残して治癒するが，さらに実質混濁の病変へ移行するものがある。本症は**再発性**である。

②円板状角膜炎 disciform keratitis

実質型ヘルペスの代表的な病変で，円形の実質混濁をきたすものである（図7-18）。単純ヘルペス角膜炎によるものが代表的であるが，このほか帯状ヘルペス，水痘，ワクシニアなどのウイルス感染によっても現れる。実質の混濁部は浮腫によりその厚さを増す。自覚症状としては前項のもののほか，混濁による視力低下が著しい。実質におけるウイルス抗原に対する宿主の免疫反応により起こると考えられている。

③壊死性角膜炎 necrotizing keratitis

実質型ヘルペスのもう一つの代表的な型で，血管を伴う壊死病変が実質内に生じる病型である（図7-19）。

④角膜ぶどう膜炎

虹彩毛様体炎を併発し，前房混濁，角膜後面沈

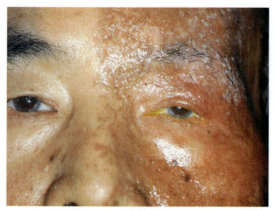

図 7-20　眼部帯状ヘルペス
水痘・帯状ヘルペスウイルスの感染症である。三叉神経第1枝領域に現れるものが多い。この症例では1枝と2枝領域にみられる。

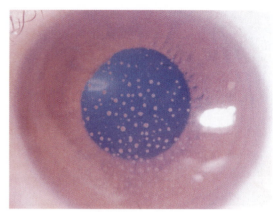

図 7-21　帯状ヘルペスに伴ったぶどう膜炎
眼部帯状ヘルペスの半数以上に角膜炎をみる。円形の実質性角膜炎を生じ，虹彩毛様体炎を高率に伴い，角膜後面沈着物をみる。

着物を生じ，虹彩後癒着を起こすことがある。実質を侵すものではその傾向が強く，二次的に**眼圧上昇**をみることもある。

2）診断

特異的病像である**樹枝状の潰瘍**があれば診断し得る。円板状を呈する角膜混濁もこのウイルスによるものが多い。**角膜知覚の低下**は本症の特徴であり，また**再発性**は参考となる。確定診断の検査としてはウイルス分離，同定，涙液に存在するウイルスDNA診断，潰瘍部擦過標本の蛍光抗体染色がなされる。急性期と回復期血清における中和抗体価上昇による診断は，**初感染例においてのみ有用**である。

3）治療

樹枝状角膜炎には特異的治療薬として，核酸DNAの代謝阻害薬である3％**アシクロビル**acyclovir **眼軟膏**1日5回点入が有効である。IDU点眼および眼軟膏，抗ヘルペス薬も使われる。樹枝状潰瘍に副腎皮質ステロイド薬点眼は禁忌である。円板状角膜炎や壊死性角膜炎には副腎皮質ステロイド薬点眼，内服を併用する。アトロピン点眼による散瞳を行う。

d. 帯状ヘルペス角膜炎（帯状疱疹角膜炎）

herpes zoster keratitis

水痘・帯状ヘルペスウイルス varicella-zoster virus の感染症である。初感染として水痘に罹患した個体に潜伏しているウイルスによる再発として，本症を発症するといわれる。片側の三叉神経第1枝領域に現れるものを**眼部帯状ヘルペス**ophthalmic zoster とよぶ（図7-20）。本症では皮膚症状のみならず，種々の眼症状を半数以上の例にみる。

眼症状としては結膜炎，虹彩毛様体炎，角膜炎，続発緑内障，上強膜炎などがあげられる。まれに外眼筋麻痺，視神経炎をみる。

1）症状

帯状ヘルペス角膜炎は皮膚病変に遅れて，点状や不規則状の上皮欠損のほか円形の実質性角膜炎を生じる。虹彩毛様体炎を高率に伴い，前房混濁と角膜後面沈着物をみる（図7-21）。

2）治療

実質性角膜炎および虹彩毛様体炎に対し，副腎皮質ステロイド薬点眼を試みアトロピン点眼による散瞳を行う。潰瘍性病変にアシクロビル眼軟膏を試みることがある。外眼筋麻痺，視神経炎をみるときは脳炎など全身症状に注意を要するので，関連する他科とともに管理する。

e. その他のウイルス性角膜炎

アデノウイルスによる流行性角結膜炎では点状表層角膜症，エンテロウイルス70による急性出血性結膜炎では多発性のびらんがみられる（→結膜 p.108図6-17）。

ウイルス感染による角膜炎には，以上の他に水痘，麻疹，流行性耳下腺炎，風疹のほかニューカッ

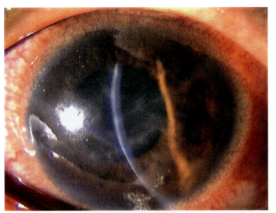

図7-22 アカントアメーバ角膜炎(初期像)
角膜は上皮層に偽樹枝状の角膜炎を呈し,角膜の神経線維に沿って浸潤(放射状角膜神経炎)がみられる。

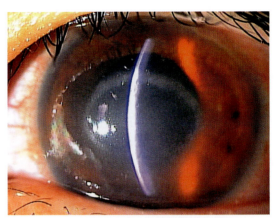

図7-23 アカントアメーバ角膜炎(中期像)
角膜実質に輪状の細胞浸潤が認められる。

スル病による結膜炎,眼瞼の伝染性軟ゆう(伝染性軟属腫),疣贅に併発するものなどがあるが,まれな疾患である。定期種痘の行われていた頃には,痘苗用ワクシニアウイルスによる眼瞼炎とともにワクシニア角膜炎がみられた。

f. **アカントアメーバ角膜炎** Acanthamoeba keratitis
Acanthamoeba castellanii や Acanthamoeba polyphage などのアメーバによる角膜炎で,多くはソフトコンタクトレンズ装用者に起こる。角膜は上皮層に**偽樹枝状の角膜炎**を呈し,**角膜の神経線維に沿って浸潤**がみられる(図7-22, 23)。症状が進行すると,実質内に円板状の浸潤がみられる。

診断は角膜組織を直接検鏡するか,培養して同定する。治療は病巣掻爬,抗真菌薬の点眼治療,抗真菌薬の全身投与の3者併用療法が有効である。点眼は抗真菌薬のほか,PHMB(ポリヘキサメチレンビグアナイド)やクロルヘキシジンが有効であるとされている。

5. その他の角膜疾患

a. **点状表層角膜症** superficial punctate keratopathy(SPK)
角膜上皮細胞に生じる限局性の点状欠損で,フルオレセインで点状に染まる。乾性角結膜炎,アトピー性角結膜炎,電気性眼炎,薬剤毒性,糖尿病角膜症,兎眼などの際にみられる。

b. **カタル性角膜潰瘍** ulcus corneae catarrhale(L)
角膜輪部に沿ってみられることが多い。慢性の眼瞼炎,結膜炎に合併して成人にみられる。マイボーム腺機能不全が背景にあり,ブドウ球菌,その他の細菌毒素に対するアレルギー反応が病態と考えられている。

自覚的には異物感,羞明,流涙を訴えるが,軽度である。角膜周辺部に,輪部に沿った半月状の形の浅い潰瘍がみられる。輪部との間には透明帯がある(図7-24)。治療は,抗菌薬点眼と副腎皮質ステロイド薬点眼の併用が有効である。

c. **蚕蝕性角膜潰瘍** rodent ulcer
角膜に存在する抗原に対する自己免疫機転で起こる進行性の周辺部角膜潰瘍である。若年発症と中年期以後に発症するタイプがあり,片眼性または両眼性(約30%)である。角膜輪部に沿って辺縁部に三日月型をなす深い潰瘍をつくる(図7-25)。カタル性角膜潰瘍とは異なり,輪部との間に透明体はみられない。充血と眼痛,羞明,流涙などの症状を訴える。潰瘍は徐々に角膜中央部に向かって進み,やがて辺縁部全周に及び,進行すると角膜穿孔を起こす。記載者の名をつけて**モーレン潰瘍** Mooren ulcer ともよばれる。

内科的治療としては,副腎皮質ステロイド薬やシクロスポリンなどの免疫抑制薬の局所ならびに全身投与を行う。外科的には潰瘍底の掻爬と結膜切除,周辺部表層角膜移植術,角膜上皮形成術が有効である。

d. **フリクテン角膜炎** phlyctenular keratitis
幼年から若年者にみられる結節性角膜浸潤病巣

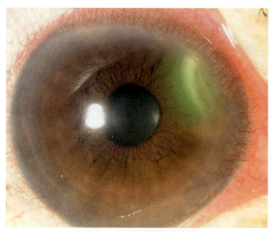

図7-24　カタル性角膜潰瘍
角膜周辺部に輪部に沿った半月状の形の浅い潰瘍がみられる。輪部との間には透明帯がある。

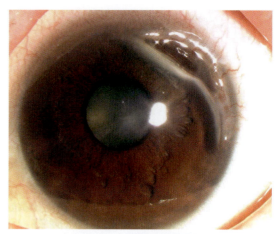

図7-25　蚕蝕性角膜潰瘍
角膜輪部に沿って辺縁部に三日月型をなす深い潰瘍をつくる。

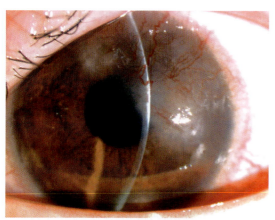

図7-26　フリクテン角膜炎
幼年から若年者にみられる結節性角膜浸潤病巣で，角膜内に血管侵入をみる。

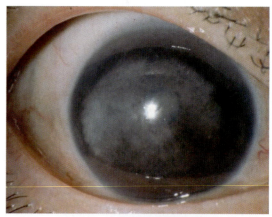

図7-27　先天梅毒性角膜実質炎
先天梅毒による両眼性のびまん性角膜実質炎である。本例は瘢痕期で，角膜全体に混濁を認める。

であり（図7-26），抗原に対する遅発型過敏反応で生じるとされる。抗原としては古くは結核菌が多いといわれたが，最近ではブドウ球菌やアクネ菌などがあげられている。

e. **先天梅毒性角膜実質炎** interstitial keratitis due to congenital syphilis

先天梅毒による両眼性のびまん性角膜実質炎で（図7-27），5～20歳に発症し，虹彩毛様体炎を伴う。臨床経過は，角膜周辺部の実質深層に小さい限局した浸潤を生じ，その数を増す。浸潤のあった部分に輪部から血管侵入が始まり，徐々に実質の混濁は吸収される。後遺症としてデスメ膜が肥厚し，一部前房内に網状物を形成する。梅毒血清反応が陽性である。角膜実質炎，ハッチンソン歯牙と難聴を**ハッチンソン** Hutchinson **3主徴**という。今日ではみられなくなった角膜疾患の一つである。

駆梅療法とともに副腎皮質ステロイド薬の点眼を行う。**その他の角膜実質炎**として結核によるものがあげられている。この実質病像は灰白色の混濁で限局性である。片眼性で虹彩毛様体炎の症状を呈する。

f. **兎眼性角膜炎** exposure keratitis

眼球突出，眼瞼外反，眼瞼欠損，顔面神経麻痺などの眼瞼の閉鎖不全による角膜露出が原因で起

こる角膜病変をいう。症状は程度に応じて上皮びらん，潰瘍，混濁を生じる。治療として角膜の乾燥を防ぐためソフトコンタクトレンズの装用や生理食塩水の頻回点眼や眼軟膏点入，眼瞼の一時的縫合による閉鎖を行う。細菌感染予防のため抗菌薬の点眼を行う。固定した眼瞼外反などの形態異常に対しては，眼瞼形成手術を行う。

g. **乾性角結膜炎** keratoconjunctivitis sicca（L）

涙液分泌が減少して起こる慢性の角結膜炎である。中年の女性に多く，角膜には点状表層角膜症や糸状角膜炎を呈する（図 7-28）（→結膜 p.110）。ヒアルロン酸点眼液，人工涙液の点眼に加えて，重症度に応じて血清点眼，涙点プラグ，外科的涙点閉鎖などを行う。

h. **神経麻痺性角膜炎** neuroparalytic keratitis

脳外科手術後などで三叉神経第 1 枝に障害が生じたときに起こる角膜病変をいう（図 7-29）。角膜にびらん，潰瘍を生じ，難治性である。角膜知覚は麻痺している。抗菌薬の眼軟膏を用いて感染予防に努める。

i. **角膜軟化症** keratomalacia

ビタミン A 欠乏による角膜疾患である。とくに乳幼児で全身状態不良のときにみられるが，今日わが国ではみられなくなった。結膜乾燥症を生じ，やがて角膜は乾燥し，潰瘍を形成，さらに穿孔し失明する。ビタミン A の投与と抗生物質点眼による感染予防を行う。

j. **角膜退行変性（症）** corneal degeneration

角膜組織に二次的に変性を起こす病態をいう。まれなものであるが，その原因には種々なものがある。老人性変化や角膜組織内への脂肪沈着や石灰沈着，すなわち帯状角膜変性などの続発性のもの，その他がある。

k. **角膜ジストロフィ** corneal dystrophy

角膜ジストロフィとは遺伝性，家族性のものをいう。ほとんどの角膜ジストロフィで原因遺伝子が見つかっている（→ TOPICS①参照）。

1）症状

一般に**両眼性**に発病し，ゆっくり進行する。上

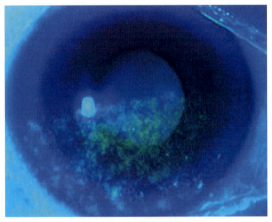

図 7-28　乾性角結膜炎
涙液分泌が減少して起こる慢性の角結膜炎で，角膜中央から下方に点状表層角膜症をみる。

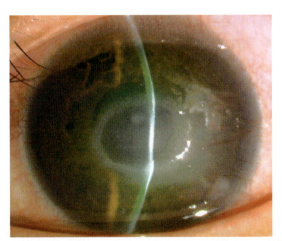

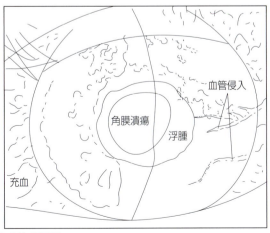

図 7-29　神経麻痺性角膜炎
脳外科手術後などで三叉神経第 1 枝に障害が生じたときに起こる角膜病変をいう。角膜中央部に潰瘍を生じ，難治性である。

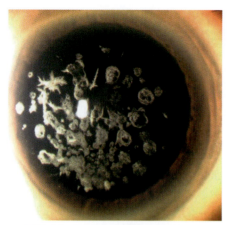

図7-30　アベリノ角膜ジストロフィ
常染色体優性遺伝，ヒアリンとアミロイドの沈着。強膜拡散法でみると多発性の不規則な顆粒状の白色混濁を認める。

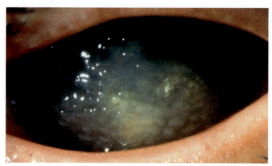

図7-31　膠様滴状角膜ジストロフィ
常染色体劣性遺伝，アミロイド沈着。角膜表面に半透明の粟粒大の隆起性病変がみられる。

皮性，実質性あるいは内皮性ジストロフィがある。角膜実質にみられるものは，混濁の形状から**アベリノ角膜ジストロフィ** Avellino dystrophy（顆粒状角膜ジストロフィⅡ型）（常染色体優性遺伝，ヒアリンとアミロイドの沈着）（図7-30），**顆粒状角膜ジストロフィ** granular dystrophy（Groenouw, type 1）（顆粒状角膜ジストロフィⅠ型）（常染色体優性遺伝，ヒアリン沈着），**斑状角膜ジストロフィ** macular dystrophy（Groenouw, type 2）（常染色体劣性遺伝，酸性ムコ多糖類沈着），**格子状角膜ジストロフィ** lattice dystrophy（常染色体優性遺伝，アミロイド沈着），**膠様滴状角膜ジストロフィ** gelatinous drop-like corneal dystrophy（常染色体劣性遺伝，アミロイド沈着）（図7-31）などがある。

2）治療

病変の進行の結果，視力低下の著しい例には角膜移植を行うが，おのおのの混濁の深さ，再発するまでの期間，患者の年齢などを考慮して，表層角膜移植術，深層層状角膜移植術，全層角膜移植術などから治療法を選択する。一般的に，アベリノ角膜ジストロフィ，顆粒状角膜ジストロフィでは初回手術として**エキシマレーザー表層角膜切除術** phototherapeutic keratectomy（**PTK**）を選択することが多い。

I. 円錐角膜 keratoconus

角膜の中央が円錐状に突出する疾患である（図7-32）。同心円の輪を写真にうつすと，円錐角膜では同心円が乱れている（図7-33）。アトピー性疾患を伴うことが多いが，その原因は不明である。多くは両眼性で，思春期に発症し徐々に進行するが，25歳くらいになると自然に進行が止まることが多い。

1）症状

角膜彎曲度の異常に応じて視力が低下する。細隙灯顕微鏡で角膜の光切片をみると，中央部が円錐状に突出している。円錐部の周辺に褐色輪状の色素沈着線を認め，これを**フライシャー輪**（→p.120参照）という。角膜トポグラフィで，角膜中央部から下方にかけての局所的なスティープ化を観察

テリエン周辺角膜変性 Terrien marginal degeneration ── COLUMN❹

角膜周辺部が進行性に菲薄化する比較的まれな変性疾患である。表層の新生血管や脂肪沈着をみる。通常両眼性で，成人に多いが若年者にも生じる。進行は遅いが，強い乱視による視力低下や穿孔を起こすこともある。進行例では角膜移植も行われる。

フックス角膜内皮ジストロフィ Fuchs endothelial dystrophy ── COLUMN❺

遺伝性，両眼性に滴状角膜を生じる疾患で，進行すると角膜の浮腫が生じ視力低下が起こる。最終的に水疱性角膜症となることがある。中高年の女性に多く，両眼性で，日本人には比較的少ない。

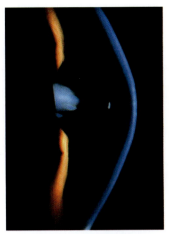

図 7-32　円錐角膜
角膜の中央部が突出してくる形態異常の一つである。これはその細隙灯顕微鏡で，角膜のカーブからその状態が明らかである。

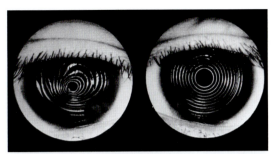

図 7-33　プラチド角膜計と同じ原理で角膜に投影された同心円の輪を写真にうつして観察する方法
右は正常，左は円錐角膜で同心円が乱れている。

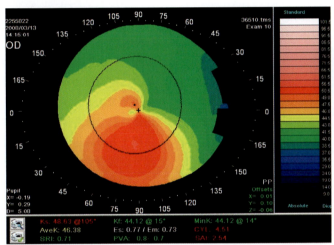

図 7-34　円錐角膜の角膜形状（ビデオケラトスコープのカラーコードマップ）
赤色が強いほど屈折力が強い。円錐角膜では中央部やや下方の突出が強く，その部位が赤色となっている。

することができ，細隙灯顕微鏡では見逃される軽症例も検出できる（図7-34）。中央部でデスメ膜の破裂を生じ，急激な強い角膜浮腫とそれによる混濁を生じ，著しい視力低下を訴えることがある（図7-35）。これを**急性水腫** acute hydrops という。

2）治療

初期にはハードコンタクトレンズの装用で良い矯正視力を得ることができる。また，近年，角膜クロスリンキングという新たな治療方法が開始されている。これは，光感受性物質であるリボフラ

角膜疾患の原因遺伝子　　　　TOPICS❶

　角膜実質の角膜ジストロフィのうち，アベリノ（顆粒状Ⅱ），顆粒状（顆粒状Ⅰ），格子状Ⅰ・Ⅲa型，膠様滴状，ライス・バックラー Reis-Bucklers 角膜ジストロフィは，同じ TGFβ1 遺伝子の変異によって引き起こされる。また，斑状角膜ジストロフィは CH5,6 遺伝子，膠様滴状角膜ジストロフィは TACsTD2（MISI）遺伝子の変異によって生じる。

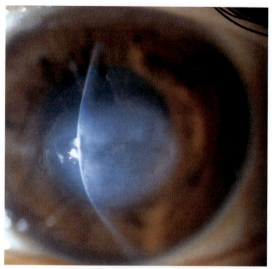

図7-35 円錐角膜の急性水腫
円錐角膜経過中にデスメ膜に断裂が生じ，急激な角膜浮腫を生じることがある。この病態を急性水腫という。

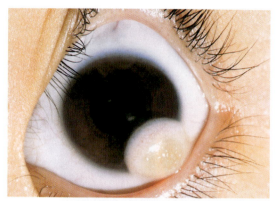

図7-36 角膜類皮嚢腫
輪部に円形の黄色調の扁平隆起としてみられる。

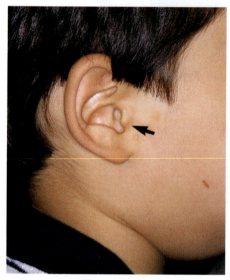

図7-37 副耳
ゴールデンハー症候群にみられる。

ビン（ビタミンB_2）を点眼した後，紫外線を照射するという治療で，角膜実質内のコラーゲン線維間の架橋を強化し，角膜の強度を増すことにより，円錐角膜の進行を停止させる治療である。進行してコンタクトレンズの装用が困難になった場合や，矯正視力が不良となった場合に角膜移植が行われる。デスメ膜破裂の既往がなく，角膜内皮細胞密度が保たれている症例では深層層状角膜移植術の適応となる。通常の全層角膜移植術の成績

もきわめて良好である。

m. ペルーシド角膜辺縁変性

ペルーシド角膜辺縁変性 Pellucid marginal corneal degeneration は角膜形状異常をきたすまれな疾患で，円錐角膜の類縁疾患とみなされている。円錐角膜よりやや発症年齢が高く成人以降から中年であり，男性に多く，通常両眼性である。円錐角膜では非薄部が突出するが，この疾患では角膜下方の周辺部が非炎症性に非薄化しその直上部分が突出する点が特徴である。

n. 角膜の腫瘍 corneal tumors

・**角膜類皮嚢腫** dermoid cyst of the cornea

輪部に発生する先天性の良性腫瘍で，角膜乱視を伴うことがある（図7-36）。円形で半球状の扁平隆起物で，毛髪を有することもある。本症と副耳（図7-37），耳瘻孔を合併したものを**ゴールデンハー症候群** Goldenhar syndrome という。その他のものはまれである。

6. 角膜移植術 keratoplasty, corneal transplantation

角膜移植に用いられる角膜は，アイバンクに献眼された眼球から強角膜切片として作成保存されたものが使用されている。これにより組織の評価ならびに術前のドナーの感染症のスクリーニングが可能となり，安全で質の高い角膜移植が行えるようになっている。現時点では強角膜切片作成後，Optisol™-GS保存液に入れて4℃で保存し，7日以内に使用するのが一般的である。

角膜移植の術式は従来，上皮，実質および内皮

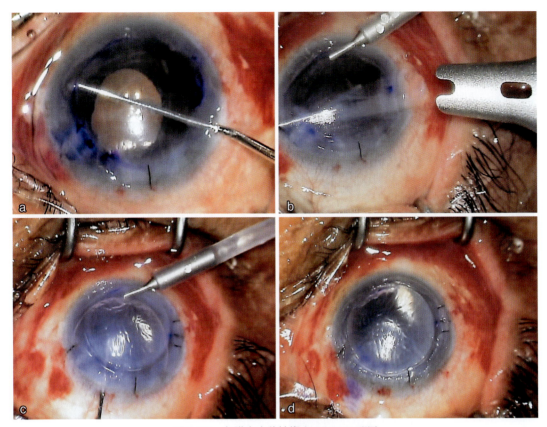

図 7-38　角膜内皮移植術（DSAEK の手順）
a. 上向きフックを用いて約 8mm 直径の円形にデスメ膜を剝離する。
b. 角膜後面パーツのドナー片を前房内に引き込む。
c. 前房内に空気を注入する。
d. 空気で全置換された状態でドナー片を角膜内皮面に固定する。

までの全層を取り替える**全層角膜移植術** penetrating keratoplasty（**PKP**）が主に行われてきたが，最近，障害された組織のみを移植する角膜の部分移植（パーツ移植とよばれている）が普及してきている。角膜上皮移植，深層層状角膜移植，角膜内皮移植などである。これらのパーツ移植では，視力回復の向上と拒絶反応の抑制が期待される。

スティーブンス・ジョンソン症候群や眼類天疱瘡などの瘢痕性眼表面疾患に対しては角膜上皮幹細胞移植として角膜輪部移植が行われ，一定の成績が得られている。ごく最近では健眼自己，アロ角膜あるいは口腔粘膜を使用した培養上皮細胞移植が臨床応用されている。このような方法では患者自身の細胞を用いることから，拒絶反応の問題を克服できる。

角膜内皮移植術 descemet stripping automated endothelial keratoplasty（DSAEK）（→ TOPICS ②参照）の手術手順を図 7-38 に示す。角膜内皮側から上向きのフックを使って約 8mm 直径の円形にデスメ膜を剝離する。続いてほぼ同サイズの角膜後面パーツ（薄い実質＋デスメ膜＋内皮）のドナー片を前房内に引き込み，空気を充満させて内皮面に固定させる。

2 強膜

眼球をボール状に保っているのは強膜scleraである。前面に透明な角膜の窓が開いているが、不透明な強膜は光を遮断している。強膜は血管に乏しく白色調を呈している。眼球の前面、すなわち（眼）球結膜の部分は強膜が透けて見える。俗に「シロメ」といわれるのはこのためである。眼球内に分布する血管、神経は強膜を貫通して入る。強膜の表層に接する部分は比較的血管に富み、この層を上強膜とよぶ。強膜はアレルギー性炎症を起こし得る場である。強膜は眼球の外壁をなしていることから、角膜と同じように外傷を受けやすい。

強膜はしばしば手術の場ともなる。例えば、緑内障手術では角膜との境界部でシュレム管付近の強膜、斜視手術では外眼筋付着部に手術操作を行い、網膜剝離手術では強膜表面に冷凍、ジアテルミー操作を加えたり、強膜自体に切除や縫合処置が行われる。

1. 強膜の先天異常

a. 青色強膜 blue sclera

遺伝性先天異常で、強膜が両側性に青色調を帯びて見えるものである。これは強膜の膠原線維の変化により脈絡膜が透見されるためである。本症自体は視機能に障害をもたらさないが、全身的先天異常、すなわち骨脆弱症、難聴、出血傾向、先天性心弁膜障害などを伴うことがある。骨脆弱、関節剝臼、聾の合併したものを**ファン・デル・ヘーベ症候群** van der Hoeve syndrome とよぶ。

b. 強膜メラノーシス melanosis sclerae（L）

強膜におけるメラニン色素の蓄積のため、境界鮮明な青みがかった灰色の色素斑のみられることがある。しばしば同側の眼瞼・顔面皮膚の色素性母斑（**太田母斑**）に伴ってみられることがある。

2. 強膜の炎症

a. 上強膜炎 episcleritis

強膜の表層は血管に富む疎な結合組織線維でおおわれているが、この層における炎症を上強膜炎とよぶ。原因は明らかではないが、しばしば関節リウマチに合併し、また結核アレルギーが関与するといわれる。眼部帯状ヘルペス、梅毒、その他に合併してみられることもある。

1）症状

（眼）球結膜下に充血した部分を認め、（眼）球結膜にも充血浮腫を伴う。ときに結節状となり、充血した限局性隆起となる（図7-39）。自覚症状としては羞明、流涙と眼痛を訴え、ときに病巣に一致して圧痛をみる。

2）治療

副腎皮質ステロイド薬の点眼が有効で、予後は一般に良好である。

b. 強膜炎 scleritis

強膜炎は上強膜炎に比べ、より深部の強膜固有層の炎症である。上強膜炎と同様な疾患に合併してみられるが、比較的まれな疾患である。

1）症状

上強膜炎と同様の症状を呈するが、強膜炎では疼痛が強い。強膜に紫色調をもった充血を認め、結節状を示すことがある。炎症は上強膜および（眼）球結膜にも及ぶ。充血は一般に強く、また深

角膜内皮移植 ─────────────────────── TOPICS ❷

角膜内皮移植 endothelial lamellar keratoplasty（ELK）は、角膜内皮を含む後部角膜を移植する方法である。本法は角膜内皮細胞が障害される水疱性角膜症が主な適応である。マニュアル切開で角膜実質深層を切除した後、角膜内皮と深層実質の一部をドナー片として移植する方法や、マイクロケラトームを使用してフラップを作製した後に実質と内皮をドナー組織と取り替える方法などが初期に開発された。最近ではこれらに代わり、患者の障害された内皮をデスメ膜ごと直径8～9mm円形に切除し、その部分に内皮と深層実質の一部から構成されるドナー片を移植する術式 descemet stripping automated endothelial keratoplasty（DSAEK）が普及してきている。

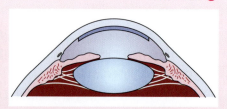

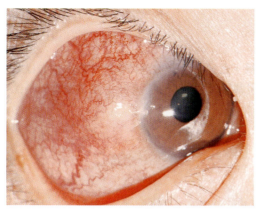

図7-39　上強膜炎
しばしば慢性関節リウマチに合併するが，特発性でも生じる。

在性のためアドレナリンなど血管収縮薬の点眼をしても消失しないことから結膜性の充血と区別される（毛様充血）。しばしば虹彩毛様体炎を伴う。隣接する角膜にも炎症が及び，その部の実質に混濁を生じることがある。これを**硬化性角膜炎** sclerosing keratitis とよぶ。

　治癒後に病巣に一致して強膜が菲薄化してぶどう膜が透見され，灰色調を示したり，その部の強膜が限局性に拡張隆起することがある。これを**強膜ぶどう腫** scleral staphyloma とよぶ。

　強い病変を示すものに**壊死性強膜炎** necrotizing scleritis, **穿孔性強膜軟化** perforating scleromalacia, 後方の強膜を侵すものに**後部強膜炎** posterior scleritis があるが，いずれもまれである。

2）治療

　副腎皮質ステロイド薬の点眼，重症例には結膜下注射，ときには内服を併用する。

アイバンク　COLUMN ❻

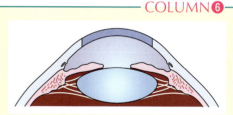

　角膜移植を円滑に行うために1958年角膜移植に関する法律が制定され，1963年から各地にアイバンクが設立されている。死後，失明者のために眼球を寄贈する意志がある場合，アイバンクに登録する。アイバンクは登録者の死後，眼球の摘出を行い，角膜移植を行う病院に眼球を斡旋するシステムとなっている。

　被移植者の安全性を守るために，眼球提供者の血液を採取し，B型およびC型肝炎，HIV，ヒト成人T細胞白血病の検査結果が陰性であることを確認のうえ，角膜を斡旋しなければならない。

　角膜移植は他の臓器移植と違って拒絶反応を起こす確率が少なく，成功率が高い。ただし，角膜内に血管侵入を認める疾患や再移植などでは拒絶反応は高率に生じる。拒絶反応により術後，移植角膜片が混濁する率は，recipientの角膜に血管新生がない場合はおよそ1割程度，血管侵入がある場合はおよそ3割程度に及ぶこともある。通常，移植片の上皮細胞は，およそ1年以内にすべて脱落してrecipientの上皮細胞におきかわる。これに反し，移植片の内皮細胞はそのまま生き続けていく。

国試過去問題によるアプローチ●角膜・強膜疾患

【第 96 回 D-55】
　50 歳の男性。数日前からの右眼の視力低下と痛みとを主訴に来院した。視力は右 0.3（矯正不能），左 1.2（矯正不能）。右前眼部写真とフルオレセイン生体染色前眼部写真とを示す。左眼には異常はみられない。
　この疾患でみられるのはどれか。
　a．散瞳
　b．角膜知覚低下
　c．前（眼）房混濁
　d．水晶体混濁
　e．眼圧上昇

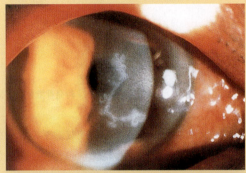
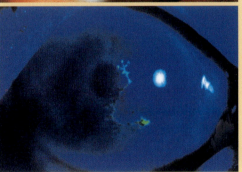

● 解説　写真より，角膜中央部にフルオレセインに染色される樹枝状の病変が存在することがわかる。単純ヘルペスによる樹枝状角膜炎と考えられる。単純ヘルペスによる角膜病変には，上皮型である樹枝状角膜炎，実質型である円板状角膜炎と壊死性角膜炎などがある。上皮型では角膜知覚が低下することが特徴である。

【第98回 D-8】

55歳の女性。数日前からの右眼痛を訴えて来院した。5年前から関節リウマチで治療を受けている。数か月前から口腔乾燥感と両眼の異物感とを自覚している。視力は右0.6（矯正不能），左0.7（1.0×－1.0D）。眼圧は両眼ともに15mmHg。前房，水晶体および眼底に異常は認めない。フルオレセイン染色後の前眼部写真を示す。
みられる所見はどれか。2つ選べ。

a. 翼状片
b. 糸状角膜炎
c. 帯状角膜変性
d. 樹枝状角膜炎
e. 点状表層角膜炎

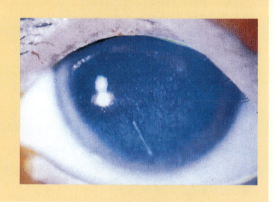

● 解説　中高年の女性で関節リウマチに罹患している患者である。口腔乾燥と両眼の異物感を自覚。写真では角膜下方に点状表層角膜症と糸状角膜炎を認めている。以上より，診断はシェーグレン Sjögren 症候群が考えられる。シェーグレン症候群とは，涙腺と唾液腺を標的とする自己免疫疾患の一種であり，涙液や唾液分泌などを障害する。40～60歳の中年女性に好発する。シェーグレン症候群は膠原病（関節リウマチ，全身性エリテマトーデス，強皮症，皮膚筋炎，混合性結合組織病）に合併する二次性シェーグレン症候群と，これらの合併のない原発性シェーグレン症候群に分類される。

【第96回 D-55】正解 b 　【第98回 D-8】正解 b, e

第8章
ぶどう膜疾患

ESSENCE

ぶどう膜炎は，重篤な視機能障害をもたらすことがある難治眼疾患である。わが国ではサルコイドーシス，ベーチェット病，フォークト・小柳・原田病などの頻度が高いが，原因不明のぶどう膜炎も多い。そのほかには交感性眼炎，ポスナー・シュロスマン症候群，フックス虹彩異色性虹彩毛様体炎，HLA-B27関連ぶどう膜炎などに加え，桐沢型ぶどう膜炎やサイトメガロウイルス網膜炎といったウイルス性ぶどう膜炎など多彩な病態があり，それぞれ特徴的な臨床像を呈する。薬物療法としては，主に副腎皮質ステロイドや免疫抑制薬などが使用される。ぶどう膜に発生する悪性腫瘍には，悪性黒色腫や転移性ぶどう膜腫瘍などがある。

1 ぶどう膜の構造と機能

虹彩，毛様体，脈絡膜の3つの組織を総称してぶどう膜 uvea, uveal tract とよぶ。眼球は外膜，中膜，内膜の3つの膜で構成されるが，このうち中膜に相当するのがぶどう膜である。ぶどう膜は発生学的には中胚葉由来で，多量のメラニン細胞を含み，血管の豊富な組織である。有色人種ではメラニン細胞が多いことから眼球を暗箱のようにして，羞明感（まぶしさ）を防いでいる。ぶどう膜は血流が豊富で眼内の栄養に重要な役割を果たしているが，一方では炎症を生じやすい要因にもなっている。

1. 虹彩 iris

ぶどう膜の前部にあるドーナツ状の薄い膜状組織で，前方には前房，後方には後房が存在する。中央には**瞳孔** pupil があり，明暗に応じて瞳孔径が変化することによって，カメラの絞りのように眼内へ入る光量を調整している（図8-1）。

虹彩の表面には，**虹彩紋理** iris pattern とよばれる放射状の皺襞が観察される。実質は疎な結合組織からなり，メラニン細胞と血管を含んでいる。虹彩の裏面には2層からなる虹彩色素上皮があり，多数のメラニン顆粒を含んでいる（図8-2）。

虹彩には2つの平滑筋がある。**瞳孔括約筋**は瞳孔縁の周囲にある輪状の筋で，動眼神経（副交感神経）の支配を受けており，収縮によって縮瞳する。**瞳孔散大筋**は虹彩後面の色素上皮の前を放射状に走行する膜様の筋で，頸部交感神経の支配下にあり，収縮することによって散瞳する（→解剖 p.5）。

2. 毛様体 ciliary body

虹彩の後方に続く，断面が長三角形をした組織

COLUMN 1　虹彩の色

虹彩の色は虹彩中のメラニン細胞が含んでいるメラニン顆粒の違いによって規定され，人種差による色調の違いの原因となっている。黒色人種ではこの細胞が多いために虹彩は黒褐色に，黄色人種では茶褐色に見え，白色人種ではメラニン細胞が少ないために青色ないし灰色を呈する。緑内障の治療薬としてプロスタグランジン関連薬が点眼薬として使用されているが，虹彩色素量が増加することで色調が変化することが知られている。

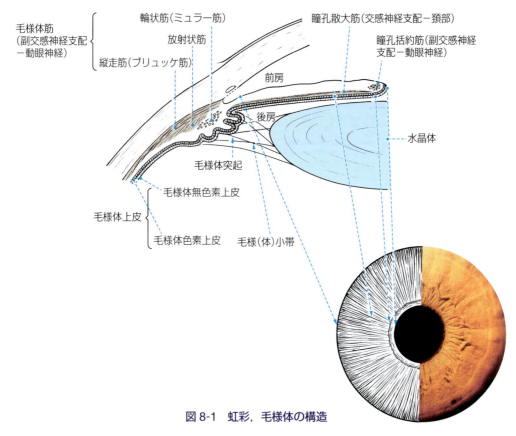

図 8-1 虹彩，毛様体の構造

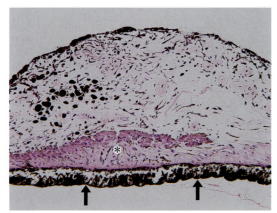

図 8-2 虹彩の組織像
色素上皮（矢印）と瞳孔括約筋（＊）。

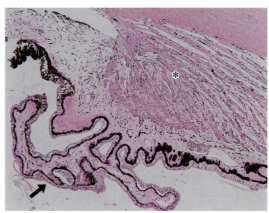

図 8-3 毛様体の組織像
毛様体突起（矢印）と毛様体筋（＊）。

で，前方には硝子体側へ向かう**毛様体突起** ciliary processes があり，**毛様(体)小帯** ciliary zonule（チン小帯 zonule of Zinn）を介して水晶体を支えている。後方は**扁平部** pars plana(L)とよばれ，脈絡膜に連続している。その間には体部とよばれる部分があり，**毛様体筋**がある。毛様体筋は縦走筋（ブリュッケ Brücke 筋），放射状筋，輪状筋（ミュラー Müller 筋）の 3 つの筋からなる平滑筋である。いずれも動眼神経（副交感神経）の支配下にある。

毛様体の表面は 2 層の上皮細胞におおわれており，後房に面した表層は色素を含まない 1 層の上皮細胞（**毛様体無色素上皮**），毛様体実質側はメラニン顆粒を含む 1 層の上皮細胞（**毛様体色素上皮**）である（図 8-3）。毛様体無色素上皮は房水を

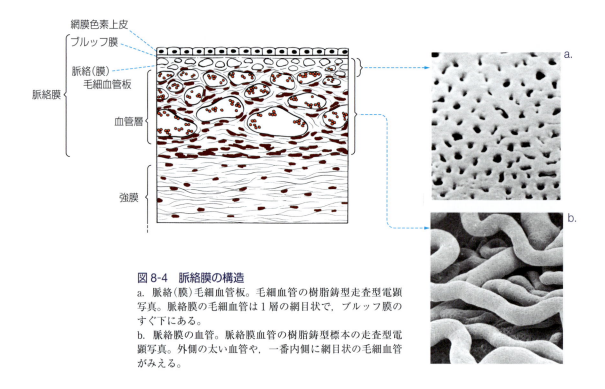

図 8-4 脈絡膜の構造
a. 脈絡(膜)毛細血管板。毛細血管の樹脂鋳型走査型電顕写真。脈絡膜の毛細血管は1層の網目状で，ブルッフ膜のすぐ下にある。
b. 脈絡膜の血管。脈絡膜血管の樹脂鋳型標本の走査型電顕写真。外側の太い血管や，一番内側に網目状の毛細血管がみえる。

産生する機能をもつ。色素上皮は網膜色素上皮と連続している(→解剖 p.6)。

● 毛様体の機能

1) 毛様体上皮から**房水が産生**されることによって，眼内で一定の眼圧が保たれている。

2) 毛様体筋が収縮すると毛様体突起は内方へ移動する。すると毛様体突起と水晶体赤道部との間に存在する毛様(体)小帯(チン小帯)が弛緩し，結果として水晶体は自らの弾性によって膨らみ，屈折力が増す。毛様体筋の収縮は近見時に生じる。すなわち，近見に際してはレンズの厚みを増すことによって**調節** accommodation が行われることになる(→視機能 p.66図3-41)。

3) 毛様体の縦走筋が収縮すると強膜岬が後方へ引かれ，隅角の線維柱帯とシュレム管が開き，房水の眼外への流出が増す(→緑内障 p.249図11-8)。

3. 脈絡膜 choroid

ぶどう膜組織の後方約3/4を占める薄い膜状組織で，網膜と強膜の間に存在する。メラニン細胞を豊富に含んでいるため，黒褐色を呈している。動脈と静脈も豊富に存在し，網膜外層の栄養を担当している(図8-4, 5)。

眼動脈から分岐した**後毛様(体)動脈**は，強膜を貫いて眼内へ入った後に脈絡膜に分布し，**脈絡膜動脈**となる。その先端にある毛細血管は脈絡膜の最内層にあって，縦横に吻合した網目状の毛細血管層を形成している(**脈絡〔膜〕毛細血管板** choriocapillaris〔L〕)。脈絡膜の静脈は4本の**渦静脈** vortex vein に集められ，眼球赤道部の後方で強膜を貫いて眼外へ出ていき，眼静脈へとつながる。脈絡膜の毛細血管は内皮細胞に多数の小孔があり，血液中の液性成分が血管外へ容易に漏出する漏出型血管である。

脈絡膜の最内層には，網膜との境界となる厚さ数µmの1層の薄い膜があり，**ブルッフ膜** Bruch membrane とよばれる。ブルッフ膜の内側には，網膜の最外層に相当する網膜色素上皮が接している。

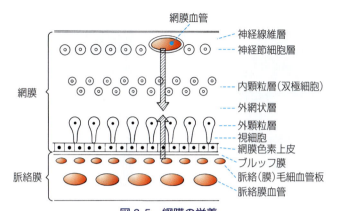

図 8-5 網膜の栄養
網膜血管は網膜の内層(外網状層まで)を養い,
脈絡膜血管は網膜の外層(外顆粒層まで)を養う。

●脈絡膜の機能

1) 強膜を通過して眼内に入ってくる光をメラニン色素によって遮る役割がある。また,眼内に入る光の乱反射(散乱)を吸収,抑制する効果もある。

2) **網膜外層(外顆粒層と網膜色素上皮)の栄養**を担当している(COLUMN ②参照)。

2 先天異常

1. ぶどう膜欠損(症) coloboma of uvea

胎生期初期には眼杯(第2次眼胞)は下方に開いている。すなわち胎生裂(眼杯裂)がみられる。胎生第6週になると,この胎生裂は癒合して閉鎖するが,この閉鎖が不完全であるとぶどう膜が一部欠損した状態となる(→解剖 p.22図1-30-b)。

欠損は常に虹彩もしくは脈絡膜の下方にみられる。虹彩の場合は,瞳孔が下方に開いたような西洋梨様の形を示す(**虹彩欠損** coloboma of iris)(図8-6)。脈絡膜の場合は眼底下方の強膜が透けて黄白色に見え,その上を菲薄化した形成不良の網膜がおおっている(**脈絡膜欠損** coloboma of choroid)(図8-7)(→解剖 p.6)。脈絡膜欠損は(視神経)乳頭を含むことがある。小角膜,弱視,眼振などの先天異常を伴うことが多く,白内障や網膜剥離を合併することがある。常染色体優性遺伝である。

2. 先天無虹彩(症) aniridia congenita (L)

虹彩の発育が不良な先天疾患であるが,虹彩組織が全く存在しないわけではなく,根部には痕跡的な虹彩がみられる。羞明,弱視,眼振があり,白内障を伴うことが多い。対症療法としてカラーコンタクトレンズなどを装用して羞明を防ぐ。角膜上皮の幹細胞機能不全により角膜混濁をきたすことがある。常染色体優性遺伝である。

網膜の栄養 ─────────────────────── COLUMN ❷

網膜は活発な神経活動を行っているので,多量の栄養の供給と代謝が必要となる。網膜の主要な血管は網膜表層にあり,その分枝である毛細血管は外網状層まで分布することによって網膜内層の栄養をつかさどっている。一方,網膜の外層(外顆粒層より外側,すなわち視細胞と網膜色素上皮)の栄養は脈絡膜側からの循環によって行われている(図8-5)。

網膜中心動脈閉塞症では血液が途絶えることによって網膜が乳白色に混濁するが,中心窩にはもともと網膜血管が存在せず,外層成分のみから構成されているため,虚血に陥っても色調に変化は生じない。すなわち,赤味を帯びた桜実紅斑 **cherry-red spot** として観察されることになる(→網膜硝子体 p.189)。

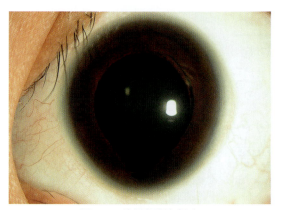

図8-6　先天虹彩欠損症
ぶどう膜の形成不全は下方に生じる。これが虹彩に生じると，瞳孔が下方に開いたような西洋梨様の形の欠損となる。

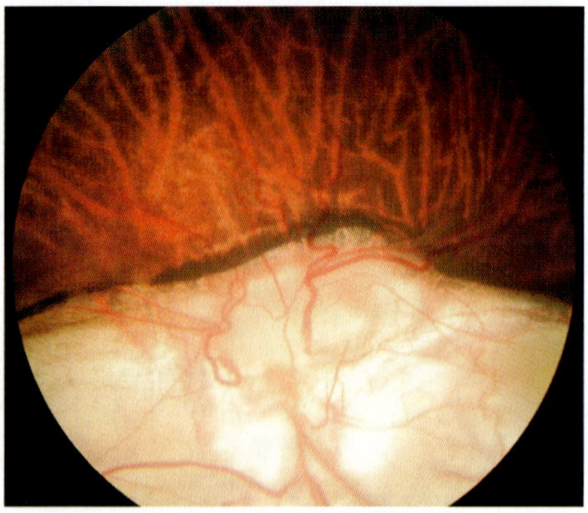

図8-7　先天脈絡膜欠損症
脈絡膜欠損は下方に生じる。その部分の眼底は強膜が透けて見える。

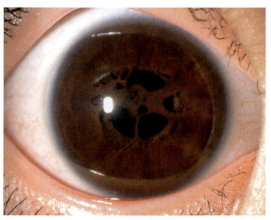

図8-8　瞳孔膜遺残
胎生期には水晶体表面は水晶体血管膜でおおわれているが，発育途上で消失する。これが残存している状態をいう。

照)(→全身病と眼 p.339図16-2)。睫毛も白い。羞明，弱視，眼振を伴う。対症療法としてカラーコンタクトレンズを装用させることがある。常染色体劣性遺伝である。

　全身の皮膚と眼の両方で色素が欠損している場合を全身白皮症，皮膚には異常がなく，眼のみの場合は**眼白皮症** ocular albinism とよぶ。

4. 瞳孔膜遺残 persistent pupillary membrane

　胎生期に水晶体表面をおおっている水晶体血管膜が発育途上で消失せずに残存してしまうと，出生後も瞳孔に糸状，索状，または網状の組織が水晶体の前面にみられる。遺残の程度によっては視力障害の原因になる(図8-8)。

3. 白皮症 albinism

　白皮症では，ぶどう膜組織中のメラニン細胞が先天的にメラニン色素を全く欠くか，きわめて少ない状態にある。虹彩は白ウサギの眼のように桃色をしており，眼底は赤く見える(COLUMN ③参

3　ぶどう膜炎

1. ぶどう膜炎総論

　ぶどう膜炎 uveitis とは，ぶどう膜(虹彩，毛様体，脈絡膜)に生じる炎症性疾患の総称である。ただし，ぶどう膜の炎症はぶどう膜組織のみにとどま

COLUMN ③　眼底の色

検眼鏡で観察すると眼底は赤褐色に見える。これは網膜色素上皮と脈絡膜のメラニン細胞に含まれるメラニン色素の色と，脈絡膜血管の血液の色が重なることによって作り出される色調である。白色人種ではメラニン色素が少ないために脈絡膜血管がよく透見され，眼底は赤く輝いて見える。眼底のメラニン色素のない白皮症の眼底や，フォークト・小柳・原田病にみられる夕焼け状眼底(→p.152参照)も同様の理由から赤く見える。

らず，網膜や硝子体にも及ぶことが多く，反対に強膜，角膜，網膜の炎症がぶどう膜に波及することもある。これらを包括して，眼内に生じた炎症はいずれも慣例的にぶどう膜炎と称される傾向がある（TOPICS①参照）。ぶどう膜炎は炎症の主たる存在部位によって分類される（病型分類）ほか，原因によっても分類される（病因分類）。

a. 病型

炎症の存在する部位によって次のように分類される。

1）前部ぶどう膜炎 anterior uveitis

虹彩炎 iritis，**毛様体炎** cyclitis，あるいは**虹彩毛様体炎** iridocyclitis と同義で，虹彩，毛様体，あるいは両者に生じた炎症を指す。

2）中間部ぶどう膜炎 intermediate uveitis

炎症が主に毛様体扁平部や網膜最周辺部にみられるぶどう膜炎である。

3）後部ぶどう膜炎 posterior uveitis

炎症が主に脈絡膜や網膜にみられるぶどう膜炎である。脈絡膜に発生した炎症が網膜に広がると**脈絡網膜炎** chorioretinitis，その逆は**網脈絡膜炎** retinochoroiditis とよぶ。

4）汎ぶどう膜炎 panuveitis

ぶどう膜組織全体に炎症が生じた状態である。

b. 病因

ぶどう膜炎はさまざまな原因により生じ，人種，国，地域，食習慣などによっても大きく異なる（COLUMN④参照）。病因により治療も変わってくるので，ぶどう膜炎の診療では病因診断がきわめて重要となる。

1）感染性ぶどう膜炎

ウイルス，細菌，真菌，原虫，寄生虫などの病原微生物感染が原因で生じるぶどう膜炎のことで，ぶどう膜炎全体の約10〜15％を占める。白内障や緑内障手術の後に生じる術後の感染性眼内炎も広義にはこの範疇に入る。ヘルペスウイルスによるぶどう膜炎は比較的多く，単純ヘルペスウイルス herpes simplex virus（HSV）や帯状疱疹ウイルス varicella zoster virus（VZV）による虹彩毛様体炎および桐沢型ぶどう膜炎（急性網膜壊死 acute retinal necrosis〔ARN〕），日和見感染として発生するサイトメガロウイルス網膜炎などがある。

病名としてのぶどう膜炎と内眼炎 ──────────────────── TOPICS ❶

眼内の炎症をすべて「ぶどう膜炎」という用語で言い表すのは厳密には正しくないため，intraocular inflammation（内眼炎）と表現することがある。国際眼炎症学会では，従来の前部ぶどう膜炎を anterior segment intraocular inflammation（ASII），後部ぶどう膜炎を posterior segment intraocular inflammation（PSII）とよぶことを提唱している。

ぶどう膜炎と全身疾患の地域による相違 ──────────────── COLUMN ❹

ぶどう膜炎は，免疫遺伝学的背景の相違による人種差，食生活の相違や病原微生物の浸淫率の違いなどによる地域差がある。わが国ではサルコイドーシス，ベーチェット病，フォークト・小柳・原田病が上位を占める3大原因疾患であり，欧米に多い強直性脊椎炎や南米などに多いトキソプラズマ症は比較的まれである。

このような地域差の理由の一つとして，ベーチェット病はヒト白血球組織適合抗原（HLA）のなかでも高い相関がある HLA-B51 の陽性率が日本人では高く欧米の白人では低いこと，逆に強直性脊椎炎と相関が高い HLA-B27 の陽性率は日本人では低く白人で高いことなどが考えられる。ベーチェット病という病名はトルコの皮膚科医の名に由来するが，疫学的に北アフリカ，中近東諸国，中国，韓国，そして日本に患者が多いことが知られている。いずれもシルクロードに縁のある国々であり，これらの地域には HLA-B51 陽性者が多いことから，ベーチェット病の発症原因には何らかの免疫遺伝学的な背景が関係していることが推定されている。最近は HLA 以外でも，例えば「IL10」と「IL23R-IL12RB2」の2遺伝子領域における一塩基多型 single nucleotide polymorphism（SNP）も本症の発症に関係していることが報告されている。

トキソプラズマ症は酪農国（オランダ，フランス，ブラジル）で多くみられ，わが国でも九州地方に多い。また，ヒトTリンパ球向性ウイルス1型によるぶどう膜炎は，同じ日本国内でもウイルスキャリアの多い南九州に患者が多く，他の地域ではまれである。一時は激減した結核や梅毒などの感染症によるぶどう膜炎も，近年は再興感染症として注目されている。

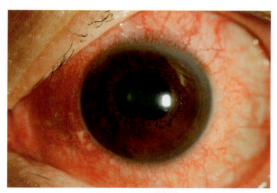

図 8-9　毛様充血
ぶどう膜炎にみられる充血。

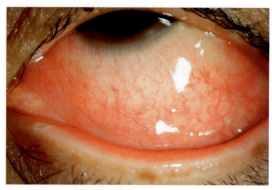

図 8-10　結膜充血
細菌感染にみられる充血。

表 8-1　充血の鑑別

毛様充血	前結膜血管	深在性 紫紅色	角膜に近くなるほど強い	角膜，強膜，ぶどう膜の炎症
結膜充血	後結膜血管	表在性 鮮紅色	角膜より離れるほど強い	結膜の炎症

　感染性ぶどう膜炎では原因となる病原微生物を的確に同定し，感受性のある抗微生物薬によって治療することが大切である。

2）非感染性ぶどう膜炎

　サルコイドーシス，フォークト・小柳・原田病，ベーチェット病 Behçet disease などの全身症状を伴うぶどう膜炎と，ポスナー・シュロスマン症候群 Posner-Schlossman syndrome やフックス Fuchs 虹彩異色性虹彩毛様体炎などのように眼局所にのみ炎症のみられる疾患がある。診断には既往歴を含めた全身症状の把握や，疑われる疾患に見合った検査を組み立て，実施していくことが重要である。治療には主に副腎皮質ステロイドが用いられ，一部の疾患には免疫抑制薬や生物製剤が適応となる。

3）同定不能ぶどう膜炎

　疾患の特定ができない原因不明のぶどう膜炎をいう。ぶどう膜炎全体の 50～60％ を占める。治療には消炎を目的に非ステロイド系消炎薬やステロイド薬が用いられる。

c．臨床病理と病態

　ぶどう膜炎では病因によらず，その病理組織学的所見から**肉芽腫性ぶどう膜炎**と**非肉芽腫性ぶどう膜炎**に分類することがある。

サルコイドーシス，フォークト・小柳・原田病，交感性眼炎などでは，眼内に類上皮細胞とリンパ球の浸潤からなる結節，すなわち肉芽腫 granuloma を伴ったぶどう膜炎を生じる。一般に慢性の経過をたどり，再発することが多い。

　一方，ベーチェット病，ポスナー・シュロスマン症候群，HLA-B27 関連急性前部ぶどう膜炎，フックス Fuchs 虹彩異色性虹彩毛様体炎などは急性炎症の発症様式をとり，肉芽腫を形成することはなく，リンパ球や好中球の浸潤のほか，疾患によっては前房蓄膿や線維素の析出を伴う。通常，短期間に発作性に発症することが多く，炎症は一過性のことが多い。ただし，炎症発作を繰り返すことも少なくない。

d．自覚症状

　前部ぶどう膜炎（虹彩毛様体炎）では（眼）球結膜の充血，羞明，流涙，三叉神経の刺激による眼痛などのほか，視力低下がみられる。中間部ぶどう膜炎や後部ぶどう膜炎（網脈絡膜炎）では眼痛のないことが多く，飛蚊症や視力低下が中心となる。

e．所見

1）前部ぶどう膜炎（虹彩毛様体炎 iridocyclitis）

　毛様充血，角膜浮腫，角膜後面沈着物，前房の混濁，虹彩後癒着，縮瞳などがみられる。硝子体

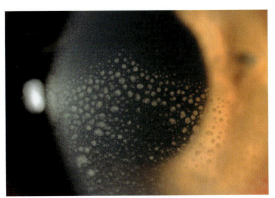

図 8-11 角膜後面沈着物
角膜の後面(内皮側)に炎症細胞が付着している。

彩や毛様体の血管透過性が亢進するため，蛋白成分が血管外に漏出し，房水中の蛋白量が増えることによって房水が混濁しているように見える。これを**前房フレア** aqueous flare とよぶ。前房内の炎症細胞の数と蛋白濃度は**レーザーフレア・セルメータ** laser flare-cell photometer で定量的に測定することが可能で，炎症の程度を客観的に評価するのに用いられる。

ベーチェット病の発作時や HLA-B27 関連急性前部ぶどう膜炎などでは，前房中に大量の多核白血球が現れ，重力のため下方に沈殿する。これを**前房蓄膿** hypopyon とよぶ(図 8-12, 8-24-a)。前房蓄膿は細菌性あるいは真菌性角膜潰瘍などでもみられる (→角膜・強膜 p.121 図 7-12)。

HLA-B27 関連急性前部ぶどう膜炎や糖尿病虹彩炎では，前房中に線維素の析出をみることが多い。

虹彩の炎症性肉芽腫は，虹彩表面や瞳孔の縁に灰白色の結節として観察される(図 8-22)。

虹彩炎では炎症によって瞳孔括約筋が刺激され，**縮瞳**傾向を示す。

炎症性滲出物や線維素の析出によって，虹彩が瞳孔縁の部分で後方にある水晶体表面と癒着することがあり，これを**虹彩後癒着** posterior synechia of the iris という(図 8-13, 14)。早期の消炎と散瞳薬を用いた治療により癒着は解除されることが多いが，治療が遅れると永続的な癒着を残してしまう。この虹彩後癒着が瞳孔縁の全周に及ぶと後房から前房への房水の流れが**遮断**され，いわゆる**瞳孔ブロック** pupillary block を生じる。その結果，後房に貯留した房水によって虹彩が前方に膨隆した状態(**膨隆虹彩** iris bombé〔L〕)となり(図 8-13, 15)，隅角の閉塞をきたして眼圧が上昇する。すなわち，続発緑内障発作の状態となる。

隅角鏡を用いた隅角検査を行うと，線維柱帯の上にも角膜後面沈着物と同じような滲出物や肉芽腫(隅角結節)がみられたり，その後遺症として虹彩が周辺部で線維柱帯をおおうように角膜側と癒着している所見がみられることがある(**周辺虹彩前癒着** peripheral anterior synechia(**PAS**))。周辺虹彩前癒着はテント状や台形の形になることが多い(図 8-13, 16)。

経過の長い，また比較的激しい炎症を繰り返す

小さい角膜後面沈着物(白血球，リンパ球，形質細胞を主としている)

豚脂様角膜後面沈着物(類上皮細胞を主としている)

前房蓄膿(多核好中球からなる)

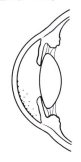
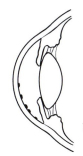
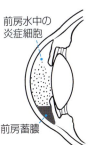

前房水中の炎症細胞

前房蓄膿

図 8-12 ぶどう膜炎における角膜後面および前房内所見

混濁や(視神経)乳頭の発赤を伴うこともある。

毛様充血(図 8-9)は角膜輪部にみられる放射状に広がる充血で，前部ぶどう膜炎の重要な症状であるが，角膜炎や閉塞隅角緑内障の発作時でもみられる。結膜炎などにみられる結膜充血(図 8-10)との鑑別が重要である(表 8-1)。

角膜後面沈着物 keratic precipitates は，虹彩・毛様体から房水中に遊走した炎症細胞が角膜後面の内皮に付着したもので，重力の影響で下方に付着することが多い(図 8-11, 12)。

虹彩毛様体炎では炎症細胞が前房内に浮遊している様子が細隙灯顕微鏡で観察される。また，虹

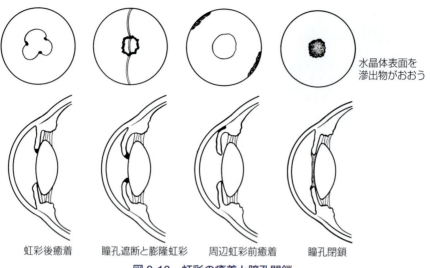

図8-13 虹彩の癒着と瞳孔閉鎖

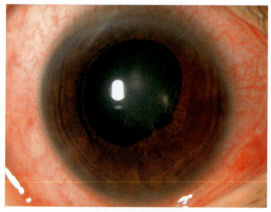

図8-14 虹彩後癒着
散瞳薬点眼後も，4時から5時方向の瞳孔縁で虹彩が水晶体と癒着を生じているために，瞳孔が変形している。

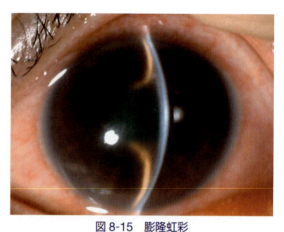

図8-15 膨隆虹彩
虹彩後癒着が瞳孔縁全周に生じると房水が後房にたまり，虹彩は前方へ膨隆する。これを膨隆虹彩とよび，急性の眼圧上昇の原因となる。周辺虹彩切除術を行い，前房と後房の交通をつける必要がある。

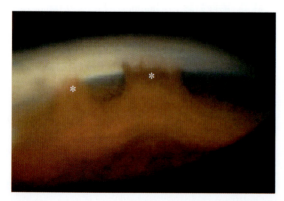

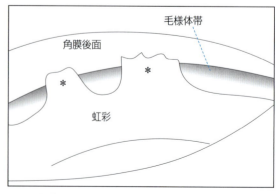

図8-16 周辺虹彩前癒着
周辺部の虹彩が台形，あるいはテント状に角膜後面と癒着している（＊）。

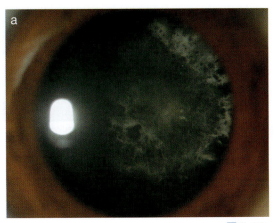 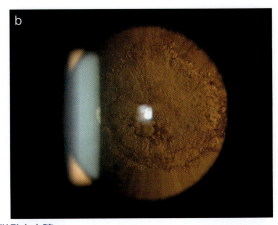

図 8-17　併発白内障
a．水晶体の後嚢下が皿状に混濁している。
b．徹照写真。後嚢下の混濁が，より明瞭に観察される。

ぶどう膜炎では，虹彩根部から虹彩表面にかけて新生血管が発生することがある（**虹彩ルベオーシス** rubeosis iridis（L））。

毛様体炎では炎症細胞が後房から硝子体腔内へ遊出し，硝子体混濁を生じる。また，毛様体の浮腫により水晶体が前方に移動し，隅角が狭くなることによって眼圧上昇をきたすことがある。閉塞隅角緑内障との鑑別が重要で，ぶどう膜炎の場合，縮瞳薬の点眼は好ましくない。

2）後部ぶどう膜炎（網脈絡膜炎 retinochoroiditis）

眼底に生じた炎症性病変では，硝子体混濁，(視神経)乳頭の発赤や腫脹，網膜血管炎，網脈絡膜の滲出斑，網膜出血，網膜の浮腫混濁，黄斑浮腫（囊胞様黄斑浮腫），滲出性網膜剝離などがみられる。炎症が消退した後には網脈絡膜の萎縮や瘢痕がみられることがある。

眼内に遊走したリンパ球などの炎症細胞はびまん性の微塵状混濁として観察され，一方，類上皮細胞を含む肉芽腫性の炎症では**雪玉状硝子体混濁** snowball vitreous opacity などの集塊をつくる傾向がある。

脈絡膜や網膜の炎症が著しいと滲出液が網膜下に貯留し，続発網膜剝離（滲出性網膜剝離）を生じる。フォークト・小柳・原田病はその代表である。

f．ぶどう膜炎の合併症

1）併発白内障 complicated cataract

ぶどう膜炎が再発を繰り返したり，遷延して慢性化すると，しばしば白内障を生じる（図 8-17）。水晶体の混濁は後嚢下皮質に皿状に現れ，徐々に進行して，やがて水晶体全体が混濁し，著しい視力障害をきたす。

2）続発緑内障 secondary glaucoma

急性の虹彩毛様体炎では房水中の蛋白量の増加，炎症細胞の隅角への集積などにより，線維柱帯からの房水の流出が障害され，眼圧上昇をきたすことがある。慢性の虹彩炎では虹彩後癒着によって瞳孔遮断および**膨隆虹彩**を発生したり（図 8-15），**周辺虹彩前癒着**（図 8-13, 16）を生じることによって房水の流れが滞り，難治な眼圧上昇の原因となる。

3）囊胞様黄斑浮腫 cystoid macular edema

（→網膜硝子体 p.204）

慢性の経過をたどる後部ぶどう膜炎では，黄斑部に囊胞様の浮腫を生じ，視力低下をきたす（図 8-18, 19）。ステロイド薬の後部テノン囊内注射や内服により浮腫は消退し，視力は回復することが多いが，未治療では黄斑に変性を生じ，不可逆的な視力障害の原因となる。

4）網膜上膜 epiretinal membrane

慢性のぶどう膜炎では黄斑部網膜の上に薄いセロファン様の膜が形成され，変視や視力低下をきたす。

5）眼圧低下

毛様体における強い炎症は房水産生の低下をきたし，低眼圧となる。眼圧が極端に低下した状態が続くと眼球全体が萎縮し，**眼球癆** phthisis bulbi

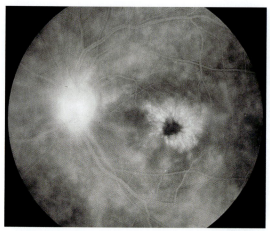

図 8-18　囊胞様黄斑浮腫の蛍光眼底造影所見
黄斑部に花弁状の色素の貯留がみられる。

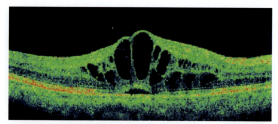

図 8-19　囊胞様黄斑浮腫の光干渉断層計（OCT）所見
黄斑部の網膜内層に蜂巣状の浮腫が観察される。

（L）とよばれる状態になる。

g．診断

　細隙灯顕微鏡検査，眼底検査，蛍光眼底造影検査などによって臨床像を把握するとともに，ぶどう膜炎は全身病に伴うこともあるため（COLUMN ⑤参照），必要に応じて皮膚，耳鼻，口腔，骨関節，外陰部，肺などの検査や，各種の血液検査，血清検査，免疫機能検査，さらに細菌・ウイルス学的検査などを行う。

　病歴から急性発症か慢性の経過なのか，再発性か否か，片眼性か両眼性か，炎症の主たる存在部位は前眼部か後眼部か，治療に対する反応の有無などについて見極める。これらの症状や所見を総合し，既知のぶどう膜炎に該当するか否かについて検討する。

　眼以外の検査では胸部 X 線，白血球数，白血球像，赤沈，血糖値，血清梅毒反応などが重要である。肉芽腫性のぶどう膜炎の場合には頻度の点からサルコイドーシスを意識した検査，すなわち血清アンギオテンシン変換酵素，リゾチーム，SIL-2 受容体，ガリウムシンチグラフィ，経気管支肺生検，皮膚生検などの検査を考慮する。感染性のぶどう膜炎では病原微生物に対する血清抗体価のほか，前房水や硝子体液中の眼内局所における抗体価の測定，すなわち前房水や硝子体液中の抗体価の測定や，鏡検による微生物の直接的な検出，さらに polymerase chain reaction（PCR）法を利用した微生物の DNA 検出による病因診断が行われる（TOPICS ②参照）。非感染性ぶどう膜炎のなかには，その発症に特定のヒト白血球組織適合抗原（HLA 抗原）が関与しているものがあり，診断の参考となることがある（COLUMN ⑥参照）。

h．鑑別診断

　ぶどう膜炎と鑑別すべき主な疾患には下記のも

ぶどう膜炎と全身疾患 ─────────────── COLUMN ⑤

ぶどう膜炎には全身病の部分症状として発病するものや，全身症状を合併するものが多い。
　ベーチェット病，サルコイドーシスでは全身疾患としての一部分症状としてぶどう膜炎が生じ，いずれも診断上きわめて重要な症状として位置づけられている。フォークト・小柳・原田病では髄膜炎様症状や内耳症状などを伴う。強直性脊椎炎，乾癬，潰瘍性大腸炎，クローン病などでは激しい虹彩炎（急性前部ぶどう膜炎）を発症することがある。特発性若年性関節炎や間質性腎炎は小児にみられる疾患で，しばしば慢性のぶどう膜炎を併発する。コントロール不良な糖尿病でも急性前部ぶどう膜炎を発症することがある。真菌症，結核，梅毒などの全身感染症の部分症状としてのぶどう膜炎もある。

HLA 検査とぶどう膜炎 ─────────────── COLUMN ⑥

ぶどう膜炎のなかには，その発症に疾患感受性因子としてのヒト白血球組織適合抗原（HLA 抗原）の関与が明らかにされているものがある。ベーチェット病における HLA-B51，フォークト・小柳・原田病における HLA-DR4，-DRw53，-DQ4，強直性脊椎炎にみられる急性前部ぶどう膜炎と HLA-B27 などは，その代表である。

のがある。

1) 結膜炎 conjunctivitis

結膜炎では(眼)球結膜が全体に充血し(図8-10)，同時に眼瞼結膜にもうっ血，濾胞，乳頭増殖を伴うことがある。眼脂を伴うことが多い。

2) 急性緑内障 acute glaucoma

急性閉塞隅角緑内障の発作時には，高眼圧とともに毛様充血，角膜上皮の浮腫，浅前房，麻痺性散瞳をきたす。前房中には細胞の浮遊をみることがある。強い眼痛，頭痛のほか，悪心・嘔吐を伴うことがある。

3) 眼内腫瘍 intraocular tumor

乳幼児にみられる網膜芽細胞腫では腫瘍細胞が壊死に陥って眼内に強い炎症を生じ，ぶどう膜炎（全眼球炎）との鑑別が問題となることがある。眼内リンパ腫の多くは，ぶどう膜炎様症状として発症するため(**仮面症候群** masquerade syndrome)，診断に苦慮することが多い(→ p.162参照)。

i. 治療

虹彩毛様体炎には副腎皮質ステロイド薬の局所投与（点眼，結膜下注射，テノン嚢内注射）と，散瞳薬の点眼を行う。網脈絡膜炎には副腎皮質ステロイド薬の**テノン嚢内注射**や全身投与を行う。感染性ぶどう膜炎には原因療法として抗ウイルス薬，抗菌薬などの抗微生物薬を投与する。非感染性の後部ぶどう膜炎や汎ぶどう膜炎に対しては副腎皮質ステロイドの全身投与による治療が中心となるが，難治例にはシクロスポリンのような免疫抑制薬のほか，インフリキシマブやアダリムマブなどの生物製剤の投与が行われることがある。しかし，これらの治療薬の投与に際しては副作用の発現に十分注意する必要がある。

合併症に対しては，それぞれの病態に見合った薬物療法や外科的治療を行う。

虹彩炎には**散瞳薬の点眼**が用いられる。瞳孔を強制的に拡張させることによって，虹彩後癒着の剝離，あるいは癒着の予防を行う。一般に短時間作用型のトロピカミド点眼薬が使用される（薬理作用は4時間程度持続する）。一定期間にわたり瞳孔括約筋ならびに毛様体筋を麻痺させ，散瞳の維持による虹彩の安静と毛様体の調節作用を休める目的でアトロピンを使用することもある（薬理作用は1週間程度持続する）。

j. 予後

急性ぶどう膜炎は一般的な治療によって消炎するが，慢性化したものは再発を繰り返し，網膜機能の低下や合併症によって視力低下をきたすことが多い。合併症のうち併発白内障の進行例には手術を行い，一般にその治療成績は良い。続発緑内障を生じると，眼圧のコントロールに苦慮することがある。

2. サルコイドーシス sarcoidosis

リンパ節を含む諸臓器に**炎症性肉芽腫** granuloma を形成する全身疾患である。肉芽腫は**類上皮細胞**を主とし，リンパ球を混じた結節（**サルコイド結節**）からなる。

a. 好発年齢と性差

20歳台と50，60歳以降に多く，女性にやや多い。

b. 全身症状

両側肺門リンパ節腫脹 bilateral hilar lymphadenopathy（**BHL**）が特徴で，胸部X線やCT検査で証明される(図8-20)。全身のリンパ節のほか，涙腺や唾液腺，皮膚，心筋，肝，筋にも肉芽腫がみられることがある。肺のBHLは無症状のことが多いが，**肺線維症**を生じることもあり，また心サルコイドーシスにより突然死を引き起こすことがある。

c. 特殊型

急性熱発，**顔面神経**および**舌咽神経麻痺**，**耳下腺腫脹**とぶどう膜炎を伴って発病することがあり，**ヘルホルト症候群** Heerfordt syndrome とよばれる。若い女性に多い。

TOPICS ❷ 眼内液を利用した感染性ぶどう膜炎の診断

前房水や硝子体液などの眼内の液性成分を採取して，眼局所における病原微生物の存在と病態との関連を証明する方法がある。なかでも細菌やウイルスなどのDNAを微量な検体を用いて検出することのできる polymerase chain reaction（PCR）法の発展と普及は感染性ぶどう膜炎の正確な診断に大きく貢献している。

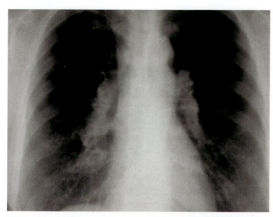

図 8-20　サルコイドーシスにみられる両側肺門リンパ節腫脹(BHL)
BHL自体は治療の対象になることは少ない。

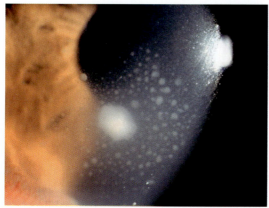

図 8-21　サルコイドーシスの角膜所見
大小不同の豚脂様角膜後面沈着物(図8-12参照)。

d. 眼症状

両眼に生じる慢性肉芽腫性ぶどう膜炎である。充血は軽く，**豚脂様角膜後面沈着物**が特徴的である(図8-21)。虹彩の瞳孔縁や虹彩上に結節がみられ(図8-22-a)，**虹彩後癒着**を生じやすい。隅角部にも同様の結節が生じ，テント状の**周辺虹彩前癒着(隅角癒着)**(図8-16)の原因となる。硝子体病変にはびまん性の混濁とともに，**雪玉状混濁** snowball opacity(図8-22-b)や**真珠の首飾状混濁** string of pearls(図8-22-c)とよばれる限局性の混濁がみられる。網脈絡膜病変には，ろうをたらしたような滲出物を特徴とする**網脈絡膜炎**と**結節性の網膜静脈周囲炎**(図8-22-d)がみられる。まれに脈絡膜や(視神経)乳頭上に結節をみることがある。

e. 経過

慢性の経過をたどり，再発を繰り返す。しばしば囊胞様黄斑浮腫(図8-18, 19)や網膜上膜を生じ，視力低下の原因となる。併発白内障(図8-17)のほか，虹彩後癒着から瞳孔遮断，膨隆虹彩(図8-15)を生じ，あるいは隅角癒着が広範囲に形成されることによって続発緑内障を生じる原因となる。ぶどう膜以外にも，結膜や涙腺に肉芽腫の形成をみることがある。

f. 病因

原因は不明であるが，皮膚や粘膜の常在菌として知られる *Propionibacterium acnes* の関与などが指摘されている。また，遅延型アレルギーの減弱と細胞性免疫の低下がみられることから，本症の発症との関係が推察されている。

g. 診断

肉芽腫性の虹彩炎(豚脂様の角膜後面沈着物，隅角結節，周辺虹彩前癒着)，雪玉状硝子体混濁，結節性静脈周囲炎，ろう様網膜滲出斑などが両眼にみられる場合には，まず本症を疑う。

胸部X線でBHLや肺線維症を証明する。**血清アンギオテンシン変換酵素** angiotensine converting enzyme(ACE)やリゾリウム，SIL-2 **の高値**，**経気管支肺生検** transbronchial lung biopsy(TBLB)，皮膚あるいはリンパ節生検により**サルコイド結節**を証明する。肺胞気管支洗浄液 broncho-alveolar lavage(BAL)中でリンパ球，とくにCD4陽性T細胞が優位であること，^{67}Ga(ガリウム)シンチグラフィやフルオロデオキシグルコースを用いたポジトロン断層撮影法 ^{18}F-fluorodeoxy glucose-positron emission tomography(FDG-PET)で病巣への集積を確認することも重要である。

h. 治療

虹彩炎にはステロイド薬と散瞳薬の点眼，網脈絡膜炎にはステロイド薬の全身投与を一定期間にわたって行うほか，随時，ステロイド薬のテノン囊内注射を行う。

i. 予後

ステロイド薬に対する反応は良好で，眼症状の予後は良好なことが多いが，炎症が遷延すると長期にわたるステロイド療法を余儀なくされ，その副作用なども加わり予後不良となることがある。

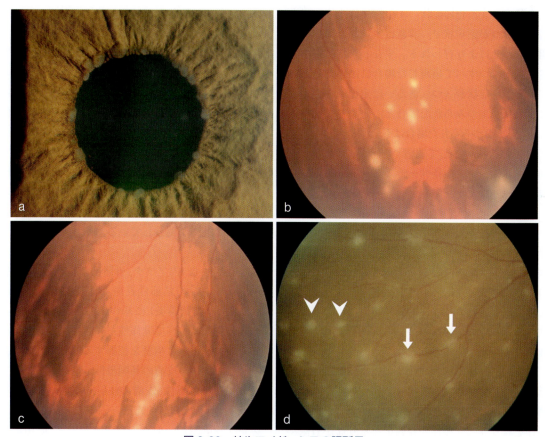

図 8-22 サルコイドーシスの眼所見
a. 瞳孔縁の虹彩結節。
b. 雪玉状の硝子体混濁。
c. 真珠の首飾状の硝子体混濁。
d. ろう様の網膜滲出病巣(矢頭)と結節性の網膜静脈周囲炎(矢印)。

3. ベーチェット病 Behçet disease

ベーチェット病は皮膚,粘膜,ぶどう膜,網膜を侵す炎症性疾患であり,症例によっては非常に難治で重篤な視機能低下に至る可能性のある疾患である。

a. 好発年齢

20歳台から50歳台に多くみられる。男性に重症例が多くみられる傾向がある。

b. 症状

4主症状は,①口腔粘膜の**再発性アフタ**(図 8-23),②**ぶどう膜および網膜炎**,③皮膚の毛囊炎様皮疹や下腿の結節性紅斑などの**皮膚症状**,④**外陰部潰瘍**(男性は陰嚢,女性は小陰唇など)である。

その他,①変形や強直を伴わない関節炎,②精

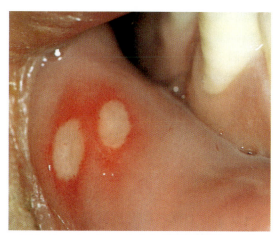

図 8-23 ベーチェット病(口腔内再発性アフタ)
1週間位で自然に治るが,再発を繰り返す。ベーチェット病でほぼ必発。

巣上体炎，③消化器症状，④中枢神経症状，⑤血管炎の5つが副症状で，診断は主症状と副症状の組み合わせにより行われる。すなわち，経過中に主症状が4つすべて出現した場合には完全型として診断，主症状が3つ，あるいは定型的な眼症状と主症状が1つみられた場合と，定型的な眼症状と副症状が2つみられた場合は不全型と診断される。

本症の特殊型として腸管ベーチェット gastro-intestinal Behçet，神経ベーチェット neuro-Behçet，血管型ベーチェット vasculo-Behçet がある。

c. 眼症状

前眼部の炎症としては，**前房蓄膿** hypopyon を伴う**発作性**の虹彩毛様体炎が特徴的である（図8-24-a）。眼底では出血を伴った**網膜滲出斑**（図8-24-b），**網膜血管炎**（図8-24-c），閉塞性網膜血管炎により出血をきたす（図8-24-d）。また網膜のびまん性浮腫をみる。微塵状のびまん性硝子体混濁が発作性にみられることもある。

自覚的には眼炎症の発作時に充血，眼痛，視力低下をきたす。通常，症状は1〜2週間で**自然に消退**し，視力も回復していくことが多いが，**炎症発作**を繰り返し，慢性の経過をたどりながら徐々に視機能が低下していく。発作は寒冷前線の通過など，気圧の変化などで誘発されることがある。

片眼に発病し，やがて多くは両眼が侵される。炎症発作の頻度や程度は症例によって差がある。硝子体出血，併発白内障，続発緑内障などの合併症も視力低下の原因となる。網膜の広範な障害と視神経萎縮は不可逆的な視力低下の原因となる。

d. 病因

自己免疫あるいは何らかの病原微生物の感染の関与などが推察されているが，真の病因は不明である。内因として免疫遺伝学的素因の影響が指摘されており，HLA-B51との相関が確認されている（TOPICS④参照）。また，外因としての環境汚染や，口腔内細菌の *Streptococcus sanguis* による感染が発症に関与している可能性がある。

e. 病理

小血管に**閉塞性血栓性血管炎**が発生し，血管炎は大量の**多核白血球の血管外への遊走**を伴う。

f. ベーチェット病の疫学

日本人に多い疾患であるが，近年はやや減少傾向にある。

g. 眼症状の病理

前房蓄膿は前房内に遊走した好中球が下方に沈殿したものであり，発作時にみられるびまん性の硝子体混濁や網脈絡膜の滲出病巣には好中球やリンパ球の浸潤が関与している。

h. 診断

全身症状（口内アフタ，外陰部潰瘍，皮膚の痤瘡様皮疹，小膿疱，結節性紅斑，関節痛など）と眼症状（ぶどう膜網膜炎）に基づいて診断される。これらの症状はすべて発作性，一過性，再発性に起こるので，正確に病歴を把握することが大切である。そのほか，皮膚の易刺激性，すなわち髭剃り負けや**針反応陽性**（皮膚の注射針の痕が小膿瘍を形成する現象），赤沈亢進，CRP反応陽性，血清グロブリン増加，血液の白血球数増加（好中球増加）などが参考となるが，これらの異常検査所見は常にみられるわけではない。

i. 治療

前眼部型の炎症発作には，ステロイド薬の局所投与と散瞳薬の点眼を行う。ステロイド薬の全身投与はなるべく行わない（COLUMN ⑦参照）。反復する網脈絡膜炎に対しては，コルヒチンあるいは免疫抑制薬（シクロスポリン）の内服が炎症発作の頻度や程度の軽減に有効なことがある。シクロスポリンは腎障害，神経症状などの副作用が生じる可能性があるため，血中の薬物濃度を測定しながら慎重に投与する。一方，ベーチェット病の眼炎症発作に関係があるとされる腫瘍壊死因子 tumor necrosis factor-α（TNF-α）に対するモノク

COLUMN ❼ ベーチェット病と副腎皮質ステロイド薬の功罪

ステロイド薬の全身投与はベーチェット病の眼症状軽減に効果があるが，最終的には視力予後を悪くする可能性があるので，黄斑部を含む著しい滲出性変化などの特別な理由がない限り，使用は控えた方がよい。ただし，神経ベーチェット，腸管ベーチェットなどの特殊型の治療には長期にわたりステロイド薬の全身投与が行われることがある。

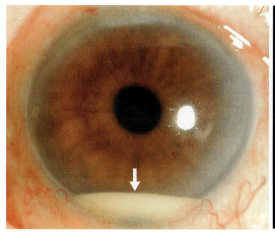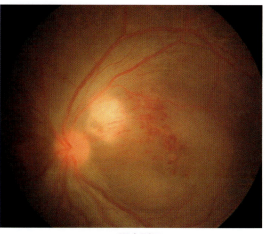

a. 前眼部所見
前房蓄膿（矢印）がみられる。

b. 眼底所見
出血を伴った網膜滲出斑。このように黄斑に炎症が及ぶと著しい視力障害をきたす。

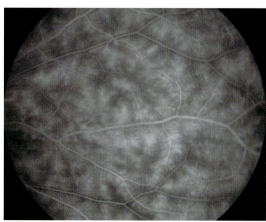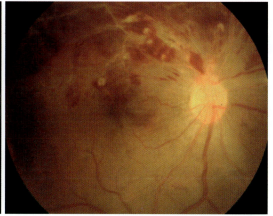

c. 蛍光眼底造影所見
毛細血管から色素の漏出が確認され，眼底の広範囲に網膜血管炎が生じていることがわかる。

d. 閉塞性網膜血管炎
網膜血管の白鞘化と出血がみられる。

図8-24　ベーチェット病の代表的な眼所見

ローナル抗体（インフリキシマブ）の全身投与は炎症発作を強力に抑制するため，重症例に対する治療法として行われている（TOPICS ③参照）。

j. 予後

眼症状の予後は炎症発作の頻度やタイプにより差があるが，とくに若年男子の発症例では予後不良となることがある。特殊型のベーチェット病では生命予後に関わることがある。

生物製剤による治療　　TOPICS ❸

ぶどう膜炎のなかでもベーチェット病の治療は困難を極め，コルヒチンや免疫抑制薬であるシクロスポリンを投与しても眼炎症発作を完全に抑制することができず，徐々に視機能が低下してしまう症例が少なくなかった。しかし，本症の病態に関わる重要なサイトカインであるTNF-αに対するモノクローナル抗体（インフリキシマブ）の臨床応用により，眼炎症発作が劇的に減少あるいは消失する症例があり，これまで難治であったベーチェット病の視力予後が向上しつつある。しかし，インフリキシマブ投与中は結核などの感染症をはじめとする副作用に対する注意が必要であるとともに，抗インフリキシマブ抗体の産生に伴う効果減弱例もみられ，対応に苦慮することがある。

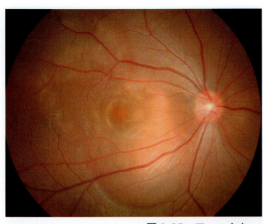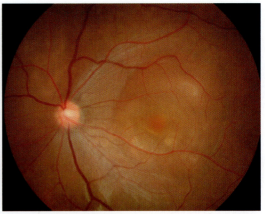

図8-25 フォークト・小柳・原田病の眼底所見
両眼ほぼ同時に脈絡膜炎が生じ，滲出性網膜剥離をきたす．

4. フォークト・小柳・原田病
Vogt-Koyanagi-Harada disease

両眼ほぼ同時に**急性びまん性ぶどう膜炎**を発症し，急激に視力が低下するとともに，髄膜，内耳，皮膚症状を伴う．若・中年齢者に多い．

a. 全身症状

発病時には頭痛，項部痛，**髄液細胞増多**（リンパ球増加）などの**髄膜炎様の症状**がみられる．同時に耳鳴，めまいなどの**内耳症状**や，少し遅れて**感音性難聴**をきたすことがある．発症から数カ月後には頭髪，睫毛，眉毛などの脱毛，白髪化や，皮膚の白斑が現れることがあり，後述するステロイド治療が行われなかった場合に顕著となる．

b. 眼症状

両眼にほぼ同時に急激に進行する**急性びまん性網脈絡膜炎**を生じることによって，両眼の霧視，視力低下をきたす．

発症初期には両眼の眼底後極部に扁平な**滲出性網膜剥離**を生じる（図8-25）．多房性の扁平な網膜剥離を生じることが多い．滲出性網膜剥離がわずかで，（視神経）乳頭の発赤腫脹が主体となることもある．初発時には前眼部の炎症は軽微なことが多い．また，毛様体の炎症性浮腫により，水晶体が前方に移動することによって浅前房と眼圧上昇，近視化をきたすことがある．

蛍光眼底造影を行うと，造影初期には脈絡膜から網膜下へ向かう点状で多発性の蛍光色素漏出がみられ，後期には剥離した網膜下への色素の貯留がみられる（図8-26）．

一般に2〜3カ月で病勢は沈静化し，網膜剥離は消退していくが，脈絡膜のメラニン細胞が崩壊・消失することによって眼底は脈絡膜血管の色（赤血球の赤色）が主体となり，**夕焼け状眼底**とよばれる独特の色調に変化する（図8-27）．眼底の周辺部には類円形の網脈絡膜萎縮が散在性に現れる．

フォークト・小柳・原田病はしばしば再発をきたすが，その際は眼底病変よりも前眼部の肉芽腫性炎症が主体となることが多い．ひとたび再発を生じると炎症が慢性化し，続発緑内障や併発白内障の合併頻度が高くなり，予後も不良となることがある．

c. 病因

全身，とくに脈絡膜に存在する**メラニン細胞**を標的とした自己免疫疾患と推定されている．したがって本症は有色人種に多く，白色人種には少ない．しかし，何をきっかけとして免疫系が自己のメラニン細胞を攻撃するようになるのかは不明である．髄膜，内耳，皮膚の症状は，それぞれの組織におけるメラニン細胞が傷害される結果と考えられている．

病理組織学的には，ぶどう膜に類上皮細胞をはじめ，リンパ球と形質細胞などを混じた炎症細胞のびまん性浸潤が強く，肉芽腫性ぶどう膜炎の像を呈する．

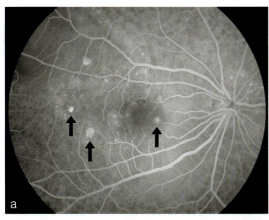
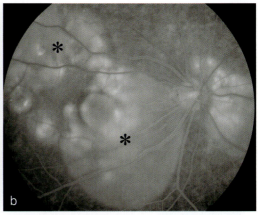

図 8-26　フォークト・小柳・原田病の蛍光眼底造影所見
a. 造影初期には点状の蛍光色素の漏出(矢印)がみられる。
b. 中期から後期にかけては滲出性網膜剝離に一致して網膜下に色素の貯留(＊)がみられる。

本症は **HLA-DR4**，DR53，DQ4 ときわめて高い正の相関があり，これらのヒト組織適合性抗原はフォークト・小柳・原田病の疾患感受性因子と考えられている。

d. 診断

若・中年者に急性に発病する両眼性の激しいびまん性脈絡網膜炎で，滲出性網膜剝離を伴う場合には，まず本症を考える。全例ではないが，後に**夕焼け状眼底**となる。

発症時には髄液の細胞増多と内耳症状，とくに感音性難聴を伴う。蛍光眼底造影が診断上有用である。

e. 治療

副腎皮質ステロイド薬の大量全身投与，あるいは**ステロイド・パルス療法**を行う。ステロイド・パルス療法ではメチルプレドニゾン 1,000 mg/日の点滴静注を 3 日間連続で行い，その後はプレドニゾロンの内服薬に変更し，漸減していく。パルス療法ではきわめてまれに心停止などの副作用をきたすことがあるので，心電図によるモニターなどを要する。

治療の開始が遅れた場合や，ステロイド薬を早急に減量・中止してしまうと再発しやすい。再発時にみられる虹彩毛様体炎には，副腎皮質ステロイド薬と散瞳薬の点眼や結膜下注射を行う。

f. 予後

多くはステロイド療法により視力が回復し，予

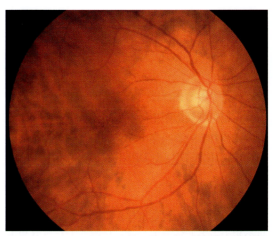

図 8-27　フォークト・小柳・原田病の陳旧性眼底所見
発症から数ヵ月経過すると脈絡膜のメラニン色素が消失し，眼底が赤く観察されるようになる(夕焼け状眼底)。

後は良好であるが，一部は再発を繰り返し合併症を生じて予後不良となる。

5. 交感性眼炎 sympathetic ophthalmia

片眼に穿孔性外傷や硝子体手術などの内眼手術を受けた既往があり，その 2 週間から数ヵ月後に両眼の激しいぶどう膜炎が**発病**する。はじめの受傷眼を**起交感眼** sympathetic eye，他眼を**被交感眼** sympathizing eye という。

a. 症状

基本的にはフォークト・小柳・原田病とほぼ同様の症状であり，起交感眼，被交感眼のいずれにも

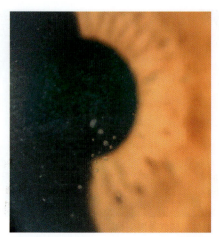

図 8-28　ポスナー・シュロスマン症候群
類円形で厚みのある小数の角膜後面沈着物が特徴的である。

ぶどう膜炎が現れるが，フォークト・小柳・原田病にみられるような典型的な全身症状を伴うことは少ない。

b. 病因

眼外傷をきっかけに，全身のメラニン細胞に対して自己免疫反応が生じることによって発症すると考えられている。フォークト・小柳・原田病と同様に，HLA-DR4 や DR53 などの保有者に発病しやすい。

c. 治療

ステロイド薬の大量投与が原則となる。起交感眼の視力がきわめて不良で，外傷などにより視力回復の見込みがなく，かつ炎症所見が重篤であるときには起交感眼の摘出が行われることもある。

6. ポスナー・シュロスマン症候群 Posner-Schlossman syndrome

青年期から中年期にみられ，片眼性の急激な眼圧上昇を伴う虹彩毛様体炎である。眼圧が 30〜60 mmHg と非常に高くなるにもかかわらず，自覚症状は軽いことが多い。類円形で厚みのある小数の角膜後面沈着物が特徴的である（図 8-28）。

虹彩毛様体炎はステロイド薬の点眼等による治療で速やかに消退していく。

7. フックス虹彩異色性虹彩毛様体炎 Fuchs heterochromic iridocyclitis

片眼にみられる比較的軽症の慢性虹彩毛様体炎で，左右の虹彩の色調が異なる点が特徴的である（図 8-29）。すなわち，患眼の虹彩は健眼と比べて色調が淡く，萎縮しているようにみえる。角膜全体に分布する白色の小さな角膜後面沈着物がみられる。

治療にはステロイド薬の点眼が用いられるが，あまり反応しないことも多い。経過中にしばしば併発白内障（水晶体後嚢下の混濁や全白内障）を発生する。

8. HLA-B27 関連ぶどう膜炎

急激に発症する虹彩毛様体炎で，前房内には線維素の析出や前房蓄膿をみることが多い。（視神経）乳頭の発赤を伴うことがある。HLA-B27 が陽性で，強直性脊椎炎に合併することがある。

治療はステロイド薬の局所投与のほか，炎症の程度が強いときは非ステロイド系消炎薬やステロイド薬の内服を行う。

9. ウイルス性ぶどう膜炎 viral uveitis

a. ヘルペス性虹彩毛様体炎 herpetic iridocyclitis

単純ヘルペスウイルス herpes simplex virus と帯状疱疹ウイルス varicella-zoster virus による虹彩毛様体炎がある。後者は三叉神経第 1 枝領域の**眼部帯状ヘルペス**に随伴して発症する場合と，皮疹を伴わない場合がある。眼部帯状ヘルペスでは鼻尖に皮疹がみられるときにぶどう膜炎を発症することが多い。

強い毛様充血，高眼圧を特徴とし，とくに帯状疱疹ウイルスが原因となる場合には後に虹彩の限局性萎縮を残す（図 8-30）。

なお，最近は**サイトメガロウイルス** cytomegalovirus が原因の虹彩毛様体炎の報告もみられ，角膜内皮炎の病因とともに注目されている。

b. 桐沢型ぶどう膜炎（急性網膜壊死）

急激に発症する激しいぶどう膜網膜炎を特徴とする疾患で，1971 年に本邦の浦山らによって初めて報告された。その後，海外でも同様の症状を

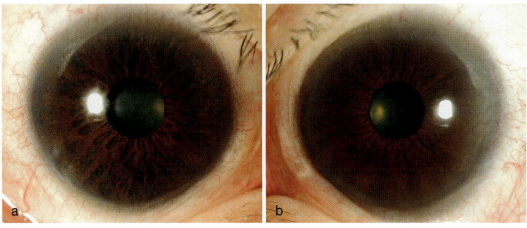

図8-29 フックス虹彩異色性虹彩毛様体炎
患眼(a)の虹彩は健眼(b)と比べて虹彩組織が疎であり，色調が薄く観察される。

示す疾患が**急性網膜壊死** acute retinal necrosis (ARN)として報告された。

1) 症状

全身状態にとくに問題のない健康な人に発症する。発症時には片眼の充血，眼痛，視力低下を自覚する。毛様充血，角膜後面沈着物，眼圧上昇を伴う急性虹彩毛様体炎がみられ，やがて硝子体混濁とともに眼底周辺部の網膜に黄白色の滲出斑が現れ，しだいに癒合して拡大していく（図8-31, 32）。静脈に沿った帯状の出血も特徴的である。蛍光眼底造影では，眼底周囲の網膜血管の血行が途絶している。滲出斑のみられる部分の網膜はやがて壊死に陥り，1～2カ月後には網膜の萎縮，変性をきたし，やがて多数の網膜裂孔を生じて網膜剥離に至る。

2) 診断

特徴的な眼底所見から診断可能だが，PCR法による前房水中のヘルペスウイルスDNAの検出（TOPICS②参照）によって診断が確定される。

3) 原因

本症は単純ヘルペスウイルス，または帯状疱疹ウイルスの網膜への感染によって発症する。ウイルスの網膜への感染経路や活性化の機序については不明である。

4) 治療

薬物療法として抗ヘルペスウイルス薬（アシクロビル）とステロイド薬の全身投与を行う。ただ

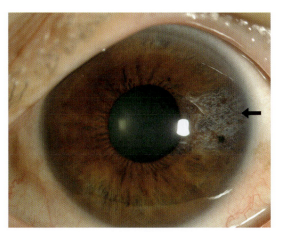

図8-30 ヘルペス性虹彩毛様体炎（帯状疱疹ウイルス）
発症後しばらくすると，虹彩に限局性の萎縮所見が現れる（矢印）。

し，発症早期に薬物療法を開始しても網膜剥離の発症は避けられないことが多く，多くの症例は硝子体手術による網膜復位術を要する。

5) 予後

網膜剥離を生じない場合には良好な視力が保たれることもあるが，最終的には網膜の荒廃や視神経萎縮により視力予後は不良となることが多い。数カ月から数年後に他眼にも発病することがある。

c. サイトメガロウイルス網膜炎 cytomegalovirus retinitis

サイトメガロウイルスは成人の90％以上が周産期に初感染し，その後は潜伏感染の状態にあり，

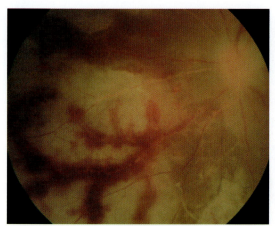

図8-31 桐沢型ぶどう膜炎急性網膜壊死の眼底所見
黄白色の滲出病巣と，静脈に沿った出血が特徴的である。

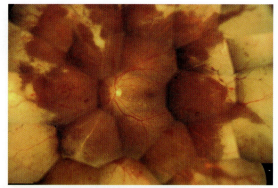

図8-32 桐沢型ぶどう膜炎（急性網膜壊死）
眼底周辺部網膜に黄白色の滲出斑が現れ，徐々に癒合，拡大していき，やがて壊死に陥る。

免疫能が正常であれば感染症として発症することはない。

1）症状
両眼の眼底に出血を伴った黄白色の滲出斑が多発し（図8-33），萎縮した網膜には裂孔を生じて網膜剝離の原因となる。

2）診断
特徴的な眼底所見と免疫抑制状態に関わる病歴から診断可能なことが多い。前房水からPCR法でサイトメガロウイルスDNAを検出したり，末梢血のウイルス抗原検索（アンチジェネミア）を参考にする。

3）原因
本症はかつてはまれな疾患であったが，最近はAIDS患者，白血病や悪性リンパ腫などの造血器悪性腫瘍患者，臓器移植や悪性腫瘍に対して免疫抑制薬や化学療法薬による治療を施行中の患者など，全身の免疫力が極度に低下している患者（immunocompromised host）に**日和見感染** opportunistic infectionとして発病する例が増えている。

AIDSでは，末梢血CD4陽性リンパ球数が50個/μl以下に低下すると高率にサイトメガロウイルス網膜炎が発症し，眼症状がAIDS診断のきっかけとなることもある。

4）治療
ガンシクロビルやホスカルネットなどの抗サイトメガロウイルス薬を投与する。

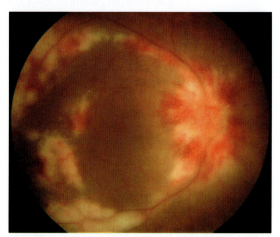

図8-33 サイトメガロウイルス網膜炎
出血を伴った網膜滲出病巣。免疫能の低下した症例に日和見感染として生じる。

5）予後
原疾患の回復とともに自然治癒することもある。AIDSでは重症化して網膜剝離に至ることがある。

d．HTLV-1関連ぶどう膜炎
ヒトTリンパ球向性ウイルス1型 human T-cell lymphoid virus type 1（HTLV-1）は成人T細胞白血病 adult T-cell leukemia（ATL）の原因ウイルスであるが，このウイルスに感染しながら白血病を発症しないキャリアにぶどう膜炎が発症することがある。南九州や南西諸島に多くみられる。

虹彩毛様体炎とともに硝子体混濁が主症状であり，霧視の原因となる。硝子体の混濁は微塵状，ベール状，紐状を呈することが多い。網膜血管炎

もしばしばみられる。
治療はステロイド薬の点眼と内服が中心となり，予後は比較的良好である。

e. 風疹 rubella

風疹ウイルスの先天感染によりびまん性網脈絡膜炎を発病し，あとに網膜の変性を残す。先天白内障，難聴，心疾患，精神遅延などの先天風疹症候群を生じる。

10. 細菌性眼内炎 bacterial endophthalmitis・全眼球炎 panophthalmitis

ぶどう膜，網膜，硝子体，水晶体などの眼内組織に強い炎症を起こしたものを一般に**眼内炎** endophthalmitis とよび，細菌が原因の場合は細菌性眼内炎という。眼内組織の障害が強いことが多く，治療が遅れると重篤な視力低下をきたす。

眼内の強い炎症が強膜や眼窩にまで及んだ状態を**全眼球炎** panophthalmitis とよぶ。眼瞼の浮腫と腫脹，（眼）球結膜の充血と浮腫，眼球突出，熱発，激しい眼痛を伴う。

a. 症状

細菌感染によって生じた急性の化膿性炎症では，（眼）球結膜の充血・浮腫（図 8-34），前房内滲出物，前房蓄膿，濃厚な硝子体混濁（膿瘍）を生じる。

b. 診断

起因菌の検索は前房水や硝子体から塗抹標本による鏡検や培養によって行われるが，検出率は必ずしも高くない。前房混濁などで眼内が透見できない場合には，超音波断層検査で硝子体膿瘍を証明し，網膜電図（ERG）で網膜の機能を間接的に評価する。

c. 原因

肝膿瘍や肺膿瘍など，細菌による他臓器の感染巣から菌血症を生じ，血行性に眼内に菌が移行して感染が生じる場合（**転移性細菌性眼内炎**）のほか，何らかの内眼手術後に生じる感染（術後眼内炎）や穿孔性眼外傷などの眼外傷による眼内炎などがある。転移性細菌性眼内炎は，糖尿病患者や全身の免疫力低下による日和見感染のことが多い。術後眼内炎には白内障手術，網膜硝子体手術などの後に早期感染をきたす場合と，緑内障手術

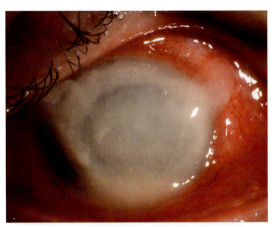

図 8-34　転移性細菌性眼内炎による全眼球炎
球結膜の充血・浮腫に加え，角膜膿瘍も生じている。

後の濾過胞感染のような**晩期感染**がある。

起炎菌としては黄色ブドウ球菌，表皮ブドウ球菌，肺炎レンサ球菌，腸球菌，緑膿菌などがある。皮膚や粘膜の常在菌である *Propionibacterium acnes* による感染は，白内障術後 6 週以降に発症する晩期感染の形をとる。

d. 治療

広域スペクトラムの抗菌薬を硝子体内腔内に直接注射したり，点滴静注などにより全身投与する。進行例には，硝子体手術で硝子体膿瘍などの眼内感染組織の郭清を行う。

e. 予後

起因菌の種類によって予後は異なるが，診断や治療が遅れると失明することもある。とくに腸球菌や緑膿菌感染では予後不良なことが多い。

11. 真菌性眼内炎 fungal endophthalmitis

侵襲の大きな外科手術の後，とくに悪性腫瘍に対する術後などに**中心静脈高カロリー栄養（IVH）**が行われると同時に，大量の抗菌薬，抗腫瘍薬，副腎皮質ステロイド薬などが投与されると，真菌による日和見感染を生じることがある。すなわち，IVH のカテーテルなどから真菌感染，真菌血症をきたし，血行性に脈絡膜網膜にも真菌感染が生じて脈絡網膜炎に至る（図 8-35）。カンジダ *Candida* による感染が多い。

患者は飛蚊症や霧視を訴える。比較的緩徐に進

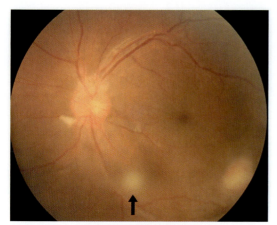

図 8-35　真菌性眼内炎
網脈絡膜の滲出病巣と硝子体中の塊状混濁（矢印）。中心静脈高カロリー栄養（IVH）が原因となることが多い。

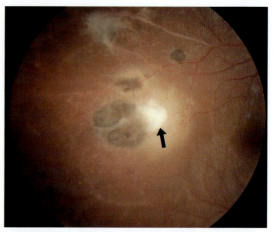

図 8-36　トキソプラズマ症（先天感染の再発）
萎縮瘢痕病巣辺縁に白色の活動性の滲出性病巣がみられる（矢印）。

行していくが，高度な視力障害を引き起こすこともある。両眼が罹患することが多い。

治療はフルコナゾールやミコナゾールなどの抗真菌薬の点滴静注を行う。薬物療法が無効のときには硝子体手術を行う。

12. トキソプラズマ症 toxoplasmosis

トキソプラズマ原虫 *Toxoplasma gondii* による感染症で，網脈絡膜に炎症を起こす。トキソプラズマ原虫はブタなどの家畜に蔓延している寄生虫で，細胞内で増殖し，ヒトにも感染する。

a. 感染経路

トキソプラズマの終宿主はネコであり，その糞便中に虫卵 oocyst が排出される。虫卵が人に経口的または経気道的に感染すると考えられている。その他，ブタやニワトリなどの感染動物の生肉を食べると感染する可能性がある。

b. 全身症状

妊婦が妊娠中にトキソプラズマに初感染すると，原虫が胎盤を経て胎児に先天感染をきたし死産に至ることがある。生存例では軽い脳炎とともに，脳水腫，痙攣，脳神経症状，脳内石灰化などがみられるが，眼症状のみのことが多い。

一方，トキソプラズマの寄生している食肉などを生食すると後天感染を生じ，軽い発熱，肺炎，リンパ節腫脹，肝炎などをみる。これらの症状が軽い場合には不顕性感染となる。

c. 眼症状

原虫は血行性に眼に移行し，網膜に感染病巣を形成する。眼感染の多くは先天感染あるいは小児期の感染とされる。成人の後天感染例はまれにみられ，眼底後極部に滲出性網脈絡膜炎を生じる。炎症は数週～10 週程度で自然治癒に向かい消炎するが，網脈絡膜に萎縮，瘢痕を残す。原虫はこの瘢痕病巣の辺縁に嚢子 cyst として潜んでおり，なんらかの機会に再活性化し，新たな活動性の滲出性病巣（衛星病巣，娘病巣）を生じる（図 8-36）。

d. 診断

活動性の限局性滲出性網脈絡膜炎と隣接する陳旧性の色素沈着を伴った網脈絡膜萎縮巣の存在によって容易に診断されることが多い。後天感染では瘢痕病巣が存在しないため，他の滲出性網脈絡膜炎との鑑別を要する。血清中の抗トキソプラズマ抗体の測定が重要であるが，不顕性感染による血清反応陽性者も多いので注意を要する。

e. 治療

原虫に対してアセチルスピラマイシンやクリンダマイシンの全身投与を行う。滲出性変化が強い場合にはステロイド薬の全身投与を併用する。先天感染などの陳旧性瘢痕病巣（図 8-37）には治療の必要はない。

f. 予後

治療によく反応し，予後良好なことが多いが，再発を繰り返すことがある。

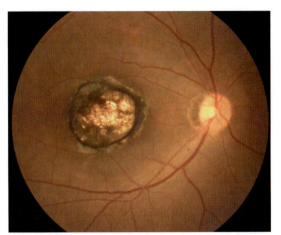

図8-37　トキソプラズマ症（先天感染）
周辺部に色素とグリアの増殖を伴った瘢痕病巣がみられる。

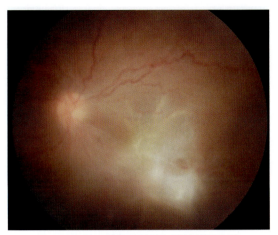

図8-38　トキソカラ症（後極部肉芽腫型）
白色の病巣周囲に網膜前膜がみられる。

13. トキソカラ症 toxocariasis

　寄生虫が幼虫のままヒトの体内を移行して，さまざまな症状を起こすことを幼虫移行症とよび，**イヌ回虫** toxocara canis や**ネコ回虫** toxocara cati による幼虫移行症をトキソカラ症という。感染はイヌやネコの回虫卵を経口摂取するか，待機宿主である鶏や牛などの肝臓を生食することにより生じる。眼内に幼虫が移行した場合には強い眼炎症を生じる。

　幼犬の70〜100％は回虫を保有しているといわれる。

a. 眼症状

　周辺部肉芽腫型と後極部肉芽腫型の2つの病型に分類される。**周辺部肉芽腫型**は眼底最周辺部の網膜に隆起を伴う白色病巣で，限局性あるいは堤防状に広範囲にわたってみられる。**後極部肉芽腫型**はしばしば網膜前膜を伴い，視力低下の原因となる（図8-38）。いずれも硝子体混濁を併発すると霧視を生じる。まれに牽引性網膜剥離を生じることがある。

b. 診断

　特徴的な眼底所見に加え，生の肝臓の摂取歴などの確認と，血清抗中の抗トキソカラ抗体の測定が重要となる。ただし，不顕性感染による血清反応陽性者も多い。

c. 治療

　トキソカラに対する特効薬はないが，ジエチルカルバマジンやチアベンダゾール，エスカゾールといった抗寄生虫薬を用いることがある。眼内の炎症自体にはステロイド薬の全身投与が行われる。網膜前膜や牽引性網膜剥離には硝子体手術を行う。

d. 予後

　未治療でとくに問題のないこともあれば，牽引性網膜剥離などによって重篤な視力低下を起こすこともある。

14. 水晶体起因性ぶどう膜炎 lens induced uveitis

　外傷や手術によって水晶体嚢が破れると眼内に水晶体蛋白が曝露され，数週後に激しい眼内炎が発生することがある。水晶体蛋白に対する異物反応としての肉芽腫性炎症と，水晶体蛋白を抗原とするアレルギー性の炎症が起こる可能性がある。

　治療はステロイド薬の投与とともに，眼内に残存する水晶体成分を外科的に除去する。

15. 結核性ぶどう膜炎 tuberculous uveitis

　結核菌に対するアレルギー反応として網膜に**閉塞性血管炎**（主に静脈炎）をきたす（図8-39）。まれに結核菌の血行性伝播により脈絡膜に結核腫を生じたり，粟粒結核をみることがある。

　治療にはイソニアジドなどの抗結核薬を用いる。閉塞性網膜血管炎にはステロイド薬の内服を

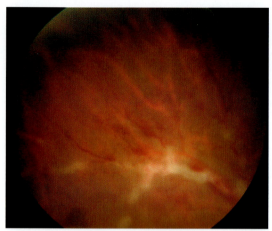

図 8-39　結核性網膜血管炎
網膜静脈に沿った白鞘と出血がみられる。サルコイドーシスとの鑑別を要する。

併用することがある。網膜血管の閉塞が進行すると新生血管の発生と硝子体出血を生じるので，網膜光凝固術や硝子体手術が必要となる。

16. 梅毒性ぶどう膜炎 syphilitic uveitis

梅毒スピロヘータの眼内への血行性感染によりびまん性のぶどう膜炎を生じ，網脈絡膜萎縮を残す。胎児に先天梅毒の感染をきたすと生後にびまん性網脈絡膜炎を発症し，その後は自然治癒して網脈絡膜の萎縮を残す。網膜の不均一な黄褐色の混濁，色素斑（**ごま塩眼底** salt and pepper fundus）のほか，視神経萎縮をきたすことがある。

後天感染は 2 期もしくは 3 期梅毒にみられる。梅毒による定型的な皮膚症状などは確認できないことも多い。多彩な眼所見を呈する可能性があるが，眼底後極部の限局性の滲出病巣と網膜動脈炎は比較的よくみられる。視神経炎を伴うことも多い。また，HIV（human immnunodeficiency virus）感染の併発例が散見される。

治療にはペニシリン製剤の内服を行い，炎症の程度に応じてステロイド薬の全身投与も併用する。

4　腫瘍

ぶどう膜に発生する良性腫瘍には母斑のほか，血管腫や骨腫がある。悪性腫瘍には，ぶどう膜組織中のメラニン細胞から発生する悪性黒色腫や，他臓器の悪性腫瘍が血管の豊富なぶどう膜に血行性に転移する転移性ぶどう膜腫瘍がある。

a. 脈絡膜血管腫 choroidal hemangioma

眼底後極部の脈絡膜に孤立性の血管腫が発生することがある。橙赤色の隆起を生じ，腫瘍の周囲や黄斑部に漿液性網膜剝離を伴う。蛍光眼底造影では，造影早期から脈絡膜の腫瘍内血管が描出され，徐々に過蛍光となっていく。色素レーザーや経瞳孔温存療法などの光凝固療法によって漿液性網膜剝離の消退が期待できる。

スタージ・ウェーバー症候群 Sturge-Weber syndrome では患側の脈絡膜にびまん性の血管腫を生じることがあり，眼底全体が赤く見える。緑内障を合併することが多い（→眼瞼 p.90図4-11）。

b. 脈絡膜骨腫 choroidal osteoma

眼底後極部の脈絡膜にみられる。骨腫に一致した部分の網膜は萎縮変性している。超音波断層検査で，腫瘍後方に減衰効果を伴う眼球壁の肥厚所見や，CT 検査で眼球壁に眼窩骨と同じ吸収域がみられる。

c. ぶどう膜悪性黒色腫 uveal malignant melanoma

ぶどう膜のメラニン細胞に由来する悪性腫瘍である。脈絡膜からの発生が多い。白人に多く，日本人をはじめとする有色人種には比較的少ない。

1）症状

腫瘍自体のほか，腫瘍の周囲に生じる漿液性網膜剝離によって視力低下や視野欠損を訴える。眼底にドーム状，半球状，茸状に隆起した黒褐色の隆起性病変がみられ（図8-40），周囲には網膜剝離を伴うことがある（図8-41）。腫瘍が小さい場合は母斑との鑑別が難しい。

2）診断

多くは眼底所見から診断可能である。超音波断層検査で充実性の腫瘤であることを確認する。MRI 検査では腫瘍は，T1 強調画像で高信号（図8-42-a），T2 強調画像で低信号を呈する（図8-42-b）。^{123}I-IMP や FDG（もしくはメチオニン）を用いた核医学検査でも，ぶどう膜悪性黒色腫では異常な集積像を示すことが多く，診断に有用である（TOPICS④参照）。眼外に転移すると悪性黒色腫の血清マーカーである 5-S-cysteinyl dopa（5-S-

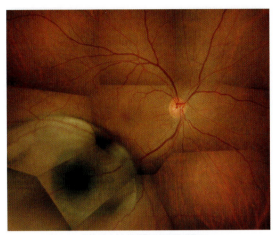

図 8-40　脈絡膜悪性黒色腫の眼底所見
ドーム状に突出した隆起性病変。

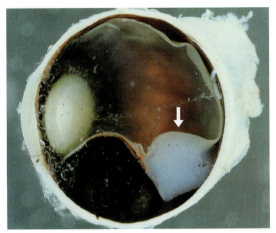

図 8-41　脈絡膜悪性黒色腫（摘出眼球）
摘出された眼球の割面。網膜剝離（矢印）もみられる。

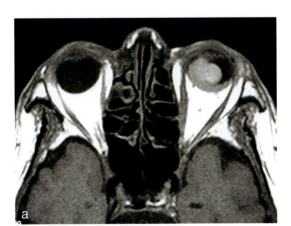
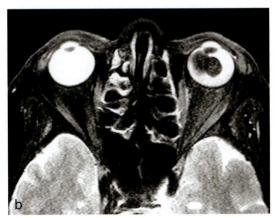

図 8-42　脈絡膜悪性黒色腫
MRI では，腫瘍は T1 強調画像で高信号(a)，T2 強調画像で低信号(b)となる。

CD)の値が上昇する。

3）治療

ある程度拡大した場合には眼球摘出が行われるが，腫瘍の大きさや位置によっては，経瞳孔温熱療法，放射性同位元素の強膜縫着療法，腫瘍のみを切除する外科的治療などによる眼球温存療法が行われる。本邦では，最近は重粒子線照射による眼球温存療法が行われている。

4）予後

血行性に全身転移する可能性があり，肝臓をはじめ，肺，骨髄などへ転移すると生命予後は不良となる。放置すると眼内で徐々に増大し，続発緑内障を生じたり，眼球を穿破して眼窩へ広がることもある。病理組織学的に腫瘍の構成細胞が類上皮細胞の場合は予後が悪く，紡錘型細胞の予後は良い傾向にある。

ぶどう膜悪性黒色腫の核医学検査による診断　　　　　　　　　　　　　　　　　TOPICS ❹

脳血流シンチグラフィなどで使用される ^{123}I-IMP は悪性黒色腫に親和性があり，これをトレーサーとした核医学検査，とくに断層画面でみることのできる single photon emmision CT（SPECT）検査は診断に有用である。FDG-PET も診断に利用されている。

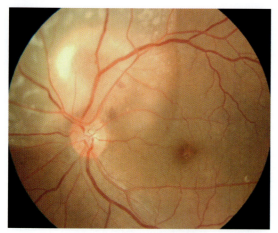

図 8-43　転移性脈絡膜腫瘍
肺癌の脈絡膜への転移。

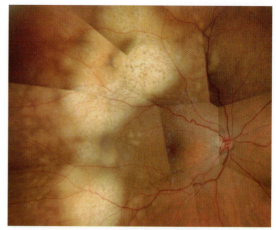

図 8-44　眼内リンパ腫
顆粒状の色素を伴った網膜下の病巣。

d. 転移性ぶどう膜腫瘍 metastatic uveal tumor

全身の諸臓器に発生した悪性腫瘍が血行性にぶどう膜組織へ転移し，眼内に腫瘍を生じることがある．脈絡膜への転移が多く，原発巣は男性は肺癌，女性は肺癌と乳癌からの転移が多い．

1）症状

眼底後極部に黄白色〜橙赤色の扁平な隆起を生じ（図 8-43），周囲網膜はわずかに剝離していることが多く，視力低下の原因となる．高度の網膜剝離をきたすことがある．

2）診断

眼底所見と他臓器における悪性腫瘍の既往歴から診断されるが，肺癌などでは，ぶどう膜転移病巣が原発巣よりも先に発見されることがある．蛍光眼底造影では腫瘍に一致した不規則な過蛍光がみられる．

3）治療

化学療法などによる原発巣の治療が可能であれば，そちらを優先する．眼局所には放射線照射を行うことがあるが，全身状態が不良である場合には経過観察のみとなる．

4）予後

悪性腫瘍がぶどう膜に転移を生じた場合の生命予後は不良なことが多い．

e. 眼内リンパ腫 intraocular lymphoma（図 8-44）

眼内に発生するリンパ腫は，**全身の悪性リンパ腫**の経過中に眼内にリンパ腫を生じる場合と，眼と中枢神経系 central nervous system（CNS）に原発する，いわゆる**眼・中枢神経系リンパ腫**がある．眼・中枢神経系リンパ腫は中高年者に多く，しばしば眼症状が先行して現れる．病理組織学的にはほとんどの症例がB細胞由来のびまん性大細胞型悪性リンパ腫 diffuse large B cell lymphoma に相当する．

1）症状

硝子体混濁が主体となる場合と，網膜下の黄白色斑状病巣が主体となる場合（図 8-44）がある．ぶどう膜炎との鑑別が難しいことがあり，本症は仮面症候群とよばれることがある．ステロイド薬による治療にはほとんど反応しないことが診断の参考となる．

2）診断

硝子体生検による異型リンパ球の検出（細胞診）に加え，PCR法による眼内に浸潤したリンパ球の免疫グロブリン JH 遺伝子再構成の確認，硝子体液中のサイトカインの測定（インターロイキン 10 の上昇）などが参考となる．

3）治療

診断と治療を兼ねた硝子体切除術に加え，眼部への放射線照射やメトトレキサートの硝子体腔内注射が行われる．中枢神経系リンパ腫にはメトトレキサートの全身大量投与や全脳照射が行われる．

4）予後

中枢神経系に悪性リンパ腫を生じると生命予後は不良なことが多いが，最近では長期生存例も増えている．

5 その他

1. コロイデレミア（全脈絡膜萎縮〔症〕） choroideremia

4, 5歳の幼児期に発症して徐々に進行し，夜盲を訴える先天性のびまん性脈絡膜網膜萎縮症である．X染色体劣性遺伝で男子に発症し，**女性は保因者** carrier となって眼底に軽い網膜の変性を生じるが，自覚症状は現れない．暗順応が高度に障害され，ERG は消失型となる．

視野は早期には輪状暗点を示し，ついで求心性狭窄となる．中心視力は比較的保たれるが，50歳頃には失明し，予後不良なことが多い．治療法はない．

2. 脳回状脈絡網膜萎縮（症） gyrate chorioretinal atrophy

学童期に発症する先天夜盲性疾患で，斑紋状に網脈絡膜の萎縮が発生する．斑紋の輪郭は鮮明で脳回転 gyrus 様の形を示すことから，この病名がある．

常染色体劣性遺伝である．網膜色素上皮が変性消失し，ついで脈絡膜毛細血管板の萎縮消失，網膜視細胞の変性，脈絡膜内層の萎縮をみる．

夜盲と輪状暗点を訴え，やがて求心性視野狭窄をきたす．中心視力は保たれることが多い．第2次暗順応の障害，ERG の消失がある．色覚は正常である．アミノ酸の一種である**オルニチンが血清中で高値**となり，診断上重要である．

原因は先天的にオルニチン・アミノ基転移酵素（OAT）の欠乏があると考えられている．女性保因者はいない．

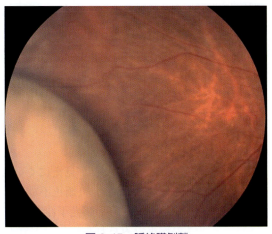

図 8-45　脈絡膜剥離
緑内障手術（線維柱帯切除術）の後に出現したドーム状の眼底の隆起．

3. 脈絡膜剥離 choroidal detachment

脈絡膜が上脈絡膜腔で強膜から分離して浮腫と腫脹を生じ，眼底周辺部でドーム状，半球状に隆起した状態である（図 8-45）．病変は1象限程度から眼底全周に広がるものまである．眼圧は低くなる．脈絡膜とともに毛様体が剥離していることがある．裂孔原性網膜剥離の術後や緑内障の濾過手術の後にみられる．

4. ぶどう膜滲出症候群 uveal effusion syndrome

眼底の全周に脈絡膜剥離があり，下方網膜を中心に胞状の滲出性網膜剥離を生じる．小眼球 nanophthalmos のことが多い．強膜の肥厚によって静脈系がうっ滞し，眼内液の眼外への流出が滞ることによって発症すると考えられている．

国試過去問題によるアプローチ●ぶどう膜疾患

ぶどう膜炎は全身疾患，あるいはさまざまな全身症状と関連して発症することが多いので，内科的な知識を絡ませた設問も多い．特徴的な前眼部所見や眼底所見から代表的なぶどう膜炎を想定できるようにしておくことが大切である．また，各種検査データや全身症状，既往歴などから一定のぶどう膜炎を想起できるように知識を整理しておくことも求められる．実際の問題を提示する．

【第107回Ⅰ-48】

24歳の女性．両眼が見えにくいことを主訴に来院した．両眼の前房に炎症細胞を認める．視力は右0.7（矯正不能），左0.6（矯正不能）．右眼の眼底写真（A），蛍光眼底造影写真（B），及び光干渉断層像〈OCT〉(C)を示す．左眼も同様の所見である．

この疾患で**みられない**のはどれか．

a. 難聴
b. 眼底出血
c. 感冒様症状
d. 夕焼け状眼底
e. 脳脊髄液細胞増多

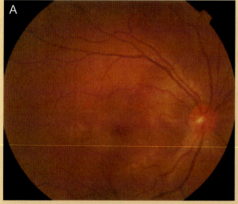
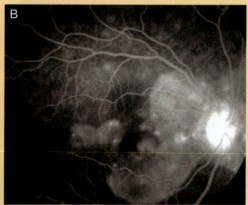
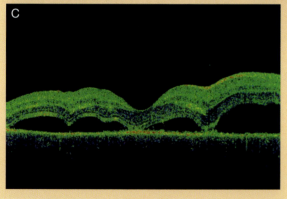

● 解説　眼底写真ではわかりにくいが，蛍光眼底造影では蛍光色素の旺盛な漏出が，光干渉断層計（OCT）では網膜剝離を示す所見がみられる．いずれも典型的なフォークト・小柳・原田病の所見である．通常，両眼ほぼ同時に発症する．フォークト・小柳・原田病では感冒様症状や髄液中の細胞増多などの全身症状を伴うが，眼底出血はみられない．

【第106回I-57】
　30歳の男性。2週前から続く発熱と両眼の霧視とを主訴に来院した。意識は清明。身長170cm、体重54kg。体温37.2℃。脈拍84/分、整。血圧144/72mmHg。呼吸数16/分。咽頭に異常を認めない。両側の頸部と左腋窩とに無痛性のリンパ節腫脹を認める。心音と呼吸音とに異常を認めない。腹部は平坦、軟で、肝・脾を触知しない。細隙灯顕微鏡検査で両眼に虹彩炎を認める。眼底検査で両眼に真珠の首飾り状の硝子体混濁を認める。胸部エックス線写真を示す。
　診断に有用な血液検査項目はどれか。
    a. ALT
    b. ALP
    c. AFP
    d. ACE
    e. ACTH

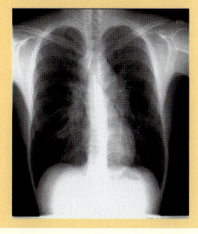

● 解説　設問の眼所見に関する記述から鑑別疾患としてサルコイドーシスが挙げられる。頸部と腋下のリンパ節腫脹に加え、胸部エックス線写真でも両側肺門部のリンパ節腫脹が認められることから、やはりサルコイドーシスが疑われる。本症は血清中のアンギオテンシン変換酵素（ACE）の上昇を伴うことが多く、診断に有用である。

― 創作問題によるアプローチ ● ぶどう膜疾患 ―

【例題1】　35歳の男性。昨日から突然，右眼の視力低下をきたし，充血と痛みも現れてきたので来院した。視力は右眼0.4(0.7×−1.50D)，左眼0.5(1.2×−1.75D)，眼圧は正常であった。以前，左眼に同様の症状を自覚したことがあるが，1週間ほどで治ったという。右眼の前眼部写真を示す。
　　この疾患にみられやすいのはどれか。
　　a. 聴力低下
　　b. 口腔内アフタ
　　c. 皮膚の白斑
　　d. 髄膜刺激症状
　　e. 肺門部リンパ節腫脹

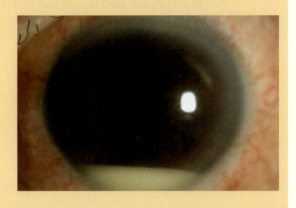

● 解説　　写真は前房蓄膿である。青壮年期の男性で，両眼の視力低下を繰り返している。したがって最も考えられるのはベーチェット病である。再発性の口腔内アフタ性潰瘍はベーチェット病に最も多くみられる症状である。聴力低下，皮膚の白斑（脱色素），髄膜刺激症状などに関係のあるぶどう膜炎はフォークト・小柳・原田病であり，（両側）肺門部リンパ節腫脹（BHL）はサルコイドーシスの診断に重要な検査所見である。

【例題2】
　52歳の女性。2週間前から両眼の視力が徐々に低下し，とくに左眼の霧視と飛蚊症が強くなってきたため来院した。半年前の健康診断の際に胸部X線写真の異常を指摘されたが，とくに自覚症状もないため放置していた。左眼の前眼部写真を示す。
治療薬はどれか。
a. 抗菌薬
b. 抗真菌薬
c. 抗ウイルス薬
d. 副腎皮質ステロイド薬
e. 非ステロイド系消炎薬

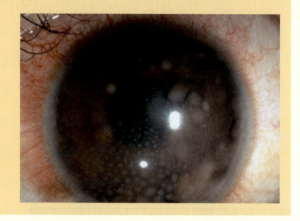

● 解説　写真は豚脂様の角膜後面沈着物と虹彩に多発した結節であり，ぶどう膜炎のなかでもサルコイドーシスに特徴的な前眼部所見である。治療は副腎皮質ステロイド薬の局所および全身投与が基本となる。

【第107回I-48】正解 b　【第106回I-57】正解 d　【例題1】正解 b　【例題2】正解 d

第9章
網膜硝子体疾患

> **ESSENCE**
> 網膜硝子体検査法として，蛍光眼底造影検査に加えて，超音波検査，光干渉断層法(OCT)，走査レーザー検眼鏡(SLO)などの多彩なイメージング手法が臨床的に広く導入されるようになった。網膜硝子体疾患のうち重篤な視機能障害をもたらす眼疾患としては，糖尿病網膜症，網膜剥離，加齢黄斑変性，網膜静脈閉塞症，黄斑円孔などに加えて，種々の網脈絡膜変性疾患がある。その治療として網膜硝子体手術や抗VEGF(血管内皮増殖因子)療法の進歩はめざましい。

1 網膜硝子体の解剖・生理

網膜は眼球の最内層にあり，10層からなる膜である(→解剖 p.7図1-11)。発生学的に網膜の最外層にある色素上皮層は眼杯の外壁から形成され，視細胞層より内層にある9層は眼杯の内壁から形成され，発生学的に異なる(→解剖 p.22図1-30-a, b)。網膜の栄養は，外網状層より内側では網膜血管によりなされ，外顆粒層より外側は脈絡膜血管による。網膜の栄養に関連して2つの**血液網膜柵(関門)** blood-retinal barrier がある。第1は網膜血管による血管性のものであり，第2は色素上皮層による上皮性のものである。

光は網膜の視細胞層で感受されるため，網膜は透明である。とくに黄斑部の中央にある中心窩では網膜には血管がなく，他の網膜部位に比べ透明性は最も高い。錐体や杆体などの視細胞に到達した光は電気信号に変換され，双極細胞，神経節細胞を経由し，神経線維層を通って視神経に達し，さらにこの信号は中枢に至る。視細胞のうち錐体は網膜の中心，すなわち黄斑部領域に多く存在し，視力および色覚に関連し，杆体は網膜の周辺部に多く光覚をつかさどる。

硝子体は眼球で，最も大きな容積を占め，細い膠原線維からなる透明なゲル様組織であり，網膜や水晶体の代謝に関与している。硝子体は，網膜鋸状縁 ora serrata(L)の**硝子体基底** vitreous base および**(視神経)乳頭縁**で強固に癒着し，他の部位では網膜と単に接着している程度である。硝子体の前方は水晶体後面に接している。

2 検査法

1. 眼底検査法

眼底検査は直像鏡，倒像鏡，細隙灯顕微鏡(前置レンズ併用)などを用いて経瞳孔的に観察する。眼底の周辺部まで十分に観察するためには散瞳する必要がある。

a. 直像眼底検査法 direct ophthalmoscopy

光源を内蔵する直像検眼鏡(図9-1)で被検者の瞳孔内に光を入れ，眼底を観察する。この際，焦点が合わないときは，回転盤中の補助レンズを回転させピントを合わせる。患者の右眼を検査するときは，検眼鏡を検者の右眼に固定し，右眼で観察する。患者の左眼を検査するときは，検者の左眼で観察するようにする(図9-2)。これは検眼鏡が被検者に近い方が視野が広く見えること，患者と対面しないことなどによる。

直像法の特徴は，眼底像の拡大率が約15倍と

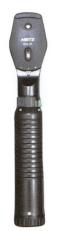

図 9-1　直像鏡

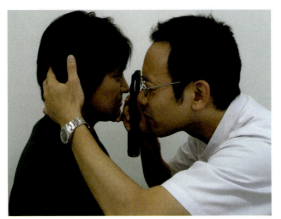

図 9-2　直像鏡による眼底検査
直像鏡は拡大率が大きいので，黄斑部や（視神経）乳頭の詳細な観察に適している。

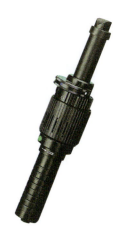

図 9-3　単眼倒像鏡

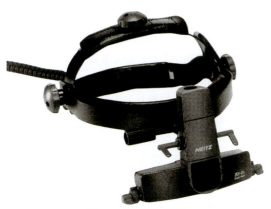

図 9-4　双眼倒像鏡

大きく詳細な観察ができること，および直立像であるので部位診断に戸惑わないことである。しかし，欠点として，見える範囲が狭く，極大に散瞳しても眼球の赤道部付近までしか観察できず，周辺眼底検査には適さない。

b. **倒像眼底検査法** indirect ophthalmoscopy

　基本原理は，光源からの光を瞳孔に入れ，眼底から反射してきた光を＋20Dあるいは＋14Dの凸レンズで眼の前方に結像させ，眼底の実像（倒像）を観察するものである。光源の内蔵された単眼倒像鏡（図9-3）や双眼倒像鏡（図9-4）が用いられている。＋20D凸レンズを使用した場合，眼底の拡大率は約5倍の倒像であり，一度に眼底の広い範囲が観察できる。被験者を散瞳し，眼球を上下左右に動かしてもらうことで，短時間に眼底

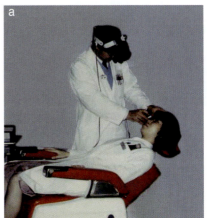

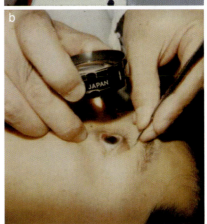

図 9-5　双眼倒像検査法
a. 双眼倒像鏡を用いれば，眼底を立体的に観察することができる。
b. 強膜圧迫子を用いれば，鋸状縁や毛様体など眼底最周辺部を観察することができる。

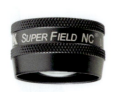 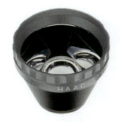 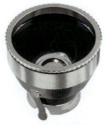 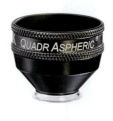

a. 前置（非接触）レンズ（非球面凸レンズ）　b. ゴールドマン三面鏡　c. 圧迫子付きレンズ　d. 広角倒像型レンズ

図 9-6　細隙灯顕微鏡検査に用いられるレンズの種類

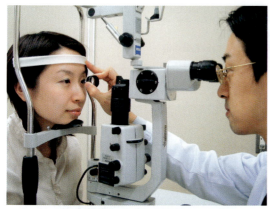

図 9-7　前置レンズと細隙灯顕微鏡による眼底検査
検者はレンズを角膜直前に保ち，細隙灯顕微鏡で観察する。

周辺部までの観察が可能である。双眼倒像検眼鏡は眼底を立体的に観察することができるだけでなく，片手が自由に使えるので，強膜圧迫子を用いれば網膜鋸状縁〜毛様体扁平部〜毛様体ひだ部までも観察することができる（図 9-5）。とくに網膜剥離手術を施行する際や，未熟児網膜症の眼底観察時には双眼倒像鏡が非常に有用である。

c.　細隙灯顕微鏡による眼底観察

角膜の屈折力をほぼ中和し，細隙灯顕微鏡で眼底を直接観察する方法である。これには前置（非接触）レンズと接触レンズを用いる方法とがある。ともに立体像で観察でき，網膜だけでなく硝子体の状態を詳細に観察することができる。

1）前置（非接触）レンズを用いる方法

前置レンズを用いる長所は，検査に際し点眼麻酔，角膜保護剤が不要で，患者に不快感がないことである。したがって内眼手術直後の患者や，外傷，感染症の疑われる患者にも使用できる。＋60〜＋120Dレンズなどさまざまな光学特性をもった非球面凸レンズが市販されており，目的に応じた使い分けができる（図 9-6-a）。患者の角膜直前にレンズを保持し，細隙灯顕微鏡を手前に引くと，倒立した眼底の実像を観察することができる（図 9-7）。

2）接触レンズによる方法

接触レンズを用いると，患者の瞬目，眼球運動をある程度制限することができる。また，前置レンズと比較して，より拡大した像や広範囲の像が得られる。種々の接触レンズが市販されているので，目的に応じて適宜使い分ければよい。

①ゴールドマン三面鏡

最も一般的に使用されている接触型レンズである。このレンズには角度の違った3種の鏡が内蔵されている（図 9-6-b）。レンズの中央部で後極部を観察する。3面鏡を回転しながら内蔵された鏡を使い分けて眼底を検査すると，眼底を周辺部までくまなく観察することができる。

②圧迫子付きレンズ

ゴールドマン三面鏡用強膜圧迫ユニットや圧迫子付き1面鏡（図 9-6-c）により，通常では観察困難な鋸状縁部や毛様体扁平部の状態を観察することができる。瞼裂の狭い日本人には後者の方が使いやすい。

③広角倒像型レンズ

最近は種々の広角倒像型接触レンズが市販され，ゴールドマン三面鏡に代わって，網膜光凝固治療の第一選択として使用される機会が多くなっている（図 9-6-d）。このタイプは眼底の観察光束が前眼部をきわめて狭い範囲に収束して通過するため，白内障や小瞳孔などの観察条件に強く，眼底周辺部の観察にも有利である。

2. 眼底写真撮影法

眼底カメラにより眼底の写真を撮影する方法である。これにより眼底病変を客観的に記録でき，病変の経過観察に役立つ。最近では画角 45～60°の広角デジタルカメラが標準的となっている（図 9-8）。通常はカラー写真を用いるが，眼内に入った光線の波長により，眼底の各層は異なった反射，吸収，透過をすることを利用した撮影法がある。青色光などの短波長光は網膜の表層で反射するため，網膜神経線維層の撮影に適し，赤色光などの長波長光は網膜深層まで達するので，深部の撮影によい。

3. 蛍光眼底造影検査法
fluorescein fundus angiography

青色光で蛍光を発する**フルオレセイン液**を静注後，眼底の血管に達した蛍光色素を写真撮影する方法である。眼底カメラの照明系に蛍光を励起するフィルタ excitation filter を入れ，観察系に蛍光のみを通す濾過フィルタ barrier filter を入れて行う。この方法を用いると，網膜血管の形態学的変化，網膜および脈絡膜血管の循環動態を知ることができる。このほか，**血液網膜柵（関門）**の破綻により蛍光色素が漏出し，通常の眼底検査では見出し得ない病像をとらえることができる。

10％フルオレセイン液を肘静脈に注射すると 7～8 秒後，まず蛍光色素は脈絡膜動脈に達し，眼底は明るくなり（**脈絡膜フラッシュ** choroidal flush），これより 0.5～1 秒遅れて網膜中心動脈に出現し（**網膜動脈相** retinal arterial phase。図 9-9-a），その後，網膜毛細血管（**網膜毛細血管相** retinal capillary phase）から網膜静脈に灌流してくる（**網膜静脈相** retinal venous phase，注射後 15～16 秒。図 9-9-b）のが観察，撮影できる。正常眼底では，この過程において網膜血管あるいは脈絡膜から網膜側への蛍光色素の漏出は認められない。例えば，加齢黄斑変性の患者では網膜下に蛍光色素の漏出を認める。

また，赤外光で蛍光を発するインドシアニングリーン indocyanine green（**ICG**）色素を利用した**インドシアニングリーン蛍光眼底造影** indocyanine green angiography がとくに脈絡膜疾患の診断に

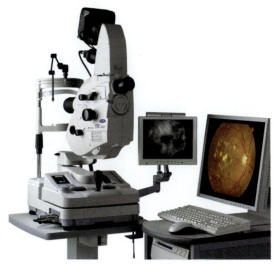

図 9-8　広角デジタル眼底カメラ

利用されている。加齢黄斑変性やポリープ状脈絡膜血管症が最もよい適応であり，網膜下の脈絡膜血管新生を検出するのに有用である（図 9-10-a,b）。

4. 超音波 B モード検査法

白内障や硝子体出血など，中間透光体の混濁により眼底観察が困難な場合には超音波 B モード検査が有用である。また，眼内腫瘍の診断にも本検査法は欠かせない。プローブを上眼瞼上に接触させ，適宜方向を変えることで，目的とする組織の二次元断層像を非侵襲的に表示することができる。正常では硝子体腔内は低輝度（陰性）像を呈し，網膜，脈絡膜，強膜は分離することなく眼球内を裏打ちするような一層の像として観察される。主な異常所見としては以下のようなものがある。

a. 硝子体出血

硝子体腔内に高輝度エコー像として描出される。後部硝子体剥離の有無，（視神経）乳頭への付着の有無，眼球運動による可動性の有無などで網膜剥離と鑑別する。

b. 網膜剥離

網膜面上あるいは（視神経）乳頭に連続した膜様高輝度エコーとして観察される（図 9-11-a）。

c. 網膜下出血

多量の網膜下出血を生じた場合には，剥離網膜下に高輝度エコーが観察される。

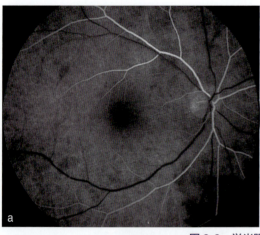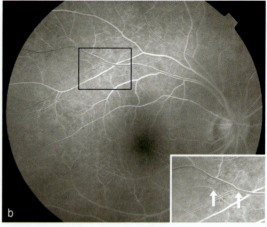

図9-9 蛍光眼底造影(正常眼)
a. 動脈相。動脈に蛍光色素が流入している。まだらにみえる背景の蛍光は脈絡膜毛細血管のものである。
b. 静脈相(後期)。動静脈ともに色素の充満がみられる。静脈の管壁に沿って蛍光色素がみられる(矢印)。これを層流という。

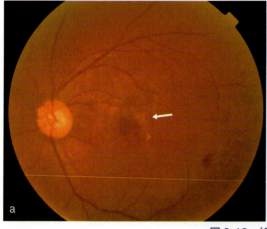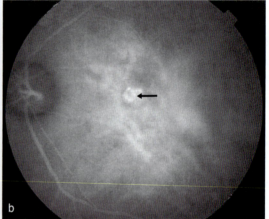

図9-10 加齢黄斑変性
a. 眼底写真。黄斑部に滲出性変化を認める(矢印)。
b. インドシアニングリーン蛍光眼底造影写真。脈絡膜血管新生が造影されている(矢印)。

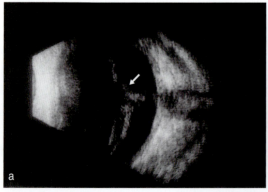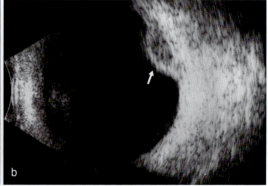

図9-11 超音波Bモード所見
a. 網膜剝離(矢印)
b. 脈絡膜腫瘍(矢印)

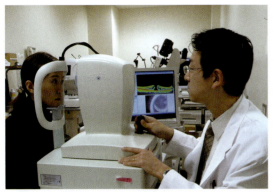

図9-12 光干渉断層計（OCT）
眼底に弱い赤外線を当て，反射して戻ってきた波を解析して，網膜の断層を短時間かつ非侵襲的に描出できる。

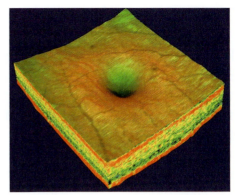

図9-13 OCTによる三次元画像
中央の凹んで見える緑色の箇所は中心窩。

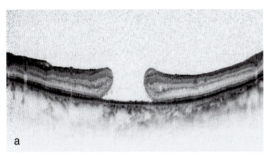

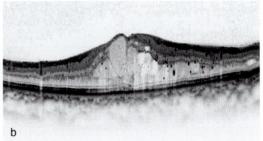

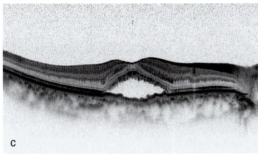

図9-14 OCT断層像
a. 黄斑円孔。中心窩に全層円孔がみられる。
b. 黄斑浮腫。網膜外層に囊胞様変化を伴う黄斑浮腫がみられる。
c. 漿液性網膜剥離。中心窩下に網膜剥離がみられる。

d. 眼内腫瘍

　網膜芽細胞腫，脈絡膜血管腫，脈絡膜悪性黒色腫など眼内腫瘍では病巣が充実性の隆起性病変として観察される（図9-11-b）。強い音響反射性を有する腫瘍の後方では音響が遮断され（音響陰影 acoustic shadow），脈絡膜骨腫や網膜芽細胞腫の診断に役立つ。

5. 光干渉断層計 optical coherence tomograph（OCT）

　820nmの近赤外線低干渉ビームを網膜面上で走査させ，入射光と反射光が組織密度の異なる部位で生じる干渉波を画像として得るものである（図9-12）（→眼科診療 p.35）。さらに近年の進歩により，三次元画像の構築ができるようになったり，高解像度化により病変の詳細な観察が可能となった（図9-13）。網膜断面の構造を観察でき，それらは網膜固有の層を反映していると考えられている。黄斑部網膜の厚さ，および断面での病変が非侵襲的に観察でき，黄斑円孔や加齢黄斑変性などの黄斑疾患の診断において非常に有益な情報が得られる（図9-14-a）。OCTで得られる主な異常所見としては以下のようなものがある。

a. 網膜浮腫

　糖尿病網膜症や網膜静脈閉塞症などに伴う黄斑

浮腫の検出にすぐれている（図9-14-b）。
b. 漿液性網膜剝離
中心性漿液性脈絡網膜症に伴う漿液性網膜剝離などの検出にすぐれている（図9-14-c）。
c. 網膜分離
強度近視眼や硝子体黄斑牽引症候群に伴う網膜分離などの検出にすぐれている。
d. 網膜色素上皮剝離
網膜色素上皮を示す高反射層がドーム状に隆起する。
e. 硬性白斑
硬性白斑は網膜血管から漏出した血漿蛋白やフィブリンが主に網膜外網状層に貯留したもので，網膜内の高反射巣として描出される。
f. 脈絡膜血管新生
加齢黄斑変性に伴う脈絡膜血管新生による高反射巣が描出される。

6. 走査レーザー検眼鏡と類似装置

a. 走査レーザー検眼鏡 scanning laser ophthalmoscope（SLO）
SLOは1980年，Webbらによって開発された新しい眼底検査機器で，2種類のヘリウムネオン，アルゴン，そしてダイオードの4種類のレーザー光を光源としている。SLOは，各レーザー光の波長特性を生かした眼底観察（図9-15,16）や，フルオレセインまたはインドシアニングリーンを用いた蛍光眼底造影検査などの画像診断に使用され

⌐ OCT angiography ────────────────────────── TOPICS❶ ┐

OCT angiographyは，フルオレセインやインドシアニングリーンなどの造影剤を用いることなく，OCT信号の位相変化や強度をもとに血流の3次元画像を表示することで，網膜・脈絡膜血管を可視化する新しい検査法である。従来の蛍光造影撮影で難しいとされる毛細血管網を明瞭に映し出すほか，毛細血管瘤や脈絡膜新生血管の可視化も可能であり，糖尿病網膜症や網膜静脈分枝閉塞症などの網膜無灌流域の検出，加齢黄斑変性（症）における脈絡膜新生血管の検出などが非侵襲的に行えるものとして期待されている。ただし，通常の蛍光造影撮影でみられる造影剤の漏出は捉えることができないこと，網膜の層状構造の変化により，アーチファクトが生じるなどの欠点もある。

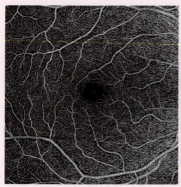 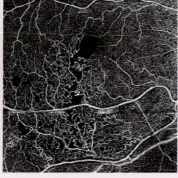 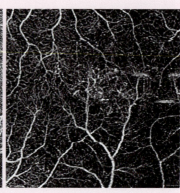

正常　　　　　　　　　　　網膜静脈分枝閉塞症　　　　　　　　　　　加齢黄斑変性

⌐ OCTの進化 ────────────────────────── TOPICS❷ ┐

近年の光干渉断層計（optical coherence tomograph：OCT）の進化はめざましいものがある。最初に実用化されたOCTはタイムドメインOCTで，光波の干渉を時間領域で行うものであった。その後，光波の干渉をフーリエ空間（周波数領域または波長領域）で行うフーリエドメインOCTが開発された。フーリエドメインOCTには，波長固定光源と分光器を用いてフーリエ空間で検出するスペクトラルドメインOCT（SD-OCT）と，光源の発信波長を高速に変化させることにより光波の干渉を同じくフーリエ空間で行う波長掃引型OCT（swept source OCT：SS-OCT）がある。SD-OCTの登場で黄斑部や視神経乳頭の3次元撮影が可能となり，黄斑浮腫や緑内障の診断がより的確に行えるようになった。また，SS-OCTは深さによる信号低下が少ないため，脈絡膜病変の診断に優れている。

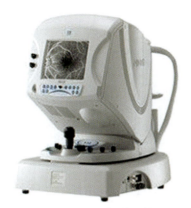

図 9-15　走査レーザー検眼鏡（SLO）

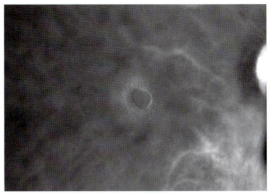

図 9-16　SLO 画像
特殊な絞りを用いて観察した黄斑円孔。

る。さらに直接眼底を観察しながら目的とする網膜局所を刺激することにより，**微小視野検査** microperimetry や局所 ERG，VEP などの電気生理学的な機能検査も可能になってきている。

b. ハイデルベルグ網膜形状解析装置 Heidelberg retina tomograph（HRT）

最近では，共焦点走査型レーザーシステムを用いて，（視神経）乳頭や黄斑部などの後極部眼底の三次元画像を描出できる HRT が市販されている。緑内障の（視神経）乳頭形状解析や黄斑部網膜厚の解析などに利用されている。

7. 電気生理学的検査

網膜疾患の電気生理学的検査には ERG と EOG の2つがある。

a. 網膜電図 electroretinogram（ERG）

眼球の静止電位は，網膜に光刺激を加えたときと断ったときに変動する。この電位の変動，すなわち網膜の活動電位を記録したものが ERG である（図 9-17）。暗順応状態で測定したものを**暗順応 ERG**（scotopic ERG），明順応状態で測定したものを**明順応 ERG**（photopic ERG）という。人眼の正常な ERG は，光刺激後はじめにみられる小さい

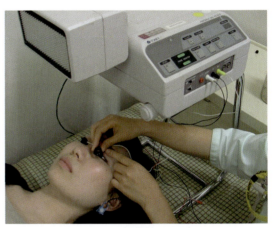

図 9-17　網膜電図（ERG）
点眼麻酔後，コンタクトレンズ関電極を角膜に装着し，不関電極を額に接着し，光刺激を加えて，網膜電図をとる。

陰性波 a 波と，a 波に続いて現れる大きい陽性波 b 波があり，b 波の上昇脚に4つの**律動様小波** oscillatory potential がみられる（図 9-18）。a 波は視細胞，b 波は主にミュラー細胞から起こるといわれる。ERG は透光体の混濁に影響されにくいので，白内障手術，角膜移植手術，硝子体手術などの術前検査として重要で，検眼鏡で透見できない網膜の状態を推察し，視力の予後をある程度予測する

局所 ERG　　　　　　　　　　　　　　　　　　　　　　　　　　　　　　　　TOPICS ❸

一般の臨床に使用されている ERG は網膜全体の反応を記録するものであるのに対して，三宅らは黄斑部局所 ERG を開発した。この装置は光刺激システムが赤外線眼底カメラに組み込まれていて，眼底を観察しながら目的部位を刺激でき，その部位の ERG が得られる。この検査により，眼底所見に乏しい網膜疾患の診断（occult macular dystrophy，初期のスタガルト病〔→ p.205 参照〕，AZOOR〔→ p.213 参照〕など）ができるようになった。また，種々の黄斑疾患の網膜機能の層別機能を評価できるようになった。

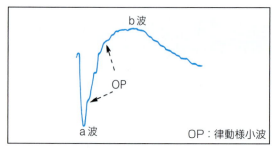

図9-18　正常眼のERG

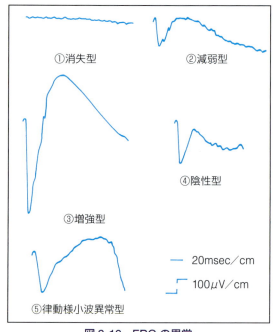

図9-19　ERGの異常
各種網膜疾患の際にERGの波形の異常がみられる。

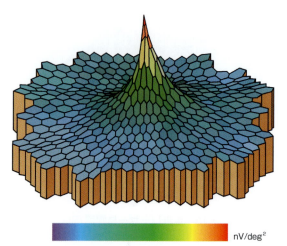

図9-20　多局所ERG
網膜の機能を三次元的なトポグラフィで表示したものである。先端部は中心窩の機能を表す。

ことができる。

● ERGの異常

①消失型 extinguished or non-recordable type（図9-19-①）

全く出現しないもので，網膜色素変性，網膜全剝離，眼球癆などの疾患でみられる。また白点網膜症，クロロキン網膜症や眼球鉄錆症の末期でもみられる。

②減弱型 subnormal type（図9-19-②）

すべての波の振幅が低下するもので網膜色素変性，白点網膜症，クロロキン網膜症，眼球鉄錆症などの初期，小口病，網膜部分剝離，ベーチェット病，ぶどう膜炎などでみられる。

③増強型 supernormal type（図9-19-③）

b波が異常に大きいもので，高血圧性眼底や視神経萎縮などでみられる。

④陰性型 negative type（図9-19-④）

陰性波（a波など）のみが認められるもので，網膜色素変性，網膜中心動脈閉塞（症），小口病，先天停止性夜盲，先天網膜分離症などでみられる。

⑤律動様小波異常型 oscillatory potential abnormal type（図9-19-⑤）

律動様小波が減弱ないし消失するもので，糖尿病網膜症，脈なし病，網膜中心動脈閉塞（症）などでみられる。

通常のERG検査では，網膜全体からの反応を記録するので，黄斑円孔や黄斑変性症のように網膜の限局した領域に異常がある場合，ほかの大部分の網膜が正常であれば全く正常なERGが得られる。そこで網膜の一部分からERGを記録する，いわゆる局所ERGの手法が研究されている（TOPICS③参照）。また，網膜の100カ所以上の局所のERGを4分程度の検査時間で記録できる**多局所ERG**（multifocal ERG）を用いると，網膜の機能を三次元的なトポグラフィとして表示することもできる（図9-20）。

b．**眼球電(位)図** electro-oculogram（**EOG**）

眼球には順応状態に関係なく，常に角膜側を（＋），後極側を（－）とする静止電位が存在し，暗順応では小さく，明順応では大きい。(眼)瞼裂の

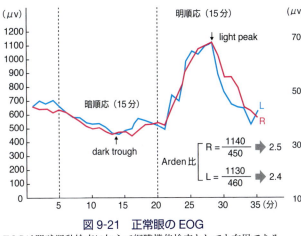

図 9-21 正常眼の EOG
EOG は眼球運動検査に加えて網膜機能検査としても有用である。

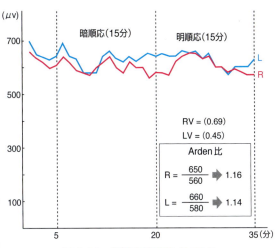

図 9-22 網膜色素変性の EOG
明順応下でも平坦となる。

耳側と鼻側とに電極をつけると，眼球が外転すると耳側の電極が角膜に近づくので（＋）となり，鼻側の電極に後極部が近づくので（－）となる。内転するときにはこの逆となる。

この律動的眼球運動に伴った電場変化を誘導増幅して記録したものが EOG である。また，暗順応下で律動的眼球運動を行わせながら急に明順応に切り替えると，正常の場合，静止電位が 50％以上上昇するので，その有無によって網膜機能の臨床検査にも用いる。したがって，EOG には網膜機能検査，眼振検査，視運動性眼振検査および視標追跡検査がある。EOG による**網膜機能検査**では，暗順応で 20～30 分，明順応で 15 分振幅を記録する。正常人では暗順応で振幅はしだいに減少し，10～13 分頃が最小となる。これを暗順応最小電圧 dark trough（D trough）という。明順応では約 6～10 分後に最大となる。これを明順応最大電圧 light peak（L peak）という（図 9-21）。

EOG は網膜色素上皮および視細胞層の機能によるもので，**L peak/D trough（L/D 比）**［Arden 比］を算出すれば，この部位の疾患では異常にでる。L/D 比が低下する代表的疾患として網膜色素変性，卵黄状黄斑ジストロフィ（ベスト Best 病），白点状網膜炎などがある。この比の正常値は 2.0 以上であり，2.0～1.5 を減弱型 subnormal，1.5 以下を平坦型 flat という。網膜色素変性では EOG の明暗による変動がみられず，初期の網膜色素変性の発見には ERG より有効である（図 9-22）。EOG による眼球運動や眼振の検査については「第 14 章 外眼筋疾患」（→ p.306）を参照。

8. 眼底血圧測定法

眼球を圧迫しながら，検眼鏡で（視神経）乳頭上の網膜中心動脈を観察すると動脈は拍動をはじめ，圧迫をしだいに強めていくと拍動は極度に達した後，弱まっていき，遂には消失する。最初の拍動を認めた瞬間が最低血圧に相当し，拍動が消失する瞬間が最高血圧に相当する。この場合，加圧に用いる機器を**眼底血圧計** ophthalmodynamometer（図 9-23）という。

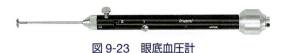

図 9-23 眼底血圧計

網膜中心動脈血圧の正常値は最高約 60 mmHg，最低約 40 mmHg で全身血圧の約半分である。ただし，ここで測定された値は網膜中心動脈圧ではなく，さらに中枢の眼動脈のものとされている。眼循環障害をきたすすべての疾患が対象となるが，とくに眼底検査だけでは診断が困難な内頸動脈閉塞症などの眼虚血症候群の診断に有用である。

9. カラードップラ血流検査

ドップラ効果を利用して，眼動脈，網膜中心動脈，短後毛様動脈などの血流を検出する検査法である。具体的には超音波を 2 度以上発振し，最初

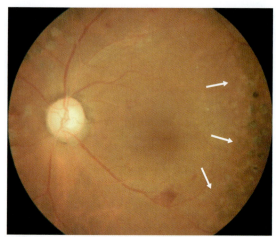

図 9-24　糖尿病網膜症
光凝固の目的は無血管野の虚血解除，新生血管の消退などである．以前の光凝固斑（矢印）がみられる．

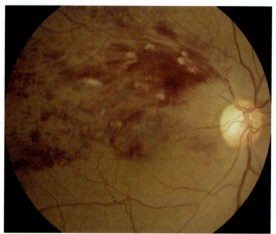

図 9-25　網膜静脈分枝閉塞（症）
上耳側静脈分枝の閉塞である．軟性白斑が多発しており，網膜の虚血が強い．

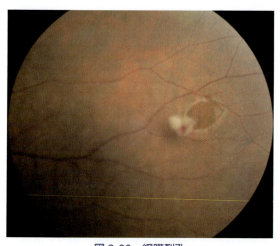

図 9-26　網膜裂孔
硝子体の牽引により網膜裂孔から剝離した円蓋が硝子体中に浮遊している．

の信号と後の信号を比較し，接触子に近づくものを赤系統で，遠ざかるものを青系統で表示する．眼底血圧測定法と同様に，内頸動脈閉塞症などの眼虚血症候群，頸動脈海綿静脈洞瘻（CCF）などの診断に有用である．

3　眼底疾患の光凝固

1. 光凝固治療の原理

光凝固 photocoagulation は，光エネルギー（熱）を用いて網膜組織の凝固を行い，それによって眼底疾患を治療する方法である．強い光束を眼内に集光すると，角膜や水晶体を透過して眼底に焦点を結ぶ．網膜色素上皮はメラニン色素が多く黒褐色であるので，熱の吸収が起こり，網膜は凝固され，ただちに白濁する．その後に生じる炎症反応によって，約2週間後に瘢痕組織が形成される．

2. 眼科領域でのレーザー光凝固の応用

光凝固は可視光であるキセノンアークランプを利用した装置にはじまり，1970年以降はアルゴンレーザーの光凝固装置が一般に普及した．レーザーは高エネルギーで，単色性であり，アルゴンレーザーの場合は凝固能率がきわめて高い．また最小凝固サイズも小さいために（50〜100 μm），精密な凝固が可能である．1980年代になると赤色光のクリプトンレーザーが使用され，その後，色素レーザー（波長可変）が実用化された．マルチカラーレーザーも普及している．

3. レーザー光凝固の適応

糖尿病網膜症（図9-24），網膜静脈閉塞（症）（図9-25），網膜裂孔（図9-26），中心性漿液性脈絡網膜症などが主な適応疾患である．治療法の詳細については「5. 主な眼底疾患」（→p.187）を参照．

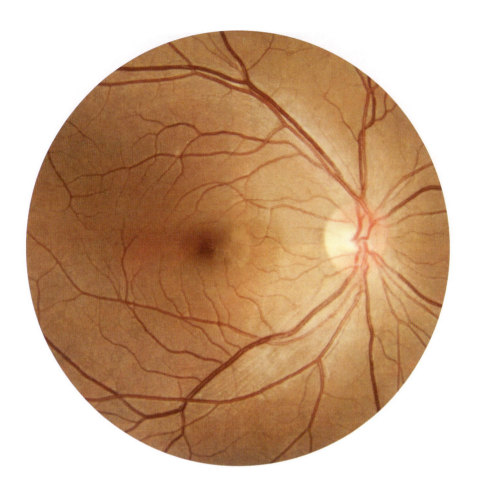

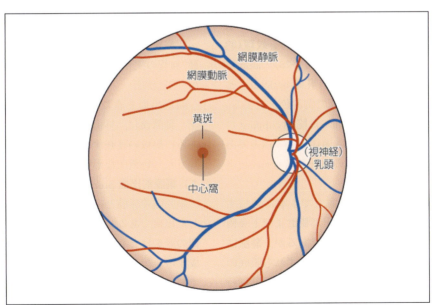

図 9-27　正常眼底（右眼）
黄斑部は（視神経）乳頭の耳側に位置し，（視神経）乳頭からは網膜動脈・静脈が周辺部に向かって伸長している。動脈は鮮紅色，静脈は暗紅色で，静脈は動脈より太い。

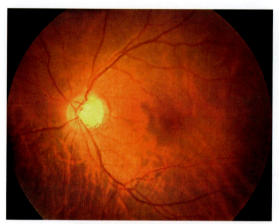

図9-28　紋理（豹紋状）眼底
脈絡膜血管が明瞭に透見される。

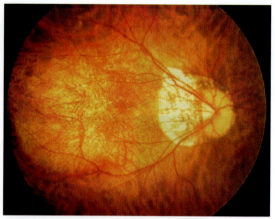

図9-29　強度近視眼の眼底
（視神経）乳頭周囲にコーヌスを認め，後極を中心に網脈絡膜萎縮をきたしている。

4　眼底像

1. 眼底所見（検眼鏡的所見）

検眼鏡でみた場合の眼底の色は，網膜色素上皮，脈絡膜および強膜からの反射光線の混合による色である。日本人では黄褐色に近く（図9-27），白人では淡赤色である。網膜色素上皮の色素が少ないと脈絡膜の血管が赤く透けて見え，その間が脈絡膜の色素のために暗く見える。これを**紋理（豹紋状）眼底** tigroid fundus という（図9-28）。眼底における視神経の部分を**（視神経）乳頭** optic disc といい，直径約1.5mmの円板状で黄赤色を呈する。境界は明瞭で（視神経）乳頭面には**陥凹** cupping があり，その大きさは通常，乳頭径の1/3以下である。ときに乳頭縁に白色調の**コーヌス** conus をみる（図9-29）。

網膜中心動・静脈は乳頭面上で4本に分枝する。これを上耳側，上鼻側，下耳側および下鼻側動・静脈という。**動脈は鮮紅色**であるが，**静脈は動脈よりやや太く暗紅色**を呈し，いずれも眼底の周辺部まで分布する。本来，網膜血管は細動（静）脈である。（視神経）乳頭の耳側縁から約4mm（2.5乳頭径）耳側の部で，検眼鏡的にやや暗く認められる**中心窩** fovea centralis（L）がある。この部は浅い陥凹を形成していて，これに一致して点状の反射（中心窩反射）がみられる。中心窩では錐体のみが配列しており，網膜血管はなく無血管帯 avascular area である（図9-30）。この中心窩の周囲直径約2mmの横楕円形の領域に若年者では輪状の反射（**黄斑輪状反射** macular ring reflex）がみられ，これに囲まれている部を**黄斑** macula lutea（L）という。網膜の最周辺に**鋸状縁** ora serrata（L）がある。

2. 眼底にみられる病変

眼底疾患にみられる病変としては出血，白斑，浮腫，血管の変化，萎縮・変性などが主なものである。

a. 眼底出血

眼底出血をきたす疾患としては糖尿病，高血圧，動脈硬化，外傷，血液疾患など種々のものがある。出血の存在する部位により以下のように分類され，特徴的な形態を示すことが多い。

1）**網膜前出血** preretinal hemorrhage

網膜内境界膜と後部硝子体剥離膜との間に貯留した出血である。円板状で網膜血管をおおい，時間の経過はともに上縁が水平となってニボーを形成する。糖尿病網膜症や網膜細動脈瘤などの疾患で頻度が高く，部位的には黄斑部が多い（図9-31）。網膜内境界膜と神経線維層との間に出血する内境界膜下出血も通常は網膜前出血に含める。

2）**網膜表層出血** superficial retinal hemorrhage

網膜神経線維層の出血である。神経線維の走行

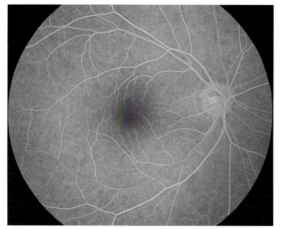

図9-30 黄斑部の蛍光眼底造影所見
黄斑周囲の毛細血管網が明らかにみえている。中心窩では網膜血管はなく，無血管帯となっている。

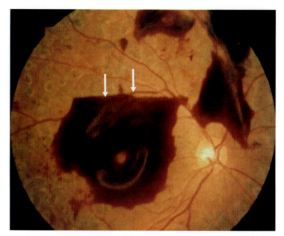

図9-31 増殖糖尿病網膜症に生じた網膜前出血
下方が円形，上方が水平のニボー（矢印）を呈する。

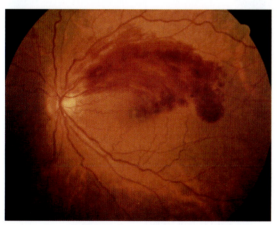

図9-32 網膜静脈分枝閉塞症に生じた網膜出血
上耳側に網膜出血を認め，一部が黄斑部に及んでいる。

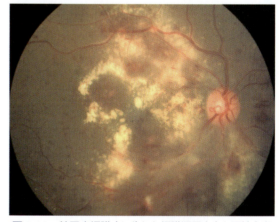

図9-33 糖尿病網膜症に生じた網膜深層出血と硬性白斑
著明な硬性白斑が後極に認められる。

に従って，（視神経）乳頭に向かって放射状に線状，火炎状の形態を呈する。網膜静脈閉塞（症）（図9-32），糖尿病網膜症でしばしばみられる。

3）**網膜深層出血** deep retinal hemorrhage

外網状層から内顆粒層に存在する出血で，点状，斑状，しみ状で，暗赤色を呈する。糖尿病網膜症でみられることが多い（図9-33）。

4）**網膜下出血** subretinal hemorrhage

視細胞層と網膜色素上皮層との間の暗赤色調の出血である。加齢黄斑変性，網膜細動脈瘤などの疾患にみられることが多い（図9-34）。

5）**網膜色素上皮下出血** subpigment epithelial hemorrhage，**出血性色素上皮剝離** hemorrhagic detachment of the pigment epithelium

脈絡膜からブルッフ膜をこえて，網膜色素上皮下に侵入した新生血管の破綻による出血である。網膜は隆起し暗赤色で円形である。しばしば網膜下，網膜内，さらに硝子体出血へと進行する。加齢黄斑変性にみられることが多い（図9-35）。

6）**脈絡膜出血** choroidal hemorrhage

暗赤色平板状出血である。出血が多い場合は，脈絡膜剝離と同様の隆起した形態を呈することがある（図9-36）。

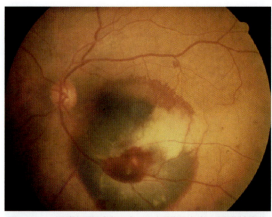

図 9-34　網膜細動脈瘤に生じた網膜下出血と網膜前出血
下耳側に網膜細動脈瘤を認め，同心円状に網膜前出血と網膜下出血をきたしている。

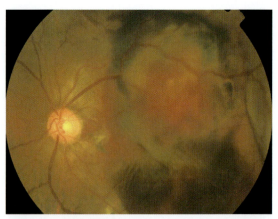

図 9-35　加齢黄斑変性に生じた網膜色素上皮剥離
黄斑部から耳側にかけて多量の網膜色素上皮下血腫をきたし，網膜色素上皮剥離が生じている。

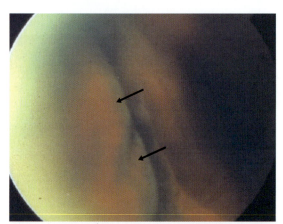

図 9-36　鈍的外傷眼に生じた脈絡膜出血
胞状の出血性脈絡膜剥離（矢印）を認める。

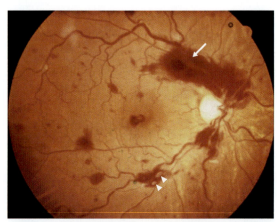

図 9-37　白血病患者にみられる網膜出血（矢印）とロート斑（矢頭）
出血の中に白色のロート斑を認める。

7）硝子体出血 vitreous hemorrhage

網膜から硝子体腔内へ出血が拡散したものを硝子体出血という。硝子体出血をきたす疾患は非常に多いが，そのなかでも糖尿病網膜症，網膜静脈閉塞（症）などの頻度が高い。

8）その他

白血病，**貧血**，**敗血症**の場合，中心が黄白色になった出血斑をみる。これを**ロート斑** Roth spot という（図 9-37）。

b．網膜白斑

検眼鏡で白色斑として観察される。網膜の白斑には硬性白斑と軟性白斑とがある。

1）硬性白斑 hard exudate

黄白色境界鮮明で硬い感じのする小点状，顆粒状斑で，しばしば集合してみられる。これは網膜深層，ことに外網状層に貯留した網膜の代謝異常産物で，主に蛋白の分解物，脂質ないし類脂質からなる（図 9-38）。毛細血管瘤の周囲に輪状に配列するものを**輪状白斑**または**輪状網膜症** circinate retinopathy といい，糖尿病網膜症にしばしばよくみられる。硬性白斑が中心窩を囲んで放射状に配列したものを**星芒状白斑** star figure という（図 9-39）。これはヘンレ Henle 線維層内の浮腫の吸収過程で生じることが多く，高血圧性網膜症（腎性網膜症など）のほか，網膜静脈閉塞（症），うっ血乳頭，糖尿病網膜症などにみられることもある。

2）軟性白斑 soft exudate

綿花様白斑 cotton wool spot ともよばれる。綿

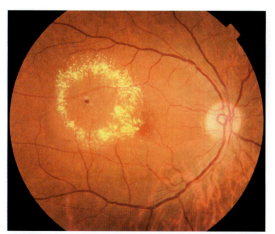

図 9-38　糖尿病網膜症にみられた硬性白斑
動脈瘤の周囲に輪状に出血，硬性白斑を伴う輪状網膜症がみられる。

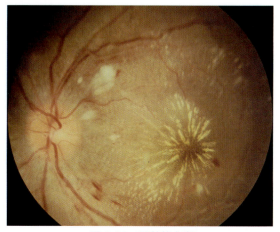

図 9-39　星芒状白斑
腎性網膜症などに硬性白斑が中心窩を囲んで放射状に配列してみえることがある。これを星芒状白斑という。

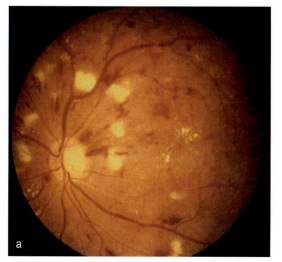
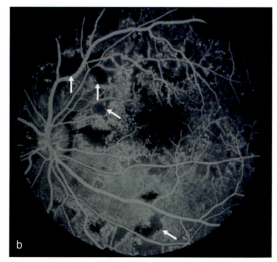

図 9-40　増殖前糖尿病網膜症
軟性白斑に一致して網膜無灌流域（矢印）を認める。

が空気中に浮いているようなやわらかい感じの境界不鮮明な白斑である（図 9-40-a）。網膜神経線維層の細動脈や毛細血管の閉塞による**局所性網膜虚血** focal retinal ischemia が本態である。蛍光眼底造影検査では，軟性白斑に一致して細動脈や毛細血管の閉塞がみられるために低蛍光を示す（図 9-40-b）。神経線維の細胞内浮腫であり，組織学的には神経線維の限局性腫脹がみられ，あたかも細胞体のごとく見えることから**細胞様小体** cytoid body とよばれている。糖尿病網膜症，高血圧性網膜症，膠原病に随伴する網膜症（全身性紅斑性狼瘡，結節性動脈周囲炎，皮膚筋炎など）などにみられる。

c. **網膜浮腫** retinal edema

網膜に浮腫が生じると，網膜の透明度が低下して灰白色となり，脈絡膜血管の透見が困難になる。混濁した網膜の表層は検眼鏡でみると反射が多くなる。網膜浮腫は陳旧化すると消失するが，しばしばその後に網膜萎縮や網膜色素上皮の変性をきたす。網膜浮腫をきたす疾患は種々のものがあるが，原因としては網膜血管や網膜色素上皮の機能障害，網脈絡膜の炎症などで生じる場合が多

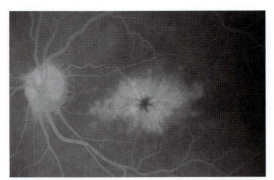

図9-41　囊胞様黄斑浮腫のフルオレセイン蛍光眼底所見
黄斑部に花弁状の過蛍光が認められる。

い。以下，代表的な疾患をあげる。

1）網膜血管閉塞性疾患

　糖尿病網膜症，網膜静脈閉塞(症)，網膜動脈閉塞(症)，高血圧性網膜症などがある。糖尿病網膜症では黄斑部に浮腫が好発し，著明な視力障害をきたすことが多い(図9-41)。網膜静脈閉塞(症)には網膜中心静脈閉塞(症)と網膜静脈分枝閉塞(症)があり，しばしば囊胞様黄斑浮腫を生じる。網膜中心動脈閉塞(症)では，急激な血行途絶のために網膜神経節細胞層に浮腫を生じる。眼底後極部が広範囲に乳白色に混濁するが，中心窩では網膜神経節細胞層が存在しないので浮腫が生じず，脈絡膜が透見され赤く見える。これを**桜実紅斑** cherry-red spot という(→p.189参照)。

　遺伝性代謝異常であるティ・ザックス Tay-Sachs 病，ゴーシェ Gaucher 病，ニーマン・ピック Niemann-Pick 病などでは神経節細胞層に燐脂質などの代謝産物が蓄積し，網膜が乳白色に混濁し，同様に桜実紅斑(→全身病と眼 p.339)をきたすので鑑別が必要である。

2）網脈絡膜の炎症性疾患

　原田病，交感性眼炎，ベーチェット病，サルコイドーシスなどでしばしば網膜浮腫をきたす。

3）外傷

　鈍的外傷に起因する網膜振盪症で，しばしば不規則な形状の網膜浮腫がみられる。

4）網膜剥離

　剥離した網膜は通常白く混濁し，**シャグレーンパタン** shagreen pattern（縮緬皺）とよばれる不規則な紋様を呈する(図9-42)。

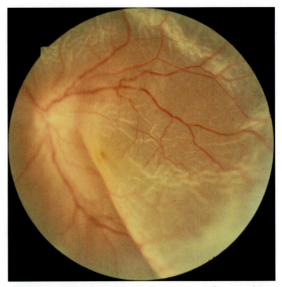

図9-42　裂孔原性網膜剥離にみられたシャグレーンパタン
網膜剥離発症早期には縮緬皺様のシャグレーンパタンを認めることが多い。

d. 網膜血管の変化(図9-43)

　網膜血管の所見は，全身の循環系疾患の有無やその予後を知るうえに重要である。網膜血管は細動脈あるいは細静脈であるが，慣用としては網膜動脈，網膜静脈とよんでいる。

1）動脈系の変化

①**動脈の狭細** narrowing と**口径不同** irregularity of the arterial caliber

　動脈の細くなった状態である。びまん性狭細，限局性狭細，分節性狭細，不規則狭細などがみられる。高血圧，網膜中心動脈閉塞(症)，網膜色素変性などの際にみられる。

②**動脈の迂曲と直線化**

　正常な動脈の迂曲が増加したものを**蛇行** tortuosity という。動脈の迂曲が弱くなって直線に近づいたものを**直線化** straightening という。網膜動脈硬化症のときにみられる。

③**血柱反射の変化**

　網膜動脈硬化症が起こると動脈の血柱反射が亢進し，さらに高度になり，磨いた銅線のように見えるものを**銅線動脈** copper-wire artery，動脈全体が白っぽく輝いて磨いた銀線のように見えるものを**銀線動脈** silver-wire artery という。

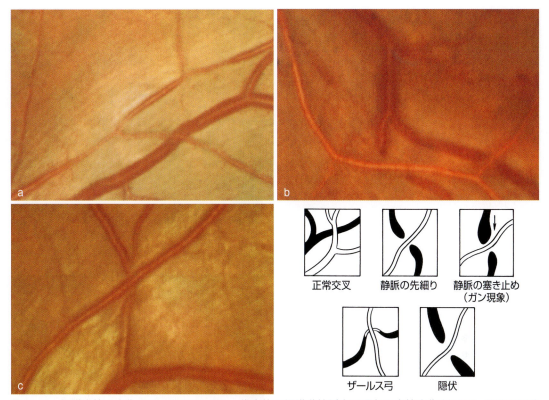

図 9-43　網膜血管の変化（栃久保修氏御提供），代表的な網膜動静脈交叉現象と血管変化（高血圧，動脈硬化例）
a. 細動脈の口径不同　　b. 銅線動脈と隠伏　　c. 細動脈の塞き止め

④**白鞘形成** sheathing

　動脈壁にそって白鞘を認めるもので，動脈周囲炎 periarteritis による。生理的にも（視神経）乳頭周囲の血管には軽度の白鞘形成をみることがある。

⑤**動脈閉塞と白線化**

　網膜動脈に閉塞が起こり，血流が停止すると動脈壁は器質化し，白線化する。

⑥**網膜細動脈瘤**

　高血圧患者にみられることが多く，動脈瘤の破裂により網膜下および網膜前に出血を生じ視力低下をきたすことがある。

2）静脈系の変化

①**拡張** dilatation（図 9-44）

　網膜中心静脈閉塞（症），うっ血乳頭，糖尿病網膜症，貧血，白血病，真性多血症，マクログロブリン血症，多発性骨髄腫，ベーチェット病などでみられる。

②**蛇行** tortuosity

　静脈の拡張をきたす疾患では，程度の差はある

が蛇行も同時にみられる。糖尿病ではコルク栓抜様 cork screw vein となる。

③**口径不同** irregularity of the venous caliber

　糖尿病網膜症，脈なし病，網膜中心静脈閉塞（症）などでみられる。数珠玉様，結節様の口径不同を示す。

④**動静脈交叉現象** arteriovenous crossing phenomenon

　動脈壁が肥厚し，動静脈の交叉部で同じ鞘に包まれる静脈に圧迫が加わることで生じる。静脈の先細り，**ガン現象** Gunn sign，**ザールス弓** Salus sign，**隠伏** concealment などの所見を呈する（図 9-43）。

⑤**白鞘形成** sheathing

　静脈周囲炎 periphlebitis による。陳旧性では静脈が白線化する。イールス病，サルコイドーシスなどでみられる（図 9-45）。

⑥**吻合** anastomosis

　網膜静脈分枝閉塞（症），脈なし病などでみられる。網膜静脈分枝閉塞（症）では，閉塞領域の血管

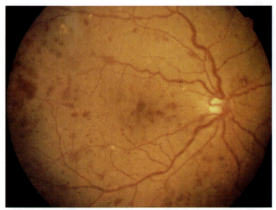

図9-44　マクログロブリン血症
異常なグロブリン増加により血液が粘稠になり（過粘稠度症候群），網膜出血，網膜血管の拡張・蛇行がみられる。

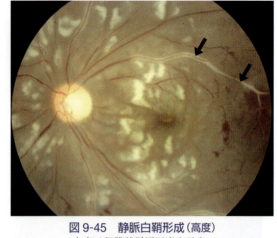

図9-45　静脈白鞘形成（高度）
矢印は網膜静脈周囲炎を示す。

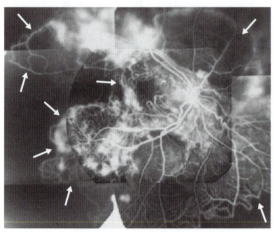

図9-46　高安病にみられる周辺部網膜無血管野
矢印が無血管との境界線。

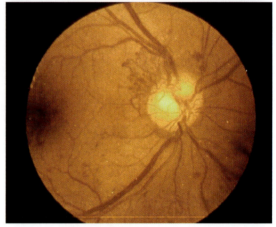

図9-47　増殖糖尿病網膜症にみられる乳頭新生血管
増殖糖尿病網膜症では（視神経）乳頭周囲および網膜主幹血管に沿った部位に新生血管が発育する。

が対側の血管と吻合し側副血行路を形成する。脈なし症では，しばしば（視神経）乳頭周囲や眼底周辺部に動静脈吻合を呈する（図9-46）。

⑦**血管新生** neovascularization

糖尿病網膜症，網膜静脈分枝閉塞（症）などでみられる。糖尿病網膜症では網膜虚血が誘因となり，（視神経）乳頭周囲や静脈分枝部からきわめて微細な血管が発生する（図9-47）。

3）その他の変化

①**毛細血管瘤**

コーツ病では小さい血管瘤が多発する（図9-48-a）。糖尿病網膜症では毛細血管瘤 capillary microaneurysm が多数認められる。蛍光眼底造影像でみると，検眼鏡で観察した場合より著しく多数の毛細血管瘤を発見することができる（図9-48-b）。

②**血柱の色調変化** discoloration

貧血，白血病では血柱の色が淡くなって，動静脈の差がほとんどなくなる。

③**血管の拍動** pulsation

静脈性拍動 venous pulsation は正常眼底でもみられることがある。眼圧は静脈圧より1〜2mmHg高いだけであるから拍動が現れやすい。しかし**動脈性拍動** arterial pulsation は，眼球を加圧しない限り正常眼でみることはない。眼圧が高い場合（緑内障など）か，最低血圧の異常に低い場合（大動脈弁閉鎖不全や脈なし病）に動脈性拍動が認められる。網膜細動脈は脳動脈と同様に内頸動脈の枝であるから，網膜細動脈の血圧を測定すること

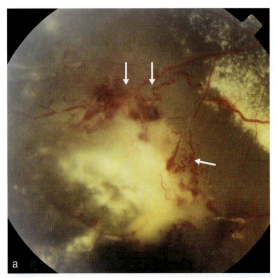
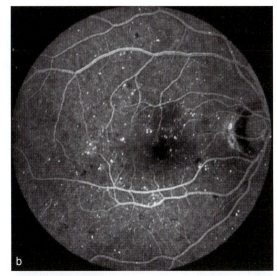

図 9-48 コーツ病にみられる毛細血管瘤
a. 異常網膜毛細血管（矢印）
b. 蛍光眼底造影写真。検眼鏡観察よりも多数の毛細血管瘤を認める。

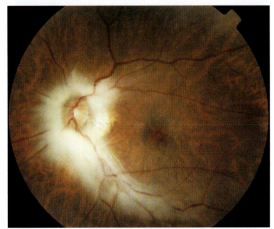

図 9-49 網膜有髄神経線維
網膜神経線維の走行に沿って白色病変として観察される。

によって脳動脈の血圧を推定することができる。

④**網膜有髄神経線維** myelinated nerve fiber

無髄であるべき網膜神経線維が先天異常により部分的に有髄のまま残っていることがある。これを網膜有髄神経線維といい（→小児 p.301），網膜最表層で網膜神経線維の走行に沿って網膜血管をおおうように真白い放射状の白斑として観察される（図 9-49）。通常，視力障害をきたすことはまれであり，自覚症状もないことが多い。

e. 網膜萎縮

臨床的に頻度が高いのは強度近視に起因する網脈絡膜萎縮である。

f. 網膜変性

網膜格子状変性巣，敷石状網膜変性，囊胞様網膜変性などがある。網膜格子状変性巣部位では網膜硝子体の病的な癒着を形成していて，後部硝子体剝離の進行に伴い，この部分に硝子体牽引が働き，網膜裂孔が形成され，網膜剝離発症の原因となることがある。

5 主な眼底疾患

1. 高血圧および動脈硬化による眼底変化

高血圧により引き起こされる眼底変化を評価することは，全身の高血圧や動脈硬化の有無や程度を知るうえで重要である。高血圧や動脈硬化は，生命予後に関わる虚血性心疾患や脳血管障害と密接に関連している。網膜血管の変化から全身の血管の病態を推測できる。

高血圧性眼底変化は，機能的（可逆的）な血管攣縮性変化と器質的（不可逆的）な硬化性変化に分けることができる。一般に，若年者の二次性高血圧では急激で重篤な血圧上昇があることから血管攣縮性変化がみられ，中高年者の本態性高血圧は緩

表 9-1 シェイエ分類

程度 \ 病変の性質	高血圧性所見	細動脈硬化性所見
第 1 度	細動脈の狭細がとくに第2枝以下において認められる	細動脈壁反射の軽度亢進と軽微な動静脈交叉現象
第 2 度	細動脈の狭細が著明となり、著しい痙縮を示す口径不同が現れる	上記の所見さらに著明
第 3 度	細動脈の狭細と口径不同がさらに著明となり、網膜の出血、滲出のいずれかもしくは両方を伴う	銅線動脈とさらに高度な交叉現象
第 4 度	上記第3度の変化に、さらに乳頭浮腫が加わる	銀線動脈

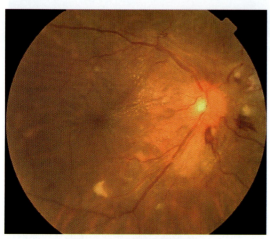

図 9-50　高血圧性網膜症
網膜細動脈の狭細化、軟性白斑、網膜浮腫、網膜出血、乳頭浮腫がみられる。

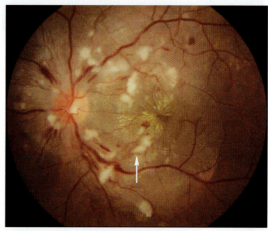

図 9-51　腎性網膜症
乳頭周囲および後極部に多数の軟性白斑(矢印)を認める。また、中心窩の周囲に星芒状白斑がみられる。

徐に進行するため細動脈硬化性変化が主体となる。本態性高血圧は高血圧の90%以上を占める。

高血圧性眼底および動脈硬化性変化の分類には種々あるが、広く用いられているのは**シェイエ Scheie 分類**である(表9-1)。キース・ウェジナー Keith-Wagener 分類(→全身病と眼 p.338)は内科的所見を主として眼底変化との相関を考えたものである。

a. 病態と所見

細動脈は内膜(血管内皮細胞)、中膜(平滑筋細胞)、外膜(結合組織)からなる。

血管痙縮性変化は、中膜平滑筋の機能的収縮による網膜細動脈の**狭細化**や**口径不同**が本態である。口径不同は最近の高度な血圧上昇を示している。細動脈の収縮が高度になると循環不全が生じ、二次的に網膜出血、硬性白斑、軟性白斑、網膜浮腫、乳頭浮腫などが生じる(図9-50)。黄斑部に硬性白斑を生じる場合には、中心窩周囲のヘンレ線維の配列に沿った放射状の**星芒状白斑**(→p.183図9-39参照)の形をとることがある。このような眼底変化は血管痙縮性網膜症とよばれる。急性腎炎の際の高血圧による**腎性網膜症** renal retinopathy では、眼底変化は著明でうっ血乳頭や星芒状白斑がしばしばみられ、**蛋白尿性網膜症** albuminuric retinopathy ともよばれる(図9-51)。血圧の程度と並行して重症化する。

細動脈硬化性変化は、中膜平滑筋の変性壊死と中外膜の線維性肥厚による細動脈内腔の器質的狭細である(図9-52)。高血圧だけが原因ではなく、肥満、高脂血症、糖尿病といったメタボリックシ

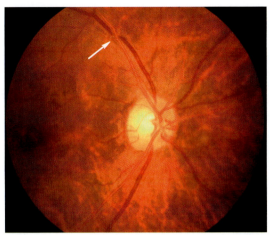

図9-52　交叉現象
細動脈硬化により静脈が圧迫され細くなっている（矢印）。

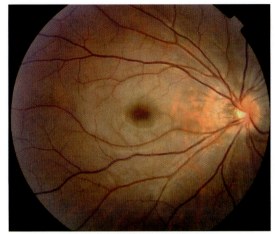

図9-53　網膜中心動脈閉塞（症）
網膜動脈は狭細化し，後極部の網膜が乳白色に混濁する。黄斑には桜実紅斑が認められる。

ンドロームが関係してくる。高血圧を軸にして生活習慣病が相関的に影響して細動脈硬化を起こすと考えられている。

機能的狭細化と器質的狭細化は混合して存在するが，長期にわたると硬化性変化が進行してくる。

b. 治療

高血圧の原因となる疾患の診断の確定とその内科的治療が主体となる。

2. 網膜血管閉塞および血管病による病変

a. 網膜動脈閉塞（症）retinal artery occlusion（RAO）

視神経内の網膜中心動脈が閉塞する網膜中心動脈閉塞（症）central retinal artery occlusion（CRAO），その枝である網膜動脈が閉塞する網膜動脈分枝閉塞（症）branch retinal artery occlusion（BRAO），特殊なものとして毛様動脈の分枝である毛様網膜動脈が閉塞する毛様（体）網膜動脈閉塞（症）cilioretinal artery occlusion がある。

従来，主として網膜動脈が塞栓で閉塞すると考えられていたが，最近では血管病変に血栓形成が加わった閉塞が多いとされている。基礎疾患としては高血圧，動脈硬化，糖尿病，心臓弁膜症，虚血性心疾患，内頸動脈閉塞，大動脈炎症候群（脈なし病），側頭動脈炎などがある。若年者では膠原病，全身性の血管炎がみられることが多い。まれに骨折部位からの脂肪塞栓，循環器に対する手術後の塞栓がある。

1）網膜中心動脈閉塞（症）central retinal artery occlusion（CRAO）

網膜中心動脈の閉塞により突然高度の視力障害をきたす。**網膜中心動脈は終末動脈**であるために，一度閉塞すると，その支配領域の網膜は壊死を起こす。この血行途絶による非可逆性の変化は1〜2時間で起こるとされ，眼科における救急疾患の一つである。完全閉塞の場合は，先天的に**毛様（体）網膜動脈**cilioretinal artery の存在する例を除いて，視力の保たれる例はほとんどない。内頸動脈，眼動脈の閉塞があると，眼球への血流が慢性的に低下して眼虚血症候群を生じ，網膜中心動脈閉塞（症）を合併することがある。虹彩ルベオーシス，血管新生緑内障を併発することが多い。

症状：**片眼性の急激な高度の視力低下**を訴え，視力は通常眼前手動弁から光覚弁に低下する。前兆として一過性の視力低下を自覚していることがある。眼底所見としては後極部を中心に網膜が乳白色に混濁する。中心窩は赤色の斑状に見え，**桜実紅斑 cherry-red spot** を呈する（図9-53）。網膜動脈は網膜内層を栄養するが，中心窩は脈絡膜から栄養を受けている網膜外層だけで構成されているので，混濁がみられず，赤色を呈し，周囲の乳白色とは際立ったコントラストを呈する。遺伝性代謝異常で生じる桜実紅斑とは成因が異なる（→p.184，全身病と眼p.340）。

蛍光眼底造影所見では，網膜中心動脈への蛍光

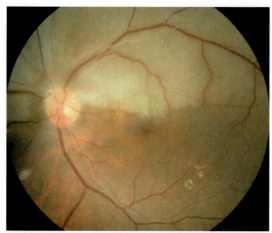

図9-54　網膜動脈分枝閉塞(症)
上方の網膜動脈が白線化し，その流域網膜に浮腫がみられ，白濁している。

色素の出現時間の遅延と，網膜内循環時間の遅延がみられる。

時間の経過とともに網膜の混濁と桜実紅斑は消失し，グリア増殖による網膜萎縮や視神経萎縮を呈するようになる。

治療：発症早期では，診断がつきしだい救急処置を行う。眼圧下降，血管拡張による血流回復を目的として，**眼球マッサージ**，**前房穿刺**，炭酸脱水酵素阻害薬の静注や内服，網膜血管拡張薬の投与，血栓溶解薬の点滴(脳出血など全身合併症の危険もあり注意)などを行う。しかし予後は一般に**不良**である。基礎疾患の全身検索を行う。

2）**網膜動脈分枝閉塞(症)** branch retinal artery occlusion (**BRAO**)

網膜動脈閉塞領域に一致した視野欠損を生じる。閉塞領域が黄斑部を含んでいると高度の視力低下を生じる。眼底所見は，網膜動脈閉塞域に一致して網膜の乳白色混濁がみられる（図9-54）。

治療は網膜中心動脈閉塞(症)に準じる。

b. **網膜静脈閉塞(症)** retinal vein occlusion (**RVO**)

網膜静脈閉塞(症)は，その閉塞部位により網膜中心静脈閉塞(症) central retinal vein occlusion (CRVO) と，網膜静脈分枝閉塞(症) branch retinal vein occlusion (BRVO) に分けられる。頻度としては後者が多い。60歳以上の高齢者の片眼に生じることが多く，基礎疾患としては高血圧，動脈硬化，糖尿病，心疾患などがあり，若年者では血管炎や膠原病(全身性エリテマトーデスなど)，血液疾患(過粘稠度症候群など)，凝固能亢進状態(抗リン脂質抗体症候群など)などを伴うことが多い。

1）**網膜中心静脈閉塞(症)** central retinal vein occlusion (**CRVO**)

病因：網膜中心静脈閉塞(症)の病因としては，(視神経)乳頭内の強膜篩状板付近で動静脈が共通の血管鞘に包まれているために，動脈硬化による静脈の圧迫が起こり，その部位での血栓形成により静脈閉塞が生じると考えられている。本疾患の病型分類としては，網膜毛細血管の閉塞が高度な**虚血型**と，静脈のうっ滞が主で虚血の少ない**非虚血型**とがある。非虚血型から虚血型へ移行する症例もある。虚血網膜から血管内皮増殖因子 vascular endothelial growth factor (VEGF) などが放出され，新生血管が発生する。VEGFは血管透過性亢進作用もあり，黄斑浮腫にも関与している。通常は高齢者に起こるが，若年者にも生じることがある。この場合は，乳頭血管炎によるものが多く，視力予後は一般に良好である。

症状：視力低下が生じるが，非虚血型と虚血型では視力低下の程度に差があり，通常，虚血型は重篤な視力低下を訴える。非虚血型でも多くの症例で黄斑浮腫を伴い，囊胞様黄斑浮腫 cystoid macular edema (CME) を生じると視力低下も強くなる。

眼底所見は，網膜静脈の拡張・蛇行，(視神経)乳頭を中心とした広範囲の網膜出血である。この出血は網膜浅層であるため，視神経線維の走行に沿った火炎状を呈するが，眼底周辺部では点状，斑状になることもある（図9-55）。

光干渉断層計による検査が黄斑浮腫の診断や程度判定に有用である。

蛍光眼底造影所見として，非虚血型は網膜内循環時間が遅延するとともに，(視神経)乳頭，網膜静脈からの蛍光漏出，血管壁の組織染を認める。虚血型では網膜無灌流(毛細血管閉塞)域が広範に認められる。

合併症：虚血型では前房隅角および虹彩に新生血管を生じやすく，**血管新生緑内障** neovascular glaucoma を併発することが多い。血管新生緑内障は予後不良であり，早期の治療が必要である。

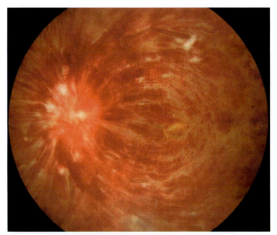

図9-55　網膜中心静脈閉塞(症)(虚血型)
著明な火炎状出血と軟性白斑の多発，および黄斑浮腫が認められる。網膜の虚血が強くうかがわれる。

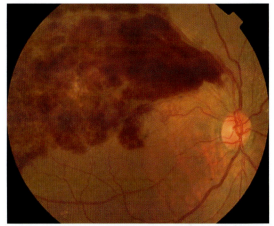

図9-56　網膜静脈分枝閉塞(症)
上耳側静脈の閉塞により，その支配領域に網膜出血がみられる。

網膜や(視神経)乳頭に新生血管を生じ，硝子体出血を起こすこともある。

治療：虚血型では汎網膜光凝固術を行い，新生血管の発生と増殖による血管新生緑内障を予防・治療する。黄斑浮腫に対して最近は，抗VEGF薬(硝子体内注射)やステロイド薬(硝子体内もしくはテノン囊下注射)による薬物治療が行われる(TOPICS③参照)。黄斑浮腫に対する光凝固は視力改善には無効で，硝子体手術が試みられることもある。非虚血型の新鮮例では，血栓溶解薬や抗凝固療法が試みられることがある(脳出血など全身合併症の危険もあり注意)。原疾患の治療も並行して行う。

2) 網膜静脈分枝閉塞(症) branch retinal vein occlusion (**BRVO**)

眼底の網膜動静脈交叉部では動脈と静脈が外膜を共有しており，動脈硬化により静脈が圧迫を受け，そこに血栓が形成され静脈閉塞が起こる。とくに上耳側動静脈交叉部に多い。頻度は高く，静脈閉塞症の70〜85%を占める。高齢者に多い。

症状：網膜静脈閉塞領域に一致した視野欠損を自覚する。黄斑浮腫を併発し，変視症や視力低下を生じる。

眼底所見は，閉塞を起こした動静脈交叉部からその支配領域の周辺にかけて網膜表層に火炎状の出血が生じ，閉塞静脈は拡張・蛇行を呈する(図9-56)。また，黄斑浮腫や虚血による軟性白斑なども見られる。

光干渉断層計による検査が黄斑浮腫の診断や程度判定に有用である。

蛍光眼底造影所見では，静脈の狭窄あるいは閉塞がみられ，造影遅延や毛細血管からの漏出や網膜無灌流域がみられる。陳旧期には，網膜や(視神経)乳頭に新生血管が合併し，また閉塞部と正常部との境界に側副血行路形成が認められるようになる。

本症は数カ月で出血が吸収されることが多い。視力予後に影響するのは黄斑浮腫と新生血管である。黄斑部に障害が及ばない例では中心視力の回復は通常良好だが，**囊胞様黄斑浮腫**による黄斑変性をきたした例では視力障害が永続する。網膜無灌流域が広範囲な症例では，網膜や(視神経)乳頭の新生血管の発育とそれに伴う硝子体出血や増殖膜形成による牽引性網膜剝離(あるいは裂孔原性網膜剝離)をきたすことがある。

治療：網膜無灌流域が広い例では，光凝固治療で新生血管の発生を予防する。硝子体出血や網膜剝離をきたした症例に対しては硝子体手術を施行する。また，黄斑浮腫に対しては光凝固や硝子体手術，最近では抗VEGF薬(硝子体内注射)やステロイド薬(硝子体内もしくはテノン囊下注射)による薬物治療が行われる(TOPICS③参照)。

c. 網膜細動脈瘤 retinal arteriolar macroaneurysm

網膜細動脈に血管瘤が生じ，そこからの透過性

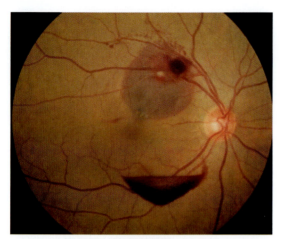

図 9-57　網膜細動脈瘤（出血型）
動脈瘤からの網膜下出血と黄斑部下方にニボーを伴う網膜前出血を認める。

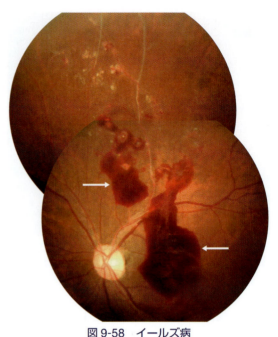

図 9-58　イールズ病
静脈血管に白鞘形成と健常部の境界にできた網膜前血管新生からの網膜前出血（矢印）がみられる。

亢進による網膜浮腫を起こしたり，細動脈瘤の破裂により網膜下・網膜内・網膜前・硝子体出血をきたす（図 9-57）。高血圧，動脈硬化を伴い，高齢者に多い。

黄斑部に網膜下出血を生じた症例では加齢黄斑変性との鑑別が必要である。蛍光眼底造影で細動脈瘤の蛍光貯留，漏出がみられる。

治療：自然治癒傾向があるが，黄斑浮腫を生じている場合は動脈瘤そのものを光凝固して漏出を止める。黄斑部の網膜下出血が視力予後に影響し，硝子体内ガス注入術などにより出血の移動を早期に図る。硝子体出血に対しては硝子体手術が行われる。

d. イールズ病 Eales disease

若年性再発性網膜硝子体出血 juvenile recurrent vitreoretinal hemorrhage ともいわれる。原因は結核アレルギーによる網膜血管炎とされていたが，不明である。

眼底周辺部の網膜静脈周囲炎により，静脈に沿った浸潤，白鞘，出血を生じ，その後，網膜血管閉塞をきたし，その部位から網膜血管新生が生じて硝子体出血を起こす（図 9-58）。若年（20〜30歳台），男性に多く，通常両眼性である。

周辺の変化は，ぶどう膜炎，とくにサルコイドーシスや網膜血管腫，網膜静脈分枝閉塞（症）と鑑別を要する場合がある。

治療：網膜無灌流域に対する光凝固が主体となる。硝子体出血の遷延例や，増殖組織形成による牽引性網膜剥離が生じた場合などは硝子体手術が適応となる。

e. コーツ病 Coats disease

網膜毛細血管拡張を主体とし，網膜の強い滲出性変化を特徴とする疾患で，**30歳以下の男性に多く**，大半が片眼性である。

糖尿病黄斑浮腫に対する薬物治療　TOPICS ❹

糖尿病網膜症で失明に至る病態として増殖網膜症や血管新生緑内障があげられる。黄斑浮腫の合併は光覚を失うことはないが，糖尿病網膜症で高度の視力障害をきたす大きな原因となっている。糖尿病黄斑浮腫に対する治療として網膜光凝固や硝子体手術などが行われているが，近年，抗 VEGF 薬（硝子体内注射）やステロイド薬（硝子体内もしくはテノン嚢下注射）による薬物治療が注目されている。黄斑浮腫患者の硝子体中には VEGF や炎症性サイトカインが上昇していることが証明されており，理にかなった治療といえる。しかし，その効果は一時的な場合が多く，光凝固や硝子体手術などとの組み合わせも検討されつつある。今後も黄斑浮腫治療の進歩が期待される。

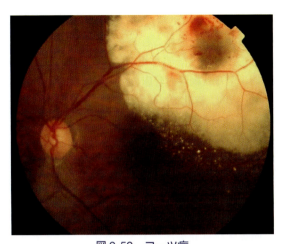

図 9-59　コーツ病
異常血管（毛細血管拡張と毛細血管瘤）と黄色の強い滲出がみられる。

拡張した**異常網膜毛細血管** teleangiectasia からの透過性亢進により，黄白色の著明な滲出斑，網膜出血，網膜血管閉塞などが生じる。滲出性病変が黄斑部に達すると視力は低下する（図 9-59）。重症例では滲出性網膜剝離や硝子体出血，線維血管性増殖膜形成，併発白内障，続発緑内障などを併発することもある。蛍光眼底造影で毛細血管拡張，多数の毛細血管瘤，網膜無灌流域などの網膜血管異常が観察される（→ p.186 参照）。

小児に起こる強い滲出性変化や網膜剝離のために白色瞳孔を呈し，網膜芽細胞腫などと鑑別を要することがある。CT，MRI，超音波診断が利用される。

治療：初期に光凝固，経強膜冷凍凝固により異常血管を凝固し，滲出を抑制できる場合がある。進行例では視力予後は不良である。滲出性網膜剝離が高度な場合には網膜下液排除と輪状締結術，硝子体出血や増殖膜が形成された例では硝子体手術が適応となることもある。

f. フォン ヒッペル・リンドウ病 von Hippel-Lindau disease

網膜の血管腫で，眼底周辺に拡張・蛇行した網膜動静脈，血管腫からの滲出性病変の所見をみる。治療としては血管腫に対する光凝固，冷凍凝固がある。本所見に小脳血管腫を合併し，てんかん発作をみるものが**フォン ヒッペル・リンドウ病** von Hippel-Lindau disease（小脳網膜血管腫症）である。

g. 脈なし病 pulseless disease

脈なし病は**大動脈炎症候群**ともいわれ，大動脈弓から分枝する総頚動脈などの循環障害である。このために網膜血管などに病変を続発する。20歳台の女性に多く発病する。わが国では発見者の名をとり高安病といわれる。上半身の脈拍を触れず，頚動脈洞反射が亢進している。

眼底所見は循環障害による低血圧性の網膜症で，徐々に進行する。網膜中心動脈の血圧低下のため毛細血管瘤形成，静脈の拡張・蛇行があり，ついで出血，細動脈の閉塞による軟性白斑，網膜血管新生の発生などの所見がみられる。（視神経）乳頭周囲では，新生血管や同心円状の動静脈の**花冠状網状吻合**を示す。

治療：蛍光眼底所見で広範囲の網膜無灌流域を有する場合には光凝固を施行する。必要に応じて脳神経外科的に原疾患治療を行う。

3. 糖尿病網膜症 diabetic retinopathy

わが国では 20 歳以上で糖尿病が強く疑われる人が急激に増加し，平成 24 年の国民健康・栄養調査によれば推計 950 万人にのぼり，可能性を否定できない人を含めると 2,050 万人にのぼる。

糖尿病発症後 5 年をめどに網膜症が発症し，10～15 年では 50％以上となる。糖尿病網膜症はわが国成人の中途失明原因の第 2 位である。年間約

糖尿病網膜症の国際重症度分類（American Academy of Ophthalmology, 2002 年）── COLUMN ❶

アメリカで行われた多施設研究によるエビデンスに基づいて作成された糖尿病網膜症の分類で，より重症の網膜症へ進展する危険性，重篤な視力障害をきたす可能性のある重症糖尿病網膜症への進行の危険性の高さ，という観点から重症度が分類されている（表 9-3）。各病期によって治療方針が立てられ，すべての病期で全身的な危険因子のコントロール，重症非増殖糖尿病網膜症以降で汎網膜光凝固，増殖糖尿病網膜症で硝子体手術である。これとは別に糖尿病黄斑症の重症度分類も示されている。

2,500～3,000人以上が糖尿病網膜症により重篤な視覚障害に陥っている。

糖尿病の合併症として，網膜症以外に白内障，虹彩炎，調節障害や外眼筋麻痺などがある。

a. 病態

糖尿病網膜症では，血管透過性亢進，血管閉塞，新生血管が主要病態である。

1）血管透過性亢進

高血糖状態が持続すると網膜血管の血液網膜柵（→p.168参照）の破綻をきたし，血管透過性亢進が生じ，血管壁から血液成分が漏出する。赤血球の漏出による網膜出血，血漿成分の漏出による網膜浮腫が生じ，血漿中の蛋白質や脂質が濃縮すると硬性白斑となる。

2）血管床閉塞

血液の異常や血管内皮細胞障害により，微小血栓形成から毛細血管床閉塞が起こる。細小動脈が閉塞すると，神経線維の軸索流が停滞して軟性白斑が生じる。血管閉塞領域に隣接して静脈異常や網膜内細小血管異常が生じる。

3）新生血管

血管床閉塞により網膜虚血が起こると**血管内皮増殖因子** vascular endothelial growth factor（**VEGF**）などが放出され，新生血管が発生する。新生血管は後部硝子体を足場に発育する。新生血管が硝子体と癒着した状態で，加齢や血管透過性亢進により硝子体が収縮して後部硝子体剥離が生じると，硝子体牽引によって新生血管が破綻して，硝子体出血が生じる。新生血管周囲に細胞が増殖して線維血管増殖膜が形成されると，網膜と硝子体が強固に癒着し，硝子体牽引により牽引性網膜剥離が生じる。

4）糖尿病黄斑症 diabetic maculopathy

糖尿病による黄斑部の病変で，黄斑浮腫，虚血性黄斑症，網膜色素上皮症がある。黄斑浮腫が最も多く，視力に直結する病態として重要である。

b. 経過と症状

経過はきわめて慢性で，糖尿病網膜症の進行の程度と視力は必ずしも一致しない。網膜症の発生に気づかず，視力障害を自覚し眼科を受診したときには既に増殖糖尿病網膜症にまで進行していたということも多い。黄斑浮腫の発症（**糖尿病黄斑症**）や出血によって黄斑部が障害されるか，あるいは増殖性変化を起こし硝子体出血や牽引性網膜剥離を生じると著明な視力障害を訴える。また，末期に至ると網膜血管床の広範囲な閉塞・虚血により，隅角，瞳孔縁，虹彩にも新生血管が生じ（**虹彩ルベオーシス** rubeosis iridis（L）），**血管新生緑内障** neovascular or rubeotic glaucoma を発症する。眼圧上昇による角膜浮腫および視神経萎縮，虹彩ルベオーシスからの前房出血などにより視力障害をきたし，予後不良であり失明に至ることも多い。

c. 臨床所見

眼底所見は基本的に大きく3つに分けられる。初期の血管病変を**単純網膜症** simple retinopathy，進行し毛細血管閉塞が起きている状態を**増殖前網膜症** preproliferative retinopathy，さらに血管床閉塞が広範囲となり新生血管を発症した状態を**増殖網膜症** proliferative retinopathy という（改変デイビス Davis 分類）。経過の観察あるいは治療上の指針として各種の病期分類がある。改変デイビス Davis **分類**（表9-2）のほか糖尿病網膜症の**国際重症度分類**（表9-3，COLUMN ①参照），日本では**新福田分類**（表9-4）も用いられている。

単純網膜症では**毛細血管瘤**，**硬性白斑**，**点状，しみ状の出血**などがみられる（図9-60）。毛細血管瘤は検眼鏡的には微小な赤点として認められる。蛍光眼底造影によりこれが多発している所見が明らかとなる。火炎状（網膜表層），円形（深層）の毛細血管からの出血がみられる。硬性白斑 hard exudate は，血管透過性亢進のため漏出した血漿成分の吸収過程にみられるものである。黄斑部で毛細血管瘤などの周囲をとりまくように配列することがあり，このような状態を**輪状網膜症** circinate retinopathy とよぶ。**増殖前網膜症**では毛細血管閉塞が進行し，**軟性白斑** soft exudate，**網膜内細小血管異常**などがみられる（図9-61）。毛細血管床閉塞が広範囲になると**増殖網膜症**へ進行する。この時期では，網膜面上や視神経乳頭から硝子体に侵入する**新生血管**が発生する。これらの新生血管は網を形成し（図9-62），硝子体牽引により破綻し硝子体出血をきたしやすい（図9-63）。末期には**牽引性網膜剥離** traction retinal detachment（図9-64），あるいは**血管新生緑内障**の併発など

表9-2 改変デイビス分類

網膜症病期	眼底所見
単純糖尿病網膜症	毛細血管瘤 網膜出血 網膜浮腫・硬性白斑
増殖前糖尿病網膜症	軟性白斑 静脈異常 網膜内細小血管異常
増殖糖尿病網膜症	新生血管 線維増殖膜 硝子体出血 牽引性網膜剝離

表9-3 糖尿病網膜症の国際重症度分類

0) 網膜症なし：異常所見なし
1) 軽症非増殖糖尿病網膜症：網膜毛細血管瘤のみ
2) 中等度非増殖糖尿病網膜症：毛細血管瘤以上の病変が認められるが，重症非増殖網膜症よりも軽症。
3) 重症非増殖糖尿病網膜症：以下の所見のいずれかを認め，かつ増殖網膜症の所見を認めない。
①眼底4象限での20個以上の網膜内出血，②眼底2象限でのはっきりとした数珠状静脈，③明確な網膜内細小血管異常（IRMA）
4) 増殖糖尿病網膜症：以下の所見のいずれかを認める。①新生血管，②硝子体/網膜前出血

表9-4 新福田分類（1989年）

A. 良性網膜症
　AⅠ：毛細管瘤，点状出血
　AⅡ：しみ状出血（少数の点状硬性白斑を認めるものも含む） ｝単純網膜症
　AⅢ：陳旧狭細化した新生血管
　AⅣ：古い硝子体出血（1/2年以上再出血がないもの）
　AⅤ：古い増殖性病変（1/2年以上再増悪を起こさないもの） ｝増殖停止網膜症

B. 悪性網膜症
　BⅠ：網膜内細小血管異常，検眼鏡的に認められる静脈拡張，びまん性網膜浮腫，
　　　軟性白斑，線状出血（確診は蛍光眼底造影検査による）の多発 ｝軽症増殖網膜症
　BⅡ：乳頭縁に直接連絡しない新生血管
　BⅢ：乳頭縁に直接連絡する新生血管，乳頭および周囲網膜の広汎な浮腫 ｝重症増殖網膜症
　BⅣ：新生血管からの硝子体出血
　BⅤ：進行性の増殖組織

C. 合併症
　M：黄斑部に浮腫，出血，硬性白斑がとくに集中したものでA，Bいずれの型にも合併し得る
　　　視力低下が著しい（黄斑症）
　Ⅳ：網膜の分離または剝離
　G：虹彩ルベオーシス，血管新生緑内障
　N：虚血性視神経症

D. 病変の局在
　a：中間周辺部型
　b：後極部型
　c：最周辺部型

網膜症を良性網膜症（AⅠ～AⅤ）と悪性網膜症（BⅠ～BⅤ）との2期に大別し，これに合併症の有無と病変の局在とを併記する。

が起きることで失明することが多い。

　以上のように単純網膜症から漸次，増殖網膜症に移行する病型のほかに，初期から短期間に増殖性変化を示す病型もあり，治療上注意を要する。

　蛍光眼底造影では，これらの血管病変が鮮明に検出でき，診断や治療方針の決定には不可欠の検査である。光干渉断層計による検査は黄斑浮腫の診断に有用で，治療効果判定にも用いられる。

　糖尿病網膜症では経過中に白内障を併発することが多く，これは水晶体蛋白の糖による変性とも考えられている（→水晶体 p.233）。

d. 治療

　治療の基本は内科的な血糖コントロールであり，網膜症のすべての病期で重要である。また，眼科的な定期受診を怠らないように説明することが大切である。血糖コントロールにより網膜症が軽快するのは，網膜血管病変が軽度拡張や透過性亢進のみなどの可逆的な段階に限られる。単純網膜症では，主として血糖コントロールによってその進行を抑制することが可能である。網膜症がある程度進行し，血管床閉塞に至ると非可逆的となり，糖の代謝がコントロールできても眼底変化は独自に進行する。

1）網膜光凝固 retinal photocoagulation

　網膜中間周辺部に生じた血管床閉塞部に光凝固を行うことにより，網膜を熱破壊して酸素需要を減少させ，虚血状態を改善させることで網膜症の進行を抑制すると考えられている。

　単純網膜症では黄斑部の滲出性病変を治療するために，網膜浮腫の強い領域を局所凝固することがある。これにより透過性亢進病変が改善し，浮腫の吸収などの効果がある。増殖前網膜症，増殖網膜症で血管床閉塞が広範囲の場合には，後極部を除き，中心視力に影響の少ない眼底周辺に1,000発前後の照射を4回程度に分割して施行する**汎網膜光凝固** panretinal photocoagulation（PRP）が行われる。これにより網膜全体としての酸素需要を減らし，また脈絡膜側からの酸素の供給を増加させ

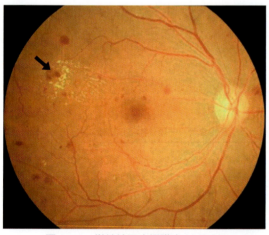

図 9-60　単純糖尿病網膜症（中等度）
小赤点として認められる毛細血管瘤（矢印）と，その周囲に硬性白斑，網膜浮腫がみられる。

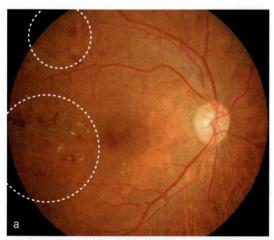 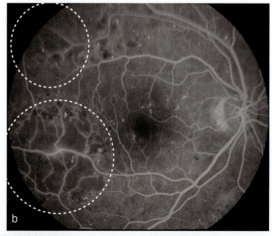

図 9-61　増殖前糖尿病網膜症
　a. 境界不明瞭な軟性白斑と硬性白斑，網膜静脈異常が認められる。
　b. 蛍光眼底造影所見。a の円形の部分に一致した血管閉塞領域が明瞭に観察できる。

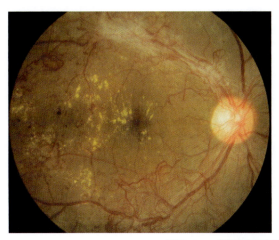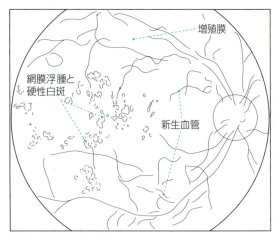

図 9-62　増殖糖尿病網膜症における新生血管
アーケード血管周囲に多数の新生血管と増殖膜の形成がみられる。

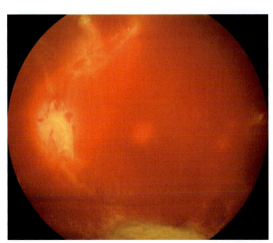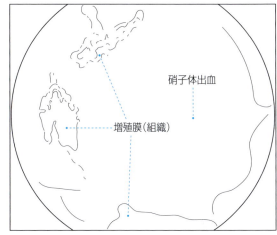

図 9-63　増殖糖尿病網膜症における硝子体出血
（視神経）乳頭上，網膜上に増殖組織と硝子体出血が認められる。

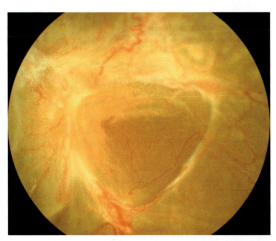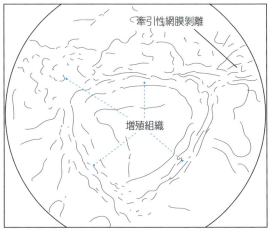

図 9-64　増殖糖尿病網膜症における牽引性網膜剝離
線維血管性増殖組織の強い収縮，牽引による牽引性網膜剝離がみられる。

表 9-5 未熟児網膜症の厚生省分類と国際分類（2005 年）

厚生省分類	国際分類
Ⅰ型	—
1期（stage1）：網膜内新生血管	
2期（stage2）：境界線形成	stage1：境界線
3期（stage3）：硝子体内滲出・増殖 　　初期：わずかな硝子体への滲出，発芽 　　中期：明らかな硝子体への滲出，増殖性変化 　　後期：中期の所見に加えて牽引性変化	stage2：隆起 stage3：網膜外線維血管性増殖を伴った隆起 　　軽度，中等度，高度
4期（stage4）：部分的網膜剝離	stage4：部分的網膜剝離 　　A：中心窩外網膜剝離 　　B：中心窩を含む網膜剝離
5期（stage5）：網膜全剝離	stage5：網膜全剝離
Ⅱ型 　全周にわたり血管先端部の異常吻合・出血 　網膜血管の著明な蛇行・怒張	plus disease 後極部の静脈怒張，細動脈蛇行 aggressive posterior ROP*

*ROP：retinopathy of prematurity

わが国におけるⅡ型網膜症に関する長年の業績が認められ，Ⅱ型の概念がはじめて国際分類の中に取り入れられた。

間接的に新生血管の増殖を抑制し，網膜症の鎮静化を図ることができる。

2）硝子体手術 vitrectomy

眼底透見不能な硝子体出血や再発性の硝子体出血，牽引性網膜剝離を有する症例には，眼底透見性の改善，牽引の解除を目的に硝子体手術が行われる。最近では黄斑浮腫に対しても，浮腫軽減を目的に硝子体手術が行われることがある（TOPICS③参照）。

3）黄斑浮腫に対する薬物治療

抗VEGF薬（硝子体内注射）やステロイド薬（硝子体内もしくはテノン囊下注射）による薬物治療が行われる（TOPICS③参照）。

4．未熟児網膜症

未熟児網膜症 retinopathy of prematuarity（ROP）は，未熟な網膜血管を基盤として，高濃度酸素の投与により発症する。高濃度酸素供給中に未熟な網膜末梢血管に閉塞性変化が起こり，供給中止後，網膜は強い低酸素状態が起こるため，網膜周辺部に血管新生，滲出や出血が発生する。自然寛解またはレーザー網膜光凝固術により沈静化することが多いが，牽引性網膜剝離を合併し失明する場合もある。出生時体重1,600g以下，在胎32週以下の未熟児に高頻度に発症し，在胎期間が短いほど重症化しやすい。

a．分類

未熟児網膜症の病期分類には，厚生省分類と国際分類がある（**表9-5, 図9-65**）。厚生省分類では，比較的緩やかに活動期の順を追って進行するⅠ型と，急速に網膜剝離に至るⅡ型に分けられる。2005年の国際分類では，厚生省分類Ⅱ型の概念が採用され，aggressive posterior ROP とよばれている。

・**Ⅰ型**：主に耳側周辺網膜に増殖性変化がみられ，検眼鏡的に次の5つのステージを段階的に進行する。1期までなら90％，2期までなら87％，3期までなら45％が自然治癒する。

1期（stage 1）　網膜内新生血管：網膜周辺部，とくに耳側に網膜血管先端部の分岐過多，怒張・蛇行，走行異常などがみられ，それより周辺部には無血管領域がみられる。後極部には異常所見はない。

2期（stage 2）　境界線形成：血管新生領域と，それより周辺の無血管領域の境界部に明瞭な境界線が生じる。後極部には血管の拡張・怒張がみられることがある。

3期（stage 3）　硝子体内滲出・増殖：硝子体

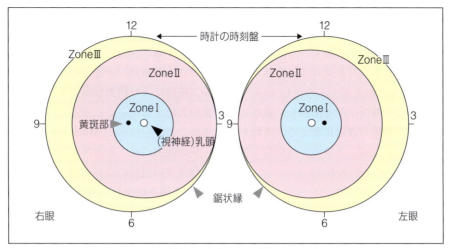

図9-65 未熟児網膜症の国際分類での病変部位

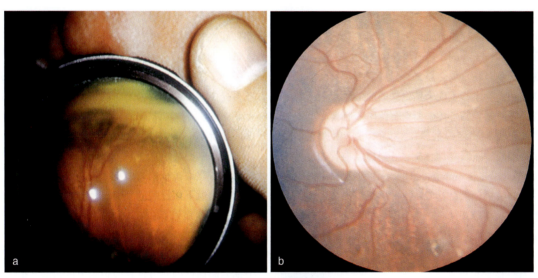

図9-66 未熟児網膜症
a. 活動期（眼底周辺部）。増殖性変化と血管の蛇行・怒張がみられる。
b. 瘢痕期（牽引乳頭）。牽引乳頭と網膜血管の耳側への牽引がみられる。

内への滲出と，血管とその支持組織の増殖を認め（図9-66-a），後極部には血管の拡張・怒張がみられることがある。3期は，初期，中期，後期に分けられる（表9-5）

4期（stage 4） **部分的網膜剥離**：3期の眼底所見に加え，部分的網膜剥離を認める。

5期（stage 5） **網膜全剥離**：網膜剥離が全域に及ぶ状態である。

・**Ⅱ型**：自然治癒が期待できず，急速に牽引性網膜剥離へ進行する，予後不良の病態である。主に極小低出生体重児に発症し，赤道部より後極側領域全域にわたり，未発達の血管先端領域に異常吻合や走行異常，出血がみられ，その周辺側には広い無血管領域を認める。網膜血管は血管領域全体で著しい蛇行・怒張を示す。

・**瘢痕期**：Ⅰ型3期やⅡ型では，活動性が沈静化した後も，種々の程度の瘢痕を残すことがある。網膜血管の耳側への牽引を伴う牽引乳頭dragged disc（図9-66-b）や（視神経）乳頭から耳側へ黄斑部を含む束状網膜剥離をきたす網膜ひだretinal foldなどがみられる。また後水晶体線維増殖（症）retrolental fibroplasiaが起こると白

色瞳孔を示す。

b. 診断

散瞳下で倒像鏡による眼底検査を行う。眼底検査が困難な症例では超音波検査を行う。未熟児では一般に，中間透光体の混濁 haze media がみられ，網膜動脈は細く，静脈はやや怒張し，眼底は赤黄色，耳側の周辺網膜は蒼白に見える。これを未熟児眼底 premature fundus といい，活動期Ⅰ型1期との鑑別が難しいことがある。

c. 治療

Ⅰ型とⅡ型では治療の緊急性が異なる。Ⅰ型では病状が段階を追って進行するため，定期的に眼底検査を行い，3期に入り眼底所見に進行性が認められた場合に治療を行う。一方Ⅱ型では，できるだけ速やかに治療を行う。治療法としては，無血管領域および血管領域との境界領域に対して行うレーザー光凝固と経結膜冷凍凝固がある。網膜剥離がみられる場合，また光凝固を行っても網膜剥離が進行する重症未熟児網膜症では，硝子体手術により網膜硝子体牽引を解除する必要がある。

未熟児網膜症の病態については，糖尿病網膜症，網膜静脈閉塞（症）などと同様，血管内皮増殖因子 vasucular endothelial growth factor（VEGF）が中心的役割を果たしていると考えられている。近年では抗 VEGF 抗体を硝子体中に投与し，新生血管の活動性を抑制する試みもある。

5. 黄斑疾患

a. 中心性漿液性脈絡網膜症 central serous chorioretinopathy

主として中年男性の片眼に生じる黄斑部を中心とした**漿液性の限局性網膜剥離**である。原因不明であるが，心身的ストレスやステロイド薬投与が誘因で起こることがある。経過は一般に良好で，3～6カ月で自然治癒する。本症は中心性網膜炎ともよばれる。

1）病因

脈絡膜血管の透過性亢進により，脈絡膜と網膜の間の血液網膜柵である網膜色素上皮層に障害が起こる。そこで脈絡膜からの漏出液が網膜下にたまり，その部に局所的な漿液性網膜剥離を生じる。

2）症状

中心視力低下，中心比較暗点，変視症や小視症を自覚する。視力低下の程度は軽く，通常 0.7 以上のことが多い。一過性の遠視状態になり，凸レンズ装用により視力が向上することが多い。変視症の苦痛を訴えることが多く，働き盛りの男性に多いことから仕事に支障をきたすことがある。

検眼鏡的には，黄斑部を中心とした通常，数乳頭径前後の円形の境界明瞭な漿液性網膜剥離がみられる（図 9-67-a,b）。蛍光眼底造影では剥離の中に**蛍光漏出点**がみられ，時間の経過とともに漏出が噴煙状や円形に拡大する所見がみられ（図 9-67-c,d），剥離網膜下に漏出した蛍光造影剤が貯留していく。漏出点は網膜色素上皮層の障害部位に相当する。光干渉断層計による検査で網膜剥離が容易に観察でき（図 9-67-b），軽微なものでも検出できる。通常 3～6カ月の経過で自然治癒することが多く，一般に視力予後は良い。ときに遷延したり再発を起こし，この場合は視力予後が不良なことがある。

3）診断

年齢，**中心暗点（比較暗点）**の検出，混濁のない特徴ある眼底後極部の所見と蛍光眼底造影像による。**視力低下が比較的軽い**ことも参考となる。特発性脈絡膜血管新生（中心性滲出性脈絡網膜症），原田病，（視神経）乳頭ピットなどのほか，ブルッフ膜から網膜色素上皮がドーム状に剥離した状態である限局性の漿液性網膜色素上皮剥離と鑑別を要することがある。

4）治療

本症は一般に自然治癒傾向があることから，発症初期は経過を観察する。心身の安静に心がけ，疲労を避ける。遷延性のものや再発傾向のあるもの，自覚症状の強い場合で，かつ蛍光漏出点が中心窩から離れている症例には，罹病期間の短縮と遷延化防止のために光凝固を行う。光凝固は蛍光漏出点に行い，これを閉鎖する。中心窩への照射は避けなければならない。通常，凝固後 3 週間前後で浮腫は消失し，視力の改善がみられる。

b. 特発性脈絡膜血管新生 idiopathic choroidal neovascularization

50歳以下の若年の女性に多く，原因不明に黄

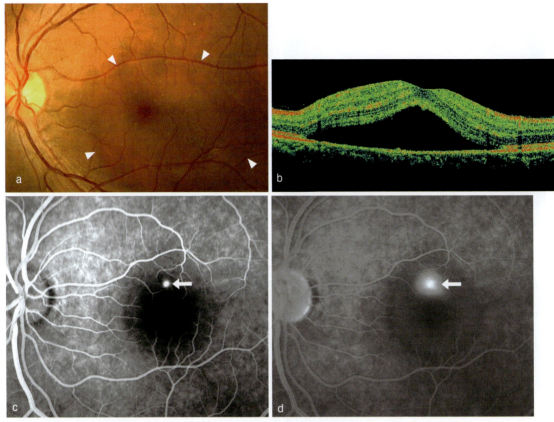

図 9-67　中心性漿液性脈絡網膜症
a. 黄斑部に円形の漿液性網膜剝離（矢頭）がみられる。
b. 光干渉断層計所見。感覚網膜が網膜色素上皮から剝離しており，その間には網膜下液が低反射域（黒色）としてみられる。
c. 蛍光眼底造影所見。造影初期に点状の蛍光漏出（矢印）がみられる。
d. 同造影後期には蛍光漏出は円形に拡大している。

斑部に脈絡膜血管新生が生じる疾患である。血管新生黄斑症の一つで，以前は中心性滲出性脈絡網膜症（**リーガー Rieger 型**）とよばれていた。わが国では若年者に生じる脈絡膜血管新生の代表である。新生血管は網膜色素上皮層を貫き，網膜下に発育する。原因は不明であるが，限局性の脈絡膜の炎症が疑われている。

1）症状

自覚症状は**視力低下**，**変視症**である。検眼鏡的には，典型例では黄斑部に膨隆した小型の灰白色病巣（脈絡膜血管新生）がみられ，**網膜下出血**，**漿液性網膜剝離**，**硬性白斑**を伴う（図 9-68）。蛍光眼底造影では初期に新生血管網が造影されることが多く，ついで色素の漏出をみる。

2）治療

新生血管は小型で自然退縮傾向があり，視力に

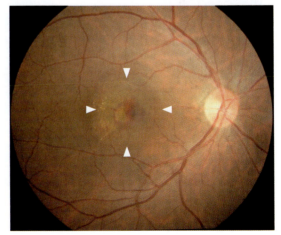

図 9-68　中心性滲出性脈絡網膜症
中心窩に黄白色病変と，その周囲に硬性白斑と網膜下出血，漿液性網膜剝離（矢頭）がみられる。

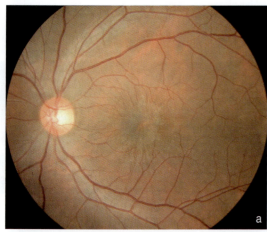
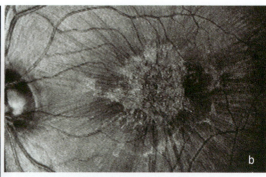

a. 黄斑部に線維性膜の形成が認められる。
b. 走査レーザー検眼鏡(SLO)所見。アルゴンブルーレーザー(488 nm)による眼底像では，前膜周囲に網膜ひだ形成が明瞭に認められる。

図 9-69　網膜上膜

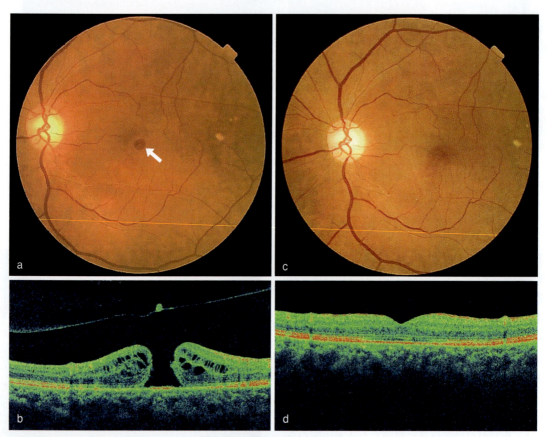

図 9-70　黄斑円孔 (stage 3)

a. 黄斑部に約 1/4 乳頭径大の円孔(矢印)がみられる。
b. 光干渉断層計による検査で，黄斑円孔と円孔周囲の網膜内に囊胞形成がみられる。網膜の前方には網膜から剝離した後部硝子体膜がみられる。
c. 硝子体手術後。黄斑円孔は閉鎖している。
d. 光干渉断層計による検査でも円孔の閉鎖が確認でき，黄斑部の形態も改善していることがわかる。

影響せず自然治癒するものも多い。中心窩に瘢痕病巣を残して治癒したものでは，0.1以下と視力が低下する。薬物療法としては出血に対する対症療法が行われるが，効果は少ない。新生血管が中心窩外にある場合は，新生血管を閉塞する目的でレーザー光凝固が行われることがある。最近では抗VEGF薬の硝子体内注射が試みられている。

c. 網膜上膜 epiretinal membrane

加齢に伴い後部硝子体剝離（→ p.214 参照）が発生し，後部硝子体皮質が黄斑上に残存して，そこに細胞が増殖して網膜表面に膜を形成する（図9-69-a,b）。**黄斑前膜**，黄斑上膜，**網膜前膜**ともよばれる。初期は透明で視力障害は軽度である。黄斑上膜の収縮により網膜にしわが形成され，網膜の肥厚が起こると視力低下，変視症を生じる。進行は緩徐である。眼底所見は黄斑上膜による反射と網膜ひだがみられ，OCTによる検査が診断に有用である。特発性のほかに網膜剝離，炎症，外傷，血管腫などに続発することがある。

黄斑上膜で変視症や視力障害が高度の場合には，硝子体手術により膜を除去する。

d. 黄斑円孔 macular hole

黄斑円孔は，黄斑部前方の硝子体の加齢性変化により中心窩網膜に牽引がかかり，中心窩の挙上や囊胞形成を生じ，その前壁がはずれて円孔が形成される疾患である（図9-70-a,b,c,d）。円孔は網膜の欠損ではなく，中心窩網膜に小さな裂隙が生じて，それが拡大して円孔となったものである（図9-71）。多くが50歳以上で，女性に多い。通常は片眼性であるが，時期が遅れて対側眼にも発症することがある。

1）症状・診断

視力低下，変視を自覚し，円孔が完成すると視力は0.1程度に低下する。変視症は中心に向かって凹むという特徴的なものである。OCTによる検査で円孔や硝子体牽引が観察され，診断に有用である。強度近視で黄斑円孔が生じた場合は網膜

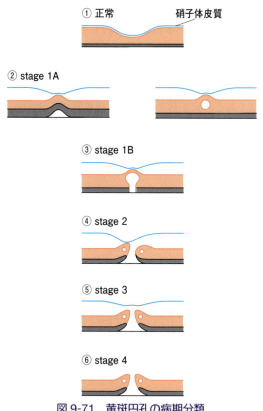

図9-71 黄斑円孔の病期分類

①正常
② stage 1A
硝子体皮質の中心窩への牽引により中心窩に囊胞形成や微小網膜剝離が生じる
③ stage1B
視細胞層に亀裂が生じ網膜外層が円孔化する
④ stage2
硝子体皮質の牽引により円孔外縁に裂隙が生じ網膜全層が円孔化する
⑤ stage3
裂隙が全周に及び円孔を完成する。前壁がoperculumとして外れて円孔前方に浮遊する
⑥ stage4
後部硝子体剝離が起こる

剝離を合併する（図9-72）。

2）治療

以前は治療法のない疾患であったが，近年では**硝子体手術**と**ガス硝子体内注入**の併用により円孔

網膜色素上皮剝離 retinal pigment epithelial detachment —— COLUMN❷

網膜色素上皮がブルッフ膜から剝離して，ドーム状に円形に隆起した状態をいう。漿液性と出血性網膜色素上皮剝離がある。漿液性色素上皮剝離は，加齢黄斑変性以外でも中心性漿液性脈絡網膜症などでもみられる。

を閉鎖でき，早期であれば視力もかなり改善するようになった。手術による円孔の閉鎖は90％以上で得られ，内境界膜剝離の併用が有効である。

●**内境界膜剝離**

内境界膜は網膜の最内層でミュラー細胞の基底膜である。硝子体手術時に内境界膜を意図的に剝離すると，黄斑円孔の閉鎖率が向上するようになった。黄斑上膜など他の疾患でも行われることがあるが，網膜への長期的な影響は不明である。

e. **囊胞様黄斑浮腫** cystoid macular edema（**CME**）

黄斑部の外網状層と内顆粒層に液が貯留し，囊胞を形成する疾患である。黄斑浮腫の一型であり，その原因疾患は糖尿病網膜症，網膜静脈閉塞（症），

ぶどう膜炎，網膜色素変性（症），白内障術後や薬剤などさまざまである。重篤な視力障害をきたすが，原因疾患により経過，治療が異なる。蛍光眼底造影検査では後期に花弁状の色素の貯留が認められ（図9-73-a），光干渉断層計による検査では中心窩網膜の肥厚と内部の囊胞様構造がわかる（図9-73-b）。

f. **先天黄斑変性**

1）**X染色体若年網膜分離症** X-linked juvenile retinoschisis

X染色体劣性遺伝で，網膜が網膜神経線維層内で2層に分離する疾患である。黄斑部に放射状のひだ形成がみられる。ERGのb波は低下，EOGは正常である。

2）**錐体ジストロフィ** cone dystrophy

常染色体優性，劣性，X染色体劣性があり，眼底が全く異常のないものから，**標的黄斑症** bull's eye maculopathy を示すものまである。進行性の中心視力低下と後天性の色覚障害をみる。明順応ERGのb波低下，EOGは正常である。錐体系のみならず，杆体系の障害が加わってくる場合には**錐体杆体ジストロフィ** cone-rod dystrophy という。

3）**卵黄状黄斑ジストロフィ** vitelliform macular dystrophy（ベスト Best 病）

常染色体優性遺伝で，黄斑部に目玉焼の卵黄様の変性像をみる（図9-74）。のちに萎縮像がみられるが，眼底所見は病期の進行で変化する。病因は網膜色素上皮細胞にあると考えられている。眼

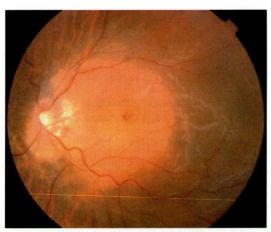

図9-72　強度近視眼の黄斑円孔
強度近視では網膜剝離が合併する。

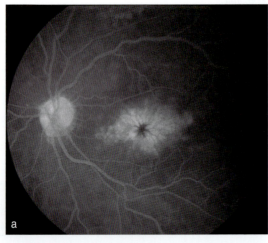

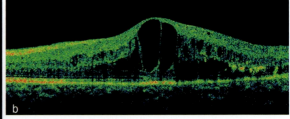

図9-73　囊胞様黄斑浮腫
a. 蛍光眼底造影所見。中心窩周囲に放射状に配列した蛍光貯留が花弁状にみられる。
b. 光干渉断層計所見。中心窩網膜の肥厚と囊胞様構造。

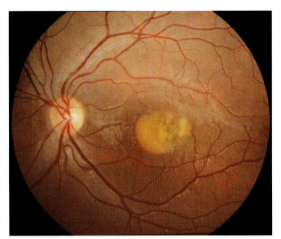

図9-74　卵黄状黄斑ジストロフィ（ベスト病）
黄斑部に卵黄様病変がみられる。

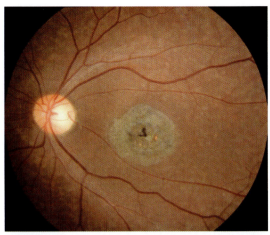

図9-75　スタガルト病
黄斑部に萎縮病巣と広範囲に散在する黄色斑がみられる。

球電図EOGの異常は診断に有用である。

4）スタガルト病 Stargardt disease

通常は常染色体劣性遺伝である。黄斑部の萎縮性病変と，それを取り囲む黄色の斑状病変がみられる（図9-75）。中心暗点と視力低下をみる。蛍光眼底造影では，網膜全体の背景蛍光が暗く造影されるのが特徴である。黄斑部の網膜色素上皮の萎縮病巣と，その周囲の斑状病変は過蛍光を示す。

g. 加齢黄斑変性 age-related macular degeneration（AMD）

加齢に伴って発症する黄斑変性で，欧米では発症頻度が高く失明の主要原因であるが，最近では日本でも増加しており，社会的失明原因の上位を占める。放置すれば約90％の症例が0.1以下の視力となる。疫学調査では，わが国の50歳以上における有病率は1.2％で，欧米よりは少ないものの，近年は急速に増加している。加齢による黄斑部の変化である軟性ドルーゼン（図9-76）や網膜色素上皮異常が前駆病変となる。血管新生を伴うものを**滲出型**（図9-77）とよび，血管新生を伴わないで黄斑の萎縮のみを呈するものを**萎縮型**とよぶ（表9-6）。わが国では滲出型が多くを占める。現在，治療の対象となるのは主に滲出型である。

1）病態

滲出型加齢黄斑変性は，黄斑部の加齢変化に基づいて**脈絡膜血管新生** choroidal neovascularization（**CNV**）が発生し，色素上皮上あるいは色素上皮下にのびて出血・滲出を生じる。脈絡膜血管新生が発生する機序はまだ解明されていないが，遺伝要因，加齢に伴う色素上皮やブルッフ膜の脆弱化

TOPICS ❺　加齢黄斑変性治療の進歩

加齢黄斑変性は視力予後不良な疾患であり，わが国でも急増中で，眼科の最重要疾患の一つである。近年，本症に対する治療法が著しく進歩した。光線力学（的）療法と抗VEGF療法がその代表である。

光線力学（的）療法 photodynamic therapy（PDT）は，脈絡膜血管新生に光感受性物質ベルテポルフィンが集積することを利用する。この物質を静脈注射したあと，病変部に弱いレーザーを照射することにより光化学反応が起き，新生血管の閉塞をきたす。感覚網膜に障害をきたすことなく，中心窩下の新生血管の治療が可能である。2004年よりわが国でも認可され臨床で用いられており，日本人に対する治療成績は欧米人のそれよりも良好であることが明らかとなった。また，基礎研究で脈絡膜血管新生の発生・進展に血管内皮増殖因子 vascular endothelial growth factor（VEGF）が重要な役割を果たしていることが明らかとなった。抗VEGF薬の硝子体内注射によりVEGFの作用を抑制し，脈絡膜血管新生を抑えようとする治療が臨床応用された。加齢黄斑変性には2008年にペガプタニブ，2009年にラニビズマブ，2012年にアフリベルセプトが認可され，現在広く使用されている。抗VEGF薬だけでなく，さまざまな抗血管新生薬が開発中である。

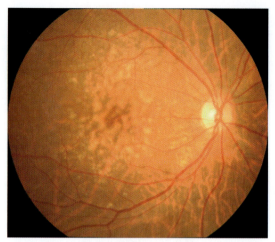

図9-76 軟性ドルーゼン
黄斑部に黄白色の斑状病巣が多発している。

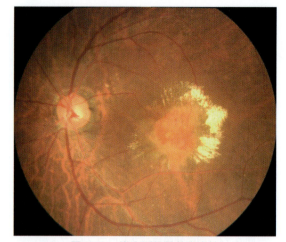

図9-77 滲出型加齢黄斑変性
黄斑部に円板状の灰白色病巣と新生血管，その周囲に放射状の硬性白斑を認める。

表9-6 加齢黄斑変性の分類

1. 前駆病変
    1) 軟性ドルーゼン
    2) 網膜色素上皮異常
2. 加齢黄斑変性
    1) 滲出型加齢黄斑変性＊
    2) 萎縮型加齢黄斑変性

＊滲出型加齢黄斑変性の特殊病型
    1) ポリープ状脈絡膜血管症
    2) 網膜血管腫状増殖

(厚生労働省特定疾患 網膜脈絡膜・視神経萎縮症調査班)

に，黄斑部の炎症や酸化ストレスが原因となると考えられている。**血管内皮増殖因子**(VEGF)の発現亢進が新生血管の発生に関与している。

2) 症状・診断

自覚症状は変視症，視力低下，中心暗点である。中心窩網膜の傷害が高度で，長期間持続すると高度の視力低下を引き起こす。新生血管から出血や滲出を繰り返し，黄斑部に網膜下血腫，硬性白斑，漿液性網膜剝離，網膜色素上皮剝離などを生じ，最終的には線維性瘢痕になる。軟性ドルーゼンは網膜色素上皮下の黄白色の病巣として観察される(図9-76)。

診断としては，眼底検査で上記の所見がみられたら蛍光眼底造影(フルオレセイン蛍光眼底造影とインドシアニングリーン蛍光眼底造影)や光干渉断層計による検査を行う。フルオレセイン蛍光眼底造影法(図9-78)は診断にとくに重要であり，

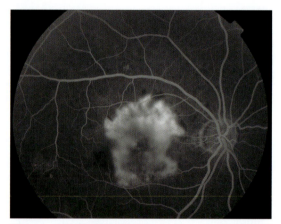

図9-78 滲出型加齢黄斑変性のフルオレセイン蛍光眼底造影
新生血管からの蛍光漏出がみられる。

新生血管からの蛍光色素の漏出を検出できる。造影初期から過蛍光で後期に強い漏出(クラシック型)，もしくは不明瞭な漏出(オカルト型)として観察できる。インドシアニングリーン蛍光眼底造影(COLUMN③参照)は，フルオレセイン蛍光眼底造影では不明瞭な新生血管も検出でき，特殊病型である**ポリープ状脈絡膜血管症** polypoidal choroidal vasculopathy(PCV)と**網膜内血管腫状増殖** retinal angiomatous proliferation(RAP)の確定診断に有用である(図9-79)。ポリープ状脈絡膜血管症は，日本人での滲出型加齢黄斑変性に占める割合が大きく，脈絡膜血管由来の新生血管の先端が瘤状に拡張している。網膜内血管腫状増殖は，新生血管が

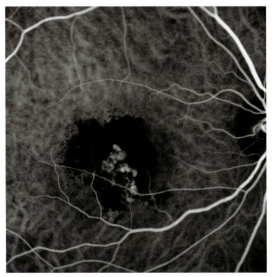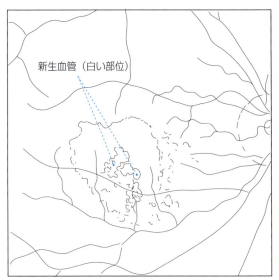

図 9-79　滲出型加齢黄斑変性のインドシアニングリーン蛍光眼底造影
先端が瘤状に拡張した新生血管がみられる。

（新生血管（白い部位））

脈絡膜由来ではなく網膜血管由来で，予後不良のことが多い。光干渉断層計による検査では新生血管のほかに，網膜剝離や色素上皮剝離などの有無を明瞭に観察できる。治療後の滲出性病変の有無の観察にも使用される。

3）治療

脈絡膜血管新生が中心窩から離れている場合は，新生血管全体にレーザー光凝固を行い新生血管を破壊する。CNV が傍中心窩や中心窩下にある場合，従来は放射線療法や手術療法などが行われたが，最近では光線力学（的）療法や抗 VEGF 薬の硝子体内投与が第一選択となる（TOPICS④参照）。

h. 強度近視の黄斑病変

強度近視では眼軸長が長くなるため，黄斑部萎縮，近視性脈絡血管新生，近視性網膜分離，黄斑円孔など，さまざまな黄斑病変を生じる。近視性脈絡膜血管新生に対する治療として抗 VEGF 薬の硝子体内注射が行われる。黄斑円孔は網膜剝離を合併しやすく，硝子体手術が行われる。

6. 網膜剝離 retinal detachment

網膜は発生学上，色素上皮層は眼杯の外板，視細胞から内側は内板であり，両者の間の結合は弱い。そのために種々の原因でこの間が剝離しやすい（→解剖 p.25）。網膜剝離は発症機転により，裂孔のみられるものを**裂孔原性網膜剝離**，みられないものを**非裂孔原性網膜剝離**という。後者は，さらに滲出性網膜剝離と牽引性網膜剝離とに分類される。

a. 裂孔原性網膜剝離 rhegmatogenous retinal detachment

裂孔原性網膜剝離は，硝子体の牽引あるいは周辺部網膜の格子状変性から**裂孔** tear や**円孔** hole が形成され（図 9-80, 81），これが網膜剝離の原因となる。

格子状変性 lattice degeneration は，眼底赤道部周囲に出現する鋸状縁と平行な紡錘形ないし帯状の網膜の萎縮変性巣で，中に網目状の所見をみる。本病巣は萎縮性円孔を形成したり，変性巣と

滲出型加齢黄斑変性のインドシアニングリーン蛍光眼底造影（→ p.171 参照） **COLUMN ❸**

長波長の赤外光で蛍光を発するインドシアニングリーン（ICG）色素を用いる蛍光眼底造影では，網膜色素上皮の下の病変も観察できる。このため滲出型加齢黄斑変性における色素上皮下の新生血管を検出する際に用いられ，とくにポリープ状脈絡膜血管症の診断には不可欠である。網膜血管腫状増殖の診断にも有用である。

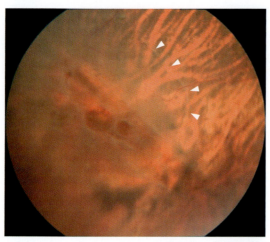
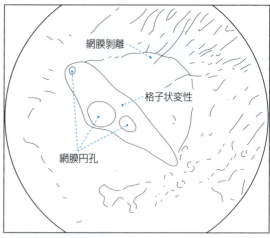

図 9-80 格子状変性中の円孔による網膜剥離
網膜赤道部に格子状変性内の大小 3 つの網膜円孔による網膜剥離（矢頭）がみられる。

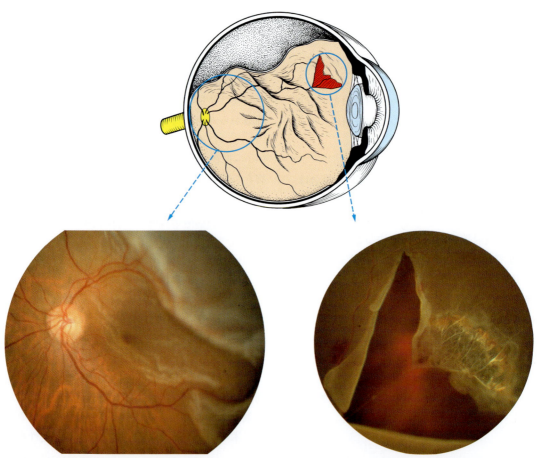

a. 黄斑部を含む耳側から上方に網膜剥離がみられる。剥離網膜は硝子体側に胞状に突出し，不透明に見える。

b. 格子状変性巣と健常部との境界縁が硝子体の牽引で裂け，大きな弁状裂孔が生じている。網膜は剥離し，裂孔を通して脈絡膜の色調が赤く見えている。

図 9-81 裂孔原性網膜剥離

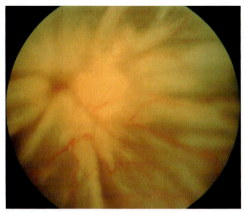

図 9-82　増殖硝子体網膜症
小裂孔が網膜の上耳側周辺にあった。全剥離した網膜は（視神経）乳頭を中心として漏斗状となり，ひだ形成により可動性が失われていた。

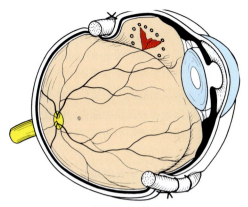

図 9-83　網膜剥離の手術法（輪状締結術）
裂孔縁を強膜側からジアテルミーまたは冷凍凝固で凝固し癒着させる。さらに強膜を隆起させて網膜との接着を助け，網膜の復位を図る手術法である。局所的に行う強膜内陥術と輪状に行う輪状締結術がある。

健常部との境界縁が裂けて**弁状裂孔**を形成することがある。

　裂孔や円孔を通して液化した硝子体が網膜下に侵入し，剥離を生じる（網膜色素上皮層と視細胞層との結合は粗であるので網膜はこの間で剥離し，それが広がる）。網膜裂孔は，加齢に伴う後部硝子体剥離が生じたときに硝子体牽引により網膜に裂け目が生じたもので（弁状裂孔），裂孔による網膜剥離は中高年に多く急速に進行しやすい。網膜円孔は網膜の菲薄部に形成され，円孔による網膜剥離は若年者で進行緩徐であることが多い。外傷により網膜裂孔が形成され，網膜剥離を起こしたものを**外傷性網膜剥離**という。

1）症状・診断

　初期症状として**飛蚊症**を訴える。これは蚊や煤様のものが眼の前に見えることで，硝子体混濁によるものである。網膜の刺激症状として光の飛ぶ感じ（**光視症**）を訴える。剥離が進行すると，その範囲に相当して視野の欠損を自覚する。**裂孔の好発部位は耳側上方である**から通常，はじめは下方に視野の欠損が起こり，網膜下液が重力によって下方に移動し，その部の網膜が剥離するにつれて上方視野に欠損が広がってくる。中心視力は黄斑部に剥離が達するまでは低下することは少ない。

　ほとんどの症例で進行性であり，放置すると網膜全剥離の状態となる。さらに放置すると剥離した網膜は変性し，増殖硝子体網膜症（図 9-82）に陥り，やがて失明し，**眼球癆** phthisis bulbi（L）となる。

　眼底検査では，剥離した網膜は青白く混濁し，剥離が強くなると隆起し，しわを形成する。周辺部には1個あるいは数個の裂孔または円孔が認められる（図 9-80, 81）。裂孔は境界鮮明で赤色調を呈し，馬蹄型，半月状などを示す。硝子体混濁のある症例では超音波断層像で確認する。

　網膜分離症，ぶどう膜炎や眼内腫瘍による続発性剥離と鑑別を要する。網膜または脈絡膜腫瘍による網膜剥離とは眼底検査で鑑別することが困難な場合があり，超音波断層像やCT・MRIなどで鑑別をする。

2）治療

　網膜裂孔・円孔を発見し，これを手術的に閉鎖する。裂孔の閉鎖により貯留した網膜下液は吸収され，網膜剥離は消退する。網膜剥離が黄斑部に達している例では早期に手術が必要である。手術法には，強膜側からの**強膜内陥術** scleral buckling（局所的なバックリング術や，強膜全周に**輪状締結術** encircling〔図 9-83〕）と，硝子体からの硝子体手術がある。

　強膜内陥術は，シリコーンあるいはスポンジ材を強膜が内陥するよう縫合固定し，剥離した網膜裂孔縁を強膜の隆起により近づけ，さらに硝子体の牽引を弱めて網膜裂孔の閉鎖を図り，網膜の復位を助ける方法である。裂孔閉鎖癒着にはジアテルミー（高周波電流），冷凍凝固，網膜光凝固など

が行われる．これらは，生じた網膜瘢痕組織の形成によって網膜裂孔縁を癒着させる方法である．

硝子体手術では，眼内から硝子体牽引の解除，裂孔閉鎖により網膜を復位させる．黄斑円孔や深部裂孔による網膜剥離例，増殖硝子体網膜症を伴う例，過去に複数回の強膜内陥術の既往例，硝子体出血により眼底の詳細不明例では硝子体手術が選択されるが，近年の硝子体手術の進歩により，通常の網膜裂孔による網膜剥離でも初回から**硝子体手術**が行われることが多くなってきた（→ p.215 参照）．硝子体手術では，混濁あるいは収縮した硝子体を除去し，硝子体の裂孔縁への牽引を解除することが目的である．網膜下液は，裂孔から硝子体側に排出し，復位させた網膜の裂孔縁に**眼内光凝固術**を行い，閉鎖癒着を図り，復位を助ける補助として硝子体内に空気やガスの注入を行う．

網膜剥離手術により95％以上の症例で網膜の復位が得られるようになってきたが，術前に黄斑部に剥離が及び，視力が低下していた症例では視力の完全な回復は困難である．

網膜剥離がごく軽微かあるいは網膜裂孔のみで発見された場合，予防的または手術の補助として光凝固術や冷凍凝固術を行う．

b. 非裂孔原性網膜剥離 nonrhegmatogenous retinal detachment

滲出性網膜剥離は，ぶどう膜炎（原田病など），眼内腫瘍（網膜芽細胞腫，脈絡膜黒色腫，網膜血管腫，転移性腫瘍など）のときに起こる．網膜血管や網膜色素上皮などの障害により，網膜血管あるいは脈絡膜から網膜への滲出，漏出により剥離が生じる．**牽引性網膜剥離**は増殖糖尿病網膜症，未熟児網膜症，穿孔性眼外傷などにみられることがある．網膜に癒着した硝子体の索状あるいは膜状の増殖組織が，網膜を前方に牽引することによる．

c. 網膜分離症 retinoschisis

感覚網膜が分離する状態で，感覚網膜が網膜色素上皮層から分離する網膜剥離とは異なる．後天網膜分離症には加齢性と続発性があり，加齢性では外網状層で分離して，その内層側が網膜剥離のように隆起する．内層に裂孔をみることもある．そのほかに，先天性（X連鎖劣性遺伝で，車軸状の中心窩分離と周辺部の分離）と近視性（強度近視に伴う網膜中心窩分離症）がある．

7. 網膜変性疾患

a. 網膜色素変性（症）pigmentary retinal dystrophy, retinitis pigmentosa（L）

遺伝子変異による視細胞，とくに杆体の変性によって夜盲，視野狭窄をきたす代表的な遺伝性網膜疾患である．両眼性で徐々に進行する．

1）病因

原因遺伝子は多岐にわたるが，まだ判明していないものが多い．あらゆる遺伝形式をとり，**常染色体劣性遺伝**が多く，血族結婚の家系にみられることが多い．しかし，最近では孤発例が多い傾向にあり，家族歴がない場合も多い．視細胞の杆体外節の崩壊消失と網膜色素上皮細胞の変性や増殖が起こるが，末期には錐体も消失する．

2）症状

夜盲が初発症状で，次に**周辺視野狭窄**，**視力低下**が出現する．網膜変性は眼底周辺部の杆体の多い部分の網膜に同心円状に初発するので，視野変化はまず**輪状暗点**（図9-84）がみられる．やがて，この暗点は内外に徐々に広がって**求心性狭窄**（図9-85）を示すようになり，末期には10°以下に狭窄する．中心窩は末期まで侵されないので，視力は比較的長く保存されるが，進行例では失明に近い状態となる．進行は個人差が大きい．

眼底では網膜変性が赤道部に初発し，後極部と周辺部に向かって徐々に拡大していく．網膜変性巣は灰白色を呈し，その中に黒色の色素斑が多数出現する（図9-86）．この色素斑は先端がとがった**骨小体状**を示すのが特徴であり，好んで網膜血管周囲に集合する．網膜動静脈は細くなる．黄斑部は最後まで侵されないが，末期には変性が及ぶ．（視神経）乳頭は初期には正常であるが，末期には黄色調を呈し，境界鮮明で**黄蝋色萎縮** yellow waxy atrophy となる．

暗順応検査では最初から高度の減弱がみられる（図9-87）．ERG（網膜電図）も初期からa波，b波とも著明に減弱ないし**消失**するのが特徴で（図9-88），診断に有用である．EOG（眼電図）は**扁平**となる．

蛍光眼底造影像では小点状ないし顆粒状のむら

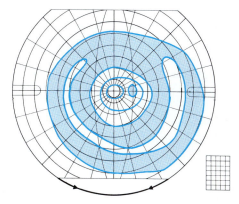

図 9-84　網膜色素変性(症)の周辺視野
輪状暗点を伴った求心性狭窄がみられる。矯正視力は 0.8 である。

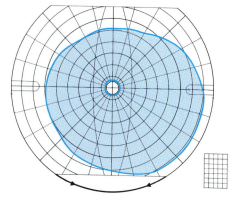

図 9-85　網膜色素変性(症)末期例の周辺視野
末期になると極度の求心性狭窄となる。視力は 0.07 (n.c.)。

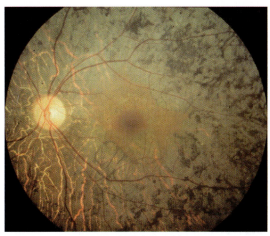

図 9-86　網膜色素変性(症)
黄斑部以外の網膜に色素変性がみられ，耳側に強い骨小体様色素沈着が散在してみられる。

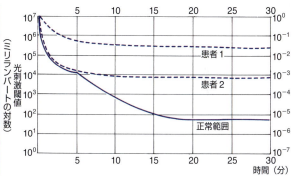

図 9-87　網膜色素変性(症)の暗順応曲線
横軸は時間，縦軸は光刺激閾値の対数。暗順応の高度の低下がみられる。

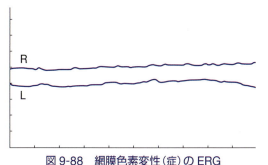

図 9-88　網膜色素変性(症)の ERG
両眼(R：右眼，L：左眼)の a 波，b 波がともに消失している(消失型)。

のある過蛍光を呈し，末期例では脈絡膜血管の閉塞による局所的な低蛍光，網膜毛細血管の閉塞，網膜動静脈の循環時間の延長などがみられる。

本症には色素斑の出現しないものもあり，これを**無色素性網膜色素変性(症)** retinitis pigmentosa sine pigmento (L) という。

本症の眼合併症には併発白内障(前・後極白内障，後嚢下白内障)や囊胞様黄斑浮腫，黄斑上膜などがある。

本症に多指，合指，肥満症，性器発育不全，精神発達遅滞などを合併したものを**ローレンス・ムーン・ビードル症候群** Laurence-Moon-Biedl syndrome，本症に聴覚障害を合併したものを**アッシャー症候群** Usher syndrome，本症に精神発達遅滞，聴覚障害，侏儒，早老などを合併したものを**コケイン症候群** Cockayne syndrome という。

3) 診断

夜盲(暗順応検査)，**視野の求心性狭窄**，**輪状暗点**，赤道部から始まるびまん性網膜変性と**骨小体様色素斑**，網膜動静脈の狭窄，(視神経)乳頭の黄

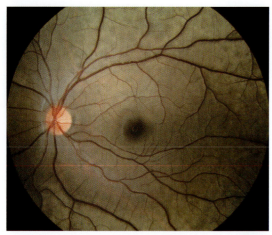 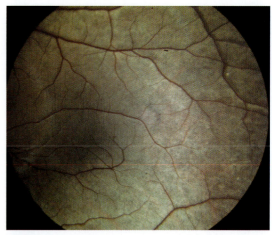

図 9-89 小口病
眼底全体が剥げかかった金箔様の色調を呈し，輝いて見える。網膜血管は黒ずんで見え，動静脈の区別がつきにくい。先天停止性夜盲である。

蠟色萎縮，**蛍光眼底造影検査**で網膜色素上皮の変性萎縮を示す過蛍光，**ERG の消失**などが診断の基本となる。近年の遺伝子診断の進歩により，本症に特徴的な遺伝子異常が同定されつつある。しかし，まだ全体の一部が判明しているにすぎない。常染色体優性遺伝では，ロドプシン遺伝子内の点突然変異を証明することができる。X 染色体や常染色体劣性の本症や，アッシャー症候群の遺伝子診断も最近では研究が進んでいる。なお，鑑別すべき疾患としては夜盲をきたす疾患（→視機能 p.54）がある。

4）治療

現時点では有効な治療法はない。ビタミン B₁₂，血管拡張薬，ヘレニエン（アダプチノール®）などの投与が行われることもあるが，効果に関しては疑問視されている。視野狭窄が進行しても中心視力は比較的良好に保持されるので，本症の経過について患者に十分な説明を行い，生活指導，職業指導などを適宜行う。さまざまな補助具があり，ロービジョンケアにより書字読字も可能である。白内障や黄斑合併症に対しては必要により，それに対する治療を行う。

また，遺伝子治療，人工網膜，再生医療，神経栄養因子治療などの研究が進められている。

b. **小口病** Oguchi disease

病因：常染色体劣性遺伝で，両親が血族結婚であることが多い。

症状・治療：幼少時から**夜盲**があるが停止性である。視力，視野，色覚は正常である。眼底所見は特有で帯褐灰白色調を帯び，剥げかかった**金箔様の光沢**を示す（図 9-89）。（視神経）乳頭は正常だが，網膜血管は黒ずんで見え，動静脈の区別がつけにくく，細い血管まで明瞭に見える。患者を 3 時間以上暗室に入れて暗順応を十分に行えば，眼底所見は正常となる。しかし再び光が眼に入ると，しばらくしてもとの状態に戻る。これを**水尾-中村現象**という。

ERG は a 波，b 波ともに減弱する。暗順応は非常に遅いが，3 時間以上暗所に保つと暗順応，ERG とも正常になることから，本症は杆体機能発現速度が遅いとされている。暗順応，ERG も光を入れると，もとの異常所見に戻る。

治療法はない。

c. **網膜色素線条** retinal angioid streaks

病因：ブルッフ膜を構成する弾力線維に変性亀裂を生じ，その部の網膜色素上皮の変性・増殖が起こり，眼底に黒色ないし灰白色の線条としてみられる（図 9-90）。全身の弾力線維の変性の部分症状としてみられることが多く，頸部，眼瞼，腋窩前部，臍周囲などに**弾力線維性偽性黄色腫** pseudo-xanthoma elasticum（L）を伴う。これを伴ったものを**グレンブラッド・ストランドベルグ症候群** Grönblad-Strandberg syndrome という。

症状・治療：青壮年期の両眼に起こる。（視神経）

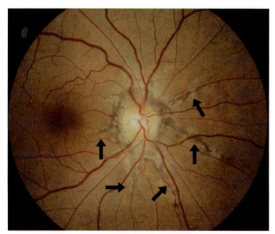

図 9-90 網膜色素線条
(視神経)乳頭周囲に放射状に伸びる網膜色素線条がみられる(矢印)。黄斑部に病変はほとんどなく，無症状である。

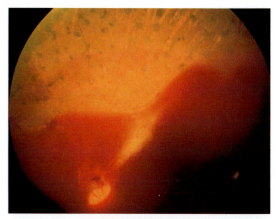

図 9-91 硝子体出血
糖尿病網膜症の症例。

乳頭周囲に灰白色萎縮巣が生じ，これからヒトデ状の萎縮巣と黒色線条とが(視神経)乳頭を中心として放射状に伸びる。この線条は網膜深層にみられ，黄斑部に及ぶと視力障害を起こす。また線条部には脈絡膜血管新生がみられ，しばしば新生血管黄斑症による高度の視力障害をきたす。蛍光眼底造影像では線条に一致して過蛍光がみられる。

治療法はない。脈絡膜血管新生を生じた場合は，それに対する治療が行われる。

d. その他

多発性一過性白点症候群や AZOOR など，病変の主体が網膜外層にある一群の疾患がある。

1) 多発消失性白点症候群 multiple evanescent white dot syndrome (MEWDS)

若年者(20〜30歳台の女性に多い)の片眼の網膜色素上皮および網膜深層に生じる灰白色の小斑状病変，硝子体中の炎症細胞を特徴とし，急性の視力低下と傍中心暗点またはマリオット盲点の拡大をきたす。原因として何らかのウイルス感染の関与が考えられている。

2) 急性帯状潜在性網膜外層症 acute zonal occult outer retinopathy (AZOOR)

急激な網膜外層機能の消失により ERG に異常を認めるが，初期には眼底所見に乏しく，経過中に視野欠損をきたした後に網膜色素上皮の萎縮をきたす。MEWDS も AZOOR の一病型とされている。

8. 腫瘍および網膜硝子体病変

a. 網膜芽細胞腫

乳幼児の眼球内に発生する悪性腫瘍で，生命予後にも影響し，早期発見と早期治療が重要である。近年の治療は集学的要素が多く，他の診療科との連携が必要である。

b. 白色瞳孔 (→小児 p.288)

瞳孔領が黄白色に輝いて見える状態をいい，本所見を呈する疾患の鑑別が重要である。

c. 硝子体出血 vitreous hemorrhage

病因：網膜血管からの破綻性出血が硝子体中へ侵入したもの。幼児では網膜芽細胞腫，青壮年では糖尿病網膜(症)やイールズ Eales 病，中高年では網膜静脈閉塞症，糖尿病網膜症(図9-91)，網膜裂孔(剝離)，加齢黄斑変性，後部硝子体剝離によるものが多い。また，くも膜下出血の際に硝子体出血をきたすことがある(テルソン症候群 Terson syndrome)。

症状：突然に始まる飛蚊症と急激な視力低下を訴える。少量の出血であれば眼底透見可能な場合もあるが，眼底透見不能の場合には超音波断層検査が有用である。

硝子体出血は少量の場合，時間の経過とともに下方に沈下し，上方の眼底は透見可能となることが多い。しかし，大量出血の場合や反復する出血例では，硝子体中に黄色調の混濁を残して視力障害が永続する。裂孔原性硝子体出血例や増殖糖尿病網膜症では経過中に網膜剝離が進行することもある。

治療：新鮮例では安静にさせ，止血薬を投与し

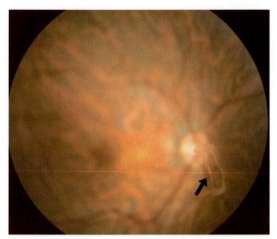

図9-92　後部硝子体剥離
完全後部硝子体剥離では，乳頭前方の硝子体中に乳白色の輪状混濁(Weiss ring)の浮遊(矢印)が確認できる。

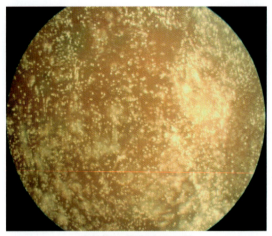

図9-93　星状硝子体症
硝子体中に光る黄白色の球状混濁が多数みられる。

経過観察する。超音波断層検査で網膜剥離が疑われた場合には，早急に硝子体手術を考慮する。出血が吸収された時点で，出血源に対して適宜加療する。網膜虚血による新生血管からの出血例では光凝固療法が主体となる。出血の遷延例に対しては硝子体手術を施行する(→ p.215 参照)。

e. 硝子体混濁 vitreous opacity

1) 病因

①硝子体の液化や変性

強度近視や老化による。糸状・塊状の混濁がみられる。

②炎症性混濁

ぶどう膜炎により，炎症細胞や滲出物が網膜や毛様体から硝子体内へ侵入し，みじん状混濁をきたす。

③硝子体出血

硝子体出血や陳旧性出血の器質化したものが混濁となる。糸状，雪状，索状混濁となる。

④硝子体剥離 vitreous detachment

網膜の硝子体付着が剥離したものである。(視神経)乳頭縁で剥離したものは，眼底検査をすると(視神経)乳頭近くの硝子体中に灰白色のタバコの煙の輪のような混濁 glial ring, Weiss ring が見え，また多数の糸状混濁が急に発生する。これを**後部硝子体剥離** posterior vitreous detachment(**PVD**)という(図9-92)。硝子体と網膜の間に病的癒着があると，その部では硝子体は網膜から完全に剥離さ

れず，網膜を牽引するために網膜に裂孔をつくり，裂孔原性網膜剥離の原因となる。後部硝子体剥離は強度近視や加齢性変化としてみられるので，網膜格子状変性や嚢胞様網膜変性と合併していることが多く，中高年の網膜剥離の発症原因として重要である。硝子体基底部での硝子体剥離は通常鈍的外傷などで生じることが多く，しばしば鋸状縁断裂を伴う。

⑤星状硝子体症 asteroid hyalosis

高齢者の片眼あるいは両眼にみられるもので，硝子体中に多数のきらきら光る黄白色の混濁として観察される(図9-93)。リン酸カルシウムの結晶で，通常視力は障害されない。

2) 治療

通常，経過観察を行う。

9. その他

a. 増殖硝子体網膜症 proliferative vitreoretinopathy(**PVR**)

網膜面に膜様の増殖組織が生じる疾患の総称である。原疾患としては糖尿病網膜(症)，網膜剥離，イールズ病，未熟児網膜症，網膜静脈閉塞症，手術や外傷などがある(図9-82)。

b. 飛蚊症 myodesopsia, flying flies

眼前に蚊が飛んでいるように見えるという訴えを飛蚊症という。硝子体混濁，硝子体出血，後部硝子体剥離，ぶどう膜炎，網膜剥離の初期などに

訴える。

6 網膜疾患に対する治療

1. 網膜硝子体手術の進歩

網膜硝子体疾患に対するここ20～30年間の進歩はめざましいものがある。とくに1970年代にMachemerらによって開発された硝子体手術の貢献は大きい。当時は吸引・切除，灌流，照明の3機能を1つの器具で行うone port systemで，混濁硝子体切除や硝子体索状物の切断など，治療対象が硝子体腔内に限定されていた。しかし，その後，手術器具の飛躍的な進歩により，現在のような吸引・切除，灌流，照明の機能を3つの器具に分割した**3ポートシステム**（図9-94）が主流となった。硝子体剪刀や硝子体鑷子などの優秀な周辺器具の開発に伴い，硝子体手術の対象は硝子体腔だけでなく網膜面の病変にも及び，網膜上膜，糖尿病網膜症，網膜剥離などが手術対象となった。また，硝子体手術用コンタクトレンズと自動空気灌流装置の開発に伴い，**空気灌流下硝子体手術**が可能となり，術中に網膜復位ができるようになった。さらに，**眼内光凝固装置**の普及により，眼内からの裂孔閉鎖や汎網膜光凝固術も可能となり，増殖糖尿病網膜症（図9-95）や増殖硝子体網膜症などの治療成績が向上した。近年では，双手法硝子体剪刀や網膜下手術用器具などが次々に開発されている。

最近の進歩で特筆すべきこととしては，黄斑円孔や加齢黄斑変性などの黄斑疾患が治療対象になってきたことである。また，硝子体手術がわが国に導入されて，長年，20Gのポートによる器具が主流であったが，最近はより細い23Gや25Gを用いた**小切開硝子体手術** micro incision vitreous surgery（**MIVS**）が主流となっている（図9-96）。また，広角観察システムにより，より安全確実に手術が施行できるようになってきた（図9-97）。この手術の普及により術中合併症が減少し，手術成績が向上している。

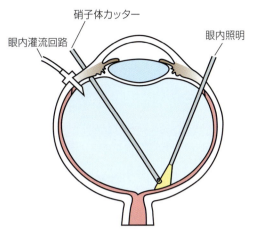

図 9-94　硝子体手術（3ポートシステム）
吸引・切除，灌流，照明の機能を3つの器具に分割した3ポートシステムにより，硝子体混濁や網膜前（あるいは網膜下）の増殖組織を除去する。

2. 硝子体手術の目的

a. 混濁硝子体の除去

出血や炎症などで硝子体が混濁し，視力障害をきたしている場合には，これを除去することで光路を再建することができる。増殖糖尿病網膜症や網膜静脈閉塞（症）など硝子体出血を生じる疾患で，自然吸収が得られない場合が対象となる。また，種々のぶどう膜炎など炎症による硝子体混濁が高度で，薬物による治療が奏効しない場合も対象となることがある。

b. 硝子体牽引の解放

裂孔原性網膜剥離は通常，強膜バックリング手術により復位を得ることができるが，硝子体牽引が高度な例では，硝子体を直接切除して牽引を解放する方が理にかなっている。増殖硝子体網膜症（図9-98-a,b）では網膜面の増殖膜を除去して，網膜の可動性を回復することで復位を得ることができる。増殖糖尿病網膜症では線維血管増殖膜を基盤として強固な網膜硝子体癒着を形成し（図9-99），後部硝子体剥離の進行に伴い**牽引性網膜剥離**を生じるので，この増殖組織を除去して網膜を復位させる必要がある。また，**特発性黄斑上膜**，**特発性黄斑円孔**などの網膜硝子体界面症候群では，黄斑上の硝子体皮質が網膜の接線方向の牽引となっているので，この硝子体皮質を除去することが有効

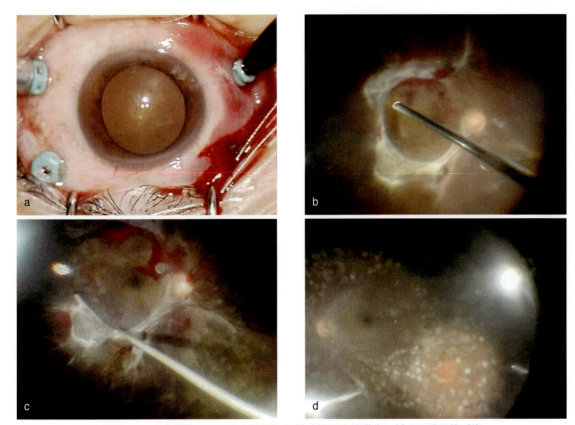

図 9-95　広角観察システムを使用した増殖糖尿病網膜症に対する硝子体手術
a. 器具挿入のためのトロカール（硝子体手術器具を眼内に挿入する通路）を設置する。
b. 眼内照明と硝子体カッターを挿入して眼内を観察する。
c. 増殖膜を硝子体カッターで切除する。
d. 眼内レーザー光凝固装置を用いて汎網膜光凝固術を施行すると，白色凝固斑をみとめる。

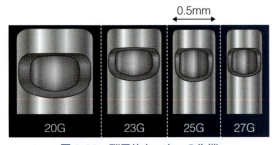

図 9-96　硝子体カッターの先端
従来は 20G であったが，近年はより細い 23G や 25G あるいは 27G のカッターが主流である。この器具の普及により，より低侵襲の硝子体手術が可能となってきた。

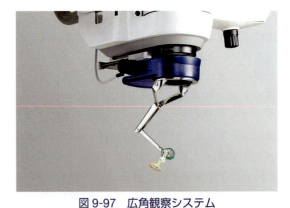

図 9-97　広角観察システム
広角観察システムの導入によって，術中，非常に広い範囲の観察が可能となり，手術時間の短縮化と術中合併症の減少に繋がっている。

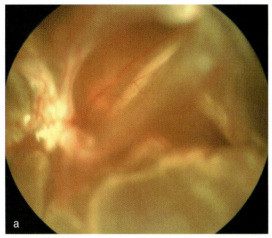
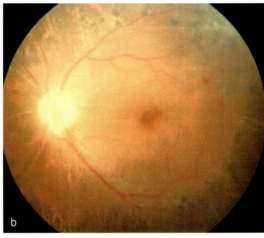

図 9-98 増殖硝子体網膜症の手術前後の眼底所見
a. 網膜は胞状に全剝離し,増殖膜による強い網膜固定ひだ形成が認められる。(視神経)乳頭は観察できない。
b. 硝子体手術後。増殖膜が除去され,網膜が伸展している。

である。

c. 異物の除去

穿孔性眼外傷により異物が硝子体腔内あるいは網膜面に刺入した場合には,これを除去する必要がある。通常,眼内異物は硝子体出血,外傷性白内障,網膜裂孔,網膜剝離を伴うことが多いので,これらも併せて処置する。

d. 感染源の除去

細菌や真菌による感染性眼内炎では硝子体ゲル内に多数の菌が増殖しており,硝子体手術でこれらを直接除去することは非常に有効な方法である。

e. 診断的硝子体切除

硝子体手術では灌流を開始する前に硝子体を0.5〜1.0 ml 採取できるので,この検体を種々の診断に利用することができる。細菌性眼内炎や真菌性眼内炎では鏡検による菌の確認と,菌培養による菌の同定が必須である。悪性リンパ腫などの血液疾患では,採取した検体から腫瘍細胞を同定する。原因不明のぶどう膜炎では,ELISA や PCR などの方法により診断することも可能である。また,眼内増殖組織を有する疾患では増殖膜を直接除去できるので,病理組織学的検索が行える。

3. 硝子体手術の適応

硝子体手術の適応疾患は年々増加の一途をたどっている。代表的な疾患としては以下のようなものがある。

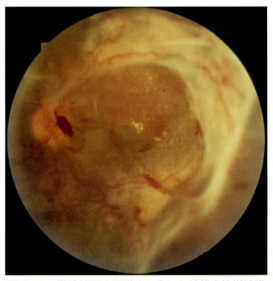

図 9-99 増殖糖尿病網膜症に生じた線維血管増殖膜
(視神経)乳頭から血管アーケードに沿って線維血管増殖膜を認める。

①裂孔原性網膜剝離

硝子体牽引が強く,裂孔周囲の凝固操作と強膜バックリングだけでは裂孔閉鎖不全を生じる例では,硝子体を直接切除する方が良好な復位率が期待できる。

②糖尿病網膜症

吸収困難な硝子体出血,黄斑部に及ぶ牽引性網膜剝離,網膜前出血,網膜前増殖膜,びまん性黄斑浮腫などが硝子体手術の適応となる。

③網膜静脈閉塞（症）

吸収困難な硝子体出血，黄斑部に及ぶ牽引性網膜剥離，裂孔併発型網膜剥離などが硝子体手術の適応になる。

④穿孔性眼外傷

硝子体出血，外傷性白内障，網膜剥離などが硝子体手術の適応になる。眼球破裂では，まず裂傷部の強膜，角膜を縫合した後，二次的に硝子体手術を施行することが多い。

⑤黄斑上膜

特発性と続発性がある。続発性黄斑上膜の原因として網膜剥離術後，ぶどう膜炎，網膜血管病変などがある。

⑥眼内炎

細菌性，真菌性，水晶体起因性などがある。

⑦未熟児網膜症

網膜血管形成不全により周辺部網膜に無血管野が生じる。通常，光凝固や冷凍凝固を施行するが，その効果がなく，牽引性網膜剥離が生じて網膜全剥離に移行した場合には硝子体手術を施行する。しかし治療成績は概して不良である。

⑧ぶどう膜炎

硝子体混濁が軽快しない慢性ぶどう膜炎では硝子体手術が奏効することが多い。黄斑上膜を併発した場合にも手術適応となることがある。

⑨加齢黄斑変性

多量の硝子体出血例では単純硝子体切除術，多量の網膜下血腫では網膜下手術により血腫を洗浄する。

⑩特発性黄斑円孔

以前は治療困難と考えられていた特発性黄斑円孔に対しても，人工的後部硝子体剥離の作製，黄斑円孔周囲の硝子体皮質の除去，内境界膜剥離，ガスタンポナーデにより閉鎖が得られ，視力を向上させることができる。

網膜の移植 — TOPICS ❻

　網膜は中枢神経の一部であり再生しないと考えられてきたが，近年では網膜にも幹細胞が存在することが報告されている．これらの内在性の神経幹細胞を利用して中枢神経系を再生させようという研究は以前からなされてきたが，近年はノーベル医学生理学賞を受賞した山中伸弥教授が発見した iPS 細胞による網膜移植が臨床に応用されようとしている．これはヒト iPS 細胞由来の網膜色素上皮細胞による培養シートを作製しておき，滲出型加齢黄斑変性の硝子体手術で脈絡膜血管新生を抜去した際の網膜色素上皮の欠損を補塡しようというものであり，すでに臨床試験が始まっている（図1, 2）．さらに将来的には網膜色素変性患者に対する視細胞移植が試みられる可能性がある．

　ES 細胞は 1981 年にマウス由来，1998 年にヒト由来で作製された世界初の多能性幹細胞であり，これを用いた網膜移植が注目を集めた．しかし，ES 細胞は他人の受精卵から取り出して作製した組織を患者に移植することになるため，拒絶反応や生命倫理の問題が高い障壁となっていた．そこで登場したのが，ノーベル賞を受賞した山中伸弥教授により発見された iPS 細胞（induced pluripotent stem cell）である．iPS は患者自身の細胞から作製が可能なため，拒絶反応や倫理的な問題を解決することができ，臨床応用により近づいた．そして，2014 年に世界発の iPS 細胞による網膜移植が日本で実施された．対象となった疾患は加齢黄斑変性で，硝子体手術によって脈絡膜新生血管を抜去した後，黄斑部の網膜色素上皮欠損部位に，iPS 細胞から作製した網膜色素上皮培養シートを移植するものであった．将来的には，現時点で有効な治療法がない網膜色素変性（症）患者に対する視細胞移植が試みられる可能性がある．

　一方，人工網膜による視機能回復を目指した研究も近年大きな進歩を遂げている．これらの新しい技術により，従来，治療困難であった疾患に対する新たな治療法の開発が期待されている．

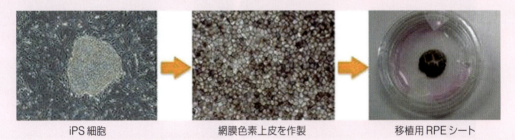

図1　iPS 細胞に由来する網膜色素上皮培養シートの作製（理化学研究所のホームページから引用）

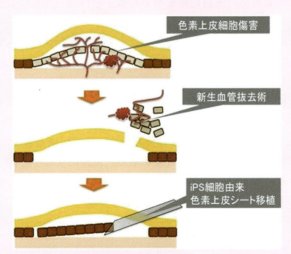

図2　加齢黄斑変性に対する iPS 細胞由来網膜色素上皮シートの移植（理化学研究所のホームページから引用）

国試過去問題によるアプローチ●網膜硝子体疾患

網膜硝子体疾患は眼科学の中で国家試験として出題される頻度が高い領域である。出題頻度が高い疾患としては，糖尿病網膜症，網膜色素変性，加齢黄斑変性（症），網膜静脈閉塞（症），網膜動脈閉塞（症）などが挙げられる。わが国における視覚障害の原因疾患のうち，糖尿病網膜症は第2位，網膜色素変性（症）は第3位，加齢黄斑変性（症）は第4位である。網膜静脈閉塞（症），網膜動脈閉塞（症）は高血圧，動脈硬化などの全身疾患と関わりが大きい疾患で重要である。また加齢黄斑変性（症）は全世界が注目しているiPS細胞の臨床応用の対象となった疾患として有名である。

【第98回 A-9】

68歳の女性。3か月前に左眼の中心暗点を自覚し，増悪したため来院した。左眼の眼底写真(A)と蛍光眼底造影写真(B)とを示す。

考えられるのはどれか。

a. 中心性漿液性網脈絡膜症　　b. 網膜動脈閉塞症
c. 加齢黄斑変性　　　　　　　d. 黄斑円孔　　　　e. 網膜剥離

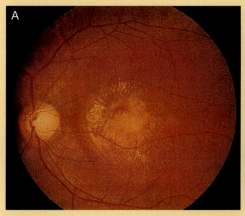
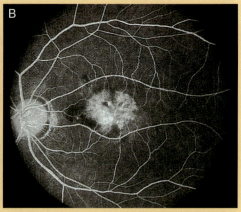

●解説　眼底写真では黄斑部に灰白色病変がみられ，それに一致して蛍光眼底造影写真では蛍光色素が漏出している。この所見は脈絡膜血管新生の典型的な所見である。眼底では黄斑部上方に硬性白斑もみられ，これは新生血管からの滲出性変化があることを示している。以上から本例は加齢黄斑変性と診断できる。

加齢黄斑変性は視力予後が不良で，近年わが国でも急増しており，また滲出型に対しては光線力学的療法や抗VEGF療法が登場して，臨床的に重要な疾患である。中心性漿液性網脈絡膜症（中心性漿液性脈絡網膜症）は中年男性に多く，黄斑部には漿液性網膜剥離がみられるが，出血や滲出性変化は通常は伴わない。蛍光眼底造影では蛍光漏出がみられるが，点状で造影時間とともに拡大する特徴がある。黄斑円孔は中心窩に円孔がみられるが，出血や滲出性変化はない。自覚症状は変視症が強く，診断には光干渉断層計が有用である。網膜動脈閉塞（症）と網膜剥離については各項を参照されたい。

【第103回 A-52】

50歳の男性。眼底検査を勧められ来院した。15年前に糖尿病と診断された。視力は両眼ともに1.2（矯正不能）。眼底に出血が散在し，蛍光眼底造影検査で，両眼の眼底に広範囲な無血管野と網膜新生血管とを認める。

対応として最も適切なのはどれか。
- a. 経過観察
- b. 止血薬内服
- c. 硝子体手術
- d. 網膜レーザー光凝固
- e. 副腎皮質ステロイドのテノン嚢下注射

● 解説　15年前に糖尿病を指摘されており，視力は良好ながら「眼底に出血が散在」していることから糖尿病網膜症が生じていると考えられる。さらに，「蛍光眼底造影検査で，両眼の眼底に広範な無血管野と網膜新生血管」が認められることから増殖糖尿病網膜症であると診断できる。増殖網膜症に対する治療としては，網膜（レーザー）光凝固，特に汎網膜光凝固が行われる。硝子体手術は，増殖網膜症で硝子体出血や牽引性網膜剥離を有する場合に適応になるが，本症例ではその記載はない。副腎皮質ステロイドのテノン嚢下注射は黄斑浮腫に対して行われる。

【第95回 D-9】

56歳の男性。昨日から右眼の視野異常を生じ来院した。1週前から右眼の飛蚊症と光視症とを自覚している。視力は右0.9（矯正不能），左1.2（矯正不能）。眼圧は右6mmHg，左15mmHg。右眼の眼底写真を示す。

考えられるのはどれか。
- a. 網膜剥離
- b. ぶどう膜炎
- c. 加齢黄斑変性
- d. 網膜静脈閉塞症
- e. 閉塞隅角緑内障

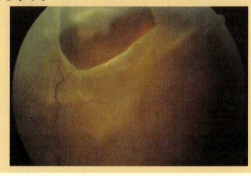

● 解説　1週前から飛蚊症と光視症とを自覚し，昨日から視野異常が生じており，眼底写真では上方に網膜の裂け目（網膜裂孔）と白濁した剥離網膜がみられる。問診と眼底所見から裂孔原性網膜剥離と診断できる。網膜剥離では低眼圧を生じやすい。ぶどう膜炎でも飛蚊症を，網膜静脈閉塞（症）でも視野異常を自覚するが，眼底所見が異なる。滲出型加齢黄斑変性では黄斑部に脈絡膜血管新生が生じる。

【第96回 D-9】
　　65歳の男性。左眼の急激な視力障害を訴えて来院した。視力は右1.2（矯正不能），左光覚弁（矯正不能）。左の眼底写真（A）と色素静注後30秒の蛍光眼底造影写真（B）とを示す。右眼の眼底には異常はみられない。
　　考えられるのはどれか。
　　　a．急性緑内障　　　b．Vogt・小柳・原田病
　　　c．網膜剝離　　　　d．加齢黄斑変性　　　e．網膜動脈閉塞症

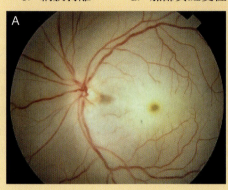 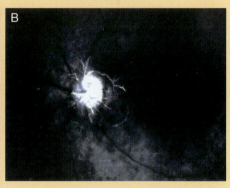

● 解説　急激な高度の視力障害を訴え，視力は光覚弁に低下している。眼底写真では後極部の網膜が乳白色に混濁し，中心窩は桜実紅斑 cherry-red spot を呈している。蛍光眼底造影所見では，網膜動脈に蛍光色素がほとんど流入せず血管が造影されていない。これらの特徴的所見から網膜動脈閉塞（症）と診断される。網膜中心動脈閉塞（症）は眼科における救急疾患の一つである。すべての選択肢にある疾患でも視力障害を生じるが，Vogt・小柳・原田病は両眼性に生じ，網膜剝離では視野障害，加齢黄斑変性では中心暗点が自覚症状として重要である。眼底所見と蛍光眼底造影所見からも，これらは否定される。急性緑内障も急激な視力障害で発症するが，眼痛や頭痛を伴い，眼圧上昇と角膜浮腫を生じる。

【第107回 I-5】
　　眼底出血をきたすのはどれか。
　　　a．黄斑円孔　　　　　　　b．網膜色素変性　　　c．加齢黄斑変性
　　　d．中心性漿液性脈絡網膜症　e．卵黄状黄斑ジストロフィー

● 解説　加齢黄斑変性（症）は黄斑部の網膜下に脈絡膜血管新生が生じて，その破綻により網膜下に出血や滲出病巣をきたす疾患である。わが国では視覚障害の第4位であるが，欧米では第1位となっており，わが国でも近年増加傾向にある。黄斑円孔は硝子体の牽引により黄斑部に孔が生じる疾患で硝子体手術の対象となる。網膜色素変性（症）は遺伝性の疾患で夜盲を呈し求心性視野狭窄をきたす。中心性漿液性脈絡網膜症は脈絡膜の循環障害により黄斑部に漿液性網膜剝離をきたすもので自然治癒傾向がある。卵黄様黄斑ジストロフィーは常染色体優性の遺伝性疾患で黄斑部に目玉焼き状の卵黄様病巣をきたす。

【第 107 回 E-8】

眼科の診察器具（A）と，この器具で得られる検査所見（B）とを示す。
観察されている部位はどれか。

a. 涙嚢
b. 前房隅角
c. 視神経管
d. 視神経乳頭陥凹
e. 網膜黄斑部中心窩

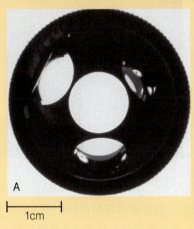

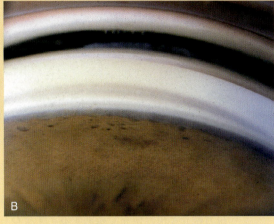

● 解説　この器具はゴールドマン三面鏡であり，細隙灯顕微鏡と組み合わせて眼底，硝子体，隅角などを立体的に観察する。真ん中の丸い部分で眼底後極部，左上のミラーで眼底の中間周辺部，下方のミラーで眼底の赤道部から周辺側，右上のミラーで隅角部を観察する。隅角検査は緑内障の診断に必須である。緑内障には閉塞隅角緑内障と開放隅角緑内障があり，隅角鏡で隅角の開き具合を観察する。Bの写真は隅角が開いている（開放隅角）ことを示している。正常隅角では角膜側からシュワルベ線，線維柱帯，強膜岬，毛様体帯，虹彩根部が観察される。

　涙嚢疾患の診断には，通水試験や造影剤を使用したX線検査があるが，最近では涙道内視鏡が普及している。視神経管の観察にはX線，CT，MRIなどを用いる。（視神経）乳頭陥凹には，双眼倒像鏡や細隙灯顕微鏡に前置レンズを組み合わせた眼底検査を行う。網膜黄斑部中心窩の観察には眼底検査に加えて光干渉断層計 optical coherence tomograph（OCT）が有用である。

【第 106 回 D-11】

左眼底写真を示す。右眼も同様の所見を認める。
この疾患で認められる可能性が高いのはどれか。

a. 夜盲
b. 高眼圧
c. 低血圧
d. 視野異常
e. 色覚障害

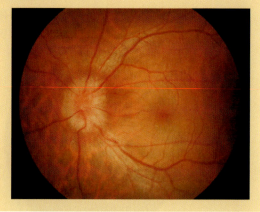

● 解説　写真は左眼の（視神経）乳頭の腫脹をきたしている症例である。（視神経）乳頭の腫脹をきたす疾患で重要なのは，うっ血乳頭，視神経炎，前部虚血性視神経症の 3 疾患であり，主に視力検査と視野検査で鑑別する。すなわち，うっ血乳はマリオット盲点の拡大をきたすが，視力は通常，低下しない（遷延例では末期に視神経萎縮をきたして低下することもある）。視神経炎は初期から中心暗点（あるいはラケット状暗点）をきたし，視力は高度に低下する。前部虚血性視神経症は初期から水平半盲や中心暗点をきたし，多くの症例では初期から視力は低下する。すなわち，このような（視神経）乳頭の腫脹をみた時には，視力検査と視野検査は必須ということになる。高血圧でも（視神経）乳頭の腫脹をきたすことがあるが，通常は網膜動脈の狭細化，軟性白斑，網膜出血などの所見を併発していることが多い。

【第 107 回 F-7】

眼底を立体的に観察することが可能なのはどれか。

a. 暗順応検査　　b. 直像鏡検査　　c. 眼軸長検査
d. 双眼倒像鏡検査　　e. 網膜電図〈ERG〉

● 解説　眼底を観察するには直像鏡と倒像鏡があり，前者は拡大率が大きいが観察できる範囲が狭く，通常は（視神経）乳頭や黄斑部の観察に適している。倒像鏡は 14D，20D，28D などの凸レンズと組み合わせて眼底を観察するもので，広い範囲が見え，通常の眼底検査には倒像鏡を用いることが多い。倒像鏡には単眼倒像鏡と双眼倒像鏡があり，前者は立体視ができないが，後者は凸レンズに写った眼底像を左右のプリズムで分けて観察するので立体視が可能である。暗順応検査は網膜色素変性（症）などの夜盲を呈する疾患の検査として重要である。網膜電図も網膜色素変性（症）などの網膜変性疾患，糖尿病網膜症の診断に有用である。眼軸長検査は強度近視眼の診断あるいは白内障手術時の眼内レンズの度数決定に必要である。

【第94回 E-23】
　20歳の女性。晴天の日，洞窟に入ったところ，しばらくしても真っ暗で身動きができず，友人に異常を指摘されて来院した。視力は右0.05（1.0×-4.50D），左0.04（0.9×-5.50D）。眼圧は右12mmHg，左12mmHg。眼底写真と網膜電図〈ERG〉とを示す。最も考えられるのはどれか。
　　a．ぶどう膜炎　　b．黄斑変性　　　c．糖尿病網膜症
　　d．網膜色素変性　e．中心性漿液性網脈絡膜症

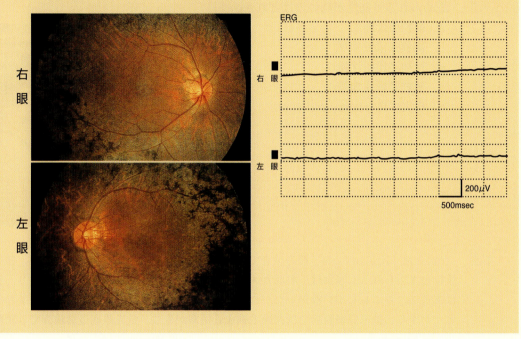

● 解説　網膜色素変性は小児期～青年期に夜盲で発症し，徐々に視野狭窄が進行する遺伝性疾患である。眼底所見は，網膜血管（とくに動脈）の狭細化，骨小体様色素沈着，（視神経）乳頭の蠟様萎縮がみられる。診断は眼底所見に加えて，網膜電図（ERG）が消失型を呈することである。

【第106回 I-13】
　ERGで律動様小波〈OP〉が減弱する眼疾患はどれか。
　　a．加齢白内障　　b．糖尿病網膜症　　c．角膜ヘルペス
　　d．乾性角結膜炎　e．流行性角結膜炎

● 解説　網膜電図 electroretinogram（ERG）は，光刺激に対する網膜の電気的反応を記録するもので，主として視細胞，双極細胞，ミュラー細胞，アマクリン細胞に由来し，網膜機能を他覚的に捉えることができる検査である。a波は視細胞，b波は双極細胞とミュラー細胞，OPはアマクリン細胞などの網膜内層が起源とされる。OPは網膜の微小循環の影響を受けやすく，網膜循環が障害される糖尿病網膜症では初期からOPが減弱，消失する。加齢白内障，角膜ヘルペス，乾性角結膜炎，流行性角結膜炎では，網膜循環障害は生じなく，OPに異常はみられない。

【第110回 G-52】

39歳の男性。右眼の視力低下を主訴に来院した。3か月前から右眼の見にくさを自覚していた。2週前，更に視力低下をきたしたため心配になって受診した。28歳のとき，高血糖を指摘されたが，現在まで医療機関を受診していなかった。視力は右0.1(0.3×−3D)，左0.2(1.2×−2D)。血圧130/90mmHg。血液所見：赤血球460万，Hb 12.9g/dL，Ht 42%，白血球7,300，血小板21万。HbA1c 8.5%（基準4.6〜6.2）。眼底検査で両眼の網膜出血と白斑とを認めたため行った検査の様子を図に示す。

認められる可能性が高いのはどれか。
a. 網膜血管腫
b. 網膜無灌流領域
c. 視神経乳頭浮腫
d. 脈絡膜新生血管
e. 桜実紅斑〈cherry red spot〉

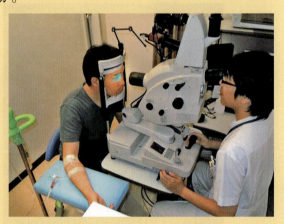

● 解説 「高血糖」「HbA1c 8.5%」「眼底検査で両眼の網膜出血と白斑を認めた」ことから，糖尿病網膜症と考えられる。写真は，眼底カメラで青色光を使用して右眼を撮影しており，右腕には赤色のフルオレセイン液がつながれていることから，蛍光眼底造影検査の様子であることがわかる。糖尿病網膜症では網膜毛細血管閉塞が生じ，蛍光眼底造影検査では網膜血管閉塞領域（＝網膜無灌流領域）として観察される。網膜血管腫はフォンヒッペル・リンドウ病などで，視神経乳頭浮腫はうっ血乳頭や視神経炎などで，桜実紅斑は網膜中心動脈閉塞症でみられる所見で，検眼鏡的に確認できる。脈絡膜新生血管は加齢黄斑変性などで生じ，蛍光眼底造影検査で観察できる。

― 創作問題によるアプローチ●網膜硝子体疾患 ―

【例題1】
　22歳の男性。数日前から全身倦怠感と両眼の視力低下を自覚するため来院した。血圧は194/130 mmHg，検尿で尿蛋白（3＋），血液生化学所見でクレアチニン 3.4 mg/dl を認めた。眼底所見では乳頭浮腫が両側にみられた。
　眼底でさらにみられる所見はどれか。2つ選べ。
　　a．綿花様白斑　　　b．桜実紅斑（cherry-red spot）　　c．毛細血管瘤
　　d．網膜動脈の狭細化　　e．網膜動静脈交叉現象

●解説　拡張期血圧が130 mmHg以上の重篤な高血圧で，腎機能障害および視力低下をきたしている。いわゆる悪性高血圧と考えられる。乳頭浮腫がみられるということは，シェイエ分類の高血圧性所見で第4度に相当し，綿花様白斑，網膜動脈の狭細化がみられると思われる。桜実紅斑は網膜中心動脈閉塞（症）でみられる所見，毛細血管瘤は糖尿病網膜症の初期病変である。網膜動静脈交叉現象は動脈硬化性の病変で，年齢的にみられるとは思えない。

【例題2】
　光凝固療法が有効でないのはどれか。2つ選べ。
　　a．網膜裂孔　　　b．糖尿病網膜症　　　c．網膜動脈分枝閉塞症
　　d．網膜静脈分枝閉塞（症）　　e．Vogt・小柳・原田病

●解説　網膜裂孔は網膜剝離への進行を抑制する目的で光凝固を施行することが多い。糖尿病網膜症では，網膜無灌流域を認める場合には光凝固が治療の第一選択となる。網膜動脈分枝閉塞（症）では，眼球マッサージや血栓溶解療法などを早急に施行する。網膜静脈分枝閉塞（症）では，網膜無灌流域が5乳頭径大以上あれば通常，光凝固の適応となる。Vogt・小柳・原田病はステロイド治療が第一選択となる。

【第98回A-9】正解c　【第103回A-52】正解d　【第95回D-9】正解a　【第96回D-9】正解e
【第107回I-5】正解c　【第107回E-8】正解b　【第106回D-11】正解d　【第107回F-7】正解d
【第94回E-23】正解d　【第106回I-13】正解b　【第110回G-52】正解b
【例題1】正解a,d　【例題2】正解c,e

以下の図は「眼底疾患アトラス」（吉田晃敏，高橋淳士，福井勝彦編著，金原出版，2007）より引用した。
9-15，9-16，9-24，9-25，9-26，9-30，9-41，9-45，9-50，9-51，9-52，9-53，9-54，9-55，9-56，9-57，9-58，9-60，9-61，9-62，9-63，9-64，9-68，9-69，9-73，9-75，9-76，9-77，9-79，9-80，9-81，9-86，9-89，9-90，9-93，9-94，9-98

第10章
水晶体疾患

> **ESSENCE**
> 白内障は水晶体の混濁した状態であり，加齢，外傷，他の眼疾患，全身疾患，薬物や紫外線・赤外線などの影響によって生じる．混濁の局在により，皮質白内障，核白内障，前囊下白内障，後囊下白内障，モルガーニ白内障などと称される．また臨床的には，核の硬化による程度分類も用いられている．近年の白内障手術は，超音波による小切開白内障手術と折りたたみ可能な眼内レンズの挿入術が主流となっている．

　水晶体 crystalline lens は虹彩と硝子体の間に位置し，瞳孔を通過した光を網膜に結像させるレンズである．角膜の40Dに次いで20Dの屈折力を有している．また水晶体は調節機能をもっている．遠方視から近方視，近方視から遠方視に移るときに水晶体は屈折力を変化させ，網膜上に像を結像させる．水晶体の透明性が損なわれた状態を白内障とよび，網膜上の結像が損なわれて視覚障害を起こす．

　また，先天性あるいは後天性に水晶体の位置異常を起こすことがある．レンズの位置が異常となれば，屈折系としての機能も不完全なものとなり視覚障害を起こす．これらの病変は水晶体自体の病変のみならず，代謝異常などの全身病，皮膚病の一つの症状としてみられることもある．水晶体の混濁，すなわち白内障は視覚障害の原因のなかで最も頻度が高く，その手術治療は著しく進歩した．

1　水晶体の構造と生理

　水晶体は，**水晶体囊** lens capsule，**水晶体皮質** lens cortex，**水晶体核** lens nucleus からなる．水晶体の直径は9mm，厚さ3〜4mm，重さ0.2gで，両凸レンズである．水晶体の赤道部と毛様体との間には無数の線維状の**毛様(体)小帯**，すなわち**チン小帯** zonule of Zinn が張っており，これにより虹彩と硝子体の間に保持されている．水晶体はやや黄色調を帯びているがほぼ無色透明なレンズで，血管，神経はない．水晶体囊は透明なカプセルであり，前面を前囊，後面を後囊とよぶ．**前囊下には一層の上皮細胞層がある．**

　この内側には，規則正しく密に配列した無数の六角柱状の線維がある．水晶体中心部の線維は25歳を過ぎる頃から硬くなり，**水晶体核**を形成する．この核は，その後，加齢とともに漸次増大し，硬化していく．核のまわりで水晶体囊との間の部分を水晶体皮質とよぶ（→解剖 p.7図1-12）．

　水晶体は角膜とともに大きな屈折力をもっており，その厚みを増減することによって屈折力を変化させることができる．これによりピント合わせ，つまり調節を行う．加齢などにより，水晶体はその弾力性を減じると調節の障害をもたらし，老視が起こる（→視機能 p.66）．

　水晶体はほとんどが水と蛋白からなる．蛋白は生体の組織の中では最も含有量が高く，おおよそ35%を占め，残りの大部分は水である．蛋白は水溶性のα，βおよびγ-クリスタリンと不溶性のアルブミノイドから成り立っている．アルブミノイドは核に多く，加齢とともに増加する．このうちα-クリスタリンは抗原性をもっているといわれている．

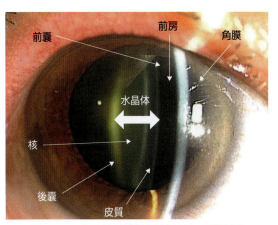

図 10-1　水晶体の細隙灯顕微鏡による所見
散瞳のうえ，細いスリット光を左斜めから入射してみた所見である。角膜と水晶体が 1 つの光切片としてみられる。

表 10-1　白内障の原因別分類

先天白内障	遺伝性 胎児感染症　風疹，水痘，サイトメガロウイルス
加齢白内障	
外傷性白内障	穿孔性外傷，眼球打撲
併発白内障	ぶどう膜炎，網膜剝離
全身疾患に伴うもの	糖尿病，ガラクトース血症，低カルシウム血症，ファブリー病，ウェルナー病，ウィルソン病，ローエ病，甲状腺機能低下，筋緊張性ジストロフィー，アトピー皮膚炎，ダウン症
薬物白内障	ステロイド，フェノチアジン
後発白内障	白内障手術後
その他	放射線，紫外線，赤外線

2　細隙灯顕微鏡による水晶体の検査

　水晶体は細隙灯顕微鏡によって観察できる。これを用いて，瞳孔に細いスリット光を斜め横から照射すると，角膜，瞳孔，水晶体前囊，水晶体皮質，水晶体核，水晶体後囊，前部硝子体が観察される（図 10-1）。角膜と水晶体前囊の間は前房である。この検査により，水晶体の位置異常，水晶体混濁が観察される。白内障手術のあとに眼内レンズの位置や固定状態を観察する重要な検査である。水晶体の観察には，徹照法も併せて行われる。

3　白内障

1. 定義と分類

　水晶体の混濁した状態を白内障 cataract という。混濁は蛋白の変性，線維の膨化や破壊による。
　原因別には先天白内障，加齢白内障，外傷性白内障，併発白内障，全身疾患に合併する白内障，薬物・毒物白内障などに分類される（表 10-1）。加齢白内障 age-related cataract は，進行程度により初発白内障 incipient cataract，未熟白内障 immature cataract，成熟白内障 mature cataract，過熟白内障 hypermature cataract に分類される（図 10-2-a〜d）。また，混濁部位によって皮質白内障 cortical cataract，核白内障 nuclear cataract，前囊下白内障 anterior subcapsular cataract，後囊下白内障 posterior subcapsular cataract，全白内障 total cataract に分類される（図 10-3-a〜d）。
　手術を前提とした核の硬度分類ではエメリー・リトル Emery-Little 分類（図 10-4 grade 1〜5）がよく用いられる。

2. 症状

　混濁の程度，範囲，部位に応じて種々の視覚障害を起こす。白内障の症状は，ものがかすんで見える（**霧視**），眩しい（**羞明**），明るい所での視力低下（**昼盲**），ものが二重，三重に見える（**複視**），屈折変化（近視化，乱視化）などがある。霧視は混濁を通してものをみるからであり，羞明と昼盲は混濁により眼内に入った光が散乱するためである。白内障による複視は斜視の場合と異なり，単眼性であり，混濁により光が異常な屈折を起こし網膜上に複数の像が結像するために起こる。

3. 先天白内障 congenital cataract

　出生時より水晶体の混濁をみるものをいう。幼少時に発症したものは**発達白内障**とよぶが，先天白内障との区別は困難なことが多い。他の眼異常，全身疾患を伴うこともある。視機能発育途上

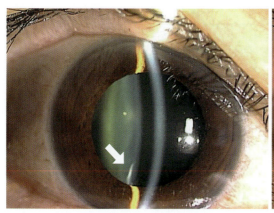
a. 初発白内障
周辺のみに混濁があり，視力は1.0。

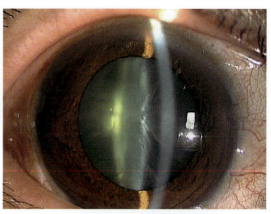
b. 未熟白内障
混濁が水晶体全体に瞳孔中心部まで及ぶが，透明な部分もある。

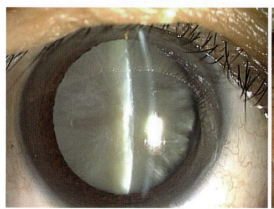
c. 成熟白内障
水晶体全体に混濁が及び，眼底が透見できない。

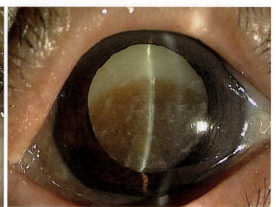
d. 過熟白内障（モルガーニ白内障）
前嚢の収縮，核の縮小がみられ，核は下方に偏位している。

図10-2　加齢白内障の進行程度による分類

にある乳幼児では，弱視，両眼視機能の面を考えて，手術と屈折矯正を含めた治療方策を立てる必要がある。

a. 病因

遺伝性の認められることがある。胎内感染によるものもあり，代表的なものとして，妊娠初期における母体の風疹感染による**先天風疹症候群** congenital rubella syndrome があげられる。

b. 症状

患児が周囲をみないことや，瞳孔が白いのに母親が気づいて受診することがある。多くは両眼性であるが，片眼性のこともある。混濁は淡いものから濃いものまである。混濁の型として，核に相当する部分の周囲に混濁のある**層間白内障** zonular cataract，**前極**あるいは**後極白内障** anterior or posterior polar cataract，**点状白内障** punctate cataract，**核白内障** nuclear cataract や全体の混濁する**全白内障** total cataract などがある。**白色瞳孔**を呈する他疾患との鑑別（→小児p.288），風疹など母体に関する既往歴の問診が必要である。他の先天性の眼所見として小眼球，眼振，斜視の有無などについても観察をしなければならない。眼以外の他の全身異常を伴う種々の症候群がある（表10-1）。

c. 治療

乳幼児では適切な視覚刺激が与えられないと**形態覚遮断弱視**に至り，良い視力を獲得できない。先天白内障はこの原因となりうるため，手術時期の判断や手術後の屈折矯正が難しい。強い混濁例に対してはなるべく早期に手術することを原則と

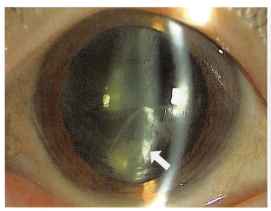
a. 皮質白内障
この症例では水晶体下方の周辺皮質が混濁している。

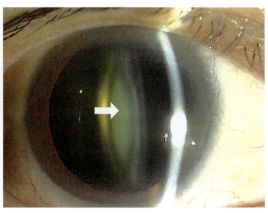
b. 核白内障
水晶体核（水晶体中心部）が混濁している。

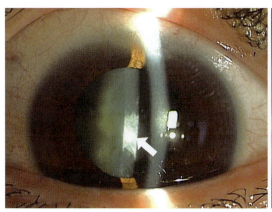
c. 前囊下白内障
前囊の中心に混濁を認める。

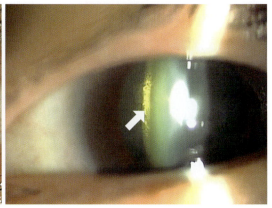
d. 後囊下白内障
後囊に混濁を認める。この症例では核白内障も伴っている。

図10-3　加齢白内障の混濁部位による分類

するが，一般に片眼性のものは良い結果を得難い。

4. 加齢白内障 senile cataract

白内障のなかで最も頻度が高い。

a. 病因

加齢白内障の原因は解明されていないが，酸化ストレス，代謝障害，環境因子などの複数の因子により発症すると考えられる。加齢による水晶体の混濁は，70～80歳の高齢者になると多少なりともすべての人に認められる。初発年齢には個人差があるが，臨床的には50歳以上で，ほかに原因を見出せないものを加齢白内障とよぶ。

b. 症状

視力障害を訴える。程度の差はあるが，両側性で，進行は一般に緩徐である。混濁は赤道部皮質や核，あるいは後囊下にはじまる。混濁の程度により，進行の順に**初発白内障，未熟白内障，成熟白内障，過熟白内障**に分けられる（図10-2-a～d）。

1）初発白内障

混濁が周辺部にあり，散瞳しないとわからないものをいう。多くは混濁が赤道部皮質付近にあり，点状，楔状，冠状などの形をしている。赤道部付近の混濁は，徹照法により車軸状に黒い陰影として見える。

2）未熟白内障

瞳孔の中心まで混濁が拡大したものをいう。徹照法で車軸状の黒い陰影が瞳孔領まで拡大して見える。混濁が瞳孔領にまで拡大し，斜照法により水晶体面への虹彩陰影が認められる。皮質が水分を吸収して膨張し，前房が浅くなる。これを**膨化**

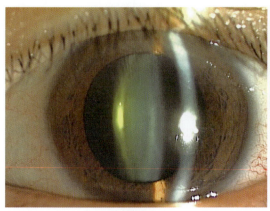
grade 1

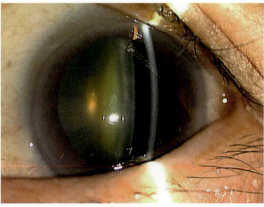
grade 2

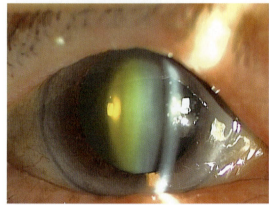
grade 3

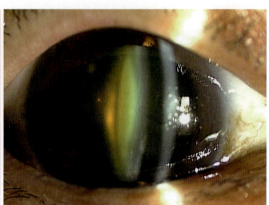
grade 4

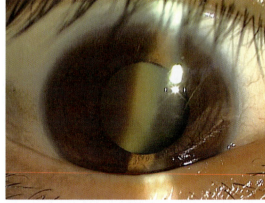
grade 5

水晶体核の硬度分類

grade	細隙灯所見	核の硬さ
1	透明〜乳白色	軟
2	白〜黄白色	やや軟
3	黄色	中等度
4	こはく色	硬
5	茶色	極めて硬

図 10-4　エメリー・リトル分類

水晶体の核の硬さの分類であり，術前に細隙灯顕微鏡検査によって，核の色調から判断する。grade が大きいほど核は硬いと判断する。grade 1〜3 は超音波乳化吸引術のよい適応である。grade 4〜5 では計画的嚢外法が行われることがある。

白内障 intumescent cataract という。この時期に前房隅角が閉鎖されると，急激な眼圧上昇をきたすことがある。

3）成熟白内障

混濁が水晶体全体にわたり，眼底が透見困難な状態のものをいう。混濁は囊直下まで達するため虹彩陰影は認められない。水晶体に脱水が起こるので，前房の深さは正常に戻ることが多い。

4）過熟白内障

さらに進行し，水晶体囊の皺がみられるものをいう。混濁がさらに強くなり，皮質および核の萎縮硬化がみられ，水晶体自体は縮小・扁平となる。前房は正常時より深くなる。過熟白内障のまま放置すると皮質は液化し，核が下方に沈んだり（**モルガーニ白内障** morgagnian cataract〔図 10-2-d〕），膜状になる。

c. 治療

白内障は種々の視覚障害を惹起するため，手術の適応は視力のみでは判断できない。日常の生活や職業に支障をきたすようになったら手術治療を行う。水晶体の混濁が強くても角膜，網膜や視神経，視覚中枢などに異常がある場合には，手術後の視力回復が不十分である。混濁の程度と視力が一致しないと考えられる場合には，十分な術前検査が必要である。確実な薬物療法はない。

白内障を透明化しうる確実な薬物療法はないが，水晶体蛋白のうちのクリスタリンがクリスタロイドに変化すると水晶体の不透明化が起こるとし，その変化を阻止するフェノキサゾーン誘導体 phenoxazone（カタリン®）点眼や，白内障のときに減少するといわれるグルタチオン glutathion の点眼などが進行防止に使われることがある。

5. 外傷性白内障 traumatic cataract

a. 病因

囊の破損は，穿孔性外傷時の直接の鋭傷，飛入異物の穿通などによるものと，眼球打撲など眼球壁への鈍傷によっても間接的に発生するものがある。前者は水晶体囊の破損があり，後者はないことが多い。

b. 症状

水晶体囊の破損があるものでは，破損部から水晶体皮質の白濁がはじまる。一般に混濁は進行し，早いものでは数日のうちに水晶体全体に及ぶ。同時に水晶体皮質の膨化も進み，その小塊が囊の破損部から前房内に遊出することもある。眼球打撲によって生じる白内障は，眼瞼皮下や（眼）球結膜下の出血，前房内出血，虹彩離断を合併することがある。水晶体も脱臼や水晶体囊の破裂をみることもある。眼球打撲のあと，瞳孔領に一致して水晶体前面に褐色調の輪状混濁をみることがある。これを**ホッシウス輪** Vossius ring とよんでいる。

c. 診断

外傷の既往と臨床所見による。鉄片など微細な異物の飛入では，角膜や虹彩に飛入の跡をみることがある。

d. 治療

水晶体囊の破損があるものでは，早めに水晶体の除去を行う。破損のないものでは，手術適応は加齢白内障と同様である。瞳孔領の角膜に混濁がなく，他の合併症がなければ手術予後は一般に良好であるが，片眼性のため術後の屈折矯正にはコンタクトレンズまたは眼内レンズ挿入が行われる。

6. 併発白内障 complicated cataract

長期にわたるぶどう膜炎，網膜剥離など眼内病変に伴って水晶体の栄養障害をもたらし，白内障を発生することがある。眼圧や ERG，超音波検査などとその他の眼内所見を参考にして適応を決め，手術療法を行う。

7. 内分泌，代謝性など全身疾患に伴うもの

a. 糖尿病白内障 diabetic cataract

糖尿病者に白内障を生じることがある。若年者で両側性に進行するものもある。高齢者では加齢性との区別が困難である。**後囊下白内障** posterior subcapsular cataract をみることが多い。

b. その他の全身疾患に伴うもの

皮膚原性白内障 dermatogenic cataract としてアトピー性皮膚炎，強皮症，ウェルナー症候群 Werner syndrome がある。**アトピー性皮膚炎による白内障** atopic cataract の発症はアトピー性皮膚炎の増加とともに増えており，アトピー性皮膚炎は若年者の白内障の原因として最も重要な疾患で

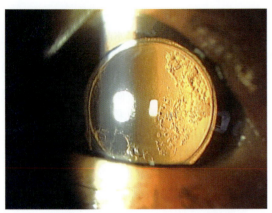

図 10-5　徹照法でみた後発白内障
後嚢の混濁が瞳孔中心部におよび，視力低下をきたした。

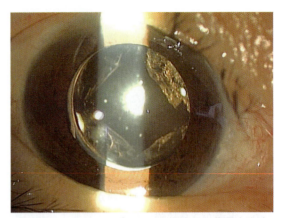

図 10-6　YAG レーザーにより開窓した後発白内障
後嚢切開により瞳孔中心部は透明となり，視力は改善した。

ある。アトピー性皮膚炎では網膜剥離を合併しやすいことから，白内障の手術治療も慎重に行う必要がある。

　副甲状腺機能低下症，ローエ症候群 Lowe syndrome やダウン症候群 Down syndrome などにも白内障を伴うことがある(→小児 p.342)。

　テタニー，ガラクトース血症，筋強直性ジストロフィ，ウィルソン病 Wilson disease の代謝性疾患も白内障を伴う。ウィルソン病では角膜のデスメ膜に銅沈着(カイザー・フライシャー輪 Kayser-Fleischer ring)(→角膜・強膜 p.120)のほかに，水晶体前嚢下に青緑色の花弁のような放射状の混濁がみられる。これをひまわり状白内障 sunflower cataract とよぶ。

8. 薬物白内障

ステロイド白内障 steroid cataract：副腎皮質ホルモンの長期にわたる全身投与で，両側性の後嚢下の皿状混濁を示す白内障をみる。膠原病などで長期にステロイドを用いている場合には，白内障は重要な合併症である。

9. 後発白内障　after cataract

　白内障手術後にフィブリン反応，水晶体上皮細胞の増殖が生じ発生する術後合併症で，膜状混濁を形成し，視力低下の原因となる。YAG レーザーによって後嚢を切開することにより混濁を除去できる(図 10-5, 6)。

10. その他

a. 放射線白内障 radiation cataract

　放射線エネルギーによって生じる白内障で，これは X 線や原爆などの被曝による。放射線を受けると，6 カ月から数年を経て後嚢下に白内障をみる。これは外眼部や眼内に対する照射による場合が多い。照射を受けるときは，鉛の入った保護義眼を装用させてその防止に努める。

b. 赤外線白内障(ガラス工白内障) infrared cataract (glassblower cataract)

　赤外線を長時間受けると，後嚢下にはじまる白内障をみる。硝子工に多い。予防には保護眼鏡を用いる。

4　水晶体偏位

　水晶体偏位 lens dislocation(図 10-7, 8)は先天性の位置異常，あるいは外傷による。

　先天異常は通常は両側性で，内上方へ偏位するものが多い。代表的なものに，**くも指症** arachnodactylia を伴う**マルファン症候群** Marfan syndrome (→全身病と眼 p.349)，**短身**，**短指症**を伴う**マルケサニ症候群** Marchesani syndrome(→全身病と眼 p.350)のほか，**ホモシスチン尿症**がある。

　水晶体偏位は打撲による眼外傷などでも起こり，ときに前房内や硝子体内に水晶体が脱臼する。

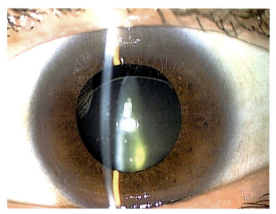

図10-7　下方に偏位した水晶体
水晶体赤道部が瞳孔から観察できる。

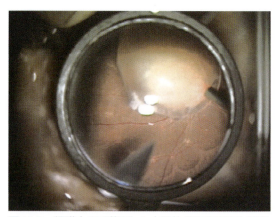

図10-8　網膜上まで落下した水晶体（硝子体手術中所見）
水晶体は（視神経）乳頭と黄斑部上にあり，手術により摘出する。

5　水晶体疾患の手術療法

水晶体疾患の手術治療は水晶体の除去と，水晶体の欠如によりもたらされる屈折異常の矯正である。水晶体を除去する方法と屈折矯正の手段は，疾患，基礎疾患，症例の背景などを考えて慎重に決定される。

1.　麻酔

小児の場合には全身麻酔で行うが，成人では球後麻酔，テノン嚢下麻酔，点眼麻酔のいずれかを用いる。瞬目麻酔を追加することもある。現在では球後出血のリスクがある球後麻酔は少なくなり，**テノン嚢下麻酔や点眼麻酔**が増加している。球後麻酔，テノン嚢下麻酔での麻酔薬は1〜2％リドカイン lidocaine（キシロカイン®）や1％塩酸ブピバカイン（マーカイン®）を用いる。点眼麻酔では4％リドカインを用いる。成人では局所麻酔下の顕微鏡手術となるため，術前の十分な説明と手術中のコミュニケーションが重要である。

2.　水晶体除去の方法

a.　水晶体超音波乳化吸引（術）phacoemulsification and aspiration（PEA）

水晶体後嚢を温存し，核と皮質のみを除去する方法である。成人白内障手術の多くはこの方法で行われる。手術は以下のように行われる。

1) 3mm前後の角膜切開または結膜切開と強角膜切開により前房に入る（図10-9）。粘弾性物質を前房に満たす（図10-10）。**粘弾性物質**は前房を深く保ち角膜を保護するために用いられる。
2) 前嚢を針または前嚢鑷子により円形に切除する（図10-11）。この後，嚢内に緩衝生理食塩水を注入し，核と皮質を分離する。
3) **超音波乳化吸引装置**により水晶体核を超音波振動で破砕しながら吸引する（図10-12a,b）。水晶体核は非常に大きいので，図のように分割し，小片にして乳化吸引する方法が一般的である。
超音波乳化吸引装置は水晶体の核の部分を超音波で砕き（乳化），吸引する。吸引-灌流装置は吸引のみを行う。両者とも前房内には眼内灌流液（BSS）を持続的に灌流し，前房が虚脱しないように吸引圧や流量を自動的にコントロールしながら吸引する。この装置の進歩が水晶体超音波乳化吸引術の安全性を高めた。
4) 吸引-灌流装置により水晶体皮質を吸引する（図10-13）。

b.　白内障嚢外摘出術 extracapsular cataract extraction（ECCE）

PEAと同様に水晶体後嚢を温存し，核と皮質のみを除去する方法である。成人白内障手術において，核が非常に硬く，超音波振動では破砕できないときに用いる方法である。PEAに比べ切開が大きくなり，術後乱視などには不利となる。手術は以下のように行われる。

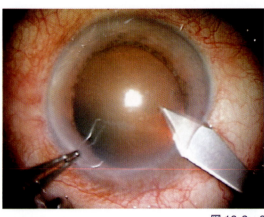 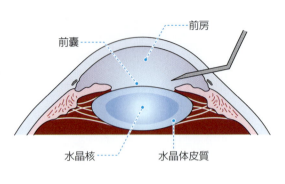

図10-9　3mmの角膜切開

水晶体超音波乳化吸引術では，まず角膜（あるいは強角膜）に小さな切開を行う。切開の大きさは術者によって異なる。斜めに切開を入れ，縫合しなくても眼圧により創が閉鎖するように行うことが重要である。

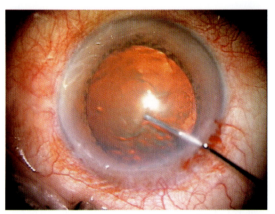 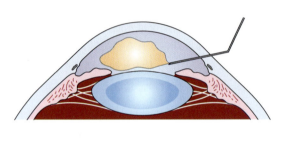

図10-10　粘弾性物質の前房注入

切開創よりヒアルロン酸ナトリウムを含む粘弾性物質を注入する。粘弾性物質は，透明で分子量が大きいゼリーのような物質である。これは前囊切開時に器具が角膜内皮細胞に接触し，内皮細胞が損傷することを防ぐ。

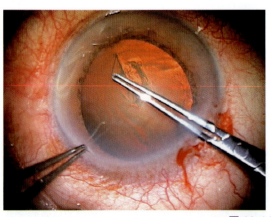 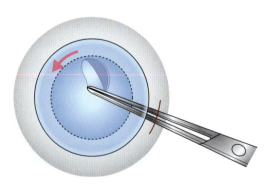

図10-11　前囊切開

粘弾性物質に満たされた前房に前囊切開用の器具を挿入し，前囊をまるく切開する。切開の大きさは，挿入する眼内レンズより少し小さめがよいとされている。

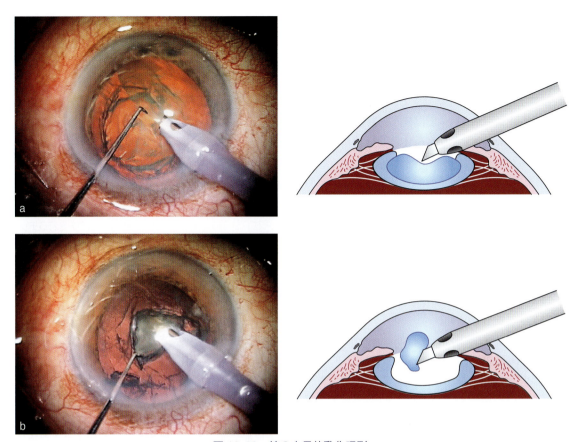

図10-12 核の水晶体乳化吸引
超音波乳化吸引装置を前房に入れて，超音波振動（40KHz）にて水晶体核を破壊し吸引する。前囊切開時に角膜保護のため用いた粘弾性物質はこの装置により吸引されるが，この装置は持続的に灌流液を前房内に灌流し，器械による内皮細胞損傷を防ぐ。しかし，核の乳化吸引が白内障手術のなかで最も危険な手技であり，核の破片による角膜内皮損傷，後囊破損，後囊破損に伴う水晶体核の硝子体腔内落下などの合併症が起こりうる。そのため核の処理にはいろいろな方法が考案されている。最近では図のように核を小片に分割して吸引する方法が主流である。

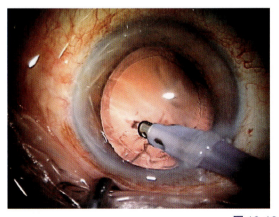
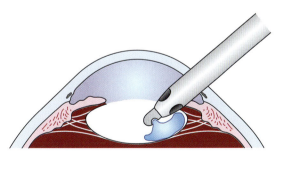

図10-13 皮質吸引
灌流と吸引のみを行う装置を前房に入れて，水晶体皮質を吸引する。超音波振動はなく，小さな孔から吸引のみを行う。皮質は水晶体囊に近いため，超音波乳化吸引装置を用いると後囊破損の危険が大きい。

1) 10〜15mm前後の角膜切開または結膜切開と強角膜切開により前房に入る。粘弾性物質を前房に満たす。
2) 粘弾性物質を前房に満たし，前嚢を針または前嚢鑷子により円形に切除する。この後，嚢内に緩衝生理食塩水を注入し，核と皮質を分離する。
3) 10〜15mmの創より水晶体核を圧迫により摘出する。
4) 創を閉鎖し，吸引-灌流装置により水晶体皮質を吸引する。

c. 水晶体吸引法

水晶体後嚢を温存し，水晶体を除去する方法である。若年者の白内障では核が柔らかいので(**軟性白内障**)，PEAと同様に前嚢を針または前嚢鑷子により円形に切除した後，吸引-灌流装置により水晶体皮質を吸引する。

d. 白内障嚢内摘出術 intracapsular cataract extraction (ICCE)

水晶体を嚢ごと摘出する方法である。PEAやECCEが盛んに行われる前はこの方法が主流であった。現在では水晶体後嚢を温存できないと思われる症例にのみ施行される。すなわち，毛様(体)小帯の脆弱や断裂のある症例である。手術は以下のように行われる。

1) 10〜15mm前後の角膜切開または結膜切開と強角膜切開により前房に入る。
2) 水晶体を冷凍チップで凍結凝固し，毛様(体)小帯を離断しながら摘出する。
3) 創を閉鎖する。

e. 経毛様体扁平部水晶体切除術 pars plana lensectomy (PPL)

ICCEと同様に水晶体を嚢ごと摘出する方法であるが，アプローチの手段が全く異なる。硝子体手術と同様に強膜から眼内に灌流を行い，硝子体側から硝子体カッターや超音波乳化吸引装置により水晶体を除去する。毛様(体)小帯の断裂や脆弱のため，水晶体が硝子体腔に落下している場合などがこの手術の適応となる。また小児の白内障では，嚢を温存すると嚢が混濁することが多いため，この方法を用いることがある。

f. 極小切開白内障手術

白内障手術に要する切開創の大きさは，手術の

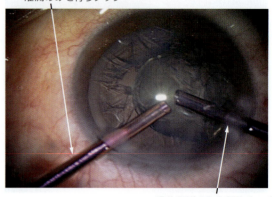

図 10-14　極小切開白内障手術
1.5mmの2つの切開創から眼内灌流と乳化吸引を別々に行う。

発展とともに縮小してきている。創が小さい方が術後乱視は少ない。また創が閉鎖しやすく，安全性は高い。水晶体全摘出には12〜15mmの切開を要したが，核のみを摘出し皮質を吸引する方法では8〜10mmとなった。1980年代後半から普及した超音波乳化吸引術では3mmの切開から手術可能であったが，眼内レンズを挿入するために創口を6mmまで拡大した。1990年代から広まった折り曲げ可能眼内レンズ(foldable IOL)を用いると，3mmの創口から眼内レンズが挿入できる。現在は3mmの切開から手術を行う。

しかし，さらに小さい創口から手術をする方法が開発された。これには2つの方法がある。一つは通常の超音波乳化吸引術チップの先を細くしたものを使い行う方法である。通常の超音波乳化吸引術と同様に，眼内灌流も乳化吸引もこの細い先端から行う。2.2mmの切開から手術可能である。手術手技は通常の超音波乳化吸引術と同じであるが，灌流液の供給量と吸引効率が低下するので注意を要する。もう一つは灌流と吸引を別々の器具で行う方法である。それぞれの器具の先端は1.5mm程度である。1.5mmの切開が2つ必要である(図10-14)。この方法では，操作が制限されるので手術手技の多少の変更が必要である。眼内レンズも3mm未満の創から挿入できるものが開発されている。これを極小切開白内障手術とよぶ。

3. 屈折矯正の手段

正視の症例の水晶体を摘出すると，方法の如何にかかわらず**術後は強度遠視**になる。これを矯正する手段として眼内レンズ挿入，コンタクトレンズ，眼鏡がある。

眼内レンズは，無水晶体眼に対する屈折矯正として，眼鏡，コンタクトレンズに比べ網膜像の拡大率も小さく，光学的に優れている。20歳以上の例に挿入することが多い。片眼白内障の手術例には極めて有用である。**眼内レンズ**には単焦点レンズのほかに多焦点レンズ，トーリックレンズも開発されている。眼内レンズが挿入されている眼を**眼内レンズ挿入眼（偽水晶体）** pseudophakia という。

a. 眼内レンズ挿入

成人の白内障手術ではほとんどの症例で眼内レンズが挿入される。PEA や ECCE では水晶体嚢が温存してあるので，その中に眼内レンズが挿入できる。

図 10-15～17 は PEA 後の眼内レンズ挿入である。まず水晶体嚢の中に粘弾性物質を入れる（図 10-15）。次に眼内レンズを挿入する（図 10-16）。ここでは**折りたたみ可能な軟性のレンズ**（アクリル製）を特殊なカートリッジに入れ，3mm 以下の切開創より挿入している。図 10-17 は挿入後の眼内レンズである。透明な部分が光学部であり，青色の部分は支持部である。嚢の一部が損傷している場合には，嚢の上に挿入することがある。この場合には水晶体は毛様体溝に固定される。嚢が存在しないときには毛様体溝に眼内レンズを縫着することもできる。

最近では，PEA と同時に軟性のレンズを挿入することが多い。3mm 以下の切開創から挿入できるため，術後乱視が軽減できる。

b. コンタクトレンズ

小児の片眼白内障では眼内レンズ挿入を行わず，コンタクトレンズで屈折矯正をすることが多い。これは眼内レンズ挿入を行っても，成長によって屈折が変化するためである。また成人でも，外傷などの原因で眼内レンズ挿入が行えない場合にはコンタクトレンズで屈折矯正をする。

c. 眼鏡

眼内レンズ挿入が行われる以前は，眼鏡によって無水晶体眼の屈折異常を矯正した。しかし，強い凸レンズを必要とするため，視野が狭くなるなどの不便さがあった。さらに片眼のみ手術した場合には不同視による不等像視のために眼鏡装用が困難であり，コンタクトレンズを必要とした。現在では眼鏡が用いられることは少ないが，眼内レンズ挿入が行われても，偽水晶体眼には調節機能がないため近業に眼鏡は必要である。

COLUMN ❶

眼内レンズの歴史

1949 年，イギリス人リドレイ Ridley が水晶体嚢外摘出後に眼内レンズを挿入したのが最初で，隅角支持型前房レンズ，虹彩支持レンズ，前房レンズを経て，現在の後房レンズになっている。隅角支持型前房レンズや虹彩支持レンズは慢性の虹彩炎を生じて水疱性角膜症を合併するため，現在は用いられていない。レンズの材質には，ハードコンタクトレンズと同じメタクリル樹脂（PMMA），小切開でレンズを折り曲げて挿入できるシリコーン樹脂やアクリル樹脂などがある（foldable lens）。

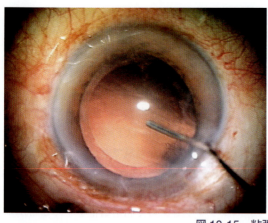 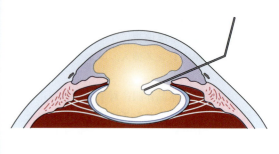

図 10-15　粘弾性物質の囊内注入
核と皮質を吸引した後には，粘弾性物質を囊内と前房に充満させる。確実に囊内に眼内レンズを固定するためであり，角膜内皮を保護することもできる。

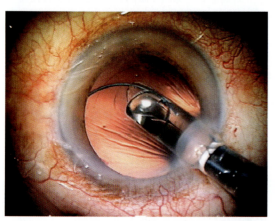 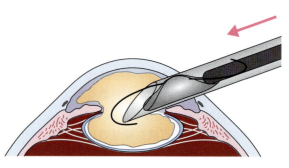

図 10-16　折りたたみ眼内レンズ囊内挿入
軟性の眼内レンズを小さく折り畳み，カートリッジにいれ囊内に挿入する。折り畳むことにより，小さな切開創（この場合3mm）から十分な大きさのレンズ（6mm）が挿入できる。

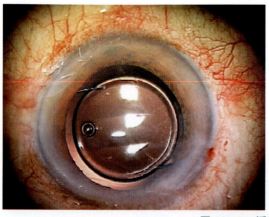 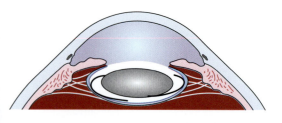

図 10-17　挿入後の眼内レンズ
眼内レンズ挿入後，粘弾性物質は除去される。眼内レンズは水晶体囊の中に固定されている。創は無縫合で閉鎖するのがのぞましい。

多焦点眼内レンズ　　COLUMN❷

通常の眼内レンズは単焦点眼内レンズであり，ある1点にピントが合うレンズである。ピントが合う距離以外を見たいときは眼鏡が必要となる。遠くが見えるような度数の単焦点眼内レンズを挿入した患者は，運転やゴルフは眼鏡なしでよいのだが，近くの字を読みたいときは近用眼鏡（いわゆる老眼鏡）が必要となる。これに対して，複数の点にピントが合うようにデザインされたのが多焦点眼内レンズである。白内障手術でこのレンズを挿入すれば，遠くも近くも眼鏡なしでピントが合う。

多焦点眼内レンズには，レンズ光学部が遠用と近用度数で交互に並んでいる屈折型と，回折現象により入射光を遠用と近用に配分する回折型がある。若年者の水晶体のように屈折を変化させ遠近にピントを合わせるのではなく，特殊なデザインで入射光を遠近の2つに分けるためコントラスト感度は低下する。視野障害，黄斑変性症などの網膜硝子体疾患，角膜混濁がある場合は適応とならない場合が多い。また，遠くの像と近くの像が同時に見えるために慣れる必要がある。2007年に厚生労働省の承認を受け，2008年7月に先進医療として承認されている。

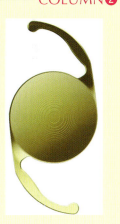

トーリック眼内レンズ　　COLUMN❸

トーリック眼内レンズは，眼鏡のように乱視矯正することができる眼内レンズである。2009年に日本でも承認され，通常の単焦点眼内レンズと同様に保険適用としての手術が受けられる。トーリック眼内レンズで矯正できる乱視の範囲は－0.75D～－4.0Dであり，このレンズにより白内障と同時に角膜乱視も治すことができるようになった。角膜不正乱視は矯正できない。手術前に角膜乱視の精密な検査が必要であり，乱視の角度に合わせて手術時に眼内レンズを固定する必要がある。最近ではトーリックの多焦点眼内レンズも認可された。

国試過去問題によるアプローチ●水晶体疾患

【第97回 A-9】
60歳の女性。3年前から徐々に視力が低下したため来院した。視力は右0.6（矯正不能），左0.5（矯正不能）。両眼ともに眼底に異常はみられない。前眼部の写真を示す。異常がみられるのはどれか。
 a. 角膜　　b. 前房　　c. 瞳孔
 d. 水晶体　e. 硝子体

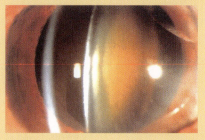

● 解説　　角膜，前房，虹彩には異常所見はみられない。水晶体核が混濁しており，核白内障が存在する。眼底には異常所見はないこと，視力が徐々に低下していることなどから，視力障害の原因は白内障と考えられる。この前眼部スリット写真で異常がみられるのは水晶体である。

【第99回 H-27】
12歳の女児。2週前から右眼の視力の変動があり来院した。右眼の前眼部写真を示す。考えられるのはどれか。
 a. Hunter 症候群
 b. Marfan 症候群
 c. Sturge-Weber 症候群
 d. von Recklinghausen 病
 e. Wilson 病

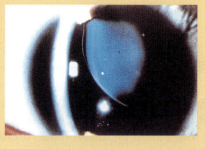

● 解説　　Hunter 症候群は X 染色体劣性遺伝の II 型ムコ多糖症であり，網膜色素変性（症）を伴うが，角膜病変はない。Marfan 症候群はくも指症，長身を伴う常染色体優性遺伝の結合織疾患であり，水晶体偏位を伴う。Sturge-Weber 症候群は母斑病であり，顔面の血管腫，先天緑内障，網膜，脈絡膜血管腫を生じる。von Recklinghausen 病も母斑病であり，顔面に神経線維腫を生じる。Wilson 病は先天銅代謝異常であり，角膜デスメ膜にカイザー・フライシャー輪を生じ，水晶体にはひまわり状白内障を起こす。写真では水晶体は偏位がみられるので答えは b である。

【第107回 G-25】
白内障手術の術前に，眼内レンズの度の決定のために，角膜曲率測定の他に行う検査はどれか。
 a. 隅角検査　　b. 暗順応検査　　c. 眼軸長検査　　d. 蛍光眼底造影
 e. 両眼視機能検査

● 解説　白内障手術で使用する眼内レンズの度数は，角膜の屈折（角膜曲率半径），眼軸長（角膜から黄斑部中心窩までの距離），眼内レンズ固有の定数で計算することが多い。計算方法にはSRK，SRKII，SRK/T，Holladayなど色々な式がある。また患者のライフスタイルも重要であり，手術前に近視であった眼は近視にする。また片眼のみ手術する場合には，不等像視が起きないように手術しない方の眼の屈折に合わせる。

【第110回 A-9】

白内障手術後，2年経過して術眼の霧視を訴える患者の細隙灯顕微鏡写真（徹照像）を図に示す。
　　認められるのはどれか。
　　a. 角膜白斑　　b. 角膜後面沈着物
　　c. 前房蓄膿　　d. 後発白内障
　　e. 硝子体混濁

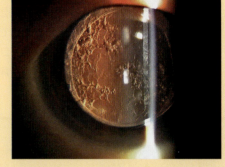

● 解説　この前眼部写真は図10-5と同様に細隙灯による徹照法によって撮られたもので，眼底からの反射で前眼部を観察した像である。この写真では角膜は透明に見え，白斑や後面沈着物は確認できない。前房蓄膿は通常下方に白色のニボー neveau としてみられるが，これも確認できない。前眼硝子体の混濁は細隙灯でも観察できるが，これもみられない。円形の前嚢の混濁のすぐ後ろには眼内レンズがあり，その後ろには後嚢があるが，これが混濁している。手術後2～3年で50％近い患者に後発白内障が発症する。

【第110回 H-18】

白内障の初期にみられる症状はどれか。
　　a. 虹視
　　b. 小視
　　c. 羞明
　　d. 飛蚊症
　　e. 視野狭窄

● 解説　視機能に関連のある症状は第2章の2項にまとめられている。虹視症は急性緑内障発作や角膜上皮の異常で起こる。小視症は黄斑浮腫，中心性網脈絡膜症でみられる。視細胞が遠心方向に移動するためとされる。黄斑上膜では求心方向に移動し，大視症がみられる。飛蚊症は硝子体の混濁を来す疾患でみられるが，眼疾患がなくても生理的な飛蚊症もみられる。視野狭窄は緑内障，網膜剥離，網膜色素変性（症）などで起こる。羞明は瞳孔が散大した場合や白内障などにより眼内で光が散乱した場合にみられる。

【第97回 A-9】正解 d　【第99回 H-27】正解 b　【第107回 G-25】正解 c　【第110回 A-9】正解 d
【第110回 H-18】正解 c

第11章
緑内障

> **ESSENCE**
> 緑内障は，緑内障性視神経症とよばれる視神経の特徴的な異常を有することで定義される。臨床的には，視神経乳頭形状（構造）と視野（機能）の異常で診断される。緑内障の治療としては視神経症の進行防止が重要である。このための手段として主に眼圧コントロールが，薬物療法，レーザー療法，手術療法を用いて，病態に応じて行われる。日本人の緑内障有病率は5%であり，そのうち正常眼圧緑内障が最多である。

1 緑内障の定義

緑内障 glaucoma は，**緑内障性視神経症** glaucomatous optic neuropathy（GON）とよばれる視神経の特徴的な構造的・機能的異常をきたす疾患として定義される。緑内障は歴史的には眼圧異常（眼圧上昇）を最大の特徴とする疾患としてとらえられてきたが，現在では眼圧上昇は緑内障を発症進行させる最も確実な要因にすぎないと考えられている。ただし，眼圧下降はすべての病型において有用性が証明されている，確立された緑内障の治療法である。

2 緑内障性視神経症とその検査

1. 緑内障性視神経症

緑内障性視神経症の本態は，**網膜神経節細胞の細胞死**と**軸索障害**である。ごく初期には臨床検査で検出できない軽度の細胞死と軸索障害が生じ，しばらくすると網膜と視神経に初期形態変化が出現する（この時期は**前視野緑内障** preperimetric glaucoma ともよばれる）。病理学的には，**篩状板** lamina cribrosa（L）の眼球後方への偏位・変形と，（視神経）乳頭を構成する全組織の非選択的な喪失を特徴とする。臨床的には，（視神経）乳頭と網膜神経線維層の構造的障害（視神経構成成分の消失）と，それらに対応する機能的障害（視野障害，視力障害など）を生じる。（視神経）乳頭の基本的な構造的障害は辺縁部の狭細化であり，網膜には網膜神経線維層欠損を生じる（図 11-1）。機能的障害は主に**視野障害**の形で現れ，視野変化には基本的な進行様式がある。視力は固視点の視野が保たれている限り保たれるが，固視点近傍の視野進行に伴い低下し，最終的には失明に至る。

2. 視神経検査

眼底検査で観察可能な緑内障の形態的変化は，（視神経）乳頭では（視神経）**乳頭辺縁部** rim の**狭細化**である。これは狭細化とともに，**（視神経）乳頭陥凹** cupping **の拡大**，**切痕** notching，**皿状変化** saucerization，**ラミナドットサイン** laminar dot sign，**網膜血管の鼻側シフト** nasal shift などで現れる。辺縁部狭細化には，局所的変化（通常は耳下側ないし耳上側に初発）と乳頭全体にほぼ均一に起こる変化が混在する。**線状出血** splinter hemorrhage を認めることもある。さらに視神経周囲の網膜所見としては，**網膜神経線維層欠損** nerve fiber layer defect（**NFLD**），（視神経）**乳頭周囲網脈絡膜萎縮** parapapillary chorioretinal atrophy（**PPA**）がある（図 11-2）。

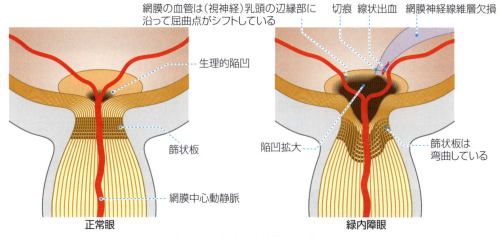

図 11-1 （視神経）乳頭部の模式図
正常眼では篩状板は層状に並んでいる。乳頭の硝子体寄りには生理的陥凹が認められる。緑内障眼では篩状板は変形・弯曲し，（視神経）乳頭陥凹拡大などの緑内障性変化を認める。

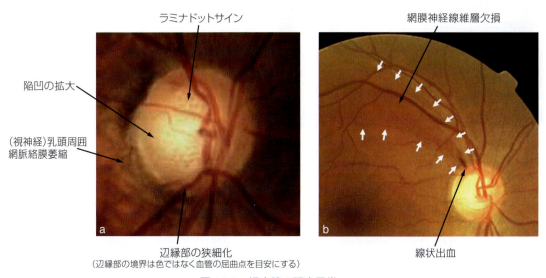

図 11-2 緑内障の眼底異常
a. （視神経）乳頭。緑内障では視神経の陥凹が拡大し，辺縁部が狭くなる。一般的に，垂直方向で陥凹/乳頭径比（C/D 比）が 0.7 以上の割合は正常者では 1～2%にすぎない。篩状板の蜂の巣様の構造が部分的に観察される（ラミナドットサイン）。
b. 網膜神経線維層欠損。網膜神経線維層欠損（白矢印の領域）は緑内障眼に特徴的な変化の一つ。（視神経）乳頭の局所性変化である辺縁部狭細化や陥凹の拡大と対応していることが多い。本例では線状出血も認める。

緑内障の歴史—地中海のブルー COLUMN❶

　緑内障という疾患についての記載は，文献的にはすでに紀元前 4～5 世紀にみられる。有名なヒポクラテスが，「瞳孔が地中海の色になると視力が障害されて，多くの場合，引き続いて他眼の失明が生じる」と執筆したのが緑内障に関する最初の記載であると考えられている。「地中海の色」というのはとても詩的な表現であるが，眼圧と緑内障の関係も知られていなかった当時，失明が不可避の眼疾患であったに違いない。緑内障が眼圧と関連する視神経の疾患であるという概念が出現するのは，なんと紀元 19 世紀に入ってからであるから，二千数百年の歳月が必要であったことになる。さらに近年，視野評価や眼底画像診断が進歩したことで緑内障性視神経症の概念が確立し，多因子性疾患としての緑内障という認識が一般化された。

陥凹の拡大は**陥凹/乳頭径比** cup-to-disc ratio（**C/D比**）として表され，水平・垂直方向のC/D比から0.9(H)×1.0(V)などと表現される。網膜神経線維層は無赤色光を用いることにより，より精確に観察することができる。

近年，コンピュータが内蔵された**光干渉断層計** optical coherence tomograph（**OCT**）（図11-3）などの画像解析装置により，（視神経）乳頭陥凹の面積や容積，網膜神経線維層などを多面的に測定できるようになった（図11-4, 5）。

3. 視野検査

視野検査には動的検査と静的検査があるが（→解剖 p.44），緑内障においては固視点から20〜30°以内に視野変化が出現しやすいため，この領域を精密に測定可能な静的検査が多用される。とくに静的検査は緑内障早期の機能異常検出に有用である。

緑内障の進行に伴い視野異常が進行する。初期にはブエルム領域（緑内障の異常が初発しやすいとされる固視点から5〜20°離れた網膜部位）の感度低下（**ブエルム暗点** Bjerrum scotoma ないし**弓状暗点**）や**鼻側階段** nasal step を生じる（COLUMN①参照）。視野内部の障害がしだいに鼻側に進展し，ついには外部に連続する（**鼻側穿破**）。さらに固視点周囲の視野と耳側視野が分離し，その後，両者はしだいに狭くなる。そして，固視点近傍の視野進行に伴い中心視力を失う（図11-6, 7）。

緑内障における視野検査の目的は，診断，鑑別診断，管理である。緑内障の診断にあたっては，眼底異常と視野異常が対応していることが重要な鑑別点となる。網膜神経線維層の走行を理解して，また頭の中で（視神経）乳頭と網膜を水平線に対し

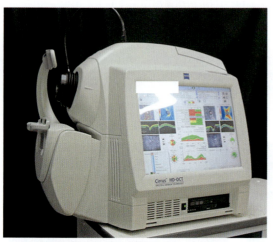

図11-3　光干渉断層計（OCT）の外観
被検者は左側から装置をのぞき込み検査を受ける。

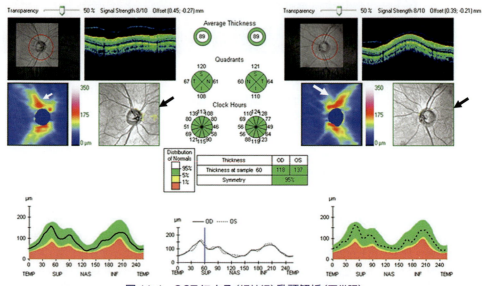

図11-4　OCTによる（視神経）乳頭解析（正常眼）
網膜神経線維層（RNFL）厚マップで乳頭上下に赤と黄色からなる部分（白矢印）が見え，これはRNFLが正常な厚みであることに対応する。正常なため deviation map（黒矢印）はほぼ灰色である。deviation mapは正常からのズレを可視化したもので，異常があるとピンクと黄色で表示される（図11-5参照）。下の部分は乳頭周囲のRNFL厚の正常値（緑の部分），異常値（赤），実測値（右眼 実線，左眼 点線）を示す。

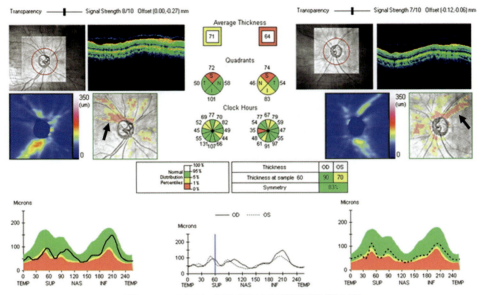

図 11-5　OCT による(視神経)乳頭解析(緑内障)

正常眼(図 11-4)と比較すると,網膜神経線維層(RNFL)厚マップで赤と黄色からなる部分が減少し,RNFL が薄いことを示している。Deviation map では異常を示すピンクと黄色の部分がある(矢印)。

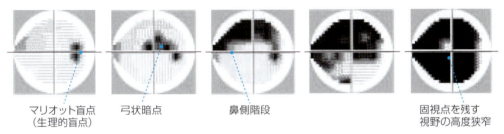

マリオット盲点　　弓状暗点　　鼻側階段　　　　　　　　固視点を残す
(生理的盲点)　　　　　　　　　　　　　　　　　　　　視野の高度狭窄

図 11-6　緑内障の視野変化(静的視野;右眼)

緑内障眼では,初期にブエルム領域に暗点・沈下が出現して,徐々に拡大して弓状暗点に進行する。黄斑より外側(耳側)の網膜では,水平線付近で(視神経)乳頭の上方と下方に由来する神経線維が接している。(視神経)乳頭の上方または下方で緑内障性変化が生じるとき,耳側網膜の水平線を境に上下で視野感度差が生じる。このため鼻側階段とよばれる視野変化が生じる。進行期には分離された固視点が残るが,最終的にはこれも喪失して失明に至る。

て鏡像にすることで,眼底所見から視野が大まかに推定できる。

4. 緑内障の危険因子

眼圧は,緑内障の発症,進行に関わる最も重要な危険因子ではあるが,それ以外の因子の関与も知られている。眼圧非依存性危険因子としては,緑内障の家族歴,加齢,近視,遺伝子,角膜の薄いこと,免疫,心臓循環器系疾患や糖尿病の既往などがあげられている。

鼻側階段は誤訳?　　COLUMN ❷

日本語文化圏で医療を実践するためには,欧米語からの翻訳が欠かせない。明治の先人達は苦労したに違いない。

緑内障性視野異常の代表である「鼻側階段」はぴんとこない訳語である。これは nasal step に相当する。図 11-7 の 2 で,I-4 視標で測定したイソプターの鼻側部分が水平経線とほぼ重なり,横から見た踏み段(step)のように見えることからの命名である。これを「階段」と訳したのは誤訳のようである。逆にうまい訳と感心するのは limbus に対する「輪部」(→解剖 p.4)。limbus の音の感じを残しつつ,同部位の丸い構造を想像させている。

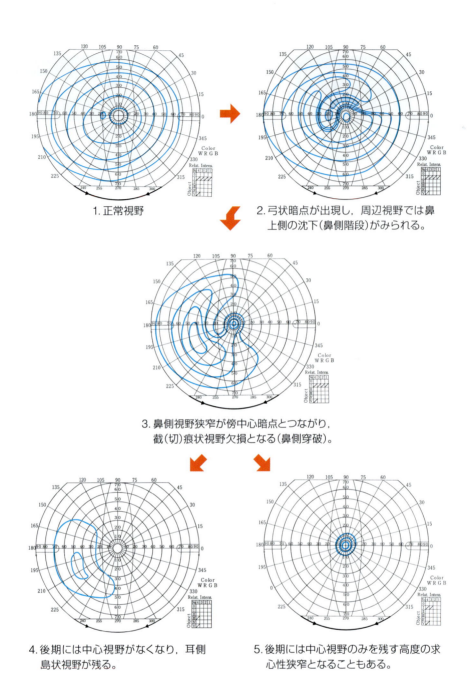

図11-7 緑内障の視野変化(動的視野；左眼)
1から2, 3の順に進行し，後期には4または5となる。さらに進行すると光覚なしとなる。

3 緑内障における眼圧の重要性とその検査

1. 眼圧

眼圧 intraocular pressure(**IOP**)は臨床的に最も重要な緑内障の危険因子であり，緑内障治療のほとんどは眼圧を下降させることを短期的な目標としている。眼球は，強靭な結合組織で構成される角膜・強膜の眼球壁で構築されているが，その眼球形状を維持しているのが眼圧である。眼球内には，眼内液である房水(場所により前房水と後房水

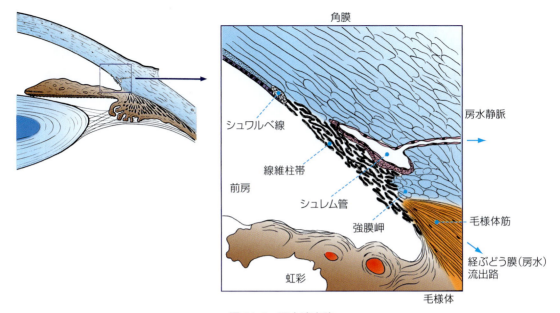

図 11-8　房水流出路
主経路（線維柱帯経路）：線維柱帯→シュレム管→集合管→上強膜静脈
副経路（ぶどう膜強膜流出路）：虹彩・毛様体→脈絡膜上腔→強膜

に大別され両者を併せて房水と総称）に加えて，水晶体，硝子体，網膜，ぶどう膜などの眼内組織が存在する。生理的条件下で，眼圧を主に決定しているのは房水の産生と流出のバランスである。緑内障眼では，房水の流出障害によって眼圧が異常高値になっていることが多い。

　眼圧の正常値は，正常眼の眼圧を統計学的に処理して求められる。わが国の疫学調査によると，40歳以上の健常眼における平均眼圧（±標準偏差）は 14.5（±2.5）mmHg である。「平均値±標準偏差の2倍」を統計学的な正常範囲とみなすと，日本人の正常眼圧範囲は 10〜20mmHg である。緑内障の有病率は眼圧が高いほど高くなる。また緑内障眼の視神経症も，眼圧が高いほど進行しやすくなる。そのため，緑内障の治療においては，積極的な眼圧下降により視神経症の進行を抑制することが重要である。

2. 房水の動態

　房水 aqueous humor は，生理的な条件において毛様体突起部で産生されて，後房に入り，瞳孔を経て前房に至る。前房においては，虹彩と角膜をつなぐ隅角から流出される。房水の 80〜95％は**線維柱帯** trabecular meshwork を経て，**シュレム管** Schlemm canal → **集合管** collector channel → **上強膜静脈** episcleral vein に流れていくため，この経路を**主経路** conventional outflow，もしくは**線維柱帯経路** trabecular outflow という。他方，房水の 5〜20％は虹彩・毛様体を経て，組織間隙を通って脈絡膜上腔から強膜に至るため，これを**副経路** unconventional outflow，もしくは**ぶどう膜強膜流出路** uveoscleral outflow と称する（図 11-8）。

　生理的条件下における房水流出抵抗は，主としてシュレム管内壁 inner wall と傍シュレム管領域 juxtacanalicular region にある。眼圧と上強膜静脈内圧（8〜10mmHg）の圧差は流出抵抗に由来している。緑内障の眼圧異常は，この流出抵抗が異常値を示すことで生じる。原発開放隅角緑内障では，線維柱帯からシュレム管に異常流出抵抗が生じていると推測されている。続発緑内障では，原因疾患によって眼圧上昇のメカニズムは多彩である。例えば，糖尿病網膜症や網膜静脈閉塞症でしばしば生じる血管新生緑内障では，線維柱帯上に線維血管性増殖組織が進展することで異常な房水流出抵抗が生じる。

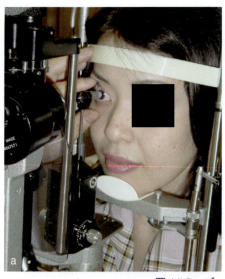
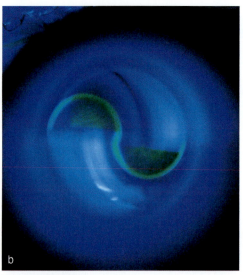

図 11-9　ゴールドマン圧平眼圧計
a. 代表的な圧平眼圧計。細隙灯顕微鏡に取り付け，座位で測定する。点眼麻酔のうえフルオレセインを点入し，ゴールドマン眼圧計のプリズム圧平面で角膜を圧平する。
b. ゴールドマン圧平眼圧計による測定。検者はブルーフィルターを通した照明を用いて圧平面を顕微鏡で観察すると，上下に分かれた半円状の緑のフルオレセインの輪が見える。この写真のように上下の内輪が重なったときの値を眼圧値とする。

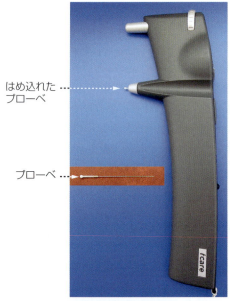

図 11-10　icare 眼圧計
本体上部の 2 番目の突起部にプローベ（組込み図）がはめ込まれている。測定時にはプローベが軽く角膜に当たり，その跳ね返り方から眼圧が測定される。ほとんど自覚しないうちに検査が終わるので小児にも適する。

3. 眼圧検査

　眼圧計は測定原理から**圧平眼圧計** applanation tonometer と**圧入眼圧計** indentation tonometer に大別されるが，現在では，後者はほとんど使用されない。
　ゴールドマン圧平眼圧計 Goldmann applanation tonometer（図 11-9）は代表的な圧平眼圧計で，現在，臨床上広く使用されている。測定は細隙灯顕微鏡を用いて座位で行う。点眼麻酔のうえフルオレセインを点入し，プリズム圧平面を被検者の角膜中央部に接着させる。青色の励起光で観察しながら，上下の緑色のフルオレセインリング（半円）の内側縁が上下で一致する（直径 3.06mm の円に相当）まで，眼圧計のドラムを回してプリズム圧平面を加圧する。そのときの目盛の 10 倍が眼圧（mmHg）となる。測定原理は，可塑性のある球体を固い平板で圧した場合，平板上に一定面積の円を生じ，円の面積（A），外から押す力（W），球体内圧（P）との間に P ＝ W/A で表される関係が成り立つというアンベール・フィック Imbert-Fick の法則である。ゴールドマン圧平眼圧計は，この面積 A を一定（直径 3.06mm）にしているため，

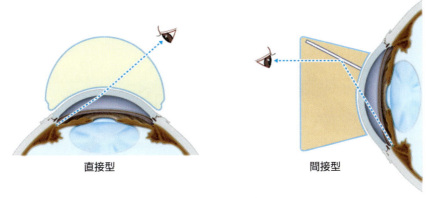

図 11-11　隅角鏡
直接型は凸レンズ式で仰臥位で用いるが，間接型は鏡面式で座位で用いる。

Wを測ることで眼圧を知ることができる。

その他の眼圧計として，空気を噴射して角膜を変形させ，その圧平に要する速度から眼圧を測定する**非接触眼圧計** noncontact tonometer や，小型軽量で体位に関係なく使用可能な **TonoPen™眼圧計**，小児にも使いやすい **icare眼圧計**（図11-10）などがある。

4. 隅角検査

隅角は房水の流出路として重要な部位である。緑内障診療における隅角検査は，過去，現在および将来に眼圧を上昇させうる隅角異常があるか否かを知る目的で行われ，緑内障の病型分類や病状の把握に不可欠である。隅角は，通常では角膜面での光の全反射のため眼外から観察し得ないが，隅角鏡により観察することができる。点眼麻酔のうえ，角膜と隅角鏡の間を適当な粘稠液（エチルセルロース）または生理食塩水で満たして，角膜面に装着し観察する。

a. 隅角鏡 goniolens

隅角鏡には大別して2種類がある。一つは**直接型隅角鏡**で，凸レンズ式であり，通常仰臥位で拡大鏡または手持ち細隙灯顕微鏡を用いて直視下に検査する。これは広範囲の観察に適している。もう一つは**間接型隅角鏡**で，隅角像を鏡で反射させて，細隙灯顕微鏡を用いて座位で観察する（図11-11）。

b. Van Herick 法

隅角鏡を用いずに隅角開大度を簡便に推定する方法である。細隙灯顕微鏡で細隙光を60°の角度で周辺部角膜にあてる。周辺前房深度が角膜厚の1/4以下であると狭隅角眼の可能性がある。

c. 隅角分類

緑内障の診療上，隅角が広いか狭いか（開大度）は重要な所見であり，閉塞する可能性や危険性があるかどうかを判定することができる（図11-12）（TOPICS参照）。代表的な隅角開大度分類に**シェイファー** Shaffer **分類**がある。これは虹彩面と角膜裏面とのなす角度を推定し，隅角の広狭を分類する方法である。角度が20～45°の場合は広隅角〔grade 3～4〕，約20°の場合は狭隅角（軽度）〔grade 2〕，約10°の場合は狭隅角（高度）〔grade 1〕，線維柱帯が見えない0°の場合は閉塞隅角〔grade 0〕と分類される（表11-1）。

ほかの異常隅角所見として結節，色素沈着，**周辺虹彩前癒着** peripheral anterior synechia（**PAS**）（図11-13），新生血管，**虹彩根部の高位付着** high insertion などがある。

4　緑内障の分類

緑内障は，1. 原発開放隅角緑内障（広義）primary open angle glaucoma，2. 原発閉塞隅角緑内障 primary angle closure glaucoma，3. 続発緑内障 secondary glaucoma，4. 小児緑内障 childhood glaucoma に分類される（表11-2）。

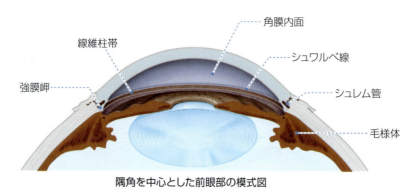

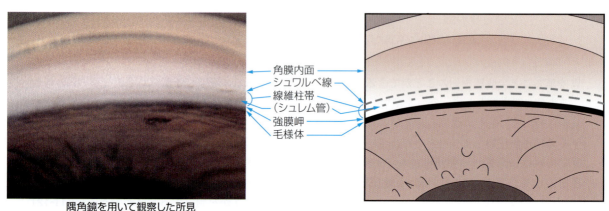

隅角鏡を用いて観察した所見
下端に瞳孔の一部が見え，下半の褐色の虹彩の根部に隅角が見えている。

図11-12　正常眼の隅角所見

超音波生体顕微鏡 ultrasound biomicroscope（UBM）と 前眼部光干渉断層計 anterior segment-optical coherence tomograph（AS-OCT） ──TOPICS

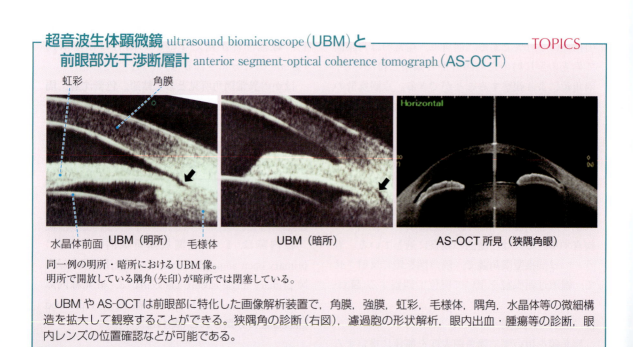

同一例の明所・暗所におけるUBM像。
明所で開放している隅角（矢印）が暗所では閉塞している。

　UBMやAS-OCTは前眼部に特化した画像解析装置で，角膜，強膜，虹彩，毛様体，隅角，水晶体等の微細構造を拡大して観察することができる。狭隅角の診断（右図），濾過胞の形状解析，眼内出血・腫瘍等の診断，眼内レンズの位置確認などが可能である。

表11-1 シェイファー分類

grade	隅角の状態	およその角度	臨床的意義
3～4	広隅角	20～45°	隅角は閉塞しない
2	軽度の狭隅角	20°	隅角閉塞が起こる可能性あり
1	高度の狭隅角	10°	隅角閉塞がいずれ起こる
0	完全あるいは部分的な隅角閉塞	0°	隅角閉塞が起こっている

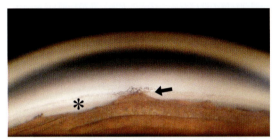

図11-13 隅角鏡検査による周辺虹彩前癒着（矢印）の所見
＊はシュレム管の位置

表11-2 緑内障の分類

1. 原発開放隅角緑内障（広義）
   a. 原発開放隅角緑内障
   b. 正常眼圧緑内障
2. 原発閉塞隅角緑内障
   a. （狭義の）原発閉塞隅角緑内障
   b. プラトー虹彩緑内障
3. 続発緑内障
4. 小児緑内障
   a. 原発先天緑内障
   b. 若年開放隅角緑内障
   c. 先天眼形成異常に関連した緑内障
   d. 先天全身疾患に関連した緑内障
   e. 後天要因による緑内障

1. 原発開放隅角緑内障（広義）

原発開放隅角緑内障（広義）は，狭義の**原発開放隅角緑内障**と**正常眼圧緑内障** normal tension glaucomaで構成されている。両者は正常隅角で緑内障性視神経症を有するという共通の特徴をもち，相違は眼圧値だけである。緑内障性視神経症発症の過程で眼圧が正常範囲よりも高値を示すものが狭義の原発開放隅角緑内障であり，眼圧が常に正常範囲内にとどまっているものが正常眼圧緑内障である。正常眼圧緑内障は日本人の緑内障の約70％を占めるとされている。正常眼圧緑内障に対しても眼圧下降治療はきわめて有効である。また，眼圧は高いものの，緑内障性視神経症の認められない症例を高眼圧症 ocular hypertensionとよぶ。

2. 原発閉塞隅角緑内障

原発閉塞隅角緑内障には，相対的瞳孔ブロックによる狭義の**原発閉塞隅角緑内障**に加えて，**プラトー虹彩緑内障** plateau iris glaucomaとよばれる病態が含まれる。プラトー虹彩緑内障では虹彩根部の解剖学的異常のため，散瞳により隅角閉塞を生じる。

水晶体の厚み増大・相対的位置異常は相対的瞳孔ブロックを増大させるが，この水晶体因子を原発閉塞隅角緑内障発症の独立したメカニズムと考える説もある。

相対的瞳孔ブロック relative pupillary blockとは，水晶体の相対的位置異常と浅前房に伴い，後房圧が前房圧を上回ることで虹彩周辺部が隅角に向けて圧排され，隅角閉塞をきたす機序を指す（図11-14）。原発閉塞隅角緑内障は視神経障害を有する症例に限って使用される用語であり，原発閉塞隅角緑内障と同様の相対的瞳孔ブロックによる眼圧上昇機序を有しながら視神経障害をきたしていない症例は**原発閉塞隅角症** primary angle closureとよばれる。

緑内障の急性発作（図11-15）とは，原発閉塞隅角緑内障，原発閉塞隅角症のうち眼圧上昇が急激に起こる一病型であり，**眼痛** ocular pain，**頭痛** headache，**霧視** blurred vision，**悪心** nausea，**嘔吐** vomitingなどを生じる急性状態を指す。発作時の

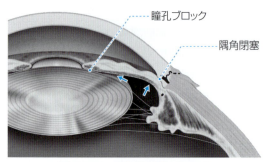

図 11-14　相対的瞳孔ブロック

水晶体が相対的に角膜寄りにあると，虹彩も角膜に寄ることになる。このときには，虹彩を水晶体方向に押し付けるベクトルが生じる。房水が瞳孔を通過する際にはこのベクトルを排する力を要するため，後房圧が前房圧を上回ることになる。このため虹彩周辺部が隅角に向かって押し付けられる。これが相対的瞳孔ブロックとよばれる隅角閉塞が生じる機序である。

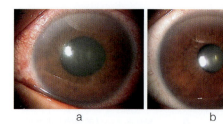

図 11-15　緑内障急性発作

眼科救急の代表疾患の一つ。眼球結膜の充血，毛様充血(角膜周囲結膜のけばだって見える充血)，角膜浮腫(角膜全体)による角膜混濁，散瞳が認められる。同一症例の発作眼(a)と非発作眼(b)。頭痛，悪心・嘔吐などのため，全身疾患と誤られることがあり，注意を要する。

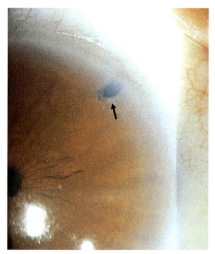

図 11-16　レーザー虹彩切開術

虹彩周辺部にレーザー(Nd-YAG レーザーなど)で小孔(矢印)を穿つと，図 11-14 に示す相対的瞳孔ブロックが解除され，隅角が開放する。

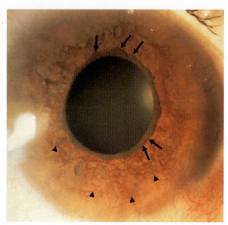

図 11-17　血管新生緑内障

虹彩の新生血管(矢頭)，ぶどう膜外反(瞳孔縁で虹彩の色が濃くなっている所見：矢印)が観察できる。

眼所見としては著しい高眼圧(40〜80mmHg)，結膜充血，角膜上皮浮腫，浅前房，隅角閉塞，中等度散瞳，虹彩の前方膨隆，虹彩萎縮がある。この状態を放置すると視神経症が急速に進行して，数日で失明に至ることがある。

緑内障急性発作に対しては直ちに 1〜2％ピロカルピン頻回点眼を行うとともに，高浸透圧薬(マンニトールなど)の点滴注射などで急速な眼圧下降を図る。強い頭痛，眼痛に対しては鎮痛薬，鎮静薬の投与を行う。次いで，原則としてレーザーによる**虹彩切開術** laser iridotomy(図 11-16)または水晶体摘出術などの手術療法を行う。

3. 続発緑内障

続発緑内障はほかの眼疾患，全身疾患，あるいは薬物使用が原因となって眼圧上昇が生じる緑内障であり，多彩な病型が含まれる。代表的な病型として**落屑緑内障** exfoliation glaucoma，**ぶどう膜炎に伴う緑内障**，**血管新生緑内障**(図 11-17)，**ステロイド緑内障**などがある。落屑緑内障では，落屑物質とよばれるフケ状の物質が線維柱帯に沈着し，房水流出障害をきたす。ぶどう膜炎に伴う緑内障の病態はさまざまで，線維柱帯の炎症による開放隅角機序による眼圧上昇，周辺虹彩前癒着や瞳孔ブロックによる閉塞隅角機序による眼圧上昇

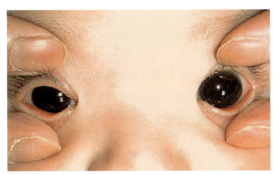

図 11-18　原発先天緑内障
隅角の先天的な発育異常による緑内障で，角膜が異常に大きいことが特徴である（左眼）。

などを認める。**ステロイド緑内障**では，主に局所投与された副腎皮質ステロイド薬により，線維柱帯の房水流出機能不全を生じて眼圧が上昇する。

4. 小児緑内障

小児緑内障は，従来は先天緑内障や発達緑内障と呼称されていた病型である。さらに原発先天緑内障，若年開放隅角緑内障 juvenile open angle glaucoma，先天眼形成異常に関連した緑内障，先天全身疾患に関連した緑内障，後天要因による緑内障に細分類される。原発先天緑内障（図 11-18）では先天異常が隅角に限局されており，角膜径拡大，角膜浮腫，角膜混濁などの病態を呈する。

5. 緑内障の疫学

わが国における疫学研究によって，わが国における 40 歳以上の緑内障有病率は 5.0％であることが判明した。そのうち最多の病型は正常眼圧緑内障であり，有病率は 3.6％である。その他は，原発開放隅角緑内障 0.3％，原発閉塞隅角緑内障 0.6％，続発緑内障 0.5％である。

5　緑内障の治療

1. 治療の原則

緑内障治療の目的は，患者の視機能を維持することである。この目的のために，エビデンスに基づいた唯一確実な治療法である眼圧下降療法が主として行われる。眼圧上昇の原因が治療可能な場合（例として瞳孔ブロックによる緑内障に対する虹彩切開術，ステロイド緑内障でのステロイド中止など）は，それを行い，加えて眼圧下降治療を行う。眼圧下降治療には，薬物，レーザー治療，手術があるが，通常は薬物治療を最初に行う。薬物治療では，必要最小限の薬剤で最大の効果を得ることを目指す。

原発開放隅角緑内障（広義）では，治療開始前に眼圧，視神経，視野に関する基本的なデータ（ベースラインデータ）を確立する。どの程度の眼圧下降が望ましいかについては症例により異なるが，文献的に，また経験上から，正常眼圧範囲内であり，かつ無治療時眼圧に比して 30％程度の眼圧下降を目指す治療が当面の間望ましいとされる。最初に設定した目標眼圧の妥当性は経過を観察しないと判断できないので，定期的な視神経症の進行の有無の確認が必要である。

相対的瞳孔ブロックによる原発閉塞隅角緑内障では，虹彩切開術，虹彩切除術あるいは水晶体摘出術による瞳孔ブロック解除が最初に行われるべきとされる。

2. 薬物療法

現在 8 系統の緑内障点眼薬が使用されている。2 系統の薬物を一瓶に入れた配合薬も用いられる。薬剤選択の原則は最少量の薬剤，最小の副作用で，最大の眼圧下降効果を得ることである。

①プロスタグランジン関連薬（ラタノプロスト，トラボプロスト，タフルプロスト，ビマトプロスト，他）は房水流出促進により眼圧を下降させる。眼圧下降作用は最も強力である。②β遮断薬（チモロール，カルテオロール，ベタキソロール，レボブノロール，ニプラジロール，他）は房水産生抑制により眼圧が下降する。眼局所副作用は少ないが，徐脈や気管支喘息の患者には禁忌である。③点眼用炭酸脱水酵素阻害薬（ドルゾラミド，ブリンゾラミド）は房水産生抑制により眼圧下降する。④交感神経 $α_2$ 刺激薬（ブリモニジン）は房水産生抑制と流出促進により眼圧下降する。⑤Rho キナーゼ阻害薬（リパスジル）はわが国で開発された新規薬物で，主経路からの房水流出を促進することで

眼圧を下降させる。また、⑥交感神経α_1遮断薬（ブナゾシン）、⑦縮瞳薬（ピロカルピン）や、⑧エピネフリン（ジピベフリン）も用いられる。最近はアドヒアランスを考慮してプロスタグラジン関連薬とβ遮断薬との配合薬、β遮断薬と炭酸脱水酵素阻害薬との配合薬がある（→資料集 p.370）内服薬として炭酸脱水酵素阻害薬（アセタゾラミド）がある。手指や口唇のしびれ感をはじめ、食欲減退、尿路結石などの副作用がある。

緑内障性視神経症のメカニズムを解明して、眼圧下降を介さずに緑内障を治療する神経保護的治療が、将来の治療として期待されている。

3. レーザー療法

熱レーザーを線維柱帯に照射することで眼圧下降を図る**レーザー線維柱帯形成術** laser trabeculoplasty（LTP）という方法があり、薬物でコントロール不能な症例に施行される。

4. 手術療法

日本では**線維柱帯切除術** trabeculectomy と**線維柱帯切開術** trabeculotomy が行われることが多い。線維柱帯切除術は、房水を結膜下に持続的に導くことで眼圧下降を図る術式であり、線維柱帯切開術は生理的房水流出路であるシュレム管と前房を直接つなぐことで眼圧下降を図る。線維柱帯切除術は眼圧下降にすぐれるが、合併症が多いという特徴があり、逆に線維柱帯切開術は合併症は少ないが眼圧下降効果で劣る。

線維柱帯切除術（図11-19,20）では、結膜切開後、半層の強膜弁を作製し、その下で線維柱帯近傍組織を切除し、**周辺虹彩切除**を行う。次いで強膜弁を復位させて縫合し、さらに結膜を縫合して終わる。近年、手術器具で線維柱帯近傍組織を切除する代わりに金属からなるミニチューブを挿入する術式（エクスプレス®）（図11-21）も施行されている。この場合は虹彩切除を行わない。房水は結膜下に流れ**濾過胞** filtering bleb（図11-22）を形成する。濾過胞維持のため、局所に**線維芽細胞増殖阻害薬**（マイトマイシンCや5-フルオロウラシル）が投与されてから手術成績の向上が得られるようになった。

線維柱帯切開術（図11-23）は主に小児期の緑内障を対象に行われるが、成人の慢性緑内障に対しても適応とされる。線維柱帯切除術と同様に強膜弁を作製後、シュレム管を同定し、細い金属棒（トラベクロトーム）をシュレム管内に入れて、線維柱帯を前房に向かって切開する。

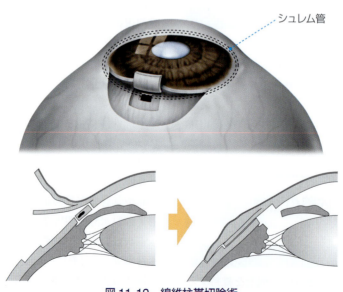

図 11-19　線維柱帯切除術
強膜を半層切開し、隅角部の線維柱帯近傍組織を切除し、その部から周辺虹彩切除を行う。強膜片を復位し縫合する。

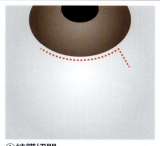

①結膜切開
輪部（強膜と角膜の境）で結膜を切開する。輪部から約8mm離れて結膜を切開する方法もある。

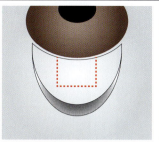

②強膜弁の縁取り
正方形に強膜弁の縁取りをする。形は術者によりさまざま。

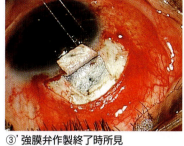

③'強膜弁作製終了時所見
結膜切開後，四角形の強膜弁を作製。

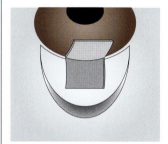

③強膜弁作製
強膜半層を弁状にする。

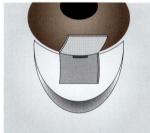

④線維柱帯近傍組織切除
線維柱帯の部で，前房と連なる小孔を穿つ。

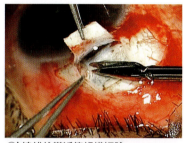

④'線維柱帯近傍組織切除
剪刀を用いて強膜弁の基部の組織を切除している。

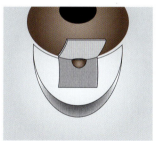

⑤周辺虹彩切除
術後の虹彩の術創への嵌入を防ぐため，虹彩を一部切除する。

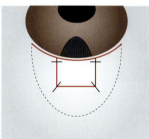

⑥強膜弁縫合
強膜弁を数カ所，強膜に固定し，房水が適度に流れるようにする。

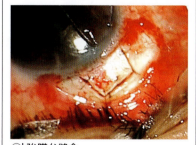

⑥'強膜弁縫合
強膜弁を4カ所縫合したところ。

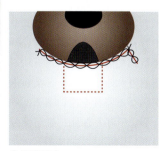

⑦結膜縫合
房水が漏れないように結膜をタイトに縫合する。

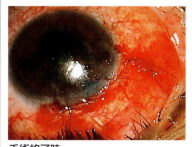

手術終了時
輪部に結膜縫合を終えた糸が見える。

a．術式のシェーマ　　　　　　　　　　　　　b．術中写真

図 11-20　線維柱帯切除術

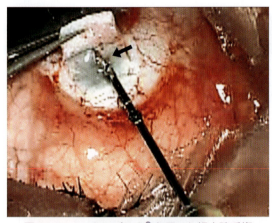

図11-21 エクスプレス®を用いた緑内障手術
エクスプレス®(矢印)を挿入しているところ。

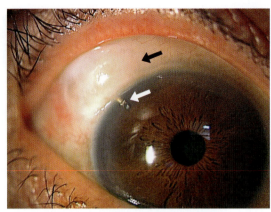

図11-22 線維柱帯切除術術後所見
房水の結膜下への貯留を示す結膜の隆起(濾過胞：黒矢印)を認める。本例はエクスプレス®(白矢印)使用例のため、虹彩切除部位はない。

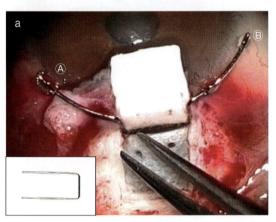
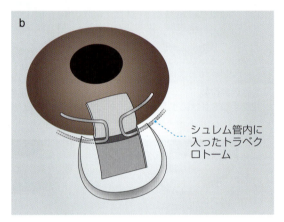

図11-23 線維柱帯切開術
a. シュレム管に金属のトラベクロトーム(左下)を挿入しているところ(Ⓐ, Ⓑ)(青山裕美子氏提供)。
b. この後、金属片を前房に向けて回転させ、シュレム管を切開する。

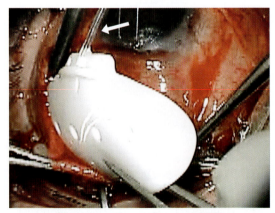

図11-24 チューブシャント手術
バルベルト®緑内障インプラントという器具のプレート(中央白色部分)を2直筋の下に挿入留置しているところ。プレートの上方に透明なチューブ(矢印)が見える。チューブはこの後、前房に挿入される。

　強膜弁を縫合して結膜を縫合する。線維柱帯切開術と同様に生理的房水流出を促進する手術として、シュレム管内にナイロン糸を入れてシュレム管を切開する方法や特殊器具をシュレム管に挿入する方法が近年開発されている。

　また、結膜下に留置されるプレートと前房内に挿入するチューブからなる器具を用いるチューブシャント手術(図11-24)が導入され、難治性緑内障などに行われている。

　進行した緑内障では、毛様体からの房水産生を抑制するレーザー毛様体凝固術などが行われる。

国試過去問題によるアプローチ●緑内障

　　　緑内障は国試出題基準の必修の基本的事項に含まれる数少ない眼疾患であり，また失明原因の上位を占める重要な眼疾患であるため，国試で頻繁に取り上げられている。緑内障の診療内容が近年随分と変わってきたことに対応して，出題内容に変化が認められる。

　　　原発開放隅角緑内障と正常眼圧緑内障の診断に必要な眼圧，視神経，視野の異常を的確に読み取る能力や診断機器に関する基礎知識を問う良問が多い。中でも（視神経）乳頭辺縁部菲薄化（陥凹の局所的拡大）とそれに対応した網膜神経線維層欠損は確実に判断できるようにしておきたい。

　　　原発閉塞隅角緑内障は以前ほどではないにしろ依然として重要な疾患である。とくに，その急性発作（眼圧上昇発作）は，時に悪心，嘔吐，頭痛などを伴い，内科や脳神経外科疾患などとも誤られる可能性ももつ眼科救急疾患の代表である。適切な対応を取らない限り短期間で失明に至るので，全ての医師が知っておくべき疾患である。そのため国試の一つのヤマであり，主要症状，所見，基本的治療に関して熟知しておくことが望まれる。

　　　続発緑内障には多彩な原因があり，それぞれで対応も大きく異なる。医学生がそれらをすべて理解する必要は無いと思われるが，主要な続発緑内障については原因と引き起こされる続発緑内障の種類を知っておくようにしたい。ぶどう膜炎による続発緑内障，ステロイド投与によるステロイド緑内障，網膜血管の閉塞により生じる血管新生緑内障などが知るべき対象である。

【第106回 E-14】

検査の様子（A）とその検査所見（B）とを別に示す。
この検査で異常高値を示す眼疾患はどれか。

a. 緑内障　　b. 角膜潰瘍　　c. 網膜剥離
d. 加齢白内障　　e. 視神経管骨折

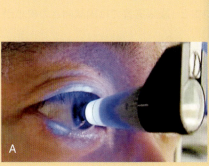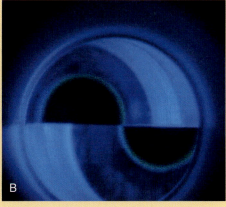

- **解説**　これはゴールドマン圧平眼圧計を知っているか否かだけの問題である。それさえわかれば，この検査で異常高値とは眼圧異常高値のことと知れる。したがって，緑内障が正答である。基本的な診察機器を知ることは臨床実習の大きな目的の一つであり，実習への積極的な参加がこの種の問題の正答率を上げることは間違いない。なお，角膜潰瘍や視神経管骨折では眼圧測定は必須ではない。加齢白内障では一般検査として眼圧測定がなされることが多い。網膜剥離（裂孔原性網膜剥離）では眼圧は低値となることが多い。

【第 107 回 D-25】

68 歳の女性。1 週前からの右眼の視力低下を主訴に来院した。10 年前から高血圧症で内服中である。前眼部に異常を認めない。視力は右 0.1（矯正不能），左 1.5（矯正不能）。眼圧は右 15 mmHg，左 14 mmHg。右眼の眼底写真を示す。蛍光眼底造影では広範な血管閉塞を示す虚血の所見を認める。左眼の眼底には異常を認めない。

今後起こりうる合併症はどれか。

a. 兎眼
b. 涙腺炎
c. 眼瞼炎
d. 角膜炎
e. 血管新生緑内障

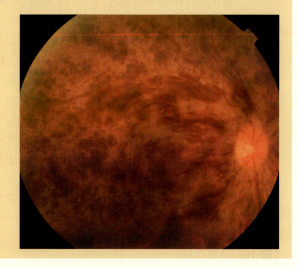

● 解説　医学生には難問である。眼底写真から網膜中心静脈閉塞症を読みとるのは比較的簡単にできるとしても，眼圧は正常であり，かつ（視神経）乳頭も正常であるので問題文からは緑内障をイメージできない。この問題に正答を出すためには眼底の血管閉塞性病変（網膜中心静脈閉塞症，糖尿病網膜症，他）の後遺症として血管新生緑内障があるという知識が必須である（→網膜硝子体 p.190）。逆に「眼底血管閉塞（虚血）→血管新生緑内障」さえ知っていれば楽勝の問題である。日頃から教科書を読みこむ努力と臨床実習の際に自分の受持患者だけでなく同級生の受持患者にも関心を持つこと（臨床実習では国試向きの疾患が主にあてられる）が望まれる。

【第75回 B-92】
　60歳の女性。昨夜より左片側の頭痛とともに悪心・嘔吐があり，左眼痛と視力低下を伴う。半年前よりときどき虹輪視があった。眼圧50mmHg。
　この患者の所見で適切なのはどれか。3つ選べ。
　a．毛様充血　　b．角膜浮腫　　c．浅前房　　d．開放隅角　　e．縮瞳

● 解説　急性緑内障発作を生じやすいのは，中高齢者の女性，遠視眼，中等度散瞳など。暗所視，寒冷時，うつむき，興奮，散瞳効果のある検査・投薬などがきっかけで発作を生じることがある。症状は本文に記載された通りであるが，本問題では「高齢者女性」というリスク要因に加えて，「片側の頭痛」「悪心・嘔吐」「頭痛と同側の眼痛と視力低下」「虹輪視」「著しい高眼圧」が揃っており，きわめて明瞭に急性緑内障発作を意味するキーワードが並んでいる素直な問題。

　発作時の急激な眼圧上昇に伴い，虚血・炎症応答により毛様充血が生じ，また，角膜内皮のポンプ機能低下によって角膜上皮浮腫が生じる。さらに，虹輪視は同じく眼圧の急激な上昇により生じる典型的な所見である。浅前房，狭隅角・閉塞隅角，虹彩膨隆，中等度散瞳は，虹彩根部が隅角閉塞に至る過程にみられる特有の病態である。

　「開放隅角」は間違いである。「縮瞳」という選択肢は，「中等度散瞳」という急性緑内障発作の特徴を知っていれば，その反対であり間違いであることがわかる。

　なお，血管新生緑内障やぶどう膜炎に伴う続発緑内障などでも50mmHg程度の眼圧上昇を認め，また似たような自覚症状を訴えることがあるため鑑別疾患として重要であるが，この問題では素直に急性緑内障発作を考えるべきだろう。

【第110回 D-37】

58歳の男性。左眼の視野狭窄を主訴に来院した。喘息と閉塞性動脈硬化症に対し内服治療中である。視力は右0.1（1.2×−3.5D），左0.1（0.9×−4.5D）。眼圧は右24mmHg，左29mmHg。角膜は両眼とも清明で平滑である。前房は深く，清明である。両眼の眼底写真（A）と視野検査の結果（B）とを示す。

治療として適切な点眼薬はどれか。

a. 縮瞳薬　　　　b. 抗菌薬　　　　c. β遮断薬
d. 副腎皮質ステロイド　　e. プロスタグランジン関連薬

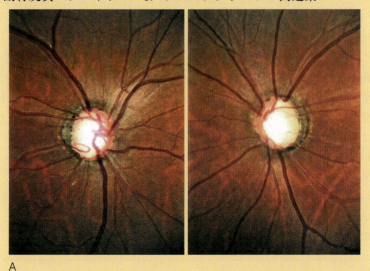

● 解説　　良問であるが難しい。正解するためには緑内障に対する薬物の基本特性（副作用，使用順位，他）を正しく覚えておくことが必要である。

　緑内障の基本は，眼圧高値，視神経異常，視野異常である。まず問題文から視力はほぼ正常，眼圧高値を読み取り，眼圧高値からまず緑内障を疑う。眼底写真を見ると，両眼ともに視神経乳頭の全周にわたる辺縁部菲薄化（陥凹拡大）があるのがわかる。網膜にはほぼ全領域で網膜神経線維層欠損を認めるが，医学生には難しいかもしれない。加えて視野図からブエルム領域を中心とした視野異常の存在を読み取ることができる。また，前房は深く，清明であるという記載がある。これらを総合すると原発開放隅角緑内障等の開放隅角緑内障の診断にたどり着く。原発閉塞隅角緑内障であれば前房は浅いと記載される。

　次の課題は緑内障に対する薬物の選択である。選択肢の中では，縮瞳薬，β遮断薬とプロスタグランジン関連薬の3つが緑内障薬である。ここから1つの正解を選ぶ作業が本設問のヤマであり，β遮断薬が気管支喘息に禁忌であることを知らないと正答であるプロスタグランジン関連薬にたどり着けない。縮瞳薬を開放隅角緑内障に使用することもあるが，点眼回数の多さや暗黒感などの副作用のために選択順序は最後に近いので1つを選ぶとすれば不正解である。出題者の意図としては縮瞳薬（ピロカルピン）が第一選択薬になる原発閉塞隅角緑内障を正しく否定してほしかったものと推定される。抗菌薬は感染性眼疾患に使用される。副腎皮質ステロイドはぶどう膜炎を原因とする続発緑内障であれば，ぶどう膜炎治療薬として本症例でも使用される可能性がある。しかしながら，そうであればぶどう膜炎を疑わせる記述が設問中にあるべきであり，国試では不正解とされるであろう。

【第106回 E-14】正解 a　【第107回 D-25】正解 e　【第75回 B-92】正解 a,b,c　【第110回 D-37】正解 e

第12章
視神経・視路疾患

> **ESSENCE**
> 視神経から視路にかけての疾患では，特徴的な視野欠損を生じる。うっ血乳頭や乳頭炎，前部虚血性視神経症などの鑑別には，視野検査や乳頭所見などの臨床像，MRI所見などが重要な診断材料となる。またレーベル遺伝子視神経症に対しては，遺伝子診断が広く導入されている。

1 視路の解剖

1. 視神経 optic nerve

網膜神経節細胞 retinal ganglion cell の**軸索**である**視神経線維** optic nerve fiber は，（視神経）乳頭から**篩状板** lamina cribrosa (L) を貫通し，眼球外へ出て**視神経**を構成する。この視神経線維の数は約100～120万本であり，眼球内にあるときは**無髄神経線維**であるが，眼球外に出ると**有髄神経線維**となり伝導速度が速くなる。また視神経線維は**シュワン鞘** Schwann sheath を有していないため，一度切断されると再生能力がない。

（視神経）乳頭の直径は**約1.5mm**の円形ないしは縦楕円形であるが，球後視神経の直径が約3mmと（視神経）乳頭直径に比べ増加しているのは，球後では視神経線維が髄鞘をもつことと，結合組織からなる視神経中隔 septum が視神経線維束間に形成されるためである。

視神経は眼球内0.7mm，眼窩内30mm，視神経管内6mm，頭蓋内10mmあり，全長約50mmで視交叉に移行する。このうち眼窩内視神経は緩やかなS字状の走行をとり，その周囲を眼窩内

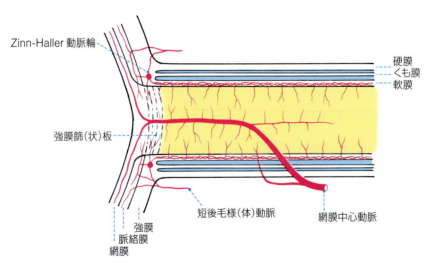

図12-1 （視神経）乳頭付近の栄養血管系
視神経を栄養する血管には，中心部から分岐する網膜中心動脈由来のものと，周辺部から栄養する軟膜血管系の2系統がある。ただし視神経管内の視神経は軟膜血管系のみから栄養されている。

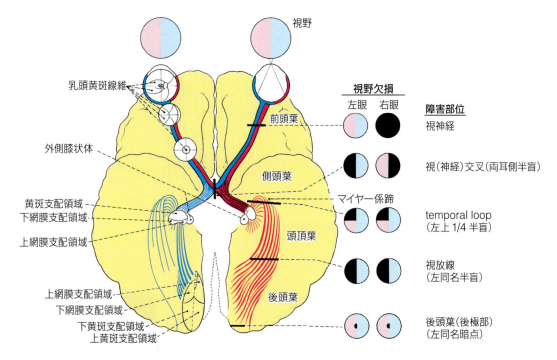

図 12-2　視神経線維の走行と障害部位による視野欠損との関係
視交叉で左右の視神経線維の約半分が交叉する。
(Newell & Ernest を改変)

組織で取り囲まれているため，ある程度の屈曲・偏位などに耐え得る。ただし視神経管内では硬膜により上壁と密着し，可動性に乏しい。

（視神経）乳頭付近の栄養血管系は図 12-1 に示したごとくである。

2. 視（神経）交叉 optic chiasma，視索 optic tract および上位視路 higher visual pathway

視（神経）交叉部では，網膜鼻側から由来する視神経線維は，眼球直後においては視神経の内側部を占めて後方へ走り，視交叉で交叉し反対側の視索に入り，**外側膝状体** lateral geniculate body へ至る（図 12-2）。下鼻側線維は視交叉部で最も腹側前部を占め，交叉後，視索の内下方を後方へ走行する。このため，脳下垂体腫瘍のように視交叉を前下方から圧迫する病変にあっては下鼻側線維が最も早期に障害され，視野変化としては外上方欠損として認められる（図 12-3）。

網膜耳側から由来する視神経線維は，眼球直後においては視神経の上部および下部を占めているが，後方への走行に従って外側部を占め，交叉することなく同側の視索へ入り，外側を占めて外側膝状体へ至る。

黄斑線維は，眼球直後においては視神経の外側を占めているが，走行とともに視神経の中心部を占めるようになる。交叉黄斑線維は視交叉の後部を占めて反対側の視索に入り，ここでは中央部を占めて外側膝状体へ到達する。

視交叉以降視索を通って外側膝状体でシナプスを変えるまでの線維は，網膜神経節細胞の軸索で

TOPICS ❶　視神経線維再生の可能性

最近のモルモットやネコなどの哺乳動物を用いた実験的研究によると，切断した視神経線維が坐骨神経などの末梢神経の架橋や，神経再生因子，神経成長因子などの神経再生に必要な物質の多い環境におかれると，視神経線維も再生し，実効的なシナプス形成とともに実際に視機能を示すことが認められている。

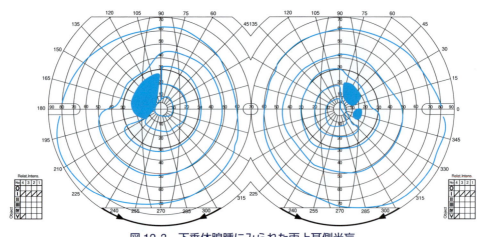

図 12-3　下垂体腺腫にみられた両上耳側半盲
外部イソプタでは異常はないが，内部イソプタで両上耳側半盲がみられる。

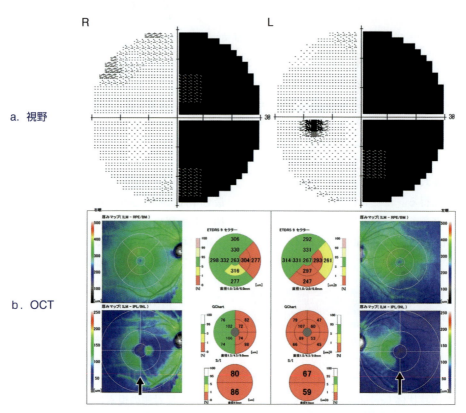

図 12-4　左視索梗塞にみられた右同名半盲と網膜神経節細胞層の萎縮
静的視野では視野の欠損(a)が，OCT では寒色(青色)にみえる網膜神経節細胞層の菲薄化(b)が垂直経線を境界に観察される(矢印)。

あり，この部分で障害されると視野で同名半盲を来す。さらに光干渉断層計(OCT)を用いれば，網膜の神経節細胞層厚に同名半盲に対応する両眼の垂直経線で境界される菲薄化を示す(図 12-4)。

視索前部における視神経線維の分布は視神経内と同じである。外側膝状体は 6 層の層構造を有し

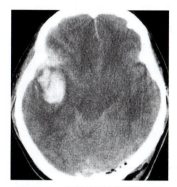

図 12-5　右外傷性側頭葉血腫
軸位断 CT で右側頭葉に高吸収係数の病変を認める。

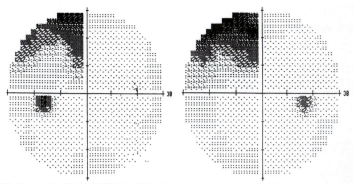

図 12-6　右外傷性側頭葉血腫にみられたハンフリー静的視野で確認された左上 1/4 同名半盲
病変に対応する左右眼で調和性の左上 1/4 同名半盲が明らかである。

ており，交叉および非交叉の線維は一定の配列でそれぞれの各層に終わる。外側膝状体から視覚中枢（**有線領** striate cortex，Brodmann area 17）へ至る線維は内包を通り，側脳室の外壁に沿って走行し，**視放線** optic radiation を形成する。

しかし網膜下半分から由来する線維，すなわち同側の下耳側と反対側の下鼻側網膜からの線維は一度前方の側頭葉の方へ向かって走り，その後，側脳室を迂回して，**マイヤー係蹄** temporal loop of Meyer（図 12-2）を形成しつつ有線領へ到達する。このためマイヤー係蹄の障害は，上 1/4 半盲 superior quadrantanopsia をきたす（図 12-5,6）。視覚中枢は**鳥距溝** calcarine sulcus（→解剖 p.10図1-16）の上唇，下唇にあり，網膜上半部に相当する線維は上唇に，下半部に相当する線維は下唇に終わる。

また，黄斑線維は後極部に近く終わり，網膜周辺部のものほど前方に終わる。そして網膜における 1 点は，視覚中枢の一定点と正しく対応していることが特徴的である。

2　検査法

視覚系の検査は感覚系，自律神経系，画像検査，その他の 4 つよりなる。

a. 感覚系

1）**視力検査**（→視機能 p.41）
2）**視野検査**

感覚系の検査として大切である（→視機能 p.41）。視野変化の異常により視路の障害部位を知ることができる。とくに神経眼科疾患では，視野変化が正中線と水平線を越えるかが重要である。

3）**限界フリッカ値** critical flicker fusion frequency（**CFF**）（→視機能 p.46）

視標を点滅させ，ちらつきを感じなくなる限界の値で，中心部の CFF は視力より鋭敏に視神経の障害を反映する。

4）**網膜電図** electroretinogram（**ERG**），**多局所網膜電図** multifocal ERG（→網膜硝子体 p.175）

5）**視覚誘発電位** visual evoked potential（**VEP**）

光あるいは物体を見ると，大脳後頭葉の視中枢付近が刺激されて脳波の変動を生じる。これを電位変動としてとらえたものを視覚誘発電位という。通常，この電位変動は数 μV と微細なため，波形をコンピュータで加算する方法がとられている。

誘導は関電極を後頭部皮膚に，不関電極を耳朶などに置き，光刺激またはパターン刺激（白黒の市松模様を用いる）を与えて電位変動を記録する。そして，得られた VEP 波形の振幅および潜時により障害の程度が判定される。

視路の障害では VEP に異常がみられる。網膜疾患では主として黄斑部障害で異常が検出される。

b. 自律神経系
1）**瞳孔検査**（→視機能 p.71）
2）**調節機能検査**（→視機能 p.66）

c. 画像検査
1）**CT, MRI**（→眼窩 p.325）

最近では通常の CT, MRI 以外に，MR 血管撮影（MRA），functional MRI（fMRI），拡散テンソル画像なども用いられるようになった（TOPICS ②参照）。

d. その他
1）**眼底検査，光干渉断層計**（→網膜硝子体 p.171, 173）
2）**遺伝子検査**

視神経疾患では，レーベル Leber 遺伝性視神経症，優性遺伝性視神経萎縮などで核あるいはミトコンドリア遺伝子の異常が明らかになっている。

3 視神経疾患

1. うっ血乳頭 choked disc

a. 定義
頭蓋内圧亢進に伴う（視神経）乳頭の腫脹をいう。**乳頭浮腫** papilledema はこれと同義であるが，その他の原因によって（視神経）乳頭が腫れたり突出しているものは**乳頭腫脹** disc swelling, swollen disc とよんで区別する。

b. 病因
脳腫瘍，脳水腫，脳膿瘍，脳炎，脳膜炎，頭蓋内出血，偽脳腫瘍などによる頭蓋内圧亢進で発生する。**脳圧亢進**以外の場合による乳頭腫脹には，低眼圧をきたす状態，眼球後部の眼窩内腫瘍，高血圧症，虚血性視神経症，貧血，多血症などの場合が含まれる。**うっ血乳頭の 3/4 の原因は脳腫瘍**によるが，逆に脳腫瘍の 1/2 はうっ血乳頭を生じないので注意が必要である。本症状の発生病理に関しては，それぞれの病因が異なるので，すべての病因にあてはまる画一的な機序は考えにくい。

c. 症状
脳腫瘍による場合では，しばしば頭痛，悪心，嘔吐などがみられる。しかし，うっ血乳頭そのものによる眼科的自覚症状は初期にはほとんどない。ときに起立時に著明な一過性の視矇がみられることもある。ただし，うっ血乳頭が長期間持続し，視神経線維が萎縮に陥ると，回復不能の高度の視力低下，求心性視野狭窄をきたす。

検眼鏡所見としては，（視神経）乳頭は**境界不鮮明**であり，**浮腫状に腫脹**し，**充血**し，**乳頭陥凹は消失**し，篩状板は透見不能となる。（視神経）乳頭上の毛細血管は充盈し，**網膜中心静脈は怒張・蛇行**を示す（図 12-7）。眼球を圧迫しても（視神経）乳頭上の静脈拍動はみられないか，あるいは起こりにくい。（視神経）乳頭周囲網膜では浮腫，神経線維層の出血，滲出斑が認められ，乳頭浮腫が高度でかつ長期間持続すると，この滲出斑は黄斑部まで及ぶことがある。うっ血乳頭の浮腫の程度は，（視神経）乳頭上の小血管に直像鏡のピントを合わせ，その小血管を（視神経）乳頭から網膜へたどってゆき，網膜上で再びピントを合わせてその差で判定することができるが，これによると浮腫はしばしば網膜面より 2D（diopter）以上の突出度を示す（**3D は約 1 mm に相当**する）。

うっ血乳頭の**蛍光眼底造影所見の特徴**として

TOPICS ❷
MRI 検査の新しい可能性—確立された fMRI とこれから発展する fiber tracking

functional MRI（fMRI）は，MRI を利用して脳の局所活動に関連した血流動態を視覚化する方法である。fMRI は，脳の安静時の MRI 信号と何らかの負荷をかけたときの血流量を比較し，有意に信号が増強した部位を活動の増加（賦活）された部位として画像化するものである。この信号は，血液中の酸化，還元ヘモグロビンの比率に依存する blood oxygen level dependent（BOLD）効果による。すでに脳神経外科手術の術前評価法として，多くの施設で臨床応用されている方法である。

拡散テンソル画像 diffusion tensor image（DTI）とは，水分子の拡散制限を強調して画像化した複数の拡散強調画像を利用して，組織内を走行する神経線維の 3 次元的な走行を可視化する手法で，得られた線維連絡を fiber tracking という。眼科関係では頭蓋内の視放線の走行の描出などに用いられる。

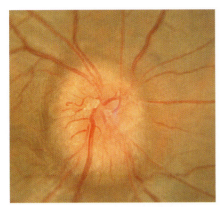

図 12-7 うっ血乳頭の検眼鏡所見
(視神経)乳頭の境界は不鮮明で浮腫状に腫脹し，網膜中心静脈は怒張する。

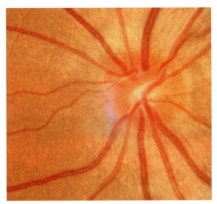

図 12-8 乳頭炎の検眼鏡所見
(視神経)乳頭の境界はやや不鮮明で，充血し，軽度に浮腫状を示す。

表 12-1 (視神経)乳頭の腫脹をきたす疾患の鑑別

	うっ血乳頭	乳頭炎	前部虚血性視神経症
1. 視力	ほとんど不変	初期から低下	多くは初期から低下
2. 視野	マリオット盲点の拡大	中心暗点，盲点中心暗点など	水平半盲(多くは下半盲)，中心暗点など
3. 乳頭腫脹の程度	しばしば 2D 以上	多くは 2D 以下	蒼白浮腫
4. 乳頭腫脹の変動	(＋)	(－)	(－)
5. 指圧による乳頭上静脈の拍動	(－)	(＋)	(－)
6. 眼球運動に伴う眼痛	(－)	(＋)	(－)
7. MRI 所見	脳腫瘍，血腫，脳室の拡大など	異常高信号，ときに白質の脱髄斑	多くは異常なし

は，(視神経)乳頭上の毛細血管の拡張，小動脈瘤の形成，および蛍光眼底造影後期に(視神経)乳頭周囲に蛍光色素漏出を認める。視野の初期の特徴的変化は**マリオット盲点の拡大**である。

d. 鑑別診断

1) 乳頭炎 papillitis

高度のうっ血乳頭は診断が比較的容易であるが，初期のものは乳頭炎との鑑別が重要である。両者の鑑別の要点は，乳頭炎は神経線維自体の病変であるので初期からの視力障害があることと，浮腫の程度が時間の経過により変動しない点である(表 12-1, 図 12-8)。

2) 偽乳頭炎 pseudopapillitis

本症は先天性の変化であり，小乳頭症や遠視を伴うことが多い。蛍光眼底造影所見では，本症においては(視神経)乳頭面上への蛍光色素の漏出はみられない。

e. 予後および治療

予後は病因となる基礎疾患による。また治療も基礎疾患に向けて行うべきであるが，うっ血乳頭が長期間持続すると，その時点でたとえ病因が除去され腫脹が消退しても，視力障害はもはや回復しない。

うっ血乳頭の病因探究に時間がかかるようであれば，一時的に脳圧下降を外科的に図る必要がある(脳室腹腔吻合術；Raimondi 法, 視神経減圧術など)。

●**特発性頭蓋内圧亢進症** idiopathic intracranial hypertension(**偽脳腫瘍** pseudotumor cerebri)

各種の脳神経検査により異常はみられないのに乳頭浮腫のみが持続するものをいう。一般に肥満した成人女性の両眼に出現する。脳圧は

250mmH₂O 以上あるが，脳脊髄液 cerebrospinal fluid(CSF)の成分に異常はない。本症は比較的予後良好であるが，長期間乳頭浮腫が持続すると視機能低下をきたすためアセタゾラミドの内服加療が必要である。

2. 視神経炎 optic neuritis

a. 定義および分類

視神経炎には，病理学的な意味における視神経の炎症病変はもちろん，それ以外に脱髄病変，血管病変，変性などによっても臨床的に視神経炎様の病状を呈するものも含まれている。したがって視神経症とされるべきものも入っている。しかし，MRIで炎症か否かを鑑別できるようになり，徐々に視神経症と視神経炎は区別されるようになってきている。そして主病変の存在する部位により次のように分類されている。

1）乳頭炎 papillitis：（視神経）乳頭から篩状板近傍の視神経病変によるもの。
2）球後視神経炎 retrobulbar neuritis：眼球より後部の視神経病変によるもの。
3）視交叉炎 chiasmal optic neuritis：視交叉付近の視神経病変によるもの。
4）視神経周囲炎 optic perineuritis：視神経鞘の硬膜，軟膜，くも膜から視神経の周辺部まで炎症が波及したもの。

b. 病因

視神経炎は多くの病因により発症する。すなわち脱髄，全身性感染症（ウイルス性，細菌性），近隣組織からの炎症の波及（副鼻腔炎，眼窩蜂巣炎，髄膜炎など），自己免疫などである。このうち多発性硬化症は重篤な疾病であり，画像診断からわが国においても頻度が高いことが明らかになってきた。ただ，今なお基礎疾患の不明なものが全視神経炎症例の約1/3の割合を占める。

c. 症状

1）自覚症状

視力障害と視野欠損とが特徴的である。視力障害の重篤度は各症例によりかなりの差がみられ，軽度のものは視矇を訴えるのみであるが，高度のものでは眼前手動弁や光覚にまで視力が低下する。また発症の仕方も，突発的に数日の間に視力低下のみられるものから，いつの間に視力低下が起こったのかわからないくらい徐々に進行するものまである。視野欠損としては中心暗点 central scotoma，盲点中心暗点 caecocentral scotoma，半盲性暗点 hemianoptic scotoma，不規則な視野欠損などがみられる。また球後視神経炎においては半数以上の患者で眼痛，とくに眼球運動に伴う眼窩深部痛を訴える。

2）他覚的所見

①乳頭炎 papillitis

検眼鏡所見としては，（視神経）乳頭の境界は不鮮明であり，充血し，（視神経）乳頭上毛細血管は怒張・蛇行している。乳頭の浮腫もみられるが，これはうっ血乳頭のごとく著明ではなく，腫脹は2D以上になることはほとんどない。篩状板は透見不能であり，生理的陥凹もみられないことが多い（図12-8）。乳頭炎が高度のときには（視神経）乳頭周囲網膜にも浮腫がみられ，ときには火炎状の表層性出血を認める。

・鑑別診断

ⅰ）うっ血乳頭：表12-1を参考にするとともに，うっ血乳頭をきたす病因疾患に伴う内科的・眼科的所見を考慮して鑑別を行う（→ p.268参照）。

ⅱ）虚血性視神経症 ischemic optic neuropathy：本症は乳頭腫脹をきたすが，充血の少ない蒼白浮腫であること，50～60歳以後の高齢者の主として片眼に急激にかつ高度の視力障害で初発すること，基礎疾患として動脈硬化症，高血圧症，糖尿病，側頭動脈炎などがみられること，眼球運動痛を伴わないこと，しばしば水平性視野欠損がみられること，MRIで異常を認めないことなどにより鑑別する（→ p.272参照）（図12-12, 14, 表12-1）。

ⅲ）乳頭血管炎 optic disc vasculitis：一般に健康な若年者の片眼に発症する。軽度の視力低下が唯一の自覚症状である。検眼鏡所見では（視神経）乳頭の著明な浮腫と発赤，網膜血管の拡張・蛇行がみられ，出血斑がみられることがある。検眼鏡的所見から，（視神経）乳頭の所見が主である乳頭型と，網膜中心静脈の所見が強い網膜中心静脈閉塞型とに分けられる。原因は不明であるが，予後は一般に良好である。

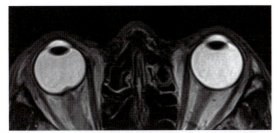

図 12-9　右視神経炎の軸位断 MRI, T2 強調像
右視神経（図の左側）が左視神経より著明に腫脹している。
また右（視神経）乳頭が硝子体側に突出している。

②**球後視神経炎** retrobulbar neuritis
　発病初期においては検眼鏡的に（視神経）乳頭には異常所見は認められない。患者はただ視力障害を訴えるのみである。
　視神経内における病変の位置により，時期的な相違があるが，発病後数週間たつと視神経線維の下行性萎縮のために（視神経）乳頭は蒼白になり，境界鮮明な視神経萎縮像を呈する。軸性球後視神経炎の場合には，乳頭黄斑束が侵された証拠として（視神経）乳頭の耳側がとくに蒼白となる。これを**耳側褪色** temporal pallor という。この初期像の発見には無赤色光線による眼底検査が有用である。MRI T2 強調像や STIR 法で視神経に腫脹や高信号がみられる（図 12-9, 10）。

3）**諸種の検査所見**
- **視野**：視神経内における病変部位に従って，前述のごとく中心暗点，盲点中心暗点，半盲性暗点，不規則な周辺視野狭窄などがみられる。
- **色覚異常**：赤色，緑色の色覚が侵され，視力回復後も色覚異常が残ることがしばしばある。
- **限界フリッカ値**：正常値は 35～45Hz であるが，これが低下する。
- **視覚誘発電位**：潜時の延長と振幅の低下がみられる。
- その他，脳脊髄液中の蛋白，細胞数の増加や免疫グロブリンの変化（オリゴクローナル IgG バンド）がみられることもある。

d.　**病理**
　視神経炎の初期においては，神経線維は腫脹，断裂を示す。脂肪を貪食したマクロファージ macrophage が速やかに出現し，変性したミエリン物質を除去する。病変が慢性化すると浸潤細胞

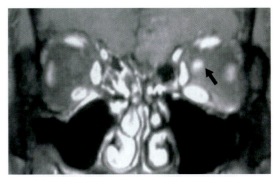

図 12-10　視神経炎の冠状断 MRI 画像
左視神経（矢印）が右視神経と比べて明らかに高信号に描出されている。

はリンパ球，形質細胞が主になる。
　病変が軽度の場合には，神経線維はその形態がよく保たれ，瘢痕形成も軽微であるが，視神経脊髄炎などで神経組織の破壊が高度であると神経組織は線維性グリオーシスで置き代わり，その部分の機能を廃絶させるに至る。

e.　**予後**
　病因となる基礎疾患により異なる。脱髄性疾患による視神経炎においては寛解と増悪を繰り返すのが特徴的である。寛解期には視機能障害も一時回復するが，再度の増悪期には前回の発作時より視機能低下が強くみられ，予後は不良である。
　その他の病因による視神経炎においては，病因の除去により視機能の回復は十分期待し得るものが多い。

f.　**治療**
　病因を適確に把握し，それに対応した治療を行う。病因となる基礎的疾患が諸種の検査によっても不明であるとき（**特発性視神経炎**とよぶ）は，急性期においては病変部位の炎症反応を抑制し，局所の浮腫を軽減し，視神経線維の機能を保持するために副腎皮質ステロイド薬の大量点滴投与を行う。視神経脊髄炎などで副腎皮質ステロイド薬の大量投与で改善しないものでは血液浄化療法を行うこともある。

3. 脱髄性視神経炎

a.　**多発性硬化症** multiple sclerosis（MS）
　多発性硬化症は，不規則な髄鞘の崩壊，すなわち炎症性の**脱髄** demyelination が中枢神経系の各

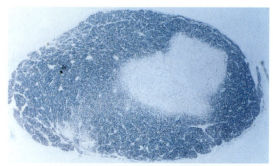

図 12-11　視神経の脱髄性病巣（横断面）
（Klüver-Barrera 染色×13）
右上中央の色が薄くなっている部分が脱髄を起こしている。

部位に散在性に認められ，時間的および空間的な多発性をもって病変の増悪と寛解を繰り返す疾病である（図 12-11）。わが国における本症の特徴は，欧米に比べ視神経と脊髄とが侵される視神経脊髄炎型が多いことである。また，その罹病率は欧米に比べて低く，2〜4/10 万人である。

多発性硬化症と視神経炎とは密接な関係があり，視神経炎が多発性硬化症の初発症状である頻度は 30〜40％，経過中に出現する頻度は約 70％とされている。

多発性硬化症における眼病変の主なものは，視神経炎（とくに球後視神経炎）のほか，眼振，**核間麻痺** internuclear ophthalmoplegia（medial longitudinal fasciculus syndrome〔**MLF 症候群**〕）がある。核間麻痺とは，脱髄病変が動眼神経核と外転神経核との間の MLF に発生するためこの名称がつけられているが，①病変側の眼球内転は不能，②しかし輻湊運動は可能，③他眼の外転時における眼振の **3 主徴**をいう。

本症は経過中に症状の寛解がみられるので，糖尿病などのリスクの高いものでは副腎皮質ステロイド薬の全身投与を行わない。しかし，急性増悪後の短期における視機能回復促進のために副腎皮質ステロイド薬のパルス療法を用いることが多い。また寛解期には再発予防のためインターフェロンβ，フィンゴリモドなどを用いる。

b. 視神経脊髄炎 neuromyelitis optica（L）

脱髄疾患の一つであり，全年齢層にみられるが，とくに高齢女性に多くみられること，視力の回復が多発性硬化症の寛解期のように十分でなく，再発も多いなどの特徴がある。視神経，脊髄の病理所見は多発性硬化症とほぼ同じであるが，最近，抗アクアポリン 4 抗体（TOPICS③参照）が多くみられることが判明した。

臨床像は，両眼の急性視神経炎と，その数日後に発症する急性横断性脊髄炎とを特徴とする。しかし本症の場合にみられる視力障害は極めて高度で，光覚〜手動弁に低下することが多い。

治療としては，大量の副腎皮質ステロイド薬投与あるいは血漿交換療法を行う。脊髄病変による膀胱直腸障害に対しては対症療法を行う。

4. 虚血性視神経症 ischemic optic neuropathy（ION）

a. 定義

視神経を栄養する血管が閉塞し，視神経内に虚血性壊死が生じ，視機能が障害される状態をいう。血行障害は短後毛様（体）動脈が主に関与している篩状板近傍に最も発生しやすく，この場合には**前部虚血性視神経症** anterior ischemic optic neuropathy（**AION**）とよばれる。

b. 病因

動脈硬化症，高血圧症，糖尿病，その他の全身性疾患などにより発症する非動脈炎性 non-arteritic と，**側頭動脈炎** temporal arteritis（巨細胞性動脈炎 giant cell arteritis）による動脈炎性 arteritic の 2 つがある。しかし，わが国においては動脈炎性のものは少ない。

抗アクアポリン 4 抗体 ──────────────── TOPICS③

欧米での視神経脊髄炎，わが国での多発性硬化症の視神経脊髄炎型の多くにみられる循環自己抗体。アクアポリンは細胞膜に存在する水チャンネルであり，アクアポリン 4 はヒト視神経のアストロサイトに多く発現する。この抗体陽性患者の特徴として，高齢女性に多い，視力障害が重度で予後が不良である，再発が多い，大脳・小脳病変に乏しい，副腎皮質ステロイド薬のパルス療法がしばしば無効である，多発性硬化症の再発予防で有効なインターフェロンβやフィンゴリモドは無効あるいはむしろ有害である，などがある。

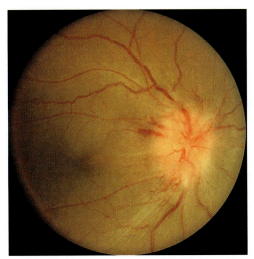

図 12-12　前部虚血性視神経症
（視神経）乳頭の境界は不鮮明で蒼白浮腫を呈し，周囲に火炎状出血を認める。

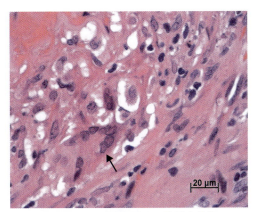

図 12-13　側頭動脈炎の動脈生検像
巨細胞（矢印）が認められる。（中馬秀樹氏提供）

　非動脈炎性前部虚血性視神経症は50～60歳台の人に，ほとんど前駆症状を伴わずに，多くは一眼の突発する視力低下で初発する。（視神経）乳頭は境界不鮮明で浮腫状となるが，脳圧亢進時の場合と違って赤味は少ない。これを**蒼白浮腫** pale disc edema という（図 12-12）。（視神経）乳頭縁に火炎状の表層性出血を認めることが多い。発症後10～20日たつと乳頭の浮腫は消退しはじめ，1～2カ月後に炎性視神経萎縮の像を示す。局所に発症する危険因子は**小乳頭症**であり，disk at risk という。検査所見では抗リン脂質抗体などの自己抗体をしばしば認めるが，全身症状を呈することは少ない。

　動脈炎性の場合には，非動脈炎性の場合より高齢者，すなわち70～80歳台にみられることが多い。巨細胞性動脈炎発症後1～2カ月後，あるいは全く前駆症状なしに，片眼の突発性の高度の視力低下（手動弁～光覚）と，側頭動脈領域の圧痛，自発痛がみられる。（視神経）乳頭は境界不鮮明になり蒼白浮腫を認めるが，非動脈炎性の場合と異なり，（視神経）乳頭縁上の火炎状出血はほとんどみられない。赤沈値はしばしば100mm/1時間ほどの促進を示すことが特異的である。さらにまた，側頭動脈の生検により血管壁に巨細胞を含む肉芽性炎症（図 12-13）を認めると診断は確定する。数週～数カ月後に他眼も侵されることが多く，こ

の時期には先に侵された方の（視神経）乳頭は炎性萎縮になり，後から侵された方の（視神経）乳頭は浮腫を示し，あたかも**フォスター・ケネディ症候** Foster-Kennedy sign（前頭蓋窩腫瘍の際にみられ，一眼視神経萎縮，他眼乳頭浮腫を呈するもの）の所見を呈するところから，これを**pseudo-Foster-Kennedy症候**という。

　動脈炎性，非動脈炎性の両者とも視野は**水平半盲性欠損**（図 12-14）を示すことが多いが，それ以外に中心暗点，弓状暗点，1/4半盲，周辺視野欠損なども認められる。

c．鑑別診断

　本症と鑑別を必要とするものは乳頭炎，頭蓋内圧亢進によるうっ血乳頭（表 12-1），網膜中心静脈閉塞症，各種の原因による急性球後視神経炎などである。高齢者において一眼の突発性の視力障害で初発することと，前述の臨床症状により本症は比較的容易に診断し得るが，赤沈検査，側頭動脈の生検なども有力な診断根拠となる。

d．予後および治療

　動脈炎性のものは一般に予後は不良であるが，他眼発症予防のため，ただちに副腎皮質ステロイド薬の大量投与を行う。非動脈炎性のものは必ずしも予後不良ではないが，現時点ではエビデンスの明確な治療法や予防法はない。発病早期から副腎皮質ステロイド薬の投与を行ったり，眼圧下降により篩状板近傍の灌流圧を改善させる目的のために，眼圧下降薬（acetazolamide）を内服させることもある。その他，血管拡張薬，ビタミン

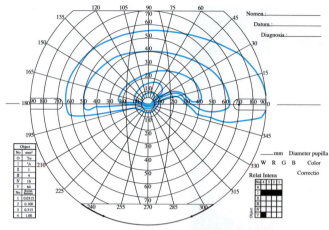

図 12-14　虚血性視神経症の下半盲の視野

B_1・B_{12} 製剤なども用いられる。

5. 遺伝性視神経症 hereditary optic neuropathy

a. レーベル遺伝性視神経症 Leber hereditary optic neuropathy

本症患者のリンパ球から分離したミトコンドリア DNA を解析すると，11778 番，3460 番，14484 番の 3 つの塩基対を主とするミトコンドリア DNA の点突然変異が認められており，現在ではミトコンドリア遺伝子病の代表的なものと考えられている。

多くは若年男子のまず片眼の視力障害ではじまり，数週から数カ月の間隔をあけて反対眼にも発症する。(視神経)乳頭に全く異常を認めない球後視神経炎の症状を呈するタイプと，乳頭腫脹や(視神経)乳頭周囲の小血管の拡張・蛇行を認め，一見乳頭炎様の所見(図 12-15)ではじまることもある。しかし，炎症ではないため，蛍光眼底造影では(視神経)乳頭上の血管から色素の漏出がみられないのが特徴である。多くは両眼性の中心暗点を自覚し，徐々に 0.1 以下の視力に低下する。(視神経)乳頭は数週間後に徐々に単性あるいは炎性視神経萎縮に移行する。視力不良な割に対光反射が良好なことも特徴の 1 つである。

遺伝形式は母親のミトコンドリア DNA を介して遺伝し，女性保因者から生まれた男性は約 50％，女性は約 10％が発症する。約半数は 15〜25 歳の間に発症するが，ときには 3〜4 歳，遅いものでは 60 歳以降に発病する。

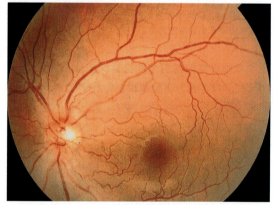

図 12-15　レーベル遺伝性視神経症
(視神経)乳頭はやや発赤し，網膜血管の著明な拡張・蛇行を認める。

点突然変異のタイプによって差はあるが，視力がときに自然に回復する例がある。本症は遺伝子疾患であるため，従来，治療法はないと考えられていたが，原因としてミトコンドリアの呼吸鎖機能不全によるアポトーシスが考えられるので，アポトーシス阻害遺伝子導入による遺伝子治療やミトコンドリアの呼吸機能保護のためのコエンザイム Q10 関連薬での治療の可能性がある。

b. 優性遺伝性視神経萎縮 dominant optic atrophy (図 12-16)

10 歳未満で発症し，両眼の中等度の視力低下をきたすが，発症時期が特定できないことも多い。常染色体性優性遺伝で主に **OPA-1 遺伝子変異**による。浸透率は高くなく(1/2 以下)，診断に至らない症例が多い。視力は 0.1 から 0.5 程度の

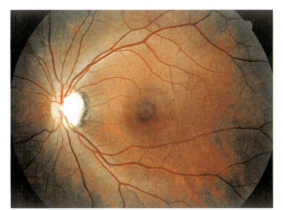

図 12-16　優性遺伝性視神経萎縮
（視神経）乳頭の耳側のみが蒼白であることが特徴的所見。視力は 0.5 と中等度の視力低下を示す。

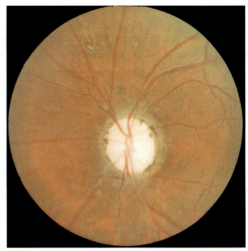

図 12-17　単性視神経萎縮
（視神経）乳頭の境界は鮮明で，色は陶白色を示す。

ことが多く，中心暗点を検出することもあるが，暗点自体検出できないこともある。

6. 視神経萎縮 optic atrophy

a. 定義

視神経の外傷，炎症，変性，血管性病変，腫瘍および周囲組織の視神経に対する圧迫などにより，視神経線維の軸索の変性と機能消失をきたしたものを視神経萎縮という。

臨床上，検眼鏡で（視神経）乳頭を観察して，網膜神経線維層の脱落と，（視神経）乳頭の色調が黄色〜白色味を帯びていることにより視神経萎縮と診断する。

しかし，現在では光干渉断層計の乳頭周囲網膜神経線維層厚 circumpapillary retinal nerve fiber layer thickness（cpRNFL）と黄斑部網膜神経節細胞層厚 macular retinal ganglion cell layer thickness（mRGCL）の測定で網膜神経節細胞の脱落や視神経線維の萎縮が容易に観察できる。病変部位から萎縮の進行する方向により，大脳の方へ進む**上行性萎縮** ascending atrophy と，網膜側へ進む**下行性萎縮** descending atrophy に分けることができる。

b. 分類および病因

検眼鏡的所見により視神経萎縮を分類すると次のようになる。

1）単性視神経萎縮 simple optic atrophy

（視神経）乳頭は陶白色となり境界は鮮明で，（視神経）乳頭の混濁はなく，篩状板はよく透見できる。定型的なものは，視神経の外傷，切断，脊髄癆性視神経萎縮，トルコ鞍近傍腫瘍による視神経への圧迫性病変などの場合にみられる（図12-17）。

2）炎性視神経萎縮 postinflammatory optic atrophy

（視神経）乳頭の境界は不鮮明，色調は灰白色ないし汚い白色であり，（視神経）乳頭組織のグリア性増殖および中胚葉性組織の増殖のために，（視神経）乳頭混濁がみられ篩状板は透見できない。また（視神経）乳頭上血管はグリア性白鞘でおおわれていることが多い。うっ血乳頭，視神経炎などの後にみられる。

3）網膜性視神経萎縮 consecutive optic atrophy secondary to retinal disease

網膜色素変性（症）やその他の網膜の変性疾患のために，広範囲の網膜神経節細胞が侵されたためにみられる視神経萎縮である。（視神経）乳頭は黄色調を呈する（→網膜硝子体 p.210）。

4）緑内障性視神経萎縮 glaucomatous optic atrophy

緑内障による視神経萎縮をいう。（視神経）乳頭の境界は鮮明，色調は蒼白である。緑内障性乳頭陥凹 glaucomatous cupping を認める。

c. 症状

視力障害，視野欠損を認める。種々の程度の視力障害がみられ，視野は病因となる疾患により種々のタイプや程度の欠損を生じる。検眼鏡検査

7. その他の視神経疾患

a. 中毒性視神経症 toxic optic neuropathy

1）メチルアルコール中毒 methyl alcohol poisoning

メチルアルコールの誤飲により発病し，炎性視神経萎縮を生じ失明に至る。メチルアルコールの分解産物であるフォルムアルデヒドにより，網膜神経節細胞の破壊と視神経線維の変性をきたす。青少年にみられるシンナー中毒は，有機溶媒であるトルエンとこのメチルアルコールの両者による中毒で，尿中，馬尿酸の検出で確定する。

2）エタンブトール中毒 ethambutol neuropathy

結核治療薬であるエタンブトールを長期間連用すると，**視神経障害**を発生することがある。眼症状は球後視神経炎の型を示す。

本症が疑われれば，ただちにエタンブトール投与を中止する。一般に視機能は徐々に回復するが，投薬中止が遅れれば回復しないこともある。

3）有機リン農薬中毒

農薬として用いられるフォリドール，マラソンなどの有機リンによる慢性中毒は，アセチルコリンエステラーゼを阻害し，アセチルコリンの体内蓄積により中毒症状をきたす。眼症状として瞳孔反応障害，滑動性眼球運動障害などとともに，視力低下，周辺視野狭窄をきたす視神経症を認める。このほか，めまい，しびれ，下痢，多汗，口渇などの自律神経症状を伴う。血清，血球中の**コリンエステラーゼ活性値の低下**，尿または血液中から有機リンの直接検出により診断を確定する。

治療としてはPAM（2-pyridine aldoxime methiodide）療法，アトロピン療法がある。

b. 外傷性視神経症 traumatic optic neuropathy

1）病因

①頭部・顔面の外傷により視神経に障害をもたらすことがある。視神経管骨折を起こすと，この直達外力により視神経線維が損傷される（→外傷 p.356）。

②頭部に加わった外力により，視神経は視神経管口の部位で屈曲・挫滅され，損傷を受けることがある。

③外力による視神経鞘内出血のために，視神経線維が圧迫されたり，循環障害による間接的な障害を受ける。

統計上，顔面打撲の場合には，眼窩外上縁部の外傷が最も視神経管損傷を起こしやすい（図12-18）。

2）症状および診断

外傷直後，あるいは意識覚醒後に視力障害を自覚する。視力は軽度に低下する場合から完全に失明する場合まであり，症例により異なる。しかし重篤な頭部外傷直後においては，そのときに視力障害があっても，意識障害や眼瞼浮腫などのために視力低下がわからず，1～2週間たって全身状態が改善し，あるいは眼瞼浮腫が消退してから視力低下に気づくことがしばしばみられる。

他覚的所見としては瞳孔の対光反射遅鈍・消失がみられる。早期には（視神経）乳頭は著変はないが，2～3週後に単性視神経萎縮がみられるよう

TOPICS ❹ 近視性視神経症と緑内障性視神経症

今や視神経症の概念が大きく変わりつつある。その一つは緑内障が緑内障性視神経症として定義され，視神経症の中で最多のものと考えられるようになったこと，もう一つは光干渉断層計（OCT）などによる強度近視眼の（視神経）乳頭の構造解析で，視機能障害を生じる近視性視神経症の病態が明らかになりつつあることである。ただし，緑内障性視神経症で眼圧をはじめとするさまざまな危険因子がどのような機序で視神経症を引き起こすのかはいまだ十分に解明されていない。

一方，強度近視眼では眼軸長延長により（視神経）乳頭の傾斜が生じ，中年期に後部ぶどう腫が進行することで眼球形態の変化が加速する。そのため視神経周囲の構造的変化や（視神経）乳頭内の篩状板の脆弱化が生じ，視神経線維そのものに大きな影響を与えると考えられている。しかも，古くから強度近視と緑内障性視神経症の合併について多くの報告や議論があり，さらに緑内障性視神経症や視神経炎でも水チャンネルであるアクアポリンの異常の関与が示唆されている。今後，高精度OCTの開発や動物実験モデルでの組織化学的研究，さらには遺伝子検索などで，近視性視神経症と緑内障性視神経症を含めた広義の視神経症の解析がさらに進むことが期待されている。

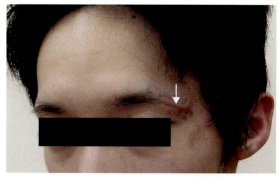

図12-18　左外傷性視神経症の眉毛外側の外傷部
眉毛外側の挫滅創と縫合跡（矢印）が確認できる。

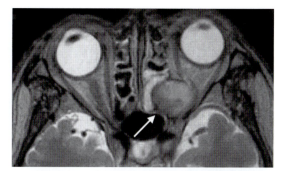

図12-19　粘液嚢腫による左鼻性視神経症
MRI T2強調画像。矢印が粘液嚢腫である。

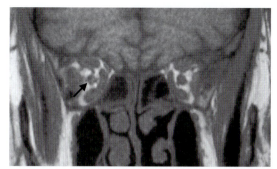

図12-20　肥厚した外眼筋の圧迫による右甲状腺性視神経症
矢印が視神経（冠状断MRI画像）。

になる．視野は中心暗点，傍中心暗点，水平性半盲，不規則な周辺視野欠損などがみられる．

　鼻腔検査により鼻内出血を認めることがしばしばある．また視神経管周囲の画像検査により，骨折や気腫の有無を確認することが重要である．

3）予後および治療

　受傷直後，受傷眼をペンライトで照射した際に，対光反射が消失し，数日間視力の回復がみられないものは視力予後が不良である．

　視神経管骨折が疑われ，感染の危険がない場合は，反応性浮腫や出血のために視神経に加わった圧迫性障害を軽減するために，高浸透圧製剤，副腎皮質ステロイド薬などにより治療を行い，改善がみられない場合には**視神経開放手術**を考慮する．

c. 圧迫性視神経症 compressive optic neuropathy

1）定義および病因

　視神経周囲の組織の増生や腫瘍性病変によって，視神経が圧迫されて視機能障害をきたすものをいう．原因としては副鼻腔の**粘液嚢腫** mucocele（図12-19），**膿嚢腫** pyocele が最も多い（**鼻性視神経症**）が，その他，甲状腺眼症の際の肥厚した外眼筋による圧迫（**甲状腺性視神経症**，図12-20）や，腫瘍，動脈瘤による圧迫もある．

2）症状

　原疾患にもよるが，緩徐に進行する視力・視野障害に加えて，多くの症例で眼球突出や眼球運動障害をみる．

3）治療

　副鼻腔嚢腫の場合は副鼻腔根治術，腫瘍の場合は摘出術を行うが，甲状腺眼症ではまず副腎皮質ステロイド薬のパルス療法を行い，軽快しなければ眼窩減圧術を行う．

4　視路の病変

1. 視交叉の疾患

a. 視交叉および近傍の腫瘍

1）視神経膠腫 optic glioma

　本症の75％は12歳以下の小児に発生する．視神経膠腫の眼窩内発生の方が頭蓋内発生より頻度が高い．特発性のものと神経線維腫症1型（NF-1）の部分症状としてみられるものがあり，組織学的には星細胞腫か海綿芽腫である．

　主要症状は緩徐に進行する視力低下である．（視神経）乳頭は単性萎縮像を認める．腫瘍の発生部位に応じて主要症状のほかに，眼窩内発生であれば眼球突出が，頭蓋内発生であれば視床下部障害，脳圧亢進症状が加わる．

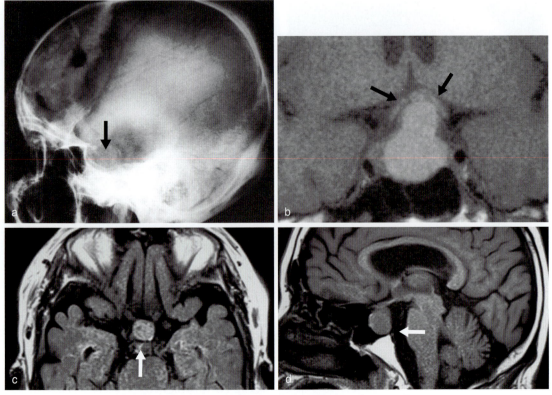

図 12-21　脳下垂体腫瘍の単純 X 線像および MRI 画像
a. 脳下垂体腺腫におけるトルコ鞍(矢印)の風船様拡大。
b. MRI 冠状断所見。左右の視神経(矢印)を下方から腫瘍がもち上げている。
c. 脳下垂体腺腫の軸位断 MRI(矢印は下垂体腺腫)。
d. 脳下垂体腺腫の矢状断 MRI(矢印は下垂体腺腫)。

まれに老人に視神経膠腫が発生することがある。この場合には視交叉から視索にかけて発育することが多く，そのため小児にみられるものを前方型，老人にみられるものを後方型とよぶこともある。また，この老人にみられる視神経膠腫は悪性であり，周囲組織へ浸潤性に進展し，短時日に死の転帰をとる。

小児に発生した視神経膠腫は進行が緩徐であり，視力予後は悪いが生命に対する予後は比較的良いため，治療としては放射線療法やシスプラチンを中心とした化学療法が多く用いられる。

2）脳下垂体腺腫 pituitary adenoma（図 12-21-a,b）

脳下垂体前葉より発生する。組織学的にヘマトキシリン・エオジン染色により，嫌色素性腺腫 chromophobe adenoma，好酸性腺腫 eosinophilic adenoma，好塩基性腺腫 basophilic adenoma の 3 種類に分けられるが，大部分のものは嫌色素性腺腫である。好酸性腺腫は著明な内分泌障害を示し，長管骨骨端線の閉鎖以前に発病すれば巨人症を，その後であれば**末端肥大症**をきたす。

下垂体腺腫は一般に 15 歳以下の年少者にみられることはなく，視力障害，視野欠損とともに頭重感，性欲減退，月経不順～無月経などの一般症状を伴う。(視神経)乳頭は単性萎縮になり，視野変化は特徴的である。すなわち，多くの場合，**両耳側半盲** bitemporal hemianopia を呈するが，これは腫瘍が下方から視交叉を圧迫するためである（図 12-21-c）。

トルコ鞍の単純 X 線像では風船様拡大 ballooning を認め，画像診断でも腫瘍が下方から視交叉をもち上げているのが認められる（図 12-21-d）。

治療は脳外科的に腫瘍摘除を行う（経蝶形骨洞手術〔Hardy 手術〕，経前頭開頭手術）。また放射線療法も有効である。

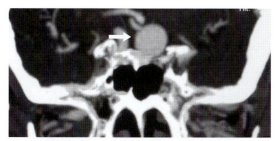

図12-22 脳動脈瘤の軸位断MRI画像
動脈瘤(矢印)が左視神経を圧迫している。

3) 頭蓋咽頭腫 craniopharyngioma

胎生期の頭蓋咽頭管の遺残から発生する先天腫瘍であり，一般には小児に多くみられる。病理学的に嚢腫性，充実性の2部分からなる良性腫瘍である。臨床的には，しばしばトルコ鞍上へ進展し嚢腫を形成し，第3脳室，その他の近傍組織へ圧迫障害を与えるため多彩な症状を呈する。

すなわち，脳圧亢進症状，内分泌障害，視床下部機能障害とともに，視機能障害として視力低下，視野欠損（両耳側半盲，ときに同名半盲 homonymous hemianopsia）を認めるが，脳下垂体腺腫に比べて左右眼の視野欠損がやや非対称で不規則であるのが特徴的である。(視神経)乳頭は単性萎縮像を示すが，脳圧亢進状態が強いときには，うっ血乳頭を示す。

本腫瘍は組織内で石灰像がしばしばみられるが，X線像においても，トルコ鞍上部の腫瘍部位に相当するところに石灰像を認めることが多い。

治療は経蝶形骨洞的腫瘍摘出術を行う。しかし視交叉から近傍組織に嚢腫状に進展していることが多いため，腫瘍の完全摘出は困難である。

4) トルコ鞍結節髄膜腫 tuberculum sellae meningioma(L)

トルコ鞍結節の硬膜から発生する腫瘍である。視交叉の前上部にみられることが多い。中年，とくに女性に好発する。自覚的には徐々に進行する視力障害と，左右非対称性の不規則な両耳側半盲を認めることが多い。(視神経)乳頭は単性萎縮を示す。血管が豊富なため，CT，MRIの造影検査で増強効果が著明である。

b. 脳動脈瘤 cerebral aneurysm

ウィリス Willis 動脈輪における血管の分岐部に発生しやすい。突発する激烈な頭痛，嘔吐，外眼筋麻痺をきたす。視神経に対する動脈瘤による圧迫(図12-22)のために，視力障害，圧迫部位に相当した視野欠損を認める。

動脈瘤の破裂は頭蓋内出血，くも膜下出血を起こし，場合によっては死亡する。海綿静脈洞内で内頸動脈が破裂すると動・静脈瘻を形成し，**拍動性眼球突出**をきたし，(眼)球結膜静脈充盈と眼瞼上から脈拍に一致した雑音を聴取することができる。

診断は頸動脈撮影やMRAにより容易である。治療としてはコイル塞栓術，動脈瘤頸部のクリッピングを行う。

c. 海綿静脈洞血栓症 cavernous sinus thrombosis

鼻，咽頭，副鼻腔など顔面の中央部に位置する感染源から，静脈に流入した細菌が海綿静脈洞に侵入して発病する。大部分はブドウ球菌による。38～39℃の発熱，眼瞼腫脹，眼球突出，(眼)球結膜血管の怒張・蛇行，視力低下，乳頭腫脹などの症状を呈する。また，第Ⅲ・Ⅳ・Ⅵの脳神経と三叉神経第1・2枝が海綿静脈洞内を走行しているので，これらの神経麻痺のために支配筋の運動麻痺と知覚鈍麻をきたす。

治療は抗菌薬の大量投与が有効であるが，長期間視力低下が持続していた場合には視力予後は不良である。

2. 視索，外側膝状体および上位視路の病変

視索より上位の視路における病変の局在診断は，次のような諸検査によりなされる。

a. 視野

視野の詳細な検査が重要である。

1) 欠損辺縁の状態

大きい明るい視標で測定すると視野欠損は軽度であるが，小さい暗い視標で測定すると欠損が大きく認められる場合，すなわち sloping と，視標の大小，輝度の明暗にかかわらず視野欠損の大きさがほとんど同じ程度である場合，すなわち steep margin との2種類がある。一般に前者の場合には病変は活動性であり，拡大性を有していることを示し，後者の場合には血管性病変によることが多いといわれている(図12-23-a,b)。

2) 左右の視野欠損の調和性

左眼と右眼の視野欠損の形がよく似ている場合

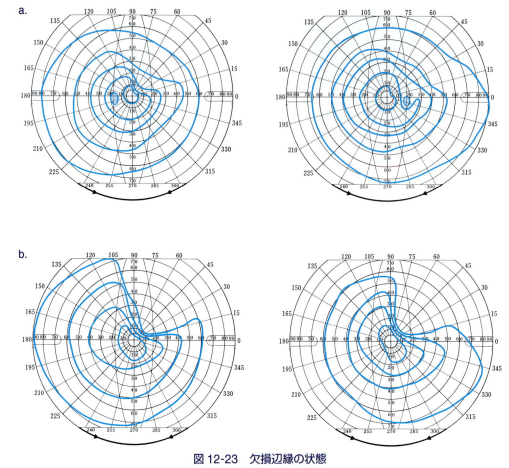

図 12-23　欠損辺縁の状態
a. 51歳，男性。左側頭葉脳腫瘍によるもの。視野欠損辺縁の sloping を示す。
b. 77歳，男性。血管障害性のもの。視野欠損辺縁の steep margin を示す。

を**調和性** congruous といい，あまり似ていない場合を**非調和性** incongruous という。一般に，病変が後頭葉視覚中枢に近いところにあればあるほど調和性視野欠損を示す。これは，左右眼から視覚中枢に至る神経線維は，後頭葉に近くなるほど，左右の対応網膜部位からの神経線維が一緒に走行しているからである（図 12-24-a,b）。

3）黄斑回避 macular sparing

後頭葉の病変は同名半盲をきたすが，視野の中心固視部（すなわち黄斑に相当するところ）が残っている場合にはこれを黄斑回避という。現在のところ，黄斑回避の生じる理由に関し，生理学的・解剖学的研究は不十分ではあるが，一般に視覚中枢の最後部に近い病変ほど黄斑回避があり，視力はよく保たれている。

b. 瞳孔反応

視索を構成する神経線維の約80％は視覚に関するものであり，これは外側膝状体に終わるが，残りの約20％のものは瞳孔運動に関するものであり，これは視索の後1/3のところで外側膝状体へ至る線維と分かれて視蓋前域 pretectum，上丘 superior colliculus に終わる。それゆえ，視索の前部2/3までの病変にあっては，同名半盲とともにその側の対光反射はみられない（hemianopic pupillary reaction）。視索の後1/3で分かれた瞳孔運動線維のみが侵されると，半盲や視神経萎縮を伴わないにもかかわらず，瞳孔の半側対光反射の消失（hemi-akinesia）を認める。また，外側膝状体より上位の視路障害では，視覚障害はあっても対光反射は正常に認められる。

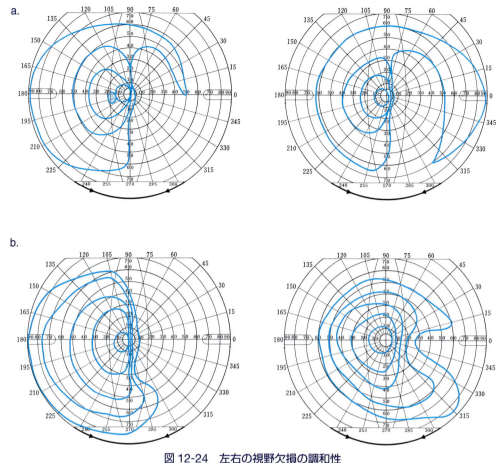

図 12-24 左右の視野欠損の調和性
a. 69歳, 男性。血管障害性のもの。左右視野の調和性欠損を示す。
b. 35歳, 男性。頭部外傷によるもの。非調和性欠損を示す。

c. **検眼鏡所見**

視索の病変であれば, 3〜4週後に下行性視神経萎縮のために(視神経)乳頭にも萎縮像を認める。外側膝状体より上位の視路病変では視神経萎縮はみられない。

眼科領域で視索およびそれより上位の視路を侵す疾患に関係のあるのは, 肥厚性硬膜炎, 脱髄性病変, トルコ鞍結節髄膜腫や頭蓋咽頭腫などが後方へ進展し, 視索を侵し同名半盲をきたす場合がある。このほか, 諸種の原因により内脳水腫が発生し, 視索を圧迫して同名半盲をきたす場合や, 側頭葉, 頭頂葉, 後頭葉における腫瘍や脳出血により視放線が障害される場合などがあげられる。またメチル水銀を主とした有機水銀中毒(水俣病)においては, 後頭葉視覚中枢の変性・破壊がみられ, 求心性視野狭窄, 皮質性視力低下が生じる。

国試過去問題によるアプローチ●視神経・視路疾患

　視覚路の視野の問題は国家試験でしばしば取り上げられている。以前は眼科に分類されていたが，最近では神経領域の総論の視機能検査の項として扱われている。分類はどうあれ，視覚路の走行と解剖の関係を知悉すること，視野検査において内部イソプタの重要性を理解しておくことが必要である。

【第104回 A-11】

　両眼ともに上外側が見えにくいことを訴える患者の頭部単純MRIのT2強調冠状断を示す。〔提示した写真は出題時のものとは別症例のものである〕
　視野障害に関与する構造はどれか。
　　a. ①　　b. ②　　c. ③　　d. ④　　e. ⑤

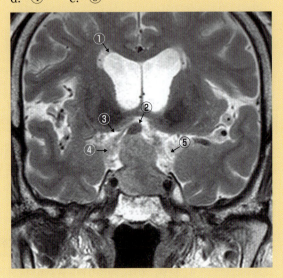

● 解説　　最近の国試問題はMRIを呈示しての出題が非常に多い。視野に関係する代表的な頭蓋内病変中，MRIでわかりやすいのは後頭葉の出血や梗塞あるいは視交叉部の腫瘍であり，過去の出題でも，これらによる同名半盲あるいは両耳側半盲がほとんどを占める。
　　この問題はひとひねりしてあり，両眼ともに上外側が見えにくいということで，両上耳側半盲をきたしていることを示している。したがって病変は視交叉下方からの圧迫であり，正中に位置していて下垂体腺腫によって持ち上げられている視交叉の②が正解になる。

【第99回 F-39】
　44歳の男性。視野異常を訴えて来院した。視力は右0.2(1.5×−3.00D)，左0.2(1.5×−3.50D)。眼圧は右13mmHg，左12mmHg。頭部単純MRIのT2強調横断像と視野図とを示す。
　考えられる視野異常はどれか。
　　a. ①　　b. ②　　c. ③　　d. ④　　e. ⑤

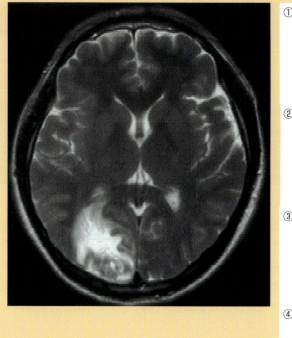

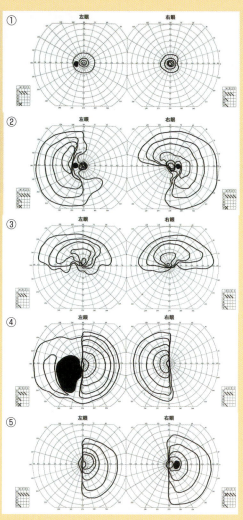

- 解説　視野異常を鋭敏に検出できるのは，視野の外側の大きな明るい視標を用いた測定線（イソプタ）ではなく，内側の小さな暗い視標を用いた測定線（内部イソプタ）である。選択肢の①は求心性狭窄で緑内障末期や網膜色素変性，さらには心因性視覚障害であり，②は右眼の鼻側階段など緑内障性の変化，③は虚血性視神経症などでの下半盲，④は下垂体腺腫などによる内部イソプタで明らかな両耳側半盲であり，正解は右後頭葉病変による左同名半盲を示す⑤になる。

【第 108 回 A-23】

38 歳の男性。両眼の軽度霧視を訴えて来院した。霧視は 2 カ月前から自覚し，頭痛を伴うという。矯正視力は右 1.0，左 0.9。両眼の眼底写真を示す。

診断に有用なのはどれか。

a. 眼圧測定　　b. 頭部 MRI　c. 眼球運動検査　d. 眼球超音波検査
e. 蛍光眼底造影検査

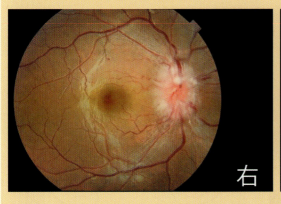 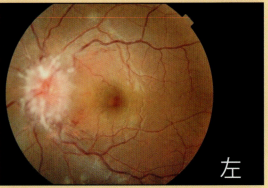

● 解説　国試問題の眼底写真では，わずかな変化ではなく典型的な異常が出題される。網膜疾患として出題されやすいものは糖尿病網膜症，網膜剝離などであるが，(視神経)乳頭の異常も繰り返し出題されている。その代表的なものが緑内障性の変化と乳頭腫脹である。この眼底写真は境界不鮮明で高度に腫れており，表在性の出血も伴っている。乳頭腫脹の典型例であり，①視神経炎，②虚血性視神経症，③うっ血乳頭が考えられる。①，②は急性発症で片眼性の中等度から重度の視力低下を訴えることから否定され，まず③を疑う。問診で主訴の霧視は 2 カ月前からであり，視力低下も軽微なことから確実と思われる。視神経の超音波検査で球後のくも膜下腔の拡大がみられることもあるが，眼球超音波検査では無理であり，原因の検索もできないので頭部 MRI が必要である。

【第 109 回 D-13】

視神経脊髄炎で高率にみられるのはどれか。

a. 血清 IgE 高値　b. 髄液単核球増加　c. 血清抗アクアポリン 4 抗体陽性
d. 髄液ミエリン塩基性蛋白抗原高値
e. 血清抗ガングリオシド GQ1b 抗体陽性

● 解説　視神経脊髄炎は自己免疫疾患であるため，その自己抗原が高率にみられるはずである。血清 IgE，髄液単核球はともに自己抗原ではない。ミエリン塩基性蛋白は脱髄疾患で髄鞘が崩壊する際に髄液中に遊出する自己抗原で，多発性硬化症では髄液中でしばしば上昇する。また胃腸炎の原因菌の 1 つである Campylobacter jejuni のリポオリゴ糖が，GQ1b, GM1 などのガングリオシドの糖鎖末端と共通する構造をもつため，細菌感染によりヒト体内でこれらが自己抗原となって抗ガングリシド抗体が産生され，Fisher 症候群が発生する。一方，視神経脊髄炎ではアストロサイトの表面に存在するチャンネル蛋白であるアクアポリン 4 が自己抗原となり，アストロサイトが障害されるので，これが正解となる。

【第104回 E-50】
　28歳の女性。自転車を運転中に乗用車と衝突して搬入された。意識は昏睡。脈拍88/分，整。血圧124/78mmHg。右眼のみを開瞼すると右瞳孔径は4mmで，同時に左眼を開瞼しても右瞳孔径は変化しない。左眼のみを開瞼すると左瞳孔径は6mmで，同時に右眼を開瞼すると左瞳孔径は4mmに収縮する。両眼とも眼底に異常を認めない。
　瞳孔異常の障害部位として最も考えられるのはどれか。
　a. 視交叉　　b. 左視神経　　c. 右後頭葉
　d. 左動眼神経　e. 右外側膝状体

● 解説　間接対光反射と直接瞳孔反射から病変部位を特定させる問題である。対光反射の結果からこの症例の通常の瞳孔サイズは4mmということになり，右眼は正常で，左眼は間接瞳孔反射でのみ正常サイズになる。したがって，左眼への視覚入力が大きく減弱していると考えられ，受傷の様子から外傷性視神経障害と考えられる。外傷受傷時の顔写真があれば，ほとんど全例で眉毛外側に打撲創や擦過創がみられる。

【第106回 B-16】
　頭部MRIの造影T1強調冠状断を示す。
　この病変によって生じる視野異常として考えられるのはどれか。

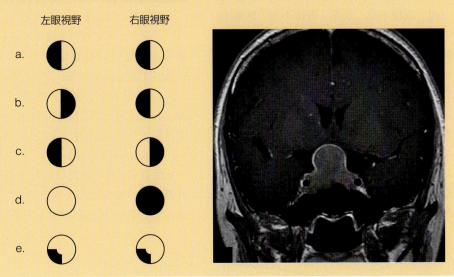

● 解説　視野の設問ではこれまで何回か出題されており，頭蓋内疾患では同名半盲と両耳側半盲である。両耳側半盲では，下垂体腺腫が最も正中に多くみられ左右対称性の両耳側半盲を呈しやすく，以下頭蓋咽頭腫，鞍結節髄膜腫の順で左右対称性が悪くなる。MRIで腫瘍は頭蓋の正中に位置しており，視野でも典型的な両耳側半盲が予想されることから正解はcとなる。

【第104回 A-11】正解b　【第99回 F-39】正解e　【第108回 A-23】正解b　【第109回 D-13】正解c
【第104回 E-50】正解b　【第106回 B-16】正解c

第13章
小児の視機能と斜視・弱視

ESSENCE

新生児から思春期までの眼疾患を診療の対象とするのが小児眼科である。小児は成人と異なり、眼の発育と視機能の発達途上にあるため、これを支援する視点が必要である。とくに屈折矯正、斜視・弱視について理解しておくべきである。先天性眼疾患では治療困難なものが少なくないが、近年、分子遺伝学的研究の進歩により、各種原因遺伝子が解明されている。

1 小児の眼の特性

新生児から思春期に起こるさまざまな眼疾患を対象とする。代表的疾患としては、屈折異常、斜視・弱視、眼瞼下垂、眼振、調節不全、結膜炎、鼻涙管閉塞（症）、未熟児網膜症、先天白内障、先天緑内障、遺伝疾患（約30％は眼所見を伴うため、診断の補助になる）や先天異常、眼腫瘍、教育における低視力の問題などがある。

患児は成人と異なり、視機能の発達段階にあり、どの段階にあるかを念頭に置き、健全な視機能の発達を助けるような配慮が必要になる。しかし一般的に眼科検査に対する協力が得られにくく、検査結果も信頼性に乏しい。とくに乳幼児では、自らの症状や経過を正しく説明することが難しく、疾病の発見が遅れることもある。年齢による身体的・精神的・心理的な差異を考慮しながら、包括的かつていねいな診療を心がける。

1. 解剖学的成長と視機能の発達

小児眼科の診療を進めるうえで、まず健常者における視力や両眼視の発達を理解しておく必要がある。新生児の眼球は小さく、眼軸長は平均16mmである。その後、急速に眼軸長は成長し、3歳では23mmとなり、15歳以後、成人では24mmに達する（図13-1）。また、角膜の横径は新生児では約10mmであるが、2歳頃には成人と同じ12mmに達する。

乳幼児期には、解剖学的な眼の成長に加えて、外界からの視覚情報を刺激として受けることによって、視力や両眼視機能など視機能の発達が起

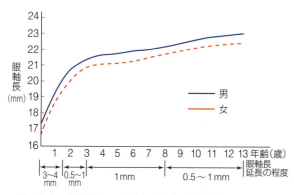

図13-1　眼軸長からみた眼の成長曲線（Larsen, 1971）

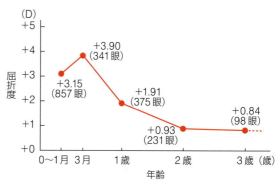

図13-2　小児の屈折度の変化（山本 節, 1984）

1 小児の眼の特性　**287**

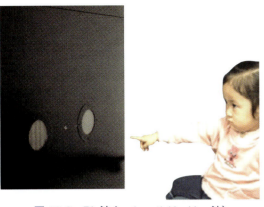

図 13-3　PL法（preferential looking法）
縞模様の視標を提示すると，乳幼児はこれが見えたときに視標を眼で追うという心理的な研究に基づいた検査法。

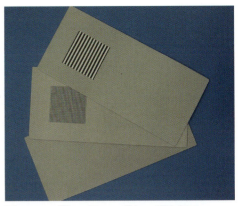

図 13-4　グレーティングカード法（Teller acuity card）
同じ平均輝度のカードでは，模様が見える方を好んで見る習慣を利用して検査する方法。

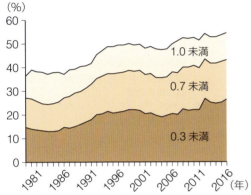

図 13-5　中学校における裸眼視力の推移（学校保健統計調査）
視力不良の主な原因は近視によるもので，年々増加傾向にある。

こる。また成長に伴い，しばしば屈折度の変化がみられる（図 13-2）。乳幼児の視力は**PL法**（preferential looking法）（図 13-3）（→視機能 p.42）や**縞視力カード法**（図 13-4）で測定するが，新生児では 0.02〜0.04，6カ月では 0.1〜程度である。3歳児では字ひとつ視力検査（→視機能 p.42）による測定が可能になるが，約 70％が視力 1.0 を示す。6歳になると，ほぼすべての小児が 1.0 以上を獲得する。

しかし学童期になると，主に近視の進行に伴い，裸眼視力不良の割合が増加し，しかもその傾向は年々悪化の一途をたどっている（図 13-5）。学

表 13-1　主に新生児から乳幼児期にみられる眼疾患

異常の部位	病名	参考
眼瞼	睫毛内反 entropium ciliarum（L） 眼瞼内反 entropium of lids 先天眼瞼下垂 congenital blepharoptosis マーカスガン瞳孔 Marcus Gunn pupil 眼瞼縮小 blepharophymosis 内眼角贅皮 epicanthus 両眼隔離症 ocular hypertelorism	p.85 p.85 p.86 p.71 p.86
涙器	先天鼻涙管閉塞 congenital obstruction of nasolacrimal duct	p.96
角膜	ペータース異常 Peters anormaly	角膜内皮，デスメ膜，実質の欠損により生下時からの角膜混濁
水晶体	先天白内障	p.229
緑内障	小児緑内障（原発先天緑内障）	p.255
その他	細網内皮症（レットレル・ジーベ病 Letterer-Siwe disease）	眼球突出，尿崩症

表 13-2　主に小児〜思春期以降にみられる眼疾患

異常の部位	病名	参考
角膜・強膜	円錐角膜 keratoconus 角膜ジストロフィ corneal dystrophy	p.128 p.127
ぶどう膜	フックス虹彩異色性虹彩毛様体炎 Fuchs heterochromic iridocyclitis	成人以降に軽い虹彩毛様体炎，白内障，緑内障を合併
網膜硝子体	網膜色素変性（症）retinitis pigmentosa（L）	p.210
その他	色覚異常 congenital defective color perception	p.49

表 13-3　小児期を通じてみられる眼疾患

異常の部位	病名	参考
角膜・強膜	青色強膜 blue sclera 強膜メラノーシス melanosis sclerae（L）	p.132 p.132
ぶどう膜	虹彩異色症 heterochromia iridis（L） ワールデンブルグ症候群 Waardenburg syndrome 瞳孔膜遺残 persistent pupillary membrane コロイデレミア choroideremia	 p.140 p.163
網膜硝子体	アクセンフェルト・リーガー症候群 Axenfeld-Rieger syndrome	前眼部の中胚葉の発育障害で前房隅角の形成異常，常染色体優性遺伝，虹彩萎縮，緑内障を合併
	脳回状脈絡網膜萎縮（症）gyrate atrophy of the choroid and retina X染色体若年網膜分離症 X-linked juvenile retinoschisis 小口病 Oguchi disease 白点状眼底 fundus albipunctatus（L） 白点状網膜ジストロフィ albipunctate retinal dystrophy	p.163 p.204 p.212
水晶体	水晶体偏位 lens dislocation	p.234
視神経・視路	網膜有髄神経線維 medullated nerve fibers 朝顔症候群 morning glory syndrome 乳頭小窩 optic pit	
全身病に伴う異常	先天代謝異常	p.339

童期の近視の進行は，眼軸の過剰な伸展が主な原因となっており，遺伝因子と環境因子の両方が関与している．

2. 小児眼疾患の特徴

同じ眼疾患でも，小児と成人とでは発症や病状が異なることが少なくない．また先天性あるいは遺伝性眼疾患であっても，生直後に発症するものや思春期前後より発症するものなど，発症時期には差がみられる（表 13-1, 2, 3）．

乳幼児では自分自身で症状や経過を説明することが難しく，検査や治療に協力を得ることは必ずし

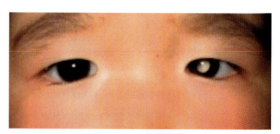

図 13-6　白色瞳孔

も容易ではない．そこでポイントを押さえた診察が必要になる．例えば**白色瞳孔** leukocoria は，小児眼科において最も注意すべき異常所見のひとつで

表 13-4 白色瞳孔がみられる疾患

異常の部位	病名	参考
網膜硝子体	網膜芽細胞腫 retinoblastoma	p.213
	後水晶体線維増殖（症）retrolental fibroplasia（未熟児網膜症瘢痕期）	
	第1次硝子体過形成遺残　persistent hyperplastic primary vitreous（PHPV）	
	脈絡膜欠損 choroboma of choroid	
	網膜有髄神経線維 medullated nerve fibers	p.187
	コーツ病 Coats disease	p.192
水晶体	先天白内障 congenital cataract	p.229
	外傷性白内障 traumatic cataract	p.233

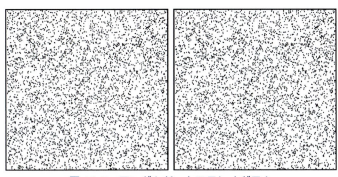

図 13-7　ランダムドットステレオグラム
両眼視差をもった2つの平面画像を両眼単一視する（枠が3つ見えるように両眼を輻湊させる）ことで立体的な図形（奥行き感の異なる2つの正方形）が見える。

ある（図 13-6）。白色瞳孔をきたす疾患は複数あり（表 13-4），とくに網膜芽細胞腫は初発症状の70%が白色瞳孔である。

2 両眼視機能

1. 正常両眼視機能

両眼視 binocular vision とは，両眼を一緒に用いる能力のことである。空間に置かれた物体を眺めるとき，視点が異なるため，右眼と左眼の網膜にはわずかに異なった像が写る。この見え方の違いが両眼視差 binocular disparity である。両眼視差を抽出し，この情報を基に奥行きを加えた3次元の空間イメージを脳内に作り出す働きのことを両眼視機能 binocular function という。一方，平面画像であっても，実験的に両眼視差が生じるような映像を見せることによって立体として認識させることができる（図 13-7）。3D 映画や 3D ディスプレーは，この仕組みを利用したものである。正常両眼視機能を示す一般的用語には，同時視，融像および立体視がある。

a. 同時視 simultaneous perception（SP）

同時視とは，左右の眼でそれぞれ異なった図形を見て，その2つの図形を同時に見ることができる能力のことをいう。大型弱視鏡（図 13-8）による検査の用語である。

b. 融像 binocular fusion

融像とは，両眼の網膜像を感覚的に1つの像として認める能力，つまり両眼単一視 binocular single vision を得る能力のことをいう。融像を保つ仕組みとしては，眼位ずれに対して反射的に起こる眼球運動（融像性輻湊・開散運動 fusional vergence movement）すなわち，運動性融像 motor fusion と，一定の範囲内で両眼視差に対してみられ

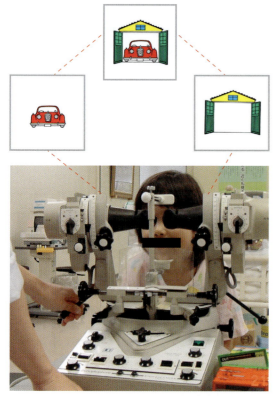

図 13-8　大型弱視鏡による検査
斜視角の測定および両眼視機能として同時視，融像，立体視と網膜対応などの検査ができる。この例は同時視を検査しているものである。右眼には自動車，左眼には車庫の絵を投影し，正常な場合は中央の図のように車庫に自動車が入った絵となる。

る感覚的許容，すなわち感覚性融像 sensory fusion がある。

c. **立体視** streopsis, stereoscopic vision

　両眼視差を基に，細かい奥行き情報を得る能力をいう。両眼視機能の中でも最も高度な能力で，両眼ともに視力が良いこと，同時視や融像がみられること，網膜対応異常（→ p.291 参照）がないことが必要条件である。

　立体視は視機能の中でも臨界期が早く，生後数カ月で発達がはじまり，2 歳頃には感受性期間は

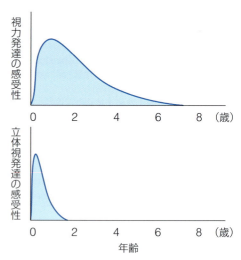

図 13-9　視力および立体視発達の感受性期間

終了する（図 13-9）。たとえば乳児内斜視などの先天斜視では，立体視発達の感受性期間に両眼単一視の機会が得られないため，後日，斜視手術によって眼位が矯正されても立体視は回復しない。ただし両眼視がみられなくとも，片眼性手がかり monocular cue を基に奥行き情報を得ることができる。立体視を認めないからといって，奥行き感覚のない世界に住むわけではない。

d. **網膜対応** retinal correspondence

　健常者では両眼の中心窩と中心窩，または網膜上で対応する場所にある 2 点は，大脳視覚野にある神経細胞との間に 1 対 1 の機能的関係が築かれている。これを網膜正常対応 normal retinal correspondence（NRC）という。

e. **融像感覚圏** fusional area

　空間内で両眼の網膜対応点に結像する点を結ぶと，輻湊角が一定であるため，幾何学的に 1 つの曲面を作る（円周角の定理）。これをホロプタ horopter という。ホロプタより遠方の物体は同側性の視差をもち，近方の物体は交差性の視差をもつ。この情報を基に，両眼視システムは奥行き情

monocular cue　　COLUMN ❶

斜視や片眼視力不良例では，両眼視差に基づく奥行情報が得られない。しかし片眼性の情報 monocular cue，つまり，頭部を平行移動したときに近くの物体ほど動きが大きい（モーション・パララックス），遠くの物体は近くの物体で隠される（陰線），平行線は遠いほど間隔が狭まる（遠近法），遠くの物体ほどきめが細く見えることなどを利用して，奥行感覚を得ることができる。

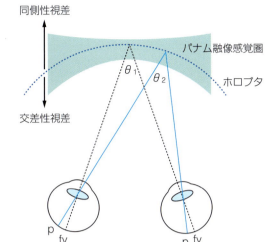

図 13-10　ホロプタとパナム融像感覚圏
fv：中心窩，p：網膜対応点，θ_1, θ_2：輻湊角

報を得ている．しかし感覚性融像には限度があり，この領域，つまりパナム融像感覚圏 Panum fusional area を越えた位置にある物体に対しては複視が生ずる（図 13-10）．

2. 両眼視機能の異常

a. 複視 diplopia, double vision

複視とは，固視している1つの物体が2つに離れて見える状態のことである．両眼で見てはじめて知覚される複視を両眼性複視 binocular diplopia といい，眼位の異常により1つの物体が両眼の網膜の非対応点に結像するために起こる．一方，片眼を遮閉しても知覚される複視を片眼性複視 monocular diplopia といい，強度の乱視などでみられることが多い．診療上，両者をはっきり区別すべきである．

健常者においても物体がパナム融像域を外れる距離にあると理論的には複視が起こるが，これを生理的複視 physiological diplopia といい，日常生活で自覚されることは少ない．

眼位異常があると，固視をしていない眼（斜視眼，偏位眼）の網膜に映る像は，網膜中心窩から眼位ずれの角度だけ，同一方向にずれる．つまり外斜視であれば耳側網膜，内斜視であれば鼻側網膜，上斜視であれば上方網膜に偏位する．その結果，外斜視であれば斜視眼の鼻側視野（内方），内斜視であれば耳側視野（外方），上斜視であれば下方視野（下方）へ，つまり交差性にもう一つの像，つまり仮像 false image が現れる．

どちらか一眼を遮閉したとき，もし遮閉眼と同側の像が消失すれば，これを同側性複視 homonymous diplopia, uncrossed diplopia といい，内斜視が原因である．たとえば外直筋麻痺では正面視で内斜視となるため，知覚される複視は同側性複視である．麻痺筋側に視線を移動させると，眼位ずれは大きくなるので，像と像の幅は広まる．もし遮閉眼と反対側の像が消失すれば，交差性複視 crossed diplopia といい，外斜視が原因である．たとえば内直筋麻痺では，正面視で外斜視となるため，知覚される複視は交差性複視である．麻痺筋側に視線を移動させると，眼位ずれは大きくなるので，像と像の幅は広まる．

b. 抑制 suppression

健常者の両眼に異なる像を見せると，像が交互にまたはモザイク状に知覚される．これを視野闘争 retinal rivalry, rivalry in the visual fields という．これは中枢神経系における生理的な抑制作用によるものと考えられている．これと同様に，斜視による複視が数カ月から数年間持続すると，斜視眼から視覚野に伝わる視覚情報が抑制されることにより，複視は知覚されなくなる（図 13-11）．

c. 網膜対応異常 anomalous retinal correspondence（ARC）

斜視により複視が続くと，時間経過と共に正常な網膜対応が崩れ，抑制または網膜対応異常が起こる．乳幼児からの斜視や，眼筋麻痺で長期観察例で複視を自覚しないのは，こうした複視に対する感覚的な適応現象によるものと思われる．

網膜対応異常では，網膜上の異なる2点と視覚野の神経細胞との対応関係が再構築される結果，両眼単一視がみられる．しかし中心窩と中心窩が対応しているわけではないため，微小な両眼視差を検出することができず，立体視は不良である．頻度はまれではあるが，網膜対応異常が確立した症例に対して斜視手術を行うと，眼位が矯正されたにもかかわらず複視（背理性複視 paradoxical diplopia）がみられることがある．これを術前に予測するため，残像試験 after image test などの網膜対応検査やプリズムアダプテーションテスト prism

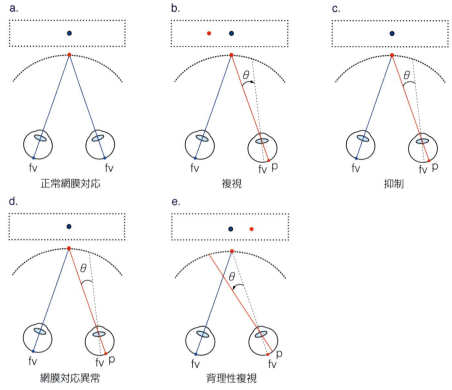

図 13-11　斜視にみられる複視，抑制，網膜対応異常
図のパネルは見え方を示す。健常者は両眼の中心窩 fv で視標を単一視できる(a)。外斜視により右眼の視線が角度 θ ずれると，網膜像は中心窩より耳側へ角度 θ 偏位するため，ずれとは逆方向に，交差性複視を自覚する(b)。この状況が長く続くと抑制により複視を自覚しなくなる(c)。さらに左眼の中心窩と右眼の点 P との間に新たな対応関係が形成されると，両眼単一視が回復する(d)。しかし斜視手術により網膜像が点 P より耳側に角度 θ（つまり中心窩上に）移動すると，当初(b)と逆方向に背理性複視を自覚する(e)。

adaptation test を行う。

3　斜視

1. 定義

顕在性の視線のずれ（眼位ずれ）によって，両眼視機能が十分に発揮されない状態を総称して斜視 strabismus という。さらに斜視は，乳幼児期には弱視の原因になる場合があり，また就学以降は美容上のハンディキャップから，自己肯定感や対人関係の障害となることがある。

小児期に受診することが多い代表的斜視疾患としては，乳児内斜視（生後 6 カ月以内に発症），遠視を原因とする調節性内斜視（生後 6 カ月以前に発症），偽斜視，間欠性外斜視，先天上斜筋麻痺やデュアン Duane 症候群などの非共同性斜視などがある。

2. 分類

斜視は眼位ずれの方向により，内斜視 esotropia

COLUMN ❷　残像試験とプリズムアダプテーションテスト

残像試験では，片眼ずつ中心窩に作製した残像の見え方を尋ねて，網膜対応を調べる。プリズムアダプテーションテストでは，眼位ずれを矯正するプリズム眼鏡を一定時間装用させ，眼位や両眼単一視の有無を確かめた上で，斜視手術の量定を行う。

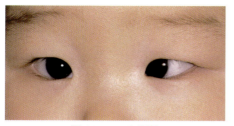

図 13-12　内斜視
生後 6 カ月未満に発症する乳児内斜視では比較的斜視角が大きい。

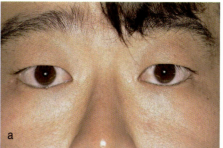
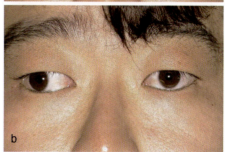

図 13-13　外斜視
間欠性外斜視は，正位に見えるとき(a)と外斜視のとき(b)がある。

（図 13-12），外斜視 exotropia（図 13-13），上斜視 hypertropia，下斜視 hypotropia，回旋斜視 cyclotropia に分けられる。

また注視方向によって眼位ずれの角度が一定，つまり両眼で眼球運動の協調性が保たれている斜視を共同性斜視 comitant strabismus，麻痺性麻痺などのように注視方向によって眼位ずれの角度が変化する非共同性斜視 incomitant/noncomitant strabismus に分けられる。

さらに，常に斜視になっている恒常性斜視 constant strabismus と斜視と斜位の両方がみられる間欠性斜視 intermittent strabismus に分けられる。

3. 原因

外眼筋や眼窩の解剖学的異常，萎縮，線維化などの外眼筋自体の異常，眼筋周囲組織の機械的抵抗，屈折異常，著しい視力低下，輻湊・開散運動のアンバランス，眼球運動神経麻痺など，原因はさまざまである。さらに両眼視機能の発達障害や異常，弱視の合併がみられると，融像性輻湊・開散運動が働かないため完全な眼位矯正は難しい。

4. 診断

a. 眼位の検査

斜視の原因，斜視と斜位との鑑別，斜視手術で量定の基準となる眼位ずれの角度を調べるために行う。最も簡単なのは，角膜反射像を利用したヒルシュベルク Hirschberg 法である（図 13-14）。患者にペンライトを注視させ，検者はペンライトの後方から患者の角膜に映る反射像のずれを調べる。角膜反射の位置と眼位ずれの関係を図 13-14 に示した。反射像が瞳孔縁にあれば約 15°，輪部にあれば約 45°，その中間では約 30° である。検査に協力が得られにくい乳幼児や片眼視力不良例で遮閉試験（後述）が難しい場合に，おおよその眼位ずれを求めることができる。

間欠性斜視や斜位では，融像性輻湊・開散運動により眼位ずれが補正されていることがあるため，遮閉試験（おおい試験）cover test が必要になる。遮閉試験は，被検者に両眼で遠見(5 m)または近見(0.3 m)に置いた固視目標を注視させながら，片眼を遮閉したときに生ずる眼球運動をみる検査である。

遮閉・非遮閉試験 cover-uncover test では一眼を遮閉し，次に遮閉を除き，両眼視を妨げたり回復させたりしながら眼球運動を観察する。交代遮

COLUMN ❸　斜視と斜位

斜視 strabismus に対して斜位 heterophoria は，片眼を遮閉することによって両眼視が妨げられたときにはじめて現れる潜伏性の眼位ずれのことである。融像性輻湊・開散運動により眼位ずれが代償された状態であり，正常な両眼視機能がみられることが多い。

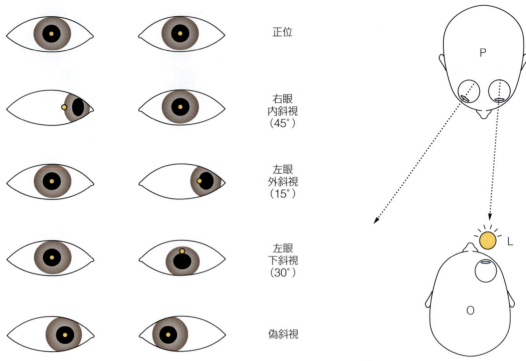

図 13-14 斜視の種類とヒルシュベルク法
患者(P)に光源(L)を注視させ，検者(O)は光源のすぐ後方から患者の角膜に映る反射像のずれを片目で観察する。

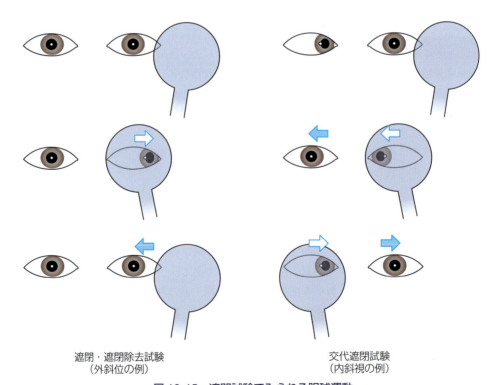

図 13-15 遮閉試験でみられる眼球運動
斜位であれば遮閉で眼位ずれが顕在化する。遮閉除去した瞬間，融像性輻湊運動が生じ，眼位ずれが補正される。交代遮閉試験では，斜視か斜位かを問わず眼位ずれがあれば，遮閉眼交代により固視交代運動がみられる。矢印は眼球運動の向きを示す。

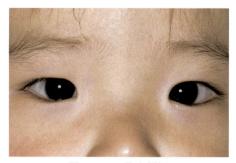

図 13-16　偽内斜視
一見内斜視に見えるが，角膜反射を見ると斜視でないことがわかる。

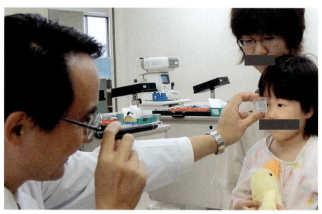

図 13-17　プリズムによる斜視角測定
プリズム遮閉試験とクリムスキー法がある。プリズム交代遮閉試験は斜視眼の前にプリズムを入れ，遮閉眼を交代しても眼球が動かなくなったときのプリズムから斜視角を知る。クリムスキー法は固視眼の前にプリズムを入れていって，角膜反射が瞳孔の中央にきたときのプリズム度から斜視角を知る方法である。この図はクリムスキー法を行っている。

閉試験 alternating cover test では片眼を遮閉し両眼視を妨げた上で，遮閉眼を交代させながら眼球運動を観察する（図 13-15）。

斜視と斜位との区別は遮閉・遮閉除去試験による。間欠性斜視や斜位など眼位ずれが潜伏している例では，一眼を遮閉し両眼視を妨げると，眼位ずれが現れる。次に遮閉を除去すると，斜位では融像性輻湊・開散運動が生じて，眼位ずれは消失する。

交代遮閉試験では，斜視，斜位にかかわらず，眼位ずれに応じた固視交代運動がみられる。交代遮閉試験で全く眼球運動がみられなければ，斜視も斜位もない正位 orthophoria と判断できる。

一般的に，眼位ずれが大きい場合には斜視になり，小さい場合（およそ 10° 以内）は，融像性輻湊・開散運動で代償され斜位となる。その中間を間欠性斜視とみなすことができる。一方，基本に融像性輻湊・開散運動の異常がある場合は，眼位ずれが小さくても斜視を認めることがある。

偽斜視 pseudostrabismus は斜視がないにもかかわらず，斜視のようにみえる状態である。乳児では鼻根部の発育が十分でないために，鼻側強膜が瞼裂に隠れ，内斜視のようにみえることがある（図 13-16）。眼球の光軸と視線のずれ（γ角）による偽外斜視もときにみられる。

眼位ずれの角度（斜視角）は，単位は度 degrees または**プリズムジオプトリー** prism diopter で表される。1 プリズムジオプトリーは約 0.5° に相当する（→視機能 p.63）。臨床的に斜視角は，検査用プリズムを用いて測定されることが多い。また大型弱視鏡 major amblyoscope（図 13-8），正切尺 tangent scale，ヘス赤緑試験 Hess chart などで調べることもできる。

プリズムによる斜視角の測定にはプリズム遮閉試験 prism cover test とクリムスキー法 Krimsky test がある。プリズム交代遮閉試験 alternating prism cover test（APCT）では，眼位ずれを打ち消す方向に順次度数の異なるプリズムを眼前に置き，遮閉眼を交代しても固視運動がみられなくなったときのプリズム度数が斜視角になる。クリムスキー法は，ヒルシュベルク法の応用であり，角膜反射像が両眼とも瞳孔の中心にくるようなプリズム度数を求める（図 13-17）。

b. 固視交代の検査

視力検査が困難な乳幼児に対して斜視弱視の有無を判別するために行う。弱視がなければ交代視が可能である（図 13-18）。

c. 眼球運動の検査

麻痺性斜視を含む非共同性斜視で，原因となる麻痺筋を特定し，治療方針を決めるために行う。

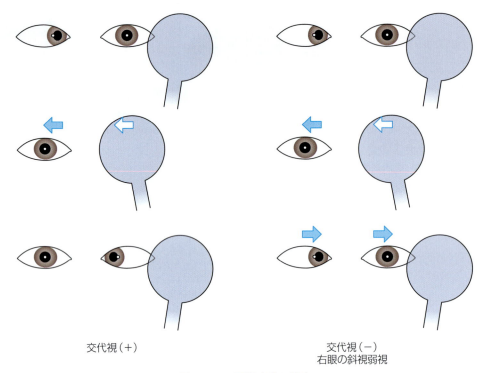

交代視（＋） 　　　　　交代視（−）
　　　　　　　　　　　　　右眼の斜視弱視

図 13-18　固視交代の検査
固視眼を遮閉し，いったん斜視眼で固視させておいて，遮閉を取り除いたときの眼球運動を見て，斜視弱視の有無を推定する。

左右，上下，斜め方向における診断的向き眼位の肉眼的観察のほか，ヘス赤緑試験，大型弱視鏡検査，各向き眼位におけるプリズム交代遮閉試験を行う。さらに視標距離を変え，また屈折矯正のある場合とない場合で試験を行い，眼位ずれの変化を調べる。

輻湊運動の検査では，視標を近づけて融像が破れる距離（輻湊近点）を求める。

d. 両眼視機能の検査

斜視の診療を行う上で，眼位や眼球運動などの運動機能を調べるとともに，感覚面での状況を調べる必要がある。つまり，両眼単一視，立体視，網膜対応などを検査する。バゴリーニ線条ガラス試験 Bagolini striated-glass test，ワース4灯試験 Worth four dot test，残像試験 after image test，大型弱視鏡などを用いる。

バゴリーニ線条ガラス試験は，最も日常視に近い検査法とされる。斜めに交差する線条（回折格子）を持つ2枚のレンズを用いる（図 13-19, 20）。これを患者に装着させ，点光源を見せる。両眼単一視があれば，1個の光源と光源で交差する2本の線条光が見える。複視があれば，光源は2カ所にずれる。斜視眼に抑制があれば，光源は1個であるが，線条光の一方が消失したり一部が欠損したりする。検査時に斜視であるにもかかわらず，両眼単一視つまり1個の点光源と光源で交差する2本の線条が見えれば，網膜異常対応と考える。

立体視は各種の近見ステレオテスト（図 13-21），大型弱視鏡，三杆法などで評価する。立体視閾値60秒以下が正常範囲である。両眼単一視がみられない例や片眼視力不良例では立体視はみられないので，斜視や弱視のスクリーニングとして用いることもできる。

e. 屈折検査

調節は輻湊に影響し眼位を左右するため，斜視の治療方針を決めるには調節麻痺下の屈折検査が必要である。

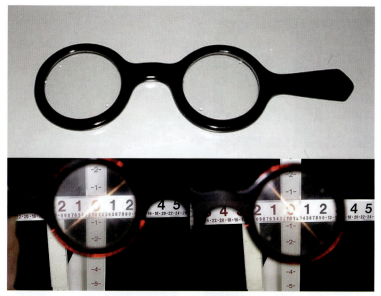

図 13-19　バゴリーニ線条ガラスの仕組み
左右のガラスには斜めに直行する方向へ平行線が刻まれている。これを通して点光源を見ると、平行線と直行する線条が観察される。

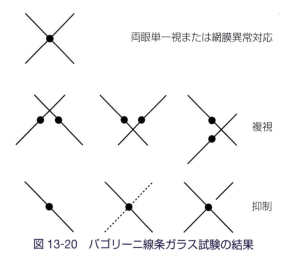

図 13-20　バゴリーニ線条ガラス試験の結果

5. 治療

　眼位ずれの大きさ，眼位ずれは斜位か斜視か，間欠性斜視か恒常性斜視か，両眼視や整容的なハンディキャップに対する患者自身の要望に応じて，治療適応を考える。一般的に恒常性斜視では，両眼視機能の異常を伴うため，斜視手術が必要である。斜位の場合は，眼位ずれが融像性輻湊・開散運動によって代償された状態であり，両眼視も良好であるため，通常，治療の必要はない。ただし複視や眼精疲労などの代償不全症状がみられれば斜視手術やプリズム眼鏡の適用となる。

a. 屈折矯正

　調節性内斜視 accommodative esotropia では，遠視が原因であり，眼鏡で遠視を完全矯正すると斜視は消失する（図 13-22）。また複視に対する対症療法として，眼鏡レンズにプリズムを組み込んだり，フレネル膜プリズム（図 13-23）を貼って，眼位ずれを矯正することができる。

b. 斜視手術

　斜視手術の方法には，一般的に後転術 recession および短縮術 resection（あるいは前転術 advancement）がある。後転術とは外眼筋の付着部を後方へずらす方法で，筋力を弱めることができる。短縮術は外眼筋を短縮してもとの付着部に縫合し，前転術は外眼筋の付着部を前方へずらす方法で，いずれも筋力を強めることができる。大きな矯正効果が必要なときは，前転術と短縮術は同時に行われ，これを前後転術という。例えば内斜視では，内直筋の後転術を行うか，外直筋の短縮術を行うか，両者を併用する。眼球運動の共同性を利用して，固視眼手術で偏位眼の矯正を行う場合もある。

c. ボツリヌス毒素療法

　ボツリヌス毒素は，神経筋接合部の運動神経終

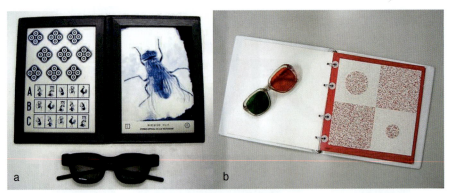

図 13-21　近見ステレオテストの例

偏光板や赤緑眼鏡を用いて，両眼に視差のある図形を示す．立体視があれば図形が浮き上がって見える．

  a．Titmus ステレオテスト
  b．TNO ステレオテスト

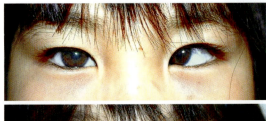
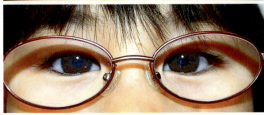

図 13-22　調節性内斜視

遠視を代償するための過剰な調節反応により，輻湊運動が誘発され，内斜視になる．眼鏡で遠視を矯正すると正位となる．斜視手術は禁忌．

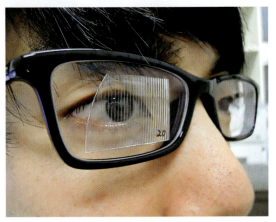

図 13-23　フレネル膜プリズム

プリズムを細かく分割した薄いシートを眼鏡レンズに貼り，眼位ずれを矯正する．

末に作用し，アセチルコリンの遊離を阻害することで神経伝達をブロックし，筋収縮力や張力を低下させる．例えば内斜視では内直筋に，外斜視では外直筋に注射することで，眼位を矯正できる．眼筋手術に比べて定量性に乏しい．

4　弱視

1．定義

医学的な弱視 amblyopia とは，視力障害はみられるが，眼底検査などの他覚的検査を行っても眼球や視神経などに視力障害を直接説明できる器質的異常を認めないものをいう．

一方，社会的弱視とは，盲のように全く見えないわけではないが，十分な矯正視力が得られないものをいう．教育上の観点からみれば，弱視とは視覚を介した教育が可能である．これに対して，盲 blindness とは視覚を介する教育が不可能であり，触覚や聴覚など代替感覚を利用した教育を行うべきものである．矯正視力で分けると，視力 0.02 未満を盲，0.02 以上 0.04 未満は準盲，視力 0.04 以上 0.3 未満を弱視という．社会的弱視はロービジョン（低視力者）low vision として，医学的弱視と区別する．

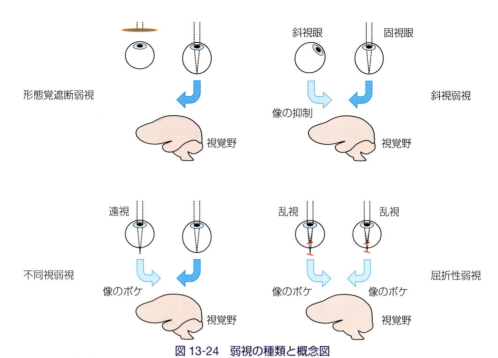

図 13-24　弱視の種類と概念図

弱視には形態覚遮断, 斜視, 不同視, 屈折異常弱視の 4 種類がある。いずれかの原因により, 視覚刺激（鮮明な網膜像）が大脳皮質視覚野に至る過程で妨げられる結果, 視力の発達障害が起こる。

以下は医学的な弱視について述べる。

2. 原因

新生児の視力は 0.02〜0.04 程度とされている。鮮明な網膜像を刺激として, 成長とともに視力は発達する。しかし何らかの理由で視覚情報が大脳視覚野に達しない状況におかれると, 視力の発達は停止または逆行する（図 13-24）。これが弱視のメカニズムである。視力発達の感受性は, 生後 1 歳半くらいでピークを迎え（臨界期）, 6〜8 歳頃まで続くと考えられている（図 13-9）。この期間内に治療を行わないと, 弱視治療は困難になる。

3. 種類

a. 形態覚遮断弱視 form vision deprivation amblyopia

先天白内障や高度の眼瞼下垂などでは, 視力発達に必要な鮮明な網膜像が得られない。原疾患に対する治療を行っても, そのままでは十分な視力が得られないことが多い。また治療のために誤って乳幼児に片眼帯をすると, 速やかに形態覚遮断弱視が進行するために注意が必要である。

b. 斜視弱視 strabismic amblyopia

先天性に恒常性斜視があると, 抑制が作用して, 斜視眼からの視覚情報は視覚中枢にとどかない。固視眼が固定し, 交代視ができなくなると, 偏位眼に弱視が発生する。

c. 不同視弱視 anisometropic amblyopia

屈折異常の程度が両眼間で大きな差があるとき, 通常, 屈折異常の強い一眼で視力発達に必要な鮮明な網膜像が得られないために弱視が発生する。とくに遠視性不同視でみられることが多い。不同視弱視にはしばしば微小斜視が合併し, 弱視治療に抵抗性を示すことがある。

d. 屈折異常弱視 ametropic amblyopia

強度の屈折異常が矯正されずに放置された場合, 視力発達に必要な鮮明な網膜像が得られないため, 両眼に弱視が発生する。強度の遠視眼や乱視眼にみられることが多い。

4. 診断

a. 視力検査

3 歳以降はランドルト環による字ひとつ検査が可能になる。乳幼児では, PL 法や縞視力カード

法を用いる(図 13-3, 4)。

b. 眼位の検査
斜視の有無をみる。斜視があれば斜視弱視を疑う。もし斜視弱視があれば、遮閉・遮閉除去試験で交代視がみられない。

c. 固視の検査
直像鏡で中心固視か偏心固視かをみる。弱視でも中心固視のこともあるが、偏心固視であれば弱視である。斜視弱視では、正常眼のように中心窩で固視することができない。中心窩で固視することを中心固視 central fixation といい、中心窩以外で固視していることを偏心固視または中心外固視 eccentric fixation という。

d. 屈折検査
アトロピンやサイプレジンなどの調節麻痺薬を点眼し、屈折検査を行う。強い屈折異常や不同視があれば、屈折異常弱視や不同視弱視を疑う。

e. 眼底検査
中間透光体、網膜、視神経に器質病変がないかどうかを調べる。

5. 治療

a. 原因治療
先天白内障や眼瞼下垂などによる形態覚遮断弱視では、速やかに原因疾患に対する手術治療を行い、弱視治療を始める必要がある。屈折異常が弱視の原因であれば、調節麻痺下で得られた屈折度を基に、眼鏡またはコンタクトレンズで完全矯正を行う。

ただし斜視弱視では、弱視治療が優先される。

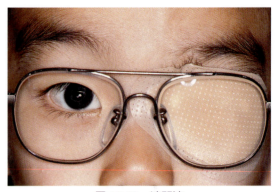

図 13-25　遮閉法
弱視の治療として健眼を遮閉し、弱視眼の使用を強要する方法である。

斜視があっても健眼遮閉には支障はなく、また術後に健眼遮閉を長時間続けると、両眼視が妨げられ斜視の再発を促すからである。

b. 弱視視能矯正
健眼にアイパッチを貼り、遮閉 occlusion を行う(図 13-25)。1日当たりの遮閉時間は、弱視眼の視力や治療効果の現れ方に応じて調整する。微小斜視を伴う弱視を除けば、1日最大6時間とされる。ただし、長時間の遮閉による健眼の形態覚遮断弱視にも注意する。また遮閉が困難な症例には、健眼に調節麻痺薬(アトロピン)を点眼し、近業時での遮閉効果を期待する(penalization)。

しかし年齢が視力発達の感受性期間(6〜8歳まで)を超えると、これら弱視治療に反応しにくくなる。逆に視覚刺激が遮断されても、弱視が発生する心配はなくなる。弱視治療は早期発見・早期治療が原則である。しかし僚眼の視力には異常が

3歳児健診　　　　　　　　　　　　　　　　　　　　COLUMN ❹
市町村単位で、3歳または3歳半児に対して視力スクリーニングが実施されている。視力検査視標を家庭に郵送し、視力0.5の視力が見えるかどうかで1次スクリーニングを行う。見えない場合は、2次スクリーニングを保健所または母子保健センターで行う。3歳児健診で弱視が発見され、速やかに弱視治療が行われると、就学時頃には正常な視力が回復することが多い。

視能訓練士 certified orthoptist (CO)　　　　　　　　　　COLUMN ❺
昭和46年に法制化され、現在11,000人の有資格者がいる。視能訓練士法によれば「医師の指示の下に、両眼視機能に障害のある者に対するその両眼視機能の回復のための矯正訓練及びこれに必要な検査、および(人体に影響を及ぼす程度が高い検査として厚生労働省令で定めるものを除く)眼科に係る検査(視力、視野、屈折、調節、色覚、光覚、眼圧、眼位、眼球運動、瞳孔、涙液、超音波、電気生理学、写真の撮影検査など)を行う者」と定義されている。

ないことが多く，患児は日常生活には不自由がないため，発見が遅れることがある。

5 眼の先天異常

1. 眼球の発生異常

第1次眼胞の形成異常により，**無眼球** anophthalmos や **小眼球** microphthalmos が発症する。完全に眼球が欠損する生存例はまれであり，通常，痕跡程度の小眼球がみられる。その他の発生異常の部位と病名を表 13-5 に示す。

2. 視神経・網膜の先天異常

a. 先天視神経欠損 coloboma (or aplasia) of optic nerve, 視神経低形成 hypoplasia of optic nerve

視神経欠損は胎生期に中胚葉組織の眼柄への結合が起こらないために発症するが，頻度はまれである。

視神経低形成は，網膜神経節細胞が正常に分化しなかったため，または神経節細胞の軸索が眼柄に到達しなかったために発症する。検眼鏡的には，乳頭径が小さく，血管は乳頭中心に位置する。さまざまな程度の視力不良，視野異常，眼振，斜視がみられ，脈絡膜欠損や虹彩欠損を合併することもある。全身的には，内分泌異常，発達遅延，脳奇形がみられる。

b. 網膜有髄神経線維 medullated nerve fibers

視神経線維は，健常者では篩状板より後方で髄鞘形成がみられる。（視神経）乳頭において髄鞘が

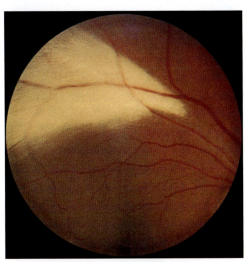

図 13-26 網膜有髄神経線維
本来髄鞘のない眼内の視神経線維に先天異常として髄鞘をみることがある。（視神経）乳頭から放射状にあることが多いが，この例は（視神経）乳頭から，よりやや離れたところから赤道部に向かって放射状にみられる。

表 13-5 眼球の発生異常

異常の部位	病名	参考
全眼球	無眼球 anophthalmos 小眼球高度 microphthalmos 小眼球軽度 nanophthalmos	
ぶどう膜	先天無虹彩（症）aniridia congenita (L) 虹彩欠損症 coloboma of iris 脈絡膜欠損症 coloboma of choroid	p.139 p.140 p.140
角膜	小角膜 microcornea 巨大角膜 megalocornea 扁平角膜 flat cornea	p.120 p.120 p.120
硝子体	硝子体動脈遺残 persistent vitreous artery 第1次硝子体過形成遺残 persistent hyperplastic primary vitreous (PHPV)	p.24 p.22, 図 1-30
網膜・視神経	視神経欠損 aplasia of optic nerve 視神経低形成 hypoplasia of optic nerve 網膜異形成 retinal dysplasia 網膜分離症 retinoschisis	p.25 p.301 p.210

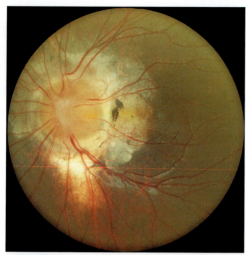

図 13-27　(視神経)乳頭の先天異常
(視神経)乳頭の先天異常であり，朝顔の花弁のような所見を示す。

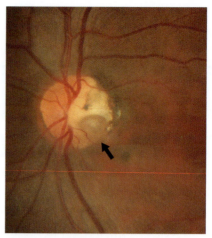

図 13-28　(視神経)乳頭にみられる小孔
(視神経)乳頭周辺部3時から5時にかけて乳頭小窩(矢印)のために色調が変化している部分が認められ，ここから黄斑部にかけて神経線維層の萎縮が観察される。また乳頭小窩から黄斑にびまん性の浮腫をみる(pit-macular syndrome)。

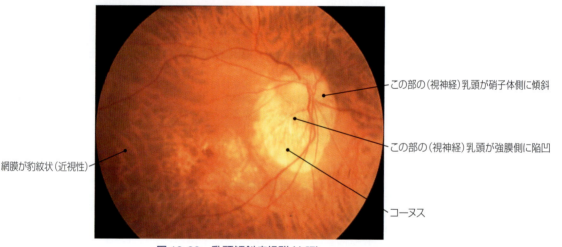

図 13-29　乳頭傾斜症候群(右眼)
(視神経)乳頭の耳側に大きなコーヌスがあり，(視神経)乳頭は縦長で，コーヌス方向で強膜側に傾いている。

あれば，検眼鏡的には(視神経)乳頭から周辺網膜へ，または網膜局所に，神経線維の走行に平行に髄鞘が白く放射線状に見える(図 13-26)。視機能には異常はみられない。

c. **朝顔症候群** morning glory syndrome

検眼鏡的には，大きな(視神経)乳頭陥凹とその周囲の隆起性白色組織がみられる。(視神経)乳頭周囲には色素沈着があり，乳頭中央から細い網膜血管が放射状に伸び，ちょうど朝顔の花弁のように見える(図 13-27)。しばしば乳頭近傍から始まる網膜剝離を合併する。小児期に，片眼の視力不良や斜視で受診することが多い。

d. **乳頭小窩** optic disc pit

(視神経)乳頭に円形または楕円形の陥凹を示す先天異常である(図 13-28)。本症のみでは視力障害はないが，黄斑部に扁平な網膜剝離を合併する

と視力低下がみられる(pit-macular syndrome)。

e. **コーヌス** conus

　(視神経)乳頭部での網膜色素上皮，脈絡膜の萎縮・断裂により，乳頭周囲に三日月状の白色，灰白色の病変を認める。近視眼では，しばしば耳側コーヌス temporal conus がみられる。コーヌスが**乳頭傾斜症候群** tilted disc syndrome(図 13-29)を伴うときには，視力障害や視野欠損がみられる。

先天緑内障と牛眼 ──────────────── COLUMN ❻

　3歳(1歳までの発症が多い)までに眼圧が上昇すると，眼球が拡大し，角膜径が大きくなる。これを牛眼という。角膜混濁，流涙，羞明，眼瞼けいれんとともに早発型発達緑内障に特徴的な所見である。近年，先天緑内障の原因遺伝子が報告された。

心因性視力障害 ──────────────── COLUMN ❼

　学校健診で視力低下を指摘され，眼科を受診することがある。両眼性に高度〜中等度の視力障害を示すが，他覚的検査では異常所見はみられない。視野検査を行うと，螺旋状視野や管状視野などの矛盾する結果がみられる(→視機能 p.49図3-21)。学童期の女児に多く，交友関係や家庭内問題など心理的ストレスが背景にある。心理的ストレスが解消されると視力は正常化する。

国試過去問題によるアプローチ●小児の視機能と斜視・弱視

国試問題として数年に1回程度出題される。

【第107回 A-3】
調節性内斜視の原因となるのはどれか。
a. 遠視
b. 乱視
c. 眼振
d. 上斜筋麻痺
e. 顔面神経麻痺

● 解説　軽度〜中等度の遠視は，小児期には調節力によって代償されるため，裸眼視力がよいことが多い。そのような症例の一部では，調節性輻湊が過剰に働き，視力の発達と共に生後6カ月以降で内斜視が発生することがある。これを調節性内斜視という。遠視矯正により正位となれば，斜視手術は禁忌である。先天眼振では，眼振を抑制するため過剰な輻湊により内斜視がみられることがある。上斜筋麻痺では，上下回旋斜視と代償性頭位異常が特徴的な臨床所見である。顔面神経麻痺は兎眼の原因となる。

【第100回 F-12】
2歳の女児。1歳5カ月ころから眼が内側に寄るのに家族が気付いて来院した。左側の内斜視を認め，交代視は可能である。中間透光体と眼底とに異常はない。調節麻痺薬点眼下で屈折は両眼とも＋5.0ジオプトリーである。
最初に行う治療はどれか。
a. 近方注視訓練　　b. 右眼の遮閉治療　　c. 完全矯正の眼鏡装用
d. 副交感神経遮断薬点眼　　e. 両眼の内直筋後転術

● 解説　遠視に伴う調節性内斜視が最も考えられる。発症は1歳前後が多く，調節麻痺薬の点眼後，屈折検査で遠視が検出されれば眼鏡処方が必要となる。交代視がみられれば，斜視弱視は否定できる。これに対して，生後6カ月以内に発症する乳児内斜視では斜視手術が必要となる。

【第103回 D-12】
弱視をきたしやすいのはどれか。3つ選べ。
a. 近視　　b. 遠視　　c. 不同視　　d. 眼瞼内反　　e. 先天白内障

● 解説　網膜に明瞭な像を結べない状態が持続すると，脳の視覚野の発達が妨げられ弱視になる。近視の場合，近くのものは網膜に像を結ぶので弱視をきたしにくい。遠視は調節しないと網膜に像を結ばないので弱視をきたすことがある。左右の屈折度数に差がある不同視では，屈折異常の少ない方のみを使うので対眼が不同視弱視になる。眼瞼内反は角膜上皮障害を起こすことがあるが，網膜像への影響は少ない。先天白内障により網膜に像が結ばない状態が続くと形態覚遮断弱視になる。

【第 110 回 I-19】
　　幼児の調節性内斜視に対し最初に行うのはどれか。
　　a. 片眼の遮蔽
　　b. 縮瞳薬の点眼
　　c. 矯正眼鏡の装用
　　d. 外直筋短縮手術
   e. プリズム眼鏡の装用

● 解説　調節性内斜視では，遠視を代償する調節が過剰な輻湊を引き起こすために内斜視が起こる。遠視を眼鏡矯正すると内斜視は消失する。弱視を合併するときは健眼遮閉，眼鏡矯正によっても斜視が残るとき（部分調節性内斜視）は，残余の内斜視に対して斜視手術やプリズムの処方を行うこともある。

── 創作問題によるアプローチ ● 小児の視機能と斜視・弱視 ──

国試問題として数年に 1 回程度出題される。

【例題 1】
　　小児の視力が完成する時期について正しいのはどれか。
　　a. 生後 6 ヶ月　b. 生後 1 年　c. 生後 3 年
　　d. 生後 6 年　　e. 生後 10 年

● 解説　3 歳までに約 70％の子供が 1.0 以上の視力を獲得し，6 歳までにほぼすべての子供が 1.0 以上に達する。また，両眼視機能も 5〜6 歳頃に完成する。

【第 107 回 A-3】正解 a　【第 100 回 F-12】正解 c　【第 103 回 D-12】正解 b, c, e　【第 110 回 I-19】正解 c
【例題 1】正解 d

図 13-3, 4 は兵庫医科大学・三村治教授ご提供のものである。

第 14 章
外眼筋疾患

> **ESSENCE**
> 眼球運動は6本の外眼筋により制御されており，眼筋麻痺・眼球運動障害の原因としては多彩な病態が考えられる．眼筋麻痺の他覚的症状としては眼球偏位，眼球運動障害，頭位異常があり，自覚症状では複視や定位の誤認，眼性眩暈などがある．

1 外眼筋の作用

1. 眼球運動と回旋点

眼球の運動は，**回旋点** center of rotation を中心とした，水平・上下・前後の軸のまわりの回転運動 rotatory movement である．回旋点の位置は第1眼位，すなわち視線がまっすぐ前方を向いているときでは，眼軸上角膜頂点より後方約13mmで，赤道面よりわずかに後方になる(図14-1)．

眼球運動において，**水平運動**および**垂直運動**とは垂直軸および水平軸のまわりの回転運動の意味であり，前後軸のまわりの眼球の回転運動を**回旋運動**という．

2 眼球の単眼運動

単眼での**眼球運動** duction には次のものがある．

1) 水平運動は回旋点を通り垂直軸をまわる運動で(図14-2)，内転 adduction (鼻側への運動)，および外転 abduction (耳側への運動)からなる．

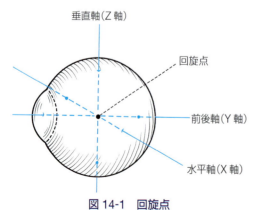

図 14-1 回旋点
眼球の回転の中心であり，角膜頂点より後方約13mmの位置にある．

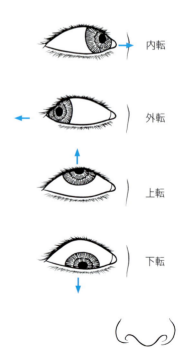

図 14-2 眼球の単眼運動(右眼)
主要運動(内転，外転，上転，下転)を示す．内転，外転は回旋点を通る垂直軸をまわる運動であり，上転，下転は回旋点を通る水平軸をまわる運動である．

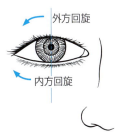

図 14-3　回旋運動（右眼）
回旋点を通り前後軸をまわる運動であり，内方回旋と外方回旋がある。

2）**垂直運動**は回旋点を通り水平軸をまわる運動で（図 14-2），上転 supraduction，および下転 infraduction からなる。斜め方向の運動は水平および垂直運動の組み合わせによってできる。

3）**回旋運動** cycloduction は回旋点を通り前後軸をまわる運動（図 14-3）で，内方回旋 incycloduction（眼球の垂直子午線を軸に鼻側へまわす運動）と，外方回旋 excycloduction（眼球の垂直子午線を軸に耳側へまわす運動）からなる。

3. 外眼筋の作用

水平筋，すなわち内直筋および外直筋はその走行が眼球の水平子午線に一致するから，水平筋の運動は内転および外転だけである。ところが，上下筋はその走行が斜めになっているので，上下筋の運動は垂直運動ばかりでなく回旋運動および水平運動が加わる。その結果，上下筋の作用は次のようになる。

上直筋：上転・内方回旋・内転
下直筋：下転・外方回旋・内転
下斜筋：上転・外方回旋・外転
上斜筋：下転・内方回旋・外転

この上下筋の作用は眼球の位置によって効果が異なる。これを理解するためには次のような解剖を理解しなければならない（→解剖 p.14）。

上直筋は，眼球が 23°外転した位置でその走行が視線と一致するので，上転の働きが最も強くなる。これより内転した位置では，上転の働きはしだいに弱くなり，逆に内方回旋の働きおよび内転の働きが強くなってくる（図 14-4）。**下直筋**もこれと同様に，23°外転した位置で下転の働きが最も強く，これより内転した位置では下転の働きは

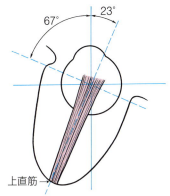

図 14-4　上直筋の解剖（右眼）
上直筋は，眼球が 23°外転した位置で，その走行が視線と一致するので，上転の働きが最も強い。これより内転した位置では，内方回旋および内転の働きが強くなる。

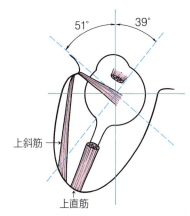

図 14-5　上斜筋の解剖（右眼）
上斜筋は，眼球が 51°内転した位置で，その走行が視線に一致するので，下転の働きが最も強くなる。これより外転した位置では，内方回旋および外転の働きが強くなる。

しだいに弱くなり，逆に外方回旋の働きおよび内転の働きは強くなってくる。

上斜筋は，眼球が 51°内転した位置でその走行が視線と一致するので，下転の働きが最も強くなる。これより外転した位置では，下転の働きはしだいに弱くなり，逆に内方回旋の働きおよび外転の働きは強くなってくる（図 14-5）。**下斜筋**もこれと同様に，51°内転した位置で上転の働きが最も強く，これより外転した位置では上転の働きはしだいに弱くなり，逆に外方回旋の働きと外転の働きは強くなってくる。

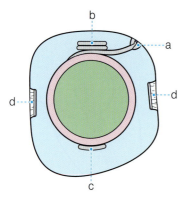

図 14-6　外眼筋のプーリーの位置（眼窩の前額断）
a. 滑車，b. ホウィットナル靱帯，c. ロックウッド靱帯，d. 水平直筋のプーリー

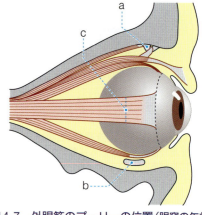

図 14-7　外眼筋のプーリーの位置（眼窩の矢状断）
a. 滑車，b. ロックウッド靱帯，c. 水平直筋のプーリー

4. 眼球運動に関するプーリー理論

　外眼筋は下斜筋を除いて解剖学的には総腱輪が起始部となっているが，機能的な起始部は**プーリー** Pulley とよばれる制御靱帯である。プーリーの位置は水平筋では付着部後方にあり，上直筋では**ホウィットナル** Whitnall **靱帯**に，下直筋および下斜筋は**ロックウッド** Lockwood **靱帯**に，上斜筋は滑車にある（図 14-6）。水平直筋のプーリーは眼球の後ろ 1/3 あたりに存在する（図 14-7）。プーリーより後方では，外眼筋の走行は眼球運動によって変わることはない。

5. 眼球の両眼運動

　眼球は常に両眼同時に運動している。例えば，右を見るときには右眼の外転と同時に左眼の内転が起こる。また，近方を見るときには両眼の内転が起こる。前者のような両眼の同じ方向への運動のことを**向き運動** version といい，後者のような両眼での反対方向への運動のことを**よせ運動** vergence という。

a. 眼球の共同運動
1）水平向き運動
　右方視 dextroversion および左方視 levoversion がある。
2）上下向き運動
　上方視 supraversion および下方視 infraversion がある。

b. 眼球のよせ運動
1）輻湊 convergence
　近方視時に両眼が内による運動である。
2）開散 divergence
　遠方視時に両眼が外を向く運動である。

6. 眼位 eye position

　眼位とは両眼の位置のことで，視線がまっすぐ前方を向いているときの眼位を**第 1 眼位** primary position という。第 1 眼位から視線を水平，または上下方向へ向けたときの眼位を**第 2 眼位** secondary position といい，斜めの方向へ視線を向けたときの眼位を**第 3 眼位** tertiary position という。

7. 眼球運動と神経支配

　眼球運動は次の 4 つの系統に分けられる。
a. 衝動性運動 saccadic movement（saccade）
　急速な向き運動で，基本的に随意運動だが，視運動性眼振 optokinetic nystagmus（OKN）の急速相のような不随意運動もこれに含まれる。
　衝動性運動の皮質中枢は前頭葉のブロードマン Brodmann の第 8 野にある。水平運動については，皮質中枢からは錐体路とともに内包を通り，大脳脚を経て中脳あるいは橋で交叉し，核上中枢に達する。核上中枢としては，橋部に存在する傍正中橋網様体 pontine paramedian reticular formation（PPRF）が考えられている。傍正中橋網様体から，同側の外転神経核（外直筋核）および他側の動眼神

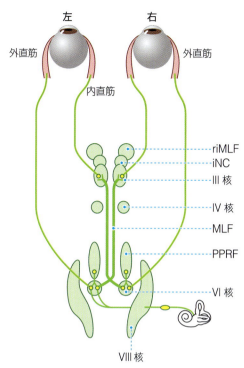

図 14-8 眼球運動の神経支配

III：動眼神経核　oculomotor nucleus
IV：滑車神経核　trochlear nucleus
VI：外転神経核　abducens nucleus
VIII：前庭神経核　vestibular nucleus
riMLF：内側縦束吻側間質核　rostal interstitial nucleus of medial longitudinal fasciculus
iNC：カハール間質核　interstitial nucleus of Cajal
MLF：内側縦束　medial longitudinal fasciculus
PPRF：傍正中橋網様体　pontine paramedian reticular formation

経核（内直筋核）に達する。動眼神経核へは**内側縦束** medial longitudinal fasciculus（**MLF**）を通る。例えば，右側の大脳皮質中枢からの経路は左側の脳幹核上中枢を経て，左側の外転神経核と右側の動眼神経核へ達することになる（図 14-8）。

垂直運動については，核上中枢が中脳吻側に存在する**内側縦束吻側間質核** rostal interstitial nucleus of medial longitudinal fasciculus（**riMLF**）と考えられる。核上中枢からの経路は，上向き運動では動眼神経核（上直筋核および下斜筋核），下向き運動では動眼神経核（下直筋核）および滑車神経核に達する。

b. **滑動性運動** smooth pursuit movement

緩徐な向き運動および追従運動に関与する。視運動性眼振の緩徐相もこれに含まれる。

滑動性運動の皮質中枢は第 5 次視覚野（V5, middle temporal visial area〔MT〕ともいう）にある。皮質中枢から橋の核，小脳の片葉を経て傍正中橋網様体（PPRF）に達する。以下の経路は衝動性運動と同様である。

c. **よせ運動** vergence movement

輻湊および開散に関与する。

輻湊の中枢は V5 にあり，中間中枢は動眼神経核の背側および背外側にある核と考えられている。中間中枢からの情報は内直筋核に達する。開散の核上中枢は明らかでないが，外転神経核付近にあって，これから外転神経に達する。

d. **前庭性眼球運動** vestibular eye movement

頭部や身体の動きに対して，視野を補正し，網膜像の傾きを起こさないようにする姿勢反射に関与する。

頭を水平に回転させると，回転と反対方向に眼球運動が起きる。これを**前庭眼反射** vestiburiocular reflex という。これを利用した試験として**人形の眼（頭）試験**がある。頭を傾けると，頭の傾きとは逆の方向へ眼球の回旋運動が起こる。頭を右へ傾けると，右眼では内方回旋が，左眼では外方回旋が起こる。逆に，頭を左へ傾けると，右眼では外方回旋が，左眼では内方回旋が起こる。これは内耳の三半規管の働きによる。

表 14-1　麻痺性斜視と共同性斜視

	麻痺性斜視	共同性斜視
発病	急激なことが多い。徐々か先天性のこともある	先天性・後天性では徐々。急激なことはまれ
発病年齢	無関係	小児
複視	しばしばある	通常ない
両眼視異常　弱視	通常ない	しばしばある
第1偏位と第2偏位の差	第2偏位が大きい	ない
共同性	ない	ある
異常頭位	しばしばある	まれ
回旋斜視	上下筋麻痺でしばしばある	A-V型斜視以外はまれ
神経学的異常	しばしばある	通常ない
定位の誤認	初期にはしばしばある	ない

2　眼筋麻痺・眼球運動障害

1. 定義

眼球運動の神経支配の経路は皮質中枢および核上中枢からの命令が眼球運動神経核に伝えられ，眼球運動神経を通って外眼筋に達し，眼球運動が起こる（図 14-8）。この間のいずれの部位に病変が起こっても眼球運動が障害される。また，この経路が正常であっても，眼窩内の病変で機械的に眼球運動が障害されることがある。このようにして眼球運動障害が起こったとき**外眼筋麻痺** external ophthalmoplegia という。これに対して，瞳孔筋や毛様体筋のような内眼筋の麻痺を**内眼筋麻痺** internal ophthalmoplegia といい，外眼筋麻痺と内眼筋麻痺を合わせて**眼筋麻痺** ophthalmoplegia という。一般に眼筋麻痺というと外眼筋麻痺を指すことが多い。

2. 原因

脳腫瘍，脳動脈瘤，脳出血，脳炎，髄膜炎，多発性硬化症，神経炎などの脳神経疾患，頭部や眼窩の外傷，高血圧症，動脈硬化症，糖尿病，副鼻腔疾患，中耳炎など種々の原因で起こる。

3. 症状

a. 眼筋麻痺の他覚的症状

1）眼球偏位（眼位ずれ） ocular deviation

眼筋麻痺が起こると麻痺筋の緊張が失われ，その拮抗筋が優位となって眼球偏位が起こる。これを**麻痺性斜視** paralytic strabismus という。この眼球偏位の方向は，麻痺筋の働く方向と反対の方向である。麻痺性斜視に対して，眼筋麻痺のない普通の斜視を**共同性斜視** concomitant strabismus という。

健眼で目標を固視したときの麻痺眼の眼球偏位を**第1偏位** primary deviation といい，麻痺眼で目標を固視したときの健眼の眼球偏位を**第2偏位** secondary deviation という。麻痺性斜視では第2偏位が第1偏位より常に大きい。共同性斜視では第1偏位と第2偏位は等しい（表 14-1）。

眼球偏位を偏位の方向によって分けると，1.水平偏位（内斜視・外斜視），2.上下偏位（上斜視・下斜視），3.回旋偏位（内方回旋斜視・外方回旋斜視）があり，これらが単独あるいは組み合わせで起こる。

2）眼球運動障害 disturbance of ocular movement

眼筋麻痺が起こると，その筋の働く方向への眼球運動障害が起こる。

3）頭位異常 abnormal head posture（position）

眼筋麻痺が起こると，麻痺筋の働く方向の反対

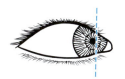
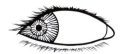

図 14-9 眼球の水平運動の範囲（右眼）
----：上下の涙点を結ぶ線．内転では瞳孔内縁が上下の涙点を結ぶ線まで，外転では角膜外縁が外眼角まで達するのが正常である．

方向を見れば眼球偏位が少なくなる．そのため，眼筋麻痺では麻痺筋を働かせないような方向が正面にくるように顔を向ける．このように，眼に原因があって起こる頭位異常を**眼性頭位異常** abnormal head posture of ocular origin といい，そのうち頭部を傾斜させるものを**眼性斜頸** ocular torticollis という．

b. 眼筋麻痺の自覚的症状

1）複視 diplopia

複視は1つの物体が2つに離れて見える状態をいう．複視は麻痺筋の働く方向を見るとき著明になる（→小児 p.291）．

2）定位の誤認 false projection（past pointing）

麻痺眼でものを見て，それを取ろうとするときに位置を誤ることがある．健眼は第2偏位で大きく偏位し，その分だけ位置を誤認するのである．新鮮な麻痺の場合にみられる．

3）眼性眩暈 optic vertigo

眼筋麻痺があると，めまい，悪心，嘔吐を起こすことがある．この眼性眩暈は麻痺筋の働く方向を見るときに著明となる．

4. 診断

a. 眼位の検査

第1眼位のほか，上，下，左，右，斜上下の9方向の向き眼位を検査する．高度であれば肉眼でわかるが，軽度であれば遮閉試験（おおい試験）cover test でみる（→小児 p.293）．

b. 眼球運動の検査

眼球運動は左，右，上，下，斜上下の8方向に

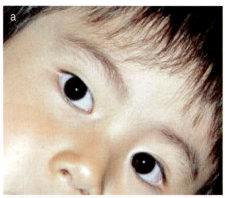
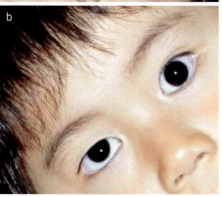

図 14-10 眼性斜頸の診断
ビルショウスキー頭部傾斜試験とは，例えば右眼上斜筋麻痺の場合，麻痺眼と反対の左側，すなわち健側に頭を傾けているときには眼球偏位はない（a）が，頭を右側に無理に傾けると右眼が上転する現象（b）をいい，眼性斜頸の診断に役立つ．

ついて検査する．眼球の水平運動の範囲は，内転については瞳孔内縁が上下の涙点を結ぶ線まで，外転では角膜外縁が外眼角まで達するのが正常とされる（図 14-9）．

c. 頭位異常の検査

眼性斜頸では，斜頸の方向に頭を傾けていると眼球偏位はないが，斜頸の反対方向へ頭を傾けると眼球偏位が起こる．**ビルショウスキー頭部傾斜試験** Bielschowsky head tilting test は上下筋麻痺による眼性斜頸の診断にこれを利用するもので，例えば左眼上斜筋麻痺では頭を右へ傾けるときには眼球偏位はないが，頭を左に傾けると左眼が上斜視になる（図 14-10）．

d. 眼球偏位の定量検査

ヘス Hess **赤緑試験** Hess red green test：一眼に赤色，他眼に緑色の眼鏡を装用させて，赤い碁盤

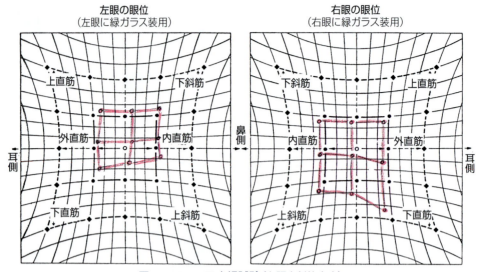

図 14-11　ヘス赤緑試験（左眼上斜筋麻痺）
一眼に赤色，他眼に緑色の眼鏡を装用させて，赤い碁盤目状のスクリーンを見せる。赤色の視標の位置を，患者の手にもった緑色の視標で指させ，この点を結んだものが上図の軌跡となる。この場合，赤ガラスの眼鏡を装用した眼で赤色の視標の位置のみが見え，緑の眼鏡を装用した眼では緑色視標だけが見える。軌跡の小さい方が麻痺眼である。本症例では，左眼上斜筋の作用方向への軌跡が小さいので左眼上斜筋麻痺と診断される。

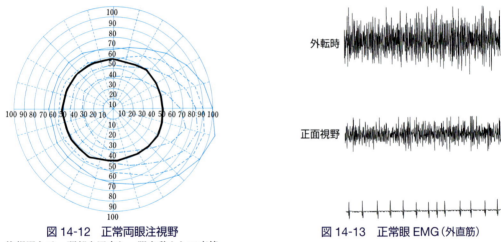

図 14-12　正常両眼注視野
注視野とは，頭部を固定し，眼を動かして直接視することのできる範囲をいう。

図 14-13　正常眼 EMG（外直筋）

目状のヘススクリーンを見せる。中央，左，右，上，下，斜上下の 9 方向で，赤色の視標に緑色の視標を重ね合わせるようにする。この点を結んだものが眼位の軌跡になる。これを両眼について行う。眼位の異常があれば他眼（緑ガラス装用眼）の眼位図はずれ，眼球運動障害があれば障害筋の方向で狭くなる（図 14-11）。

e. 注視野の検査

単眼注視野検査は眼球の可動範囲を，両眼注視野検査は両眼で融像できる範囲を定量する検査法である。両眼注視野検査は，頭部を固定し，両眼単一視できる方向を中心に視標を各方向に移動させ，被験者に追視させる。複視が自覚された点を記録し，これを結んだ範囲が両眼注視野である。正常では半径約 50°の円となる（図 14-12）。

f. EMG 検査

筋電図 electromyogram（**EMG**）は筋の活動電位を記録したものである。眼筋電図は外眼筋の筋電

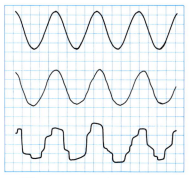

図 14-14　EOG（滑動性運動）
上：視標の運動
中：正常眼球運動
下：異常眼球運動

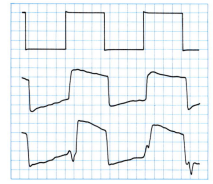

図 14-15　EOG（衝動性運動）
上：視標の運動
中：正常眼球運動
下：異常眼球運動

（図 14-14，図 14-15 の波形はともに水平運動の際のもので，上向は右方への運動，下向は左方への運動，横軸は時間を表す）

図で，点眼麻酔のうえ，結膜を通して，あるいは皮膚を通して針電極を外眼筋へ刺入して検査する。

正常眼 EMG を図 14-13 に示す。筋の作用方向を見たときには干渉波 interference pattern がみられ，反対方向を見たときには放電が弱くなり，単一神経筋単位 single unit が検出される。しかし，安静位においても放電がみられることが骨格筋と異なる。

眼 EMG は眼筋麻痺など外眼筋疾患の診断に応用される。

g. EOG 検査

眼球には，角膜側をプラスとし後極側をマイナスとする静止電位が存在する。これを網膜静止電位 standing potential というが，（眼）瞼裂の耳側と鼻側に皮膚電極をおくと静止電位の差が記録される。これが**眼球電（位）図** electro-oculogram（**EOG**）である。眼球運動に伴い電極間の電位が変化することを利用して，眼球運動の記録装置として用いられる（網膜色素上皮の機能検査として用いられる場合もある）。滑動性運動にはゆっくり動く視標を，衝動性運動は交互に点滅する 2 つの視標を見るように命じて検査する（図 14-14, 15）。

眼振を記録したものを電気眼振図 electronystagmogram（ENG）といい，視運動性眼振も EOG で記録される。

5. 眼筋麻痺の種類

a. 核上性麻痺

皮質中枢あるいは核上中枢の病変による。

1）注視麻痺 gaze palsy

両眼の水平向き運動あるいは上下向き運動ができないものを注視麻痺という。水平向き運動ができないものを**水平注視麻痺**，上下向き運動ができないものを**上下注視麻痺（垂直注視麻痺）**という。上下注視麻痺は松果体腫瘍に多く，瞳孔・輻湊障害を伴うものは**パリノー症候群** Parinaud syndrome として知られている。斜視がなく，複視を伴わない。

2）核間麻痺 internuclear palsy

内転が障害されているのに輻湊ができるものを核間麻痺という。外転眼の眼振を伴う。内側縦束の病変によって起こるので，**内側縦束症候群**あるいは **MLF 症候群** medial longitudinal fasciculus syndrome といい，複視を伴う（図 14-16）。

3）輻湊麻痺 convergence palsy（→視機能 p.68）

4）開散麻痺 divergence palsy（→視機能 p.68）

b. 核および核下性麻痺

眼球運動神経核および眼球運動神経の病変で起こる。

1）動眼神経麻痺 oculomotor palsy

動眼神経の完全麻痺では，内直筋，上直筋，下

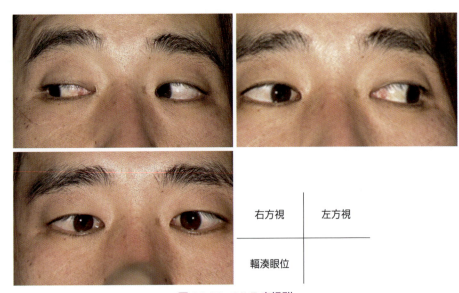

右方視　左方視

輻湊眼位

図 14-16　MLF 症候群
右の MLF の障害により右眼の内転が障害される。輻湊は保たれている。

直筋，下斜筋，（上）眼瞼挙筋，瞳孔括約筋および毛様体筋が麻痺して，眼位は麻痺性外斜視および内方回旋斜視となり，眼球運動は内転，上転および下転が障害され，眼瞼下垂，散瞳および調節麻痺が起こる。

動眼神経の不全麻痺では，このうちの単独あるいはいくつかの組み合わせで起こる（図 14-17）。

動眼神経核から出た神経線維は赤核を貫いて，大脳脚の間から動眼神経として脳外へ出る。そこで，この部位の病変では他の神経症状を伴うことが多い。

ⅰ）ベネディクト症候群 Benedikt syndrome：動脈神経麻痺と反対側の振戦が起こる。赤核の病変による。

ⅱ）ウェーバー症候群 Weber syndrome：動眼神経麻痺と反対側の片麻痺が起こる。大脳脚の病変による。

2）滑車神経麻痺 trochlear palsy

滑車神経麻痺が起こると上斜筋が麻痺して，眼位は麻痺性上斜視，外方回旋斜視，内斜視となり，眼球運動としては下転，とくに内下転の障害を起こす。複視を避けるために健側への頭部傾斜，健側への face turn を示すことが多い。

3）外転神経麻痺 abducens palsy

外転神経麻痺が起こると外直筋が麻痺して，眼位は麻痺性内斜視となる。眼球運動は外転が障害される（図 14-18）。

ⅰ）メビウス症候群 Möbius syndrome：先天性の両眼外転神経麻痺と顔面神経麻痺が起こる。

ⅱ）ミラー・ギュブラ症候群 Millard-Gübler syndrome：外転神経麻痺，顔面神経麻痺，反対側片麻痺が起こる。外転神経核付近の病変による。

ⅲ）フォビユ症候群 Foville syndrome：外転神経麻痺，顔面神経麻痺，水平注視麻痺，反対側片麻痺が起こる。外転神経核付近の病変による。

ⅳ）グラデニゴ症候群 Gradenigo syndrome：外転神経麻痺，難聴，三叉神経痛が起こる。錐体骨骨炎による。

4）全外眼筋麻痺 total ophthalmoplegia

動眼神経，滑車神経および外転神経のすべてが麻痺したものを全外眼筋麻痺という。

①両眼の全外眼筋麻痺

フィッシャー症候群 Fisher syndrome：両眼の全外眼筋麻痺，運動失調，深部反射消失（syndrome of ophthalmoplegia, ataxia and areflexia）が起こる。蛋白細胞解離がみられ，急性特発性多発神経炎（ギラン・バレー症候群）の特殊型と考えられる。近年，高率に抗ガングリオシド抗体（抗 GQ1b 抗体）が検出されることが報告されている。

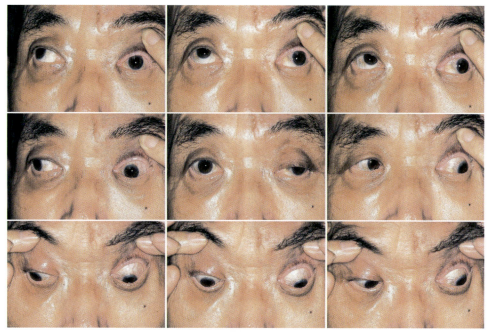

図 14-17　動眼神経麻痺（左眼）
正面視（中央）では麻痺性外斜視となっている。左眼は（上）眼瞼挙筋の麻痺により眼瞼下垂を起こしている。眼球運動では内転，上転および下転が障害されるが，外転はできる。内眼筋麻痺を伴えば散瞳および調節麻痺が起こる。

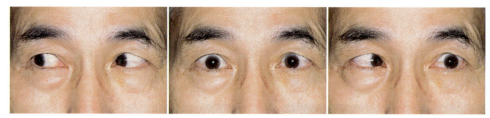

図 14-18　外転神経麻痺（左眼）
中央は正面視で眼位は麻痺性内斜視となる。眼球運動では外転（右図）が障害される。

②**片眼の全外眼筋麻痺**

一眼の眼瞼下垂，各方向への眼球運動障害，散瞳および調節麻痺が起こる。全外眼筋麻痺はこれらの神経が集合する海綿静脈洞，上眼窩裂あるいは眼窩先端部の病変で起こりやすい（→眼窩 p.330）。

海綿静脈洞症候群 cavernous sinus syndrome：全外眼筋麻痺，三叉神経麻痺，眼球突出，眼瞼・結膜の浮腫が起こる。

上眼窩裂症候群 superior orbital fissure syndrome：全外眼筋麻痺，三叉神経麻痺，交感神経麻痺，眼球突出が起こる。

眼窩先端部症候群 orbital apex syndrome：上眼窩裂症候群のほか，視神経が侵されて視力障害が加わる。

5）**デュアン症候群** Duane syndrome，**眼球後退症候群** retraction syndrome

外転障害と内転時の眼球後退および瞼裂狭小を伴うものである。外直筋が外転時よりも内転時に働く異常神経支配，あるいは背理性神経支配 paradoxical innervation と内直筋の異常によって起こる。外転障害が主のⅠ型，内転障害が主のⅡ型，内転・外転とも障害されているⅢ型に分類される（図 14-19）。

c．**重症筋無力症**

1）病因

重症筋無力症 myasthenia gravis は，神経筋接

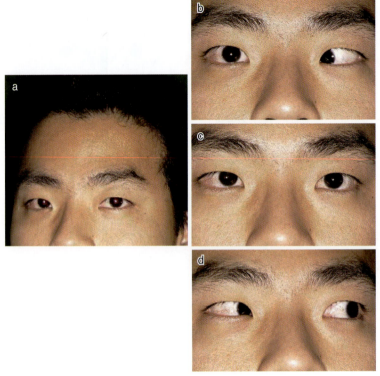

図14-19 デュアン症候群（Ⅰ型）
a. 右に face turn した頭位
b. 右眼外転障害
c. 正面視
d. 右眼内転時の瞼裂狭小

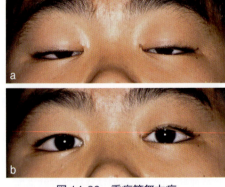

図14-20 重症筋無力症
重症筋無力症は，抗コリンエステラーゼ薬の投与によって症状の改善がみられる。
a. 投与前。眼瞼が下垂している。
b. 投与後。眼瞼下垂が消失している。

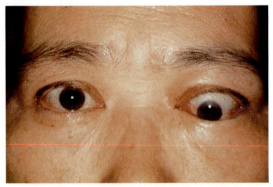

図14-21 甲状腺機能異常による外眼筋障害
左眼に眼球突出，上眼瞼浮腫と上転障害がみられる。

合部におけるアセチルコリン受容体に対する抗体によって引き起こされる自己免疫受容体病の一つである。運動神経からのインパルスが到達すると，神経筋接合部に化学伝導物質アセチルコリンacetylcholineが分泌され，それがアセチルコリン受容体を介して筋へ伝達される。アセチルコリン受容体に対する抗体によってこの伝達が阻害されると，横紋筋の易疲労性が生じる。

2）症状

眼瞼下垂がみられ，外眼筋が侵されて**眼球運動障害**および麻痺性外斜視が起こる。自覚的には複視を訴える。朝起きた直後はよいが，疲れてくると症状が増悪するという**疲労現象**がみられる。小児では眼瞼下垂によって弱視になることもある。

眼筋のみが侵される眼筋型，**眼筋無力症** ocular myasthenia と，全身の横紋筋障害（とくに構音障害，嚥下障害，上肢脱力など）が起こり，その一部として眼筋が侵される全身型とがある。

3）診断

抗コリンエステラーゼ薬の投与で症状の改善があるかどうかをみる（図14-20）。診断用の抗コリンエステラーゼ薬として塩化エドロフォニウム edrophonium chloride（アンチレックス®，テンシロン）が用いられる。簡便な検査法としては，30秒間，上方を注視させ，眼瞼下垂の誘発をみる上方注視試験がある。血中抗アセチルコリン受容体抗体の測定も行われる。

4）治療

抗コリンエステラーゼ薬および副腎皮質ステロイド薬が用いられる。胸腺摘出，ときに眼瞼下垂，外眼筋に対する手術を行う。

d．その他

1）**慢性進行性外眼筋麻痺** chronic progressive external ophthalmoplegia

眼瞼下垂と外眼筋が侵されて，眼球運動障害が起こる。病因はミトコンドリアDNAの障害である。症状は重症筋無力症に類似するが，重症筋無力症のような疲労現象はみられない。抗コリンエステラーゼ薬の投与で症状は改善しない。

2）**甲状腺機能異常にみられる外眼筋障害**

甲状腺（機能異常性）眼症 thyroid ophthalmopathy の一部として起こる。通常，甲状腺機能亢進症（**グレーブス Graves 病**）が存在するが，甲状腺機能が正常の場合（euthyroid Graves病）や甲状腺機能低下（**橋本病**）の場合もある。TSH（thyroid-stimulating hormone）受容体抗体が高値で，眼球突出，上眼瞼後退，上眼瞼浮腫などの眼症を合併した場合に診断が確定する。外眼筋は下直筋（上転障害），ついで内直筋（外転障害）が侵されやすい（図14-21）。

6. 眼筋麻痺の治療

a．原疾患に対する療法

甲状腺機能亢進があれば抗甲状腺薬の投与，甲状腺機能低下があれば甲状腺ホルモン薬の投与を行う。

b．薬物療法

副腎皮質ステロイド薬が用いられる。

c．放射線療法

原因療法，薬物療法が無効な場合に行う。

d．手術療法

以上の療法を行っても治癒せず，症状が固定した場合は手術の適応になる。眼筋麻痺の発病後6カ月は自然治癒の可能性があるから，手術はそれ以後に行う。外眼筋に操作を加える眼筋麻痺の手術によって麻痺性斜視による複視は軽減し，（上）眼瞼挙筋に対する手術により上眼瞼後退が軽減される。視神経症が出現してきた場合は眼窩減圧術も検討する必要がある。

3　眼振

1. 定義

眼振 nystagmus は眼球の不随意的律動的往復運動である。

2. 分類

1）眼振の様式からの分類

ⅰ）振子眼振 pendular nystagmus：往復運動の速度が一定していて，時計の振子のように往復する眼振（図14-22）。

ⅱ）律動眼振 jerk nystagmus：往復運動の速度

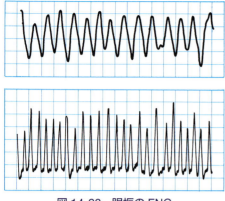

図 14-22　眼振のENG
上：振子眼振，下：律動眼振（左向き）
振子眼振とは往復運動の速度が一定している眼振で，律動眼振とは往復運動の速度が一方向へ速く，他方向へ緩やかな眼振をいう。

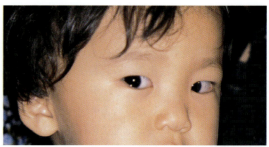

図 14-23　眼位性眼振による頭位異常
眼の位置によって眼振の程度に差のみられる眼振を眼位性眼振という。この場合には，顔を左へまわし，眼振の軽快または消失する右向きの方向（静止位）でものを見る。

が一方向へ速く，他方向へ緩やかな眼振。速い相を急速相 quick phase，緩やかな相を緩徐相 slow phase という。急速相の方向を眼振の方向という（図 14-22）。

　iii）眼振の方向からの分類：水平眼振 horizontal nystagmus，垂直眼振 vertical nystagmus，回旋眼振 rotary nystagmus。この3つが基本であるが，これらの組み合わせもある。

2）眼振が自発的か否かによる分類
　i）自発眼振
　何の操作も加えてない状態，すなわち遠方をぼんやり見ているときにみられる眼振。
　ii）誘発眼振
　何らかの刺激を加えることによって誘発される眼振。
・注視眼振：眼前にある目標を注視させたときに現れる眼振。
・頭位眼振：頭位を変化させることによって現れる眼振。
・頭位変換眼振：頭位を急速に変化させたときに現れる眼振。

a．生理的眼振
　眼振は健常者でも特殊な条件のもとで現れる。これらを生理的眼振 physiological nystagmus という。
1）視運動性眼振 optokinetic nystagmus（OKN）
　進行中の電車の窓から外の景色を見ているときのように，一方向に早い速度で運動している目標を注視し，追従するときに起こる眼振である。眼振の様式は進行方向と逆方向の緩徐相と，進行方向に一致する急速相をもつ。検査は黒白の縞模様のドラムを眼前で回転させ，それを見せる。
2）前庭刺激眼振
　i）温度眼振：温水（44℃）を一側の外耳道に注入すると，その方向に向かって水平性の眼振が起こる。冷水（30℃）では方向が反対になる。両側で同時に行えば垂直性の眼振が起こる。
　ii）回転眼振：回転椅子にのせて，回転させると眼振が起こる。
3）終末位眼振 end position nystagmus
　右向きまたは左向きを強くすると眼振が起こる。

b．病的眼振
1）視力障害性眼振，弱視眼振
amblyopic nystagmus
　先天性あるいは乳幼児期に発生した視力障害を起こす疾患に伴う眼振である。小眼球，先天白内障，全色盲あるいは白子眼に合併する。振子様眼振が多い。
2）先天眼振 congenital nystagmus
　先天性で，眼球自体には異常のみられない眼振である。眼の位置によって眼振の程度に差のみられる眼振を眼位性眼振 eccentric nystagmus という。眼位性眼振はある方向を見るときに眼振は著明であるが，別の方向を見るときには眼振は軽快または消失する。この眼振の軽快または消失する方向を静止位あるいは中和点 neutral point という。眼位性眼振の患者は，顔を横へまわして眼振の軽快または消失する方向，すなわち静止位でも

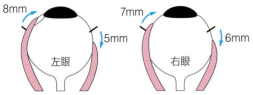

図 14-24 眼振の手術(ケステンバウム法)
右方に静止位があり，顔を左へまわして見ている場合に，右眼外直筋の後転と内直筋の短縮，左眼内直筋の後転と外直筋の短縮を行って，静止位を正面にし，顔をまわす角度を少なくするための手術である。

のを見る(図 14-23)。

3）潜伏眼振 latent nystagmus

平常は眼振がないか軽いが，一眼を遮閉すると眼振が発現するか増強するものを潜伏眼振という。一眼ずつ視力検査をすると，眼振のために視力が非常に悪くなる。

4）中枢性・内耳性眼振

大脳，小脳，脳幹などの中枢神経系の障害や，内耳の障害で眼振が起こる。

3. 治療

a. 原因療法

中枢性眼振，内耳性眼振は原因を検査して，それに対する治療を行う。

b. 手術療法

ⅰ）ケステンバウム Kestenbaum 法：中和点方向の眼の外直筋の後転と，内直筋の短縮，もう一方の眼の内直筋の後転と外直筋の短縮を行う。すべて同じ量を操作するのが基本であるが，手術量を 4 直筋に 5，6，7，8 mm と段階的に振り分けるパークス Parks の変法も採用されている(図 14-24)。

ⅱ）筋縫着術(ファーデン Faden 法)：外眼筋を付着部より奥で強膜に縫合する方法が行われることもある。

ⅲ）4 直筋後転法：水平 4 直筋，すなわち両眼の内直筋と外直筋とを大量に後転して眼振の振幅を小さくする方法が行われることもある。

c. プリズム療法

眼位性眼振の頭位矯正のために，眼振の強い方向を基底としてプリズムを用いる(図 14-25)。また，両眼に基底外方のプリズムを装用させると輻湊を強いることになり，眼振の振幅が軽くなる。

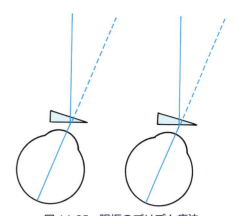

図 14-25 眼振のプリズム療法
眼位性眼振の頭位矯正の目的で，眼振の強い方向に基底をもつプリズムを装用させる方法である。

国試過去問題によるアプローチ●外眼筋疾患

　　　　眼筋麻痺および斜視の分野は，全身疾患と関係して時々出題される。糖尿病に伴う眼筋麻痺は過去に出題されたことがある。重症筋無力症や甲状腺機能異常に伴う眼球運動障害などはチェックしておく必要がある。また，動眼神経，滑車神経，外転神経が障害されると，どの方向で複視が出るかなどを知っておく必要がある。

【第103回 B-45】

　　17歳の男子。複視を主訴に来院した。野球の試合中にボールが右眼に当たった。上方注視時に増強する複視と眼痛とを認める。
　　診断の確定に有用なのはどれか。
　　a. 超音波検査　　　　b. 頭部単純CT　　　　c. 骨シンチグラフィ
　　d. オルファクトメトリ　　e. 鼻腔ファイバースコピー

●解説　　眼窩部打撲によって生じた眼窩吹き抜け骨折である。眼球の上転障害および眼痛を生じる。診断は頭部単純CTの冠状断で，眼窩底に骨折部位を認めれば確定する。

【第106回 F-6】

　　障害されると右方視の際に複視をきたすのはどれか。
　　a. 右視神経
　　b. 右三叉神経
　　c. 右外転神経
　　d. 左顔面神経
　　e. 左副神経

●解説　　右方向を向くときに働く神経は，右眼の外転神経，左眼の動眼神経である。

【第107回 G-49】

　　42歳の男性。物が二重に見えることを主訴に来院した。1か月前に交通事故に遭い，その後，複視が出現した。前眼部，中間透光体および眼底に異常を認めない。視力は右1.0（矯正不能），左1.0（矯正不能）。
　　診断に有用な検査はどれか。
　　a. 光覚検査
　　b. Hess赤緑試験
　　c. Schirmer試験
　　d. 網膜電図（ERG）
　　e. 光干渉断層法（OCT）

●解説　　眼球運動の検査はHess赤緑試験である。

【第108回 I-62】

17歳の男子。1カ月前に左眼部に野球のボールが当たり、複視が消失しないため来院した。上方視をさせた時の写真を示す。

眼球運動障害の原因となっている筋はどれか。

a. 上直筋
b. 下直筋
c. 内直筋
d. 外直筋
e. 上眼瞼挙筋

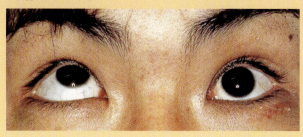

● 解説　眼窩吹き抜け骨折では脆弱な下壁が破損することが多い。そのため、下直筋や下斜筋が骨折部に嵌頓し、複視や上転障害が生じる。この症例でも同様で、ボールが左眼部に当たり眼窩部の骨折により下直筋が嵌頓し正常に作用しなくなっている。したがって原因となる筋は下直筋である。

また、各外眼筋の作用方向を理解しておくことは基本である。

― 創作問題によるアプローチ ● **外眼筋疾患** ―

【例題】

顔を左に回す頭位を示す疾患はどれか。

a. 潜伏眼振
b. パリノー症候群
c. 左滑車神経麻痺
d. 左動眼神経麻痺
e. 左外転神経麻痺

● 解説　顔を回す頭位 face turn をとる疾患では、複視を避ける方向、つまり眼位異常が少ない方向が正面になるように顔を回す。潜伏眼振、パリノー症候群は正面視で複視がないので頭位異常はない。滑車神経麻痺では健側に face turn する。右動眼神経麻痺で右下方に複視の少ない領域が存在する。外転神経麻痺では、患側に face turn する。

【第103回 B-45】正解 b　【第106回 F-6】正解 c　【第107回 G-49】正解 b　【第108回 I-62】正解 b
【例題】正解 e

第15章
眼窩疾患

> **ESSENCE**
> 眼球および付属器を入れる容器の眼窩では，腫瘍性疾患に加えて，眼窩蜂巣炎や甲状腺眼症，頸動脈海綿静脈洞などの血管異常などにより，眼球の突出や偏位，運動障害などが生じる。

1 眼窩の構造

眼窩 orbit は，眼球およびその付属器を入れる容器で，前頭骨，口蓋骨，上顎骨，頬骨，蝶形骨，篩骨，涙骨の7個の顔面骨で構成されている（図15-1）。

前方は眼窩縁 orbital margin，後方は**眼窩先端部** orbital apex のほぼ四角錐体をなし，それぞれ上，下，内，外の4つの内壁からなる。眼窩内壁は正中面にほぼ平行であるが，外壁は内壁に対して約45°の角度で開き，中央を走行する上下直筋はその1/2の23°の角度，また左右の外壁のなす角度は合計の90°となる（図15-2）。各壁は外壁以外は副鼻腔に接しており，とくに**内壁**は前方が篩骨洞，後方が蝶形骨洞に，**下壁**は上顎洞に薄い骨で隔てられているにすぎない。

眼窩の前方は，**眼窩隔膜** orbital septum によって眼瞼と境されており，さらに眼球と眼筋は疎な結合組織からなる眼球被膜，すなわち**テノン嚢** Tenon capsule と**プーリー** Pulley で囲まれ（→外眼筋 p.308），眼球は非常に滑らかに回転できるようになっている。

眼窩の後方は**視神経管** optic canal，**上眼窩裂**

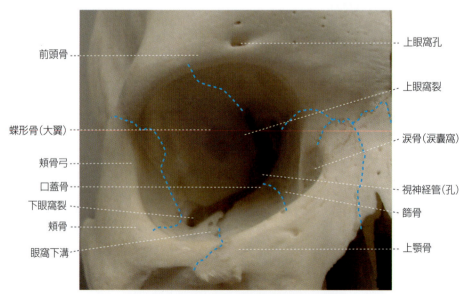

図15-1　前方からみた右眼窩構成骨と裂隙
眼窩深部の視神経管，上眼窩裂，下眼窩裂が頭蓋に開口している。

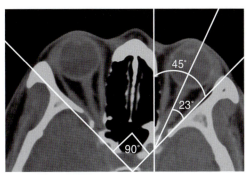

図15-2　眼窩内腔と視神経・外壁のなす角度
両眼窩外壁のなす角度は90°，左右それぞれの外壁と視線方向のなす角度は45°であり，視神経はその中央の23°外方に向かって走行する。

表15-1　眼窩裂隙の開口部と通過血管・神経

裂隙・孔	開口部	通過血管・神経
視神経管	頭蓋底	視神経，眼動脈，交感神経
上眼窩裂	中頭蓋窩	動眼神経，滑車神経，外転神経，三叉神経（眼神経），上眼静脈
下眼窩裂	翼口蓋窩 側頭下窩	三叉神経（眼窩下神経，頬骨神経）

superior orbital fissure，**下眼窩裂** inferior orbital fissure の大きな開口部が頭蓋に通じており，それぞれの中を脳神経や血管が通過している。その中を血管や神経が通過している（表15-1）。このほか，眼窩下溝，眼窩下孔，眼窩上切痕および鼻涙管がある。

眼窩静脈系は主に上眼静脈と下眼静脈とから構成され，ともに海綿静脈洞に流出するが，上眼静脈は眼窩前方で顔面静脈とも吻合する。視神経の中央よりやや前方の外下側に接して**毛様体神経節** ciliary ganglion（→解剖 p.3図1-2）があり，三叉神経長根，動眼神経短根および交感根の線維を受けている。

2　臨床症状と病態

a．眼球突出

眼窩は周囲を骨で囲まれ，眼窩内の容積は一定であるので，腫瘍や囊腫などの眼窩内の占拠性病変や眼窩内の炎症，脂肪組織の増生，さらには強度近視や牛眼など眼球自体の拡大によっても眼球は前方に突出する（図15-3-a,b）。内頸動脈海綿静脈洞瘻や眼窩上壁欠損などでは拍動性の眼球突出を，眼窩静脈瘤ではうつ伏せで出現，仰臥位で消失などの間欠性眼球突出を呈する。

b．眼球陥凹（入）

放射線治療や高度な消耗性疾患，るいそうなどによる眼窩内容の減少や，眼窩吹き抜け骨折など

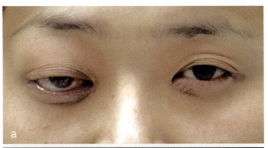

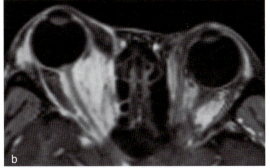

図15-3　右眼球突出
a．眼窩腫瘍（悪性リンパ腫）による眼球突出。
b．同一症例の眼窩 MRI 画像。

のように眼窩内容が眼窩から脱出してしまった場合，さらには強度遠視や眼球萎縮など眼球自体が小さいときに眼球陥凹（図15-4-a,b）がみられる。まれに後方への牽引（**デュアン症候群** Duane syndrome）でもみられる（→外眼筋 p.315）。

c．眼球偏位

眼窩内の腫瘍が球後の筋円錐内に存在する場合には眼球は前方に突出するのみであるが，筋円錐外で上下左右に偏在する場合には，眼球はその腫瘍により圧排され反対側に偏位する（図15-5-a,b）。一方，**甲状腺眼症**などで，外眼筋の伸展障害としてみられる場合には，むしろ罹患筋方向に偏位する（下直筋の場合，同側眼が下斜視を呈する）。

d．眼球運動障害

筋円錐内の病変では起こらないか起こっても軽

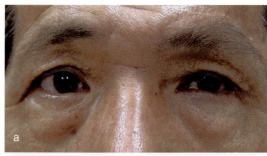
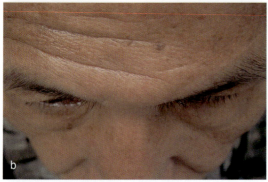

図 15-4　左眼球陥凹
a. 眼窩底骨折後の前顔部。
b. 上方から観察すると左眼の上眼瞼内側が眉毛に隠れているのがわかる。

度であるが，甲状腺眼症や眼窩筋炎などの筋自体の病変では高度に，筋円錐外の病変でもそのサイズに応じて障害される。また眼窩壁骨折では，骨折嵌頓部での絞扼・癒着による伸展障害のため反対方向への運動障害がみられ，同じ外眼筋炎であっても，眼窩筋炎では収縮障害による罹患筋と同側方向への障害が，甲状腺眼症では伸展障害による反対側への運動障害がみられる。

e. その他

大きな球後腫瘍では，眼底に圧迫性ひだ pressure folds の形成をみることがある（図 15-5-c）。

3　検査法

a. 眼球突出度測定 exophthalmometry

側面から見て，眼窩外縁から角膜頂点までの距離を眼球突出度という。**ヘルテル Hertel 眼球突出計**（図 15-6-a,b）や三田式万能距離計で測定する。眼球突出度の正常値は日本人では 18 mm ま

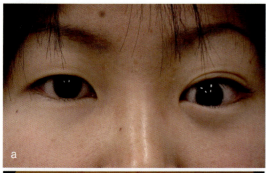
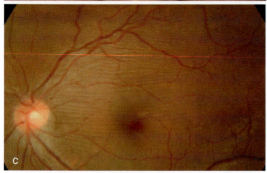
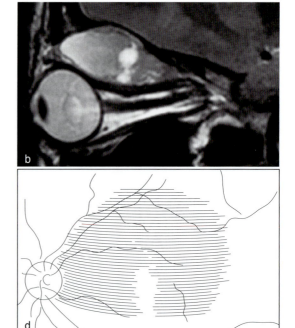

図 15-5　左眼球偏位
a. 眼窩腫瘍（神経鞘腫）による眼球偏位（左眼）。
b. 同一症例の眼窩 MRI 画像。眼球上方から腫瘍が圧迫している。
c. 同一症例にみられた左圧迫性網膜ひだ。
d. c の圧迫性網膜ひだの様式図。球後の大きな腫瘍によりほぼ水平に横走する網膜ひだが多数認められる。

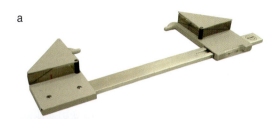

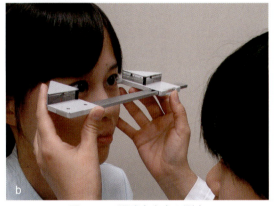

図 15-6　眼球突出度の測定
a. ヘルテル眼球突出計
b. 実際の測定法

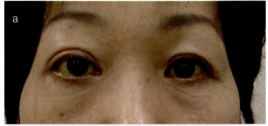

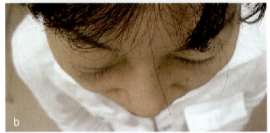

図 15-7　甲状腺眼症での右眼球突出
正面からではわかりにくい右眼球突出(a)も，上方から(b)は容易に観察できる。

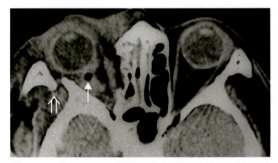

図 15-8　右視神経管骨折(外傷性視神経症)の CT 画像
右頬骨弓(二重矢印)や視神経管内壁の骨折や気腫(矢印)がよく観察できる。

でで，19mm 以上または左右差 2mm 以上を異常と判定する。とくに測定器具がなくとも，患者の頭の上方から顔面の左右を比較することで片眼の眼球突出や眼球陥凹の有無と程度を知ることができる(図 15-4-a,b, 図 15-7-a,b)。

b. X 線検査 roentgenography

眼窩画像検査は眼窩疾患の診断に有効であるが，最近では CT，MRI が優先されることが多い。しかし，CT や MRI より多くの施設で簡単に撮像できることから単純撮影も重要である。骨折や骨欠損の有無，異物の同定，石灰化や副鼻腔の混濁の有無などを観察する。標準の**後前撮影法**および**側方向撮影法**のほか，副鼻腔観察のための**ウォーターズ** Waters **法**，眼窩縁をみやすくするための**コールドウェル** Caldwell **法**，さらには**視神経管撮影**などが行われる。

c. コンピューター断層撮影法 computed tomography(CT)

CT は骨の細かい変化や石灰化を描出できること，眼球内・眼窩内に磁性体があっても施行可能なこと，なによりも撮像に時間を要しないという長所がある。一方，放射線被曝があること，骨によるアーチファクト(partial volume effect)がみられること，病変の性状を判別できないことなどの短所もある。眼窩病変では周囲の骨との関係が明瞭で，眼窩壁骨折や視神経管骨折，副鼻腔嚢腫などの描出に優れている(図 15-8)。また**ヨード系造影剤**の静注による造影 CT は，とくに血管の豊富な眼窩内血管腫や髄膜腫などの診断に有効である。

d. 磁気共鳴画像診断法 magnetic resonance imaging(MRI)

CT よりもコントラスト分解能が高く，病変検出能が高いこと，炎症の有無やグリア化の判定など病変の性状を把握できること，軟部組織の描写に優れていること，骨は描出されないものの骨周囲のアーチファクトがないこと，血管の描出能に優れていること，放射線被曝がないことなどが長所である。短所としては骨が黒く抜けること，発

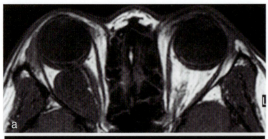
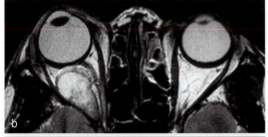
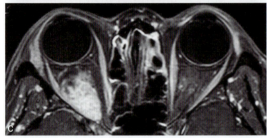

図 15-9　右眼窩腫瘍（血管腫）における MRI 画像
a．T1 強調画像。眼窩脂肪が高信号，硝子体が低信号，視神経や外眼筋はその中間を示す。
b．T2 強調画像。硝子体が高信号，視神経や外眼筋は低信号を示す。
c．脂肪抑制法を併用した造影 T1 強調画像。眼窩脂肪は低信号となり，腫瘍は造影されて高信号となっている。

method がある。眼窩部の T1 強調画像では眼窩脂肪が高信号，水や硝子体が低信号，視神経や外眼筋は高信号の脂肪の中で比較的低信号強度として描出される（図 15-9-a）。T2 強調画像では，硝子体や炎症部分が高信号，視神経，外眼筋が中間の信号強度として描出される（図 15-9-b）。眼窩脂肪は T1 強調画像の場合よりやや低信号となる。頭蓋内と異なり，眼窩疾患では冠状断 MRI や場合によっては矢状断 MRI を撮影しておくことが重要である。

　また通常の T1 強調画像および**造影 T1 強調画像**では，眼窩脂肪の高信号のため視神経や造影された組織が不明瞭となる。このため**脂肪抑制法**を併用した造影 T1 強調画像により，眼窩脂肪の信号強度を低く抑えコントラストを改善する（図 15-9-c）。さらに，MRI を用いた血管造影 magnetic resonance angiography（MRA）などの手法も用いられる。

e．その他の検査法

　超音波 B モード検査では，外来で即時に眼球内および眼窩内の病変をみることができるが，眼窩内病変の描出は CT や MRI に比べるとはるかに劣る。また**カラードップラ法**により眼窩内や視神経の血流を測定することができる。**眼窩シンチグラフィ**は放射性同位元素 ^{67}Ga-citrate，^{99m}Tc-pertechnetate などを投与して腫瘍や転移巣への特異的集積をみる検査法である。さらに，PET-CT の導入により，悪性腫瘍の転移巣または原発巣の検索がより容易となった。

症直後の出血は描出できないこと，撮像時間が長いため閉所恐怖症や小児で施行しがたいことなどがあげられる。

　MRI には緩和時間の設定により **T1 強調画像**，**T2 強調画像**があり，さらにコントラストを増強する方法として，**ガドリニウム DTPA** による造影 T1 強調画像，種々の脂肪抑制法 fat suppression

4　眼窩部の炎症性疾患

　眼窩部の炎症性疾患には，細菌や真菌などによ

TOPICS ①　眼窩悪性リンパ腫

　眼窩に発生する悪性リンパ腫はほとんどが B 細胞系の MALT リンパ腫 mucosa-associated lymphoid tissue lymphoma で，形質細胞に分化する直前の成熟した marginal zone B-cell が腫瘍化したものである。この MALT リンパ腫の構成細胞は多型性に富むため，病理組織像のリンパ球の腫瘍性増殖や反応性からリンパ過形成との鑑別を行うことは困難である。そこで，組織から細胞を浮遊させて蛍光免疫染色を行うフローサイトメトリーでリンパ球表面抗原解析を行ったり，組織から抽出した DNA で遺伝子再構成を行ったりする。また血液中の可溶性インターロイキン 2（sIL-2）レセプターの値も参考になる。

る感染，非特異的な眼窩部への反応性リンパ球浸潤に伴う各種の炎症性疾患（眼窩筋炎，特発性眼窩炎症，IgG4関連眼疾患など），および甲状腺眼症（甲状腺関連自己抗体陽性の自己免疫疾患），多発血管炎性肉芽腫症 granulomatosis with polyangitis，サルコイドーシスなどの全身疾患に伴うものなどがあげられる．

a. 眼窩蜂巣炎（眼窩蜂窩織炎）orbital cellulitis

外傷・手術などによる化膿菌の直接的な感染や，副鼻腔，顔面中央部，眼瞼，頭蓋内あるいは歯牙疾患からの連続性あるいは血行性の感染の波及によって起こる化膿性炎症あるいは膿瘍をいう．小児にみられる眼窩蜂巣炎は，副鼻腔炎，とくに篩骨または上顎洞の炎症や歯牙の炎症からの波及によるものが多い．

1）症状

眼瞼腫脹，眼球突出，結膜充血，結膜浮腫をみる（図15-10）が，重症では発熱，悪心，嘔吐や激しい疼痛を訴えることもある．眼窩深部に及べば視力低下や眼筋麻痺などをみることもある．

2）診断

局所の炎症所見に加えて，CRP上昇，白血球増多，白血球の左方移動などの血液所見が参考となる．MRI T2強調像では眼窩内に異常な高信号を呈する（図15-11）．

3）治療

放置すれば重症化するため，早期に広域抗菌薬の十分な全身投与を行う．耳鼻科的・口腔外科的・内科的検査を行い，必要に応じてそれぞれに対する治療を加える．皮膚面から膿点がみられた場合や画像で膿瘍を形成した場合は，ただちに切開排膿を行うとともに細菌培養で菌を同定する．

b. 甲状腺眼症 thyroid ophthalmopathy

甲状腺刺激ホルモン（TSH）レセプターに関連して発症する眼疾患を甲状腺眼症 thyroid ophthalmopathy という．男性より女性に多くみられる．**甲状腺機能亢進**の有無とは無関係に眼症だけがみられることがある．眼窩内の線維芽細胞は，甲状腺細胞に認められるものと同様にTSHに対するレセプターを有し，TSHレセプターに対する自己免疫の獲得により甲状腺と眼窩部の両方を標的とした病理学的変化をもたらすと考えられている．

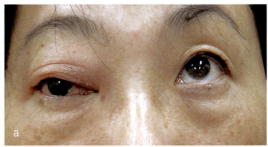
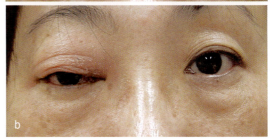

図15-10　右眼窩蜂巣炎
右上眼瞼の腫脹および発赤，さらに右眼上転障害（a），下方偏位（b）がみられる．

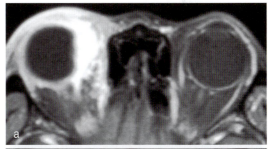
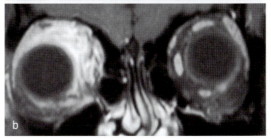

図15-11　右眼窩蜂巣炎のMRI画像
右眼窩の眼球周囲で，とくに内上方中心に高信号の炎症が認められる．
　　a．軸位断
　　b．冠状断

1）症状

眼瞼腫脹，眼瞼後退などの眼瞼症状や結膜充血などの初発症状で発症することが多いが，進行すれば眼窩痛，眼球突出，外眼筋腫大，眼球運動障害，眼圧上昇などがみられ，まれに圧迫性視神経障害も認める．

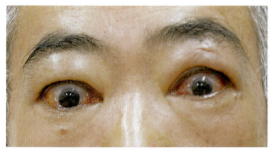

図 15-12 甲状腺眼症の外眼部
眼瞼腫脹，上眼瞼後退，瞼裂開大（ダルリンプル徴候），結膜充血などが著明である。

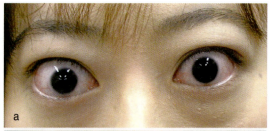
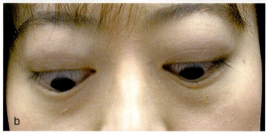

図 15-13 甲状腺眼症でのグレーフェ徴候
a. 正面視。上方強膜が露出している。
b. 下方視。上眼瞼が十分下降していない（グレーフェ徴候）。lid-lag ともいう。

2）診断

甲状腺関連自己抗体（TSH レセプター抗体，抗甲状腺ペルオキシダーゼ抗体，抗サイログロブリン抗体）が高値を示すことが多い。甲状腺機能亢進の既往がない場合も甲状腺眼症を否定することはできない。あくまでも甲状腺眼症の診断は眼所見と甲状腺関連自己抗体値から行われる。

最も多い症状は眼瞼腫脹，眼瞼後退などの眼瞼症状で，正面視で瞼裂の開大を認めたり（**ダルリンプル徴候** Dalrymple sign，図 15-12），下方視で強膜上部が露出したり（**グレーフェ徴候** Graefe sign，図 15-13-a,b），瞬目運動が減少したりする（**ステルワーグ徴候** Stellwag sign）。次に多いのが**眼球突出**（図 15-7）で，重症者では角膜が露出し，角膜潰瘍を生じることもある。外眼筋の肥厚も高率に発症し，冠状断の CT や MRI で確認できる（図 15-14，15）。罹患筋は下直筋が最多で，拘縮性の伸展障害のために上転障害を起こす（図 15-16）。

3）治療

副腎皮質ステロイド薬の全身投与が第 1 選択となり，眼球突出や眼球運動制限などの重症例ではパルス療法を行うことが多い。ときに眼窩部への放射線照射が用いられるが，その効果に対する評価は確定していない。初期炎症が遷延化して不可逆的変化が生じる前に副腎皮質ステロイド薬投与を行い，その発生を予防することが重要であるが，眼球突出や眼球運動制限などの変化が不可逆的になってしまった場合には，炎症の沈静化を待ってから手術的治療を行う。

c. 特発性眼窩炎症
idiopathic orbital inflammatory disease

主に眼窩脂肪内に**非特異性・非感染性**の**リンパ球浸潤**と線維化をきたした占拠性病変であり，以前は眼窩（炎性）偽腫瘍とよばれたものである（図 15-17）。

1）症状

片眼性の急性または亜急性の眼球突出，眼瞼腫脹，結膜充血および浮腫などをみる。ただ眼窩蜂巣炎などと異なり，炎症症状はより軽度であり，痛みはほとんど訴えない。

2）診断

MRI では限局した腫瘤陰影を認めるものから，眼窩内全体にびまん性に炎症がみられるものまでさまざまである，びまん性のものでは眼窩脂肪全体の信号強度変化を認め，比較的よく造影される。悪性リンパ腫との鑑別が常に問題となるため，生検可能な症例では必ず病理診断を行う。

3）治療

副腎皮質ステロイド薬の全身投与を行う。重症例ではパルス療法や眼窩放射線照射を行う。副腎皮質ステロイド薬によく反応するが再発も多い。

d. 眼窩筋炎 orbital myositis

外眼筋炎 extraocular myositis ともよばれる。外眼筋への反応性リンパ球浸潤に伴う非特異的眼窩

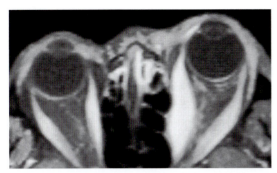

図 15-14 甲状腺眼症での左眼球突出の軸位断 MRI 画像
左眼内外直筋の腫大が著明である。

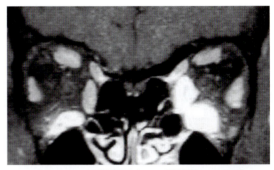

図 15-15 甲状腺眼症での冠状断 MRI 画像
左眼内直筋および下直筋の腫大が著明である。

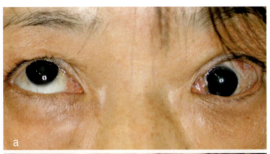

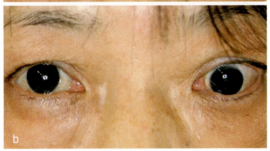

図 15-16 甲状腺眼症での眼球の左眼上転障害
　　a. 上方視
　　b. 正面視

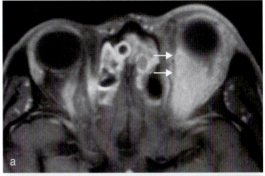

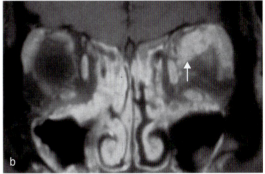

図 15-17 左特発性眼窩炎症（矢印）の MRI 画像
　　a. 軸位断
　　b. 冠状断

筋炎と，小児などでウイルスなどの感染に伴って発症する症候性眼窩筋炎がある。非特異的なものは特発性眼窩炎症の一亜型と考えられている。

1）症状

　眼球運動時の強い痛みと，罹患筋の収縮障害による運動制限を認める。炎症に伴って結膜浮腫・充血，ときに眼瞼腫脹・発赤を認める。小児の場合は眼球運動時痛のみで炎症所見に乏しい場合が多く，家族が斜視を訴えて受診させることも多い（図 15-18）。

2）診断

　CT や MRI で造影効果を伴う外眼筋の肥厚を認める（図 15-19-a,b）。眼球運動は肥厚した筋の作用方向に制限されている（収縮障害）。また，その多くで罹患筋付着部付近の結膜充血や眼瞼腫脹がみられる。鑑別診断として甲状腺眼症や腫瘍があげられるが，これらの多くは運動時痛を伴わず，肥厚した筋の伸展障害による反対方向への眼球運動制限を認める。

3）治療

　副腎皮質ステロイド薬の全身投与によく反応す

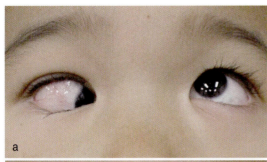
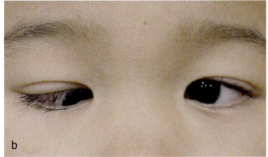

図 15-18　小児の右症候性眼窩筋炎の顔写真
　　　　a. 上方視
　　　　b. 正面視

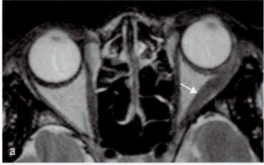
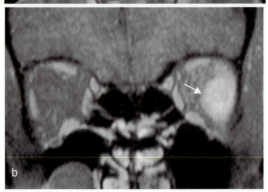

図 15-19　左眼窩筋炎（矢印）のMRI画像
a. 軸位断。左外直筋の腫脹が著明である。
b. 冠状断T1強調画像。左外直筋の著明な高信号がみられる。

るが，再発または慢性化したものでは外眼筋に線維化が起こり，その伸展性が低下する。これに対しては眼位矯正手術を行う。

e. **IgG4関連眼疾患** IgG4-related ophthalmic disease
　特発性眼窩炎症と同様に眼窩内に濾胞形成を伴うリンパ形質細胞浸潤がみられ，間質には線維性硬化像がみられる。本症の特徴としてIgG4染色で，IgG4に染まる形質細胞浸潤が，主に濾胞周囲や腺組織周囲にみられる。

1）**症状**
　片眼または両眼の亜急性あるいは慢性の眼瞼腫脹，眼痛，眼球突出，眼球運動障害などで発症する。眼瞼下垂，視力障害がみられることもある。

2）**診断**
　MRIでは涙腺，外眼筋などの眼窩内組織の著しい腫脹と炎症を認める。代表的なものは両側涙腺の著明な腫脹（図15-20），眼窩下神経，眼窩上神経の外眼筋と見間違うほどの腫脹（図15-21），外眼筋の辺縁不整な腫脹などである。血清IgG4濃度の上昇（135 mg/dL以上）やIgG4/IgG比の高値と画像での異常がみられれば本症を疑うが，診断確定はIgG4染色によるIgG4陽性細胞の検出による。

3）**治療**
　ステロイド投与が原則であるが，パルス療法などの必要はなくプレドニゾロン換算30〜60 mg/日からの漸減内服でよい。ただし，再燃を来すことがあり血清IgG4の値をみながらのステロイド維持投与を必要とすることも多い。

f. **トロサ・ハント症候群** Tolosa-Hunt syndrome
　眼窩先端部から海綿静脈洞，上眼窩裂を中心とした非特異的肉芽腫性炎症が原因で，視神経，動眼神経，滑車神経，三叉神経（眼窩部痛），外転神経の障害を認める（**眼窩先端部症候群** orbital apex syndrome）。

1）**診断**
　眼筋麻痺に加えて，同側の激しい眼窩痛または頭痛がみられるのが特徴で（**有痛性眼筋麻痺** painful ophthalmoplegia），この痛みは副腎皮質ステロイド薬の投与で劇的に改善する。CTやMRIで眼窩先端部から海綿静脈洞にかけて陰影を認め，造影剤により増強される（図15-22）。悪性リンパ腫，真菌感染症，肥厚性硬膜炎，多発血管炎

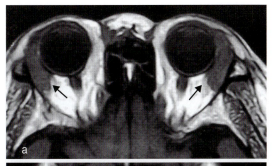
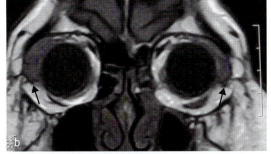

図 15-20　IgG4 関連眼疾患にみられた両涙腺炎（矢印）の MRI 画像
　　　　a. 軸位断
　　　　b. 冠状断

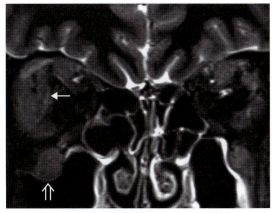

図 15-21　IgG4 関連眼疾患にみられた涙腺と眼窩下神経の腫脹
両涙腺の腫脹（矢印）と両眼窩下神経の腫脹（二重矢印）がみられ、いずれも右側が左側より重症である。

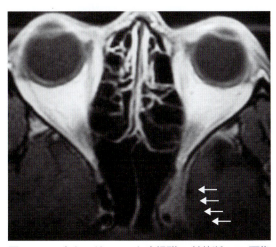

図 15-22　左トロサ・ハント症候群の軸位断 MRI 画像
矢印が病変部位である。

性肉芽腫症などとの鑑別が必要である。

2）治療

激しい疼痛や眼筋麻痺は副腎皮質ステロイド薬の投与で劇的に改善するが、しばしば再発を繰り返す。

5　腫瘍性疾患および占拠性病変

a. 眼窩腫瘍

眼窩腫瘍 orbital tumor には眼窩原発性のもの、他臓器からの転移性のもの、隣接する組織からの浸潤性のものがある。

原発性には悪性リンパ腫（図 15-3）、皮様嚢腫、海綿状血管腫、涙腺多形性腺腫、涙腺癌、神経鞘腫（図 15-5）、視神経鞘髄膜腫（図 15-23）、横紋筋肉腫などがある。乳幼児期では皮様嚢腫、血管腫、視神経膠腫および横紋筋肉腫の頻度が高い。横紋筋肉腫は、乳幼児期に急性眼球突出をきたす疾患のなかでも注意を要するものである。一方、中高年層では悪性リンパ腫、海綿状血管腫、涙腺混合腫瘍、神経鞘腫などの頻度が比較的高い。転移性腫瘍は成人では乳癌、肺癌、胃癌、肝癌（図 15-24）、前立腺癌が多く、乳幼児では神経芽細胞腫、顆粒球肉腫（緑色腫）、Langerhans 細胞組織球症が多い。浸潤性のものでは上顎癌（図 15-25）が最多で、鼻咽頭癌、篩骨洞癌、さらに頭蓋内から髄膜腫の進展（図 15-26）などがみられる。

1）症状および診断

眼球突出（図 15-3-a）、眼球偏位（図 15-5-a）、眼球運動障害と複視、三叉神経痛、眼球圧迫症状をみる。また腫瘍を直接触診できることもある。診断と治療には CT および MRI などの画像検査が必須である。また転移が疑われるものでは PET

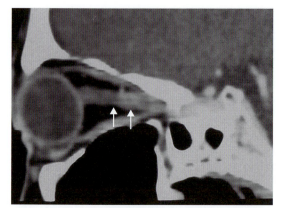

図15-23　左視神経鞘髄膜腫の矢状断CT画像
左側の視神経の腫大(矢印)がみられる。

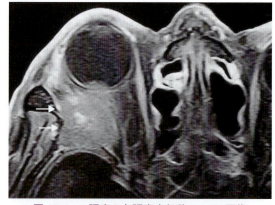

図15-24　肝癌の右眼窩内転移のMRI画像
右眼窩外壁まで腫瘍が浸潤(矢印)している。

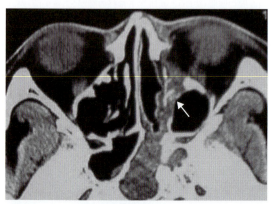

図15-25　上顎癌の左眼窩内への浸潤を示す軸位断CT画像
左眼窩内壁および下壁に腫瘍が浸潤し，骨破壊(矢印)が認められる。

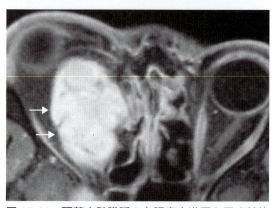

図15-26　頭蓋内髄膜腫の右眼窩内進展を示す軸位断MRI画像
右球後に高信号の巨大な腫瘍(矢印)が認められる。

やガリウムシンチなどで全身検査を行い，必要に応じて生検を行う。

2) 治療

良性で小さなものでは経過観察を行うが，大きいものや悪性が疑われるもの，角膜病変や複視を訴えるものでは手術を考慮する。眼窩切開法として，眼窩縁を前面から切開する前方アプローチ，頬骨弓を一時的に切除して眼球後部を露出する側方アプローチ(クレーンライン法 Krönlein operation)，開頭して上方から切開する経頭蓋的アプローチなどがある。悪性腫瘍に対しては，眼窩内容を眼窩骨膜に包んだまま全摘出する眼窩内容除去術を行うことがある。以上のほか，放射線療法，抗癌薬投与も行われる。

b. 副鼻腔粘液囊腫・膿囊腫

paranasal sinus mucocele, pyocele

副鼻腔内からの分泌物の排出が障害され，分泌物が貯留し粘液囊腫が発生する。これに感染が加わったものを膿囊腫という。大部分は副鼻腔炎手術後，長期間を経て発症するが，原発性のものもみられる。前頭洞および篩骨洞に多いが，上顎洞や蝶形骨洞にも発症する。囊腫が巨大化すると眼窩壁を破って眼窩内へ膨隆し，眼球突出や眼球運動障害を起こす。とくに蝶形骨洞粘液囊腫では，視神経を圧迫して失明に至ることがあるので注意が必要である(図15-27-a,b)。

1) 症状

経過は一般に長い。囊腫が拡大するのに伴って眼球突出または偏位(とくに外下方)をきたす。

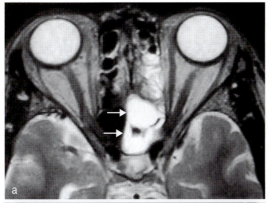

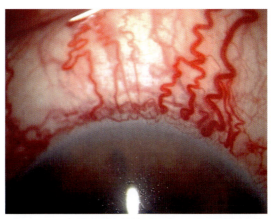

図 15-28　左頚動脈海綿静脈洞瘻での左前眼部写真
血管は「メデューサの頭」様といわれるように著明に怒張・蛇行している。

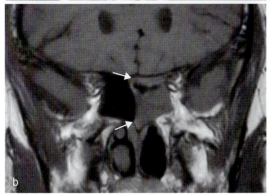

図 15-27　左篩骨・蝶形骨洞囊腫（矢印）の MRI 画像
　　　　　a. 軸位断
　　　　　b. 冠状断

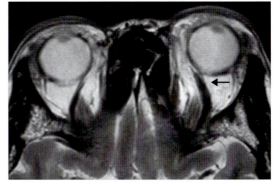

図 15-29　左内頚動脈海綿静脈洞瘻軸位断 MRI 画像
左右の上眼静脈を見比べると左上眼静脈（矢印）が著明に拡張している。

2）診断
CT，MRI などの画像診断が有用であるが，多くは副鼻腔炎手術の既往歴があり，それに関する問診が重要である。

3）治療
耳鼻科的に囊腫を完全に切除する。

6　血管異常

a. 頚動脈海綿静脈洞瘻 carotid-cavernous fistura（CCF）

高圧系の頚動脈と低圧系の海綿静脈洞との間に短絡を生じたものである。内頚動脈が直接海綿静脈洞と交通したもの（前方流出型）と，内頚動脈または外頚動脈の硬膜枝が海綿静脈洞と交通したもの（後方流出型）の 2 つに大別される。前方流出型は頭部外傷や動脈瘤が原因となり，症状も顕著であるのに対して，後方流出型は動静脈奇形が原因となり，症状も前方流出型に比べて軽度である。

1）症状
静脈圧の上昇による結膜および上強膜血管の怒張・蛇行（図 15-28），眼圧上昇，眼圧脈波増大，網膜静脈拡張，さらに前方流出型では**拍動性眼球突出** pulsating exophthalmos などがみられる。海綿静脈洞内で内頚動脈に接する外転神経の麻痺などを呈する。また，眼瞼や乳様突起上で聴診器を当てると血管雑音 bruit を聴取することがある。

2）診断
結膜所見，眼圧上昇，眼圧脈波増大，血管雑音などに加え，画像診断で海綿静脈洞の拡大や上眼静脈の拡張と蛇行（図 15-29），内頚動脈撮影では早期から海綿静脈洞の造影がみられる。また

dynamic MRI も診断に有用である．

3）治療

用手圧迫によるマタス手技（用手頸動脈圧迫法）や，脳外科的に血管内手術を行う．

b. 眼窩静脈瘤 orbital varix

間欠性眼球突出 intermittent exophthalmos（うつ伏せや排便時のいきみ，頸静脈の圧迫など，眼窩にうっ血を起こすような条件下で眼球が突出する）を特徴とする．仰臥位でのCTやMRIでは静脈瘤は判然とせず，ときに静脈結石がみられるが，腹臥位では静脈瘤が結節状に描出される．

摘出術は非常に困難なため基本的には経過観察とするが，その間も無理ないきみやうつ伏せ頭位の持続で静脈瘤が破裂して，眼窩内に大出血を起こさないように十分な注意が必要である．眼球突出の進行や視神経圧迫の場合にはブレオマイシン硬化療法や経静脈的コイル塞栓術や摘出術を行う．

― 国試過去問題によるアプローチ●眼窩疾患 ―

　眼窩疾患は臨床問題ではCTやMRIなどの画像で病変部位を示して，その診断や治療方針を問うのが一般的である。したがって，正常の眼窩の画像を横断像，冠状断像，矢状断像それぞれで周囲の解剖(特に副鼻腔)と関連付けながら覚えておく必要がある。両側の外眼筋が腫脹する甲状腺眼症なども出題される可能性があるが，通常は左右をよく見比べてその違いがわかるような片側性の眼窩疾患が出題される可能性が高い。

【第103回 D-49 改変】
　74歳の女性。左眼の視力障害を主訴に来院した。1週前から左眼奥の鈍痛があった。悪心と嘔吐とはない。意識は清明。鼻閉，鼻漏および頬部の腫脹や疼痛はない。約50年前に副鼻腔炎に対する手術を受けた既往がある。眼窩MRIのT2強調横断像(A)とFLAIR冠状断像(B)とを示す。〔提示した写真は出題時のものとは別症例のものである〕
　対応として適切なのはどれか。
　a．経過観察　　b．抗菌薬投与　　c．上顎洞穿刺
　d．眼窩減圧術　e．鼻内篩骨洞手術

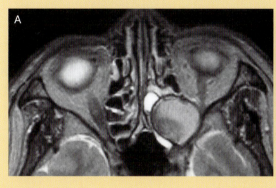
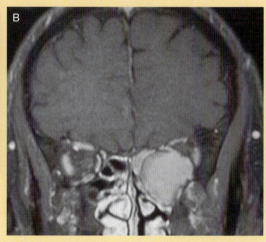

● 解説　この問題では左右を見比べると横断像でも冠状断像でも左側に視神経を圧迫する大きな占拠性病変がみられるのがわかる。冠状断像ではほぼ内部が均一な病変が眼窩内側から中央にかけて存在しているのがわかるが，どこから発生しているかは不明である。しかし，横断像では病変が左後部篩骨洞から発生しているのが明らかである。また既往歴で副鼻腔炎手術を受けた既往があることから，左後部篩骨洞にできた術後性副鼻腔嚢腫が原因と考えられる。したがって，根治させるためには鼻内からアプローチする手術が必要となる。

【第 106 回 A-20】

甲状腺眼症でみられるのはどれか。2つ選べ。
a. 眼球突出
b. 眼瞼下垂
c. 瞼裂開大
d. 眼瞼けいれん
e. 眼瞼部拍動性雑音

● 解説　甲状腺眼症では眼窩球後組織の線維芽細胞が刺激されて炎症を起こす。とくに前脂肪細胞から脂肪細胞に分化する線維芽細胞にTSHレセプターの存在が証明されており，このレセプターが抗原となって眼窩組織にリンパ球の浸潤を促し，眼窩内容積の増加による眼球突出，瞼裂開大（これにはミュラー筋の炎症も関与する），自己免疫性外眼筋炎による眼球運動障害や複視をきたし，重症では腫脹した外眼筋が眼窩先端部で圧迫性視神経症まで発症することがある。

創作問題によるアプローチ ● 眼窩疾患

眼窩疾患の臨床問題では，画像を読ませる設問が中心になる。典型的な異常画像が出題されるので，正常のCTやMRI画像，とくに眼窩疾患では軸位断と冠状断の画像をよく理解しておくことが必要である。

【例題 1】

24歳の女性。3時間前に交通事故で左顔面を強打したため救急車で来院した。視力は両眼とも1.0（矯正不能）。眼窩CT冠状断像を示す。
このまま放置すれば起こる症状はどれか。2つ選べ。
a. 眼球突出
b. 眼球陥凹
c. 左眼視力低下
d. 左眼上転障害
e. 左眼瞳孔散大

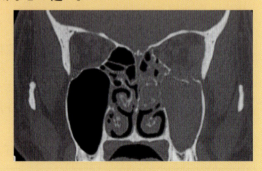

● 解説　CTから左側の眼窩の内壁と下壁が骨折しており，上顎洞内は脱出した眼窩内容と出血で満たされている。このまま放置すれば，たとえ受傷直後に眼窩周囲に皮下出血を起こし腫脹していようと，出血の吸収とともに脱出した眼窩内容の減少分だけ眼球陥凹がみられる。また下壁での骨折が主であるため，骨折部に嵌頓した組織による下直筋の伸展障害がみられ上転障害が発生する。

【例題2】
　54歳の女性。3か月前から両眼球突出を自覚していたが，1週前から両眼の視力が低下したため来院した。視力は両眼とも0.3（矯正不能）。検眼鏡的には両眼とも異常を認めない。眼窩MRIの脂肪抑制造影T1強調横断像（A）とT1冠状断像（B）とを示す。
　最も考えられるのはどれか。
　a. 眼窩蜂巣炎　　b. 甲状腺眼症　　　c. 眼窩静脈瘤
　d. 篩骨洞粘液囊胞　e. 頸動脈海綿静脈洞瘻

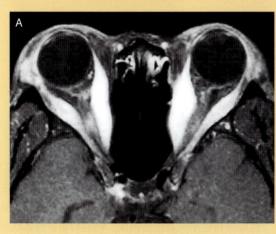
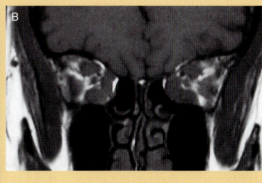

● 解説　この問題ではMRI画像で両側の外眼筋がすべて腫脹している。眼窩蜂巣炎，眼窩静脈瘤，篩骨洞粘液囊胞は通常片側性である。頸動脈海綿静脈洞瘻はときに両側性にみられることもあるが，冠状断でみられるような重症の外眼筋腫脹をみることはない。症例が中年女性であること，両眼性であることから内分泌性眼球突出であり，腫脹した外眼筋により圧迫性視神経症をきたしたと考えられる。

【第103回 D-49 改変】正解 e　【第106回 A-20】正解 a,c　【例題1】正解 b　【例題2】正解 b,d

第 16 章
全身病と眼

> **ESSENCE**
> 　眼に異常をもたらす全身病は多彩であり，高血圧や内頚動脈閉塞などによる循環系疾患や糖尿病網膜症が代表的である．これら以外にも多様な代謝異常，血液疾患，悪性腫瘍，内分泌疾患，ビタミン欠乏症，皮膚疾患，膠原病やその近縁疾患，感染症，中毒，染色体異常や筋・骨・結合織疾患などによる眼異常が生じうる．眼所見によって，疾患の発見につながることや，病態の把握が可能となることがある．

　眼に何らかの異常を示す全身病は数多く，眼所見から全身病の診断のつくこともある．とくに眼底は，生体で細動脈および細静脈が観察できる唯一の部位であり，眼底の血管所見から全身の血管の状態を類推することもできる．

1　循環系疾患

　高血圧および動脈硬化により血管の異常や血行障害が起こり，種々の眼底変化を生じる．

a. 高血圧性変化（→網膜硝子体 p.188表9-1）

　網膜の細動脈の狭細化と口径不同（Scheie 分類1～2度），ついで網膜出血や白斑（硬性あるいは軟性）が起こる（3度）．さらに進行すると乳頭浮腫をみる（4度）．**腎性網膜症**や**妊娠高血圧症候群**では，これらの変化が顕著に起こる（図 16-1）．

b. 動脈硬化性変化（→網膜硝子体 p.188表9-1）

　動脈と静脈の交叉部の所見と，網膜動脈の反射状態から判定する．初期には軽い反射亢進と動静脈交叉現象がみられる（Scheie 分類1度）が，漸次これらが強くなり（2度），さらに動脈の反射は銅線状（3度），ついには銀線状（4度）となり，交叉現象もさらに強くなる．
　網膜中心静脈閉塞（症）や網膜中心動脈閉塞（症）も動脈硬化を伴うことが多い．
　眼底の高血圧および硬化に対する程度分類には，**シェイエ** Scheie **分類**や**キース・ウェジナー** Keith-Wagener **分類**がある．（→網膜硝子体 p.188）

c. 内頚動脈閉塞

　内頚動脈の狭窄や閉塞に伴い，眼症状や神経症状が現れる．急性の虚血性眼病変として前部虚血性視神経症や一過性黒内障，慢性の虚血性眼病変として網膜周辺部出血，乳頭血管新生，血管新生緑内障が認められる．慢性に経過して，側副血行路が完成すると眼動脈の流れが逆転することがある．左右差のある糖尿病網膜症では頚動脈の循環

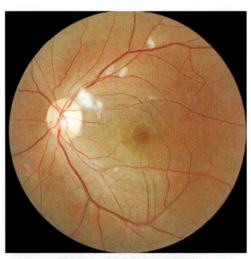

図 16-1　妊娠高血圧症候群
妊娠高血圧症候群による眼底変化で，細動脈の狭細化，口径不同，軟性白斑がみられる．このほか出血斑や硬性白斑，ときに乳頭浮腫がみられることもある．

障害を疑い，**超音波検査**を施行すべきである。重症例では内頚動脈内膜剝離術や浅側頭動脈－中大脳動脈吻合術が行われることがある。

2　糖尿病

眼合併症として最も重要なものは糖尿病網膜症である。このほか，白内障，外眼筋麻痺，虹彩毛様体炎，虹彩の新生血管とそれによる続発緑内障，屈折異常などをみる。

a. 糖尿病網膜症（→網膜硝子体 p.193）

非増殖性の**単純（糖尿病）網膜症** simple (diabetic) retinopathy，**増殖前（糖尿病）網膜症** preproliferative (diabetic) retinopathy と新生血管あるいは増殖性の変化を伴った**増殖（糖尿病）網膜症** proliferative (diabetic) retinopathy の3段階に分けられる。

1）単純網膜症

糖尿病発病後1〜3年以内のものに多く，毛細血管瘤，硬性白斑，少数の軟性白斑，血痕状の出血などがみられる。これらの兆候は可逆性で，自然に吸収することもある。

2）増殖前網膜症

多発する軟性白斑，血管閉塞野に隣接する拡張した異常形態の毛細血管（網膜内細小血管異常），静脈の拡張，網膜浮腫などをみる。レーザー光凝固により新生血管の発生を予防できる。

3）増殖網膜症

単純網膜症発症3〜5年後にはじまることが多い。網膜に新生血管がみられ，これから硝子体出血が起こり，末期には増殖網膜症，網膜剝離などにより失明することがある。

このように単純型から漸次増殖網膜症に移行する病型のほかに，初期から短期間に増殖性変化を示す病型もあり，治療上注意を要する。

治療は本症に対する全身管理と，出血などに対する薬物療法のほかに，網膜光凝固や硝子体手術（→網膜硝子体 p.215）が行われる。糖尿病網膜症に対する分類には**スコット分類**，**新福田分類**，**国際重症度分類**や**改変デイビス分類**などがある（→網膜硝子体 p.195）。

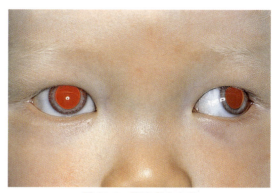

図16-2　眼皮膚白皮症
皮膚，眉毛，睫毛，虹彩に色素異常がみられ，この症例では外斜視も認められる。

網膜脂血症 lipemia retinalis（L）：血中脂質の増加による。網膜血管は乳白色を呈し，（視神経）乳頭が蒼白化するが，視機能の障害はない。血糖のコントロールにより回復するが，症例の1/4位は糖尿病以外の原因で起こっている。

b. 糖尿病白内障（→水晶体 p.233）

若年糖尿病者に両眼性にみられることがある。高齢者の場合は加齢白内障との区別が困難である。混濁は水晶体後嚢下にあることが多い。

c. その他

末梢神経の栄養血管障害による外眼筋麻痺，虹彩毛様体炎，虹彩の新生血管とそれによる続発緑内障，水晶体の屈折率の変化による屈折異常などが起こることもある。

3　先天代謝異常

a. 白皮症 albinism（→ぶどう膜 p.140）

先天的なメラニンの欠乏による。眼，皮膚，毛髪ともに色素欠乏がみられる眼皮膚白皮症（図16-2）と，眼だけに色素欠乏がみられる眼白皮症がある。後者はX染色体劣性遺伝による。ぶどう膜や網膜の色素が欠乏しているため，虹彩は淡紅色を呈し，眼底は明るい赤色調で，脈絡膜血管がはっきり透見される。症状としては，羞明，視力障害，眼振，斜視がみられる。

b. ホモシスチン尿症 homocystinuria

アミノ酸代謝異常のひとつで，ホモシスチンか

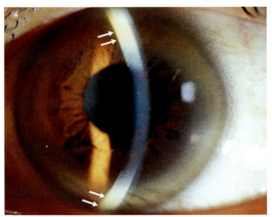

図 16-3　カイザー・フライシャー輪
先天銅代謝異常で，肝硬変，脳変性を起こすウィルソン病の角膜にみられる。輪部に接する角膜デスメ膜に幅1〜2mmの緑がかった褐色の着色をみる（矢印）。銅の沈着である。

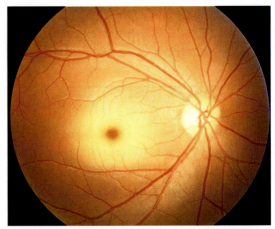

図 16-4　桜実紅斑 cherry-red spot
眼底の黄斑部とその周囲が白色調に混濁し，そのため中心窩が赤色調の spot としてみられる状態をいう。混濁は，網膜の神経節細胞に代謝異常物質が沈着して起こるものである。

らシスタチオンを合成するホモシスチンβ-合成酵素の先天欠損が原因である。常染色体劣性遺伝による。**眼所見**として，**水晶体偏位**や脱臼がみられる。マルファン Marfan 症候群（→ p.349 参照）では上方偏位が多いが，本症では下方偏位が多い。全身的には，精神発達遅滞，皮膚や骨格の異常，くも指症がみられる。

c. ウィルソン病 Wilson disease（肝レンズ核変性）

先天銅代謝異常で，銅沈着，肝硬変，脳変性を起こす。銅の角膜への沈着による**カイザー・フライシャー輪** Kayser-Fleischer ring（図 16-3）や，水晶体囊への沈着による**ひまわり白内障** sunflower cataract がみられる。

d. リピドーシス lipidosis，網内系脂肪沈着症

脂肪分解酵素の先天的欠損で，脂肪が組織内に沈着して各種の眼症状を起こす。このうちスフィンゴリピドーシス sphingolipidosis にはいくつか種類があるが，特徴的な黄斑部の桜実紅斑 **cherry-red spot**（図 16-4），網膜変性症，視神経萎縮，角膜混濁が共通してみられる。代表的なものに次の疾患がある。

1）テイ・ザックス病 Tay-Sachs disease

乳児型の**家族性黒内障性白痴**とよばれる。GM_2 ガングリオシド分解酵素欠損のため GM_2 ガングリオシドが網膜や脳神経細胞に蓄積する。常染色体劣性遺伝による。生後 6 カ月から発症し，視力が失われるとともに神経症状を起こして小児期に死亡する。桜実紅斑が特徴である。（視神経）乳頭は初期には正常であるが，進行すると視神経萎縮となる。

2）フォークト・スピルマイヤー病 Vogt-Spielmeyer disease

若年型の家族性黒内障性白痴で，常染色体劣性遺伝による。5〜6 歳で発症し，進行性の視力低下，知的障害，運動神経障害がみられる。検眼鏡的には網膜色素変性（症）や視神経萎縮がみられる。

3）ファブリー病 Fabry disease

α-ガラクシド分解酵素欠損により，トリヘキソシル・セラミドが全身に沈着する。X染色体劣性遺伝による。角膜表面の**渦巻状混濁** whorl-like corneal pattern が特徴的な所見である。結膜や網膜の血管拡張・蛇行や白内障がみられる。全身的には皮膚の血管異常や腎障害を起こす。

4）ニーマン・ピック病 Niemann-Pick disease

酸性スフィンゴミエリナーゼの不足により，スフィンゴミエリンが細網内皮系，神経系，肝臓，脾臓に蓄積する。常染色体劣性遺伝による。生後数カ月で発病し，眼底には桜実紅斑がみられる。全身的には，発育遅延，肝脾腫大，神経症状がみられる。

5）ゴーシェ病 Gaucher disease

グリコセレブロシド分解酵素欠損により，細網内皮系にグリコセレブロシドが蓄積する．常染色体劣性遺伝による．瞼裂斑や眼球運動障害がみられる．全身的には，貧血，出血，脾臓腫大がみられる．

e. ムコ多糖沈着症 mucopolysaccharidosis

酸性ムコ多糖分解酵素の欠損により，ムコ多糖が組織に沈着し，尿中に排泄される．角膜混濁，網膜色素変性（症），（視神経）乳頭異常，緑内障がみられる．全身的には特有の顔貌ガーゴイズムを示し，侏儒，骨変性，知的障害，難聴，心疾患がみられる．

f. 痛風 gout

尿酸代謝異常による尿酸の沈着が種々の組織，ことに関節に起こり，炎症を誘発する．

眼症状は，痛風発作と尿酸の眼組織への沈着により結膜炎，強膜炎，虹彩毛様体炎を起こす．

4 血液疾患と悪性腫瘍

a. 白血病（性）網膜症 leukemic retinopathy

急性あるいは慢性，骨髄性あるいはリンパ性のいずれの白血病にも眼底変化は起こるが，急性骨髄性の場合に多い．出血の中央に，白血球細胞の浸潤による白斑がみられることがある．この所見を**ロート斑** Roth spot という（図 16-5）（→網膜硝子体 p.182）．このほか，眼底全体が蒼白化して黄色味を帯び，網膜静脈の怒張・蛇行がみられ，ときに白鞘を認める．

骨髄性白血病に属する緑色腫 chloroma は小児の眼窩骨壁に好発し眼球突出をきたすことがある．

b. 貧血（性）網膜症 anemic retinopathy

眼底は全体的に蒼白で，網膜動脈は色が淡く，網膜静脈は怒張・蛇行がみられる．表在性の出血

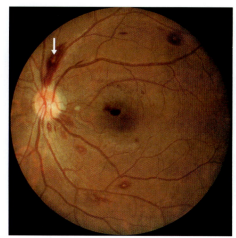

図 16-5 白血病（性）網膜症
出血の中央に白血球細胞の浸潤による白斑（ロート斑）（矢印）がみられる．

や白斑，ときに網膜前出血をみる．

c. 悪性リンパ腫 malignant lymphoma

リンパ系組織の悪性腫瘍の総称で，ホジキンリンパ腫と非ホジキンリンパ腫に分けられるが，わが国では非ホジキンリンパ腫が多い．悪性リンパ腫では多彩な眼所見がみられる．結膜の悪性リンパ腫は，結膜にサーモンピンクの色調の隆起性病変を認める（図 16-6）．悪性リンパ腫は，眼窩や涙腺（→涙器 p.98）にも腫瘤が好発するが，**放射線治療**が効果的である．眼内に悪性リンパ腫が発生すると，硝子体混濁や網膜下の滲出斑，虹彩炎を認める（図 16-7）．治療に抵抗性のぶどう膜炎を**仮面症候群**とよぶ．硝子体液や前房水の細胞診，インターロイキン 6 と 10 の比較が診断に有効である．

d. 癌関連網膜症 cancer associated retinopathy

悪性腫瘍が産生する蛋白質に対して自己抗体ができ，これが網膜を攻撃して傷害する．羞明を訴え，**求心性視野狭窄**が**亜急性**に進行するまれな疾患である（図 16-8）．網膜電図で初期から ab 波の振幅が減弱する．腫瘍マーカー，MRI，PET（COLUMN ①参照）などにより全身の腫瘍を検索する．

---

positron emission CT（PET） COLUMN ❶

PET は，陽電子を放出する半減期の短い ^{18}F（108 分）や ^{11}C（20 分）などで標識された放射性化合物を静脈内に注射し，その体内分布から非侵襲的に体内の生化学的変化を画像としてとらえる特殊な装置である．全身の腫瘍診断や，脳の働きの観察へ応用されている．

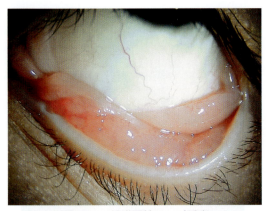

図 16-6　結膜悪性リンパ腫瘍
円蓋部から眼瞼結膜にかけてサーモンピンクの色調の隆起性病変を認める。

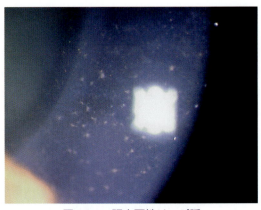

図 16-7　眼内悪性リンパ腫
虹彩炎（ぶどう膜炎）に伴い，角膜後面沈着物を認める。

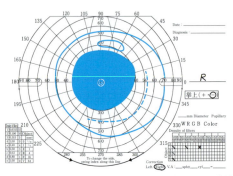
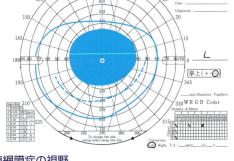

図 16-8　癌関連網膜症の視野
両眼に輪状の視野異常を認める。網膜色素変性（症）と異なり，数カ月の間に視野異常は進行していく。

5 内分泌疾患

a. 甲状腺眼症 thyroid ophthalmopathy（→眼窩 p.327）

思春期から更年期の女性に多い。甲状腺機能亢進症によるものが多く，**バセドー病** Basedow disease はこの代表例である。甲状腺肥大，眼球突出，心悸亢進がみられる。その他の眼症状として，眼瞼後退，眼瞼腫脹，角結膜障害，眼球運動障害がみられる。重症例に対して副腎皮質ステロイド薬を全身投与する。放射線治療が行われることもある。視神経の圧迫などによる視神経症の頻度は低いが，視力低下，視野異常がみられ，急を要する病態である。重症例では眼窩減圧術を行う。

b. 脳下垂体疾患による眼球突出

下垂体腺腫による**クッシング症候群** Cushing syndrome，あるいは末端肥大症において，ときに眼球突出をみる。下垂体前葉－甲状腺系の異常による眼球突出を**内分泌性眼球突出** endocrine exophthalmos という。

c. 副甲状腺機能低下症 hypoparathyroidism による眼症状

白内障を合併することが多い（→水晶体 p.234）。

6 ビタミン欠乏症

a. ビタミン A 欠乏症

1）後天夜盲 acquired night blindness（→視機能 p.54）

後天夜盲を起こす代表的疾患である。杆体外節には鋭敏な感光色素である視紅 rhodopsin がある。これはビタミン A（retinene）と蛋白質（opsin）からなる複合色素蛋白体で，光が照射されると分解する。ビタミン A が欠乏すると，分解された視紅は再生できなくなり，夜盲を起こす。先進国では

摂取量の不足よりも，胃切除，アルコール中毒など脂肪の吸収障害によるものがほとんどである。

2）結膜乾燥症 xerosis conjunctivae（L）

（眼）球結膜の（眼）瞼裂に一致した部分に，光沢のない汚れた白色斑，すなわち**ビトー斑** Bitôt spot をみる。とくに幼児に多い。

3）角膜軟化症 keratomalacia（→角膜・強膜 p.127）

角膜が乾燥して潰瘍を形成，さらに穿孔して失明する。全身状態不良の乳幼児にみられる。嗄声，下痢をみる。

b．ビタミン B_1 欠乏症

軸性球後視神経炎 axial retrobulbar neuritis：乳頭黄斑線維束が侵され，ラケット型の中心暗点（盲点中心暗点）がみられる。眼底は（視神経）乳頭の耳側が蒼白となる。

7 皮膚疾患

a．皮膚粘膜眼症候群

1）ベーチェット病 Behçet disease（→ぶどう膜 p.149）

再発性前房蓄膿性ぶどう膜炎，再発性のアフタ性口内炎，外陰部潰瘍，結節性紅斑様皮疹を4主徴というが，症状は多彩である。若年，壮年の男性に多い。

眼底には網膜血管炎，網膜のびまん性浮腫混濁，濃厚な滲出斑，出血などをみる。発作を繰り返していると，網脈絡膜が荒廃して機能を失う。また，視神経萎縮，硝子体出血，白内障，緑内障を合併して，高度の視力低下に陥る。

このほか，胃や腸管に潰瘍を形成する**消化管ベーチェット** gastrointestinal Behçet，神経麻痺症状や精神症状を示す**神経ベーチェット** neuro-Behçet，また大動脈などの脈管系に血管炎を生じる**血管型ベーチェット** vasculo-Behçet などがある。

副腎皮質ステロイド薬の全身投与は眼症状の予後からみて望ましくないといわれているが，全身症状を伴う場合には副腎皮質ステロイド薬の全身投与を慎重に行う。重篤な眼病変に対しては，副腎皮質ステロイド薬の局所投与や免疫抑制薬（シクロスポリン）が有効である。近年，使用可能となった抗ヒト TNFαモノクローナル抗体製剤イ

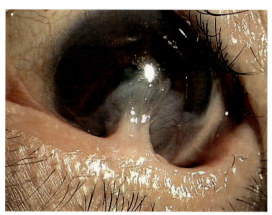

図 16-9 スチーブンス・ジョンソン症候群による瞼球癒着
この症例は図 6-22（→結膜 p.111）と異なり比較的軽症なので，眼瞼結膜と眼球結膜が癒着しているのがわかりやすい。

ンフリキシマブ（レミケード®）や，アダリムマブ（ヒュミラ®）は重篤なぶどう膜炎に有効であり，若年者の失明が減ることが期待される。

2）スチーブンス・ジョンソン症候群 Stevens-Johnson syndrome（→結膜 p.104 図6-7）

薬材や感染症などが契機となり皮膚と結膜などの粘膜が侵される疾患である。急性に発症し，皮膚の紅斑，水疱や強い**偽膜性結膜炎**を起こす。後遺症として**瞼球癒着**（図 16-9）や**眼球乾燥症**をみる。

治療では，全身および局所に副腎皮質ステロイド薬を用いる。2次感染予防に抗菌薬も投与する。

3）ライター症候群 Reiter syndrome

非淋菌性尿道炎，関節炎と結膜炎をみる。膀胱癌治療の副作用でもみられる。

4）天疱瘡 pemphigus

広く全身の皮膚粘膜を侵すまれな疾患である。眼では**膿性結膜炎**をみる。全身的予後は良好であるが，主として眼部粘膜を侵す**眼類天疱瘡** ocular pemphigoid は高齢者にみられる慢性進行性の結膜炎で，高度の結膜瘢痕，瞼球癒着，眼球乾燥をきたす。

b．母斑症

1）フォン レックリングハウゼン病 von Recklinghausen disease（**神経線維腫症** neurofibromatosis）

幼児に発症し，皮膚に**カフェオレ斑**とよばれる淡褐色斑をみる。肝・脾臓の肥大，その他の全身症状と精神発育障害を伴うものがある。眼部では

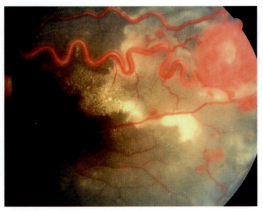

図16-10 フォン ヒッペル・リンドウ病に伴う網膜血管腫
周辺部網膜に拡張・蛇行した動・静脈，血管瘤，滲出性網膜炎の所見をみる。

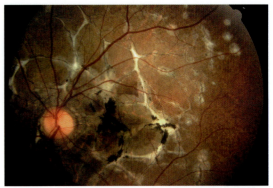

図16-11 エーラース・ダンロス症候群にみられる網膜色素線条
黒褐色や白色の線条が稲妻形に地割れのように伸びている。

眼瞼，眼窩などに軟性の神経線維腫をみるが，多発すると顔面半分が肥大する。虹彩や眼底に，これによる小結節を生じる。眼窩骨の破壊により，拍動を感じる眼球突出を生じることがある。

2) **フォン ヒッペル・リンドウ病** von Hippel-Lindau disease（→網膜硝子体 p.193）

小脳血管腫，てんかん発作，精神障害などの中枢神経系の症状のほか，眼底に変化を認めるものをいう。眼底の変化は，網膜の**血管腫**で周辺に拡張・蛇行した動・静脈，血管瘤とこれに続発した**滲出性網膜炎**の所見をみる（図16-10）。特異的な治療法はないが，光凝固が有効である。

3) **スタージ・ウェーバー症候群** Sturge-Weber syndrome（→眼瞼 p.90図4-11）

片側性顔面血管腫で，三叉神経第1および第2枝領域に多くみられる。てんかんを併発することがある。眼では**先天緑内障**や網膜，脈絡膜の血管蛇行や**血管腫**を認める。通常は皮膚と同様に片側性である。

c. **アトピー性皮膚炎** atopic dermatitis

乳児期より始まる，増悪・寛解を繰り返す瘙痒のある湿疹を主病変とする疾患である。家族歴，アレルギー性疾患の既往歴や血清 IgE の高値などを伴うことが多い。眼症状としてアレルギー性結膜炎，眼瞼皮膚炎のほか，**白内障**，**網膜剝離**，円錐角膜を伴うことがある。

d. **弾力線維性仮性黄色腫** pseudoxanthoma elasticum（L）

頸部，眼瞼，腋窩，臍周囲などに，淡黄色の粟粒大または米粒大の小隆起を認める。眼症状を伴うと**グレンブラッド・ストランドベルグ症候群** Grönblad-Strandberg syndrome とよぶ。眼底に黒色ないし灰白色の線条が（視神経）乳頭を中心として放射状にみられ，これを**網膜色素線条** retinal angioid streaks という（→網膜硝子体 p.212）。

e. **エーラース・ダンロス症候群** Ehlers-Danlos syndrome

関節の過可動性と皮膚の過伸展性を主徴とする症候群で，眼所見では**網膜色素線条**がみられることがある（図16-11）。遺伝形式は病型によって異なる。

8 視路の障害と部位診断

視路が障害されると，その部位により特徴的な視野障害を起こす。視交叉より末梢の障害では，障害側の眼の異常がみられる。視交叉部の障害では両耳側半盲，視交叉部より中枢では障害側と反対方向が見えない同側半盲となる。このほか，左右の視野欠損の調和性，黄斑回避の有無，瞳孔反応の有無，視運動性眼振の状態や眼底所見などが障害部位診断の参考になる。

a. 視神経

1）うっ血乳頭 choked disc（→視神経・視路 p.268）

うっ血乳頭は，脳腫瘍などによる頭蓋内圧亢進によって引き起こされる。頭蓋内圧亢進症状としての頭痛，悪心，嘔吐を伴うことが多い。うっ血乳頭の初期には眼科的自覚症状はほとんどなく，**視力は通常は良好**である。

眼底所見では，（視神経）乳頭の境界は不鮮明で，浮腫状に腫脹し，陥凹は消失している。また，網膜静脈は怒張・蛇行する。視野では**マリオット盲点の拡大**がある。

2）多発性硬化症 multiple sclerosis（→視神経・視路 p.271）

脱髄が中枢神経系の各部位に散在性にみられ，病変の**増悪と寛解を繰り返す**慢性の疾患である。眼病変の主なものは**球後視神経炎**のほか，眼振，核間麻痺などである。不規則な視野変化をみる。

3）視神経脊髄炎 neuromyelitis optica（L）（→視神経・視路 p.272）

多発性硬化症の一亜型である。両眼の急性視神経炎と，その数日後に発症する急性横断性脊髄炎を特徴とする。

視神経炎と脊髄炎が合併している抗アクアポリン4抗体陽性視神経炎は，ステロイド抵抗性であることが多く，血漿交換療法が選択されることもある。

4）フォスター・ケネディ症候群 Foster-Kennedy syndrome（→視神経・視路 p.273）

一側の**視神経萎縮**と他眼の**うっ血乳頭**をみるものをいう。これは，前頭葉の腫瘍などで前頭蓋窩にある視神経が圧迫されると，同側の視神経萎縮が起こり，ついで頭蓋内圧亢進のため反対側のうっ血乳頭を生じるためである。嗅覚異常を伴うこともある。

b. 視交叉

1）脳下垂体腺腫 pituitary adenoma（→視神経・視路 p.278）

頭重感，性欲減退，月経不順，無月経などの一般症状のほか，視力障害や**両耳側半盲**の視野異常をみる。

X線像では，トルコ鞍の風船様拡大を認め，内分泌検査で脳下垂体前葉機能の異常がある。治療は脳外科的に腫瘍摘除を行う。

2）頭蓋咽頭腫 craniopharyngioma（→視神経・視路 p.279）

胎生期の頭蓋咽頭管の遺残から発生する先天腫瘍で，小児に多い。脳下垂体腺腫に比べて，左右眼の視野欠損が不規則である。

X線像でトルコ鞍上部の石灰沈着を認めることが多い。

3）脳動脈瘤 cerebral aneurysm（→視神経・視路 p.279）

Willis動脈輪における血管の分岐部に発生しやすい。突発する激烈な頭痛，嘔吐，**外眼筋麻痺**による複視をきたし，視神経を圧迫するために視力障害，視野欠損も起こる。

c. 視索，外側膝状体，視放線，皮質中枢

1）視索の病変（→視神経・視路 p.279）

視野は**同名半盲**となるが，両眼の視野欠損の形に差があり（非調和性 incongruous），**黄斑分割** macular splitting（黄斑回避に対するもので，同名半盲で視野が固視点を通る垂直線で完全に分けられたものをいう〔図16-12〕）である（→視機能 p.47）。

視索の前部2/3までの病変では，障害側の対光反射はみられないが（**半盲性瞳孔強直**），後部1/3の障害では正常である。視運動性眼振に異常はない。眼底は，視交叉あるいはそれより末梢の視神経の障害の場合に比べて視神経萎縮は顕著でない。

2）外側膝状体，視放線の病変

外側膝状体の障害はまれである。

視放線では，網膜上半からの線維と下半からの線維が離れて走行しているため同名1/4半盲となりやすい。側頭葉の病変ではマイヤー係蹄が障害されて，**1/4半盲**をきたす。視放線の起始部は内包の後端に接しているので，片麻痺とともに半盲がみられることがある。

瞳孔反応は正常である。病変が視放線の中央ないし後部にある場合には，同名半盲のある側への視運動性眼振が反対側への眼振より少ないか，消失していることがある。視神経萎縮はみられない。

3）視覚皮質中枢の病変（図16-12）

視野障害は，**黄斑回避** macular sparing を伴った**同名半盲**である（→視機能 p.47図3-19）。対光反射と眼底所見は正常である。

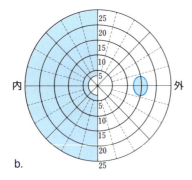

図16-12　黄斑分割と黄斑回避
a. 黄斑分割（右目）。黄斑分割とは，同名半盲で視野が固視点を通る垂直線で完全に分けられたものをいう。
b. 黄斑回避（右目）。黄斑回避とは，固視点のところで視野の中心部が小さく半円形に残るものをいう。

さらに高次の中枢の障害では，視覚的失認症 visual agnosia（見えるが認識不能），視覚的失読症 visual alexia（見えるが読めない），視覚的失語症 visual aphasia（見えるが話せない）などが起こる。

9　膠原病と近縁疾患

a. **シェーグレン症候群** Sjögren syndrome（→結膜 p.110）

慢性の全身病であり，涙腺，唾液腺などの自己免疫疾患と考えられている。**乾性角結膜炎**，唾液腺機能低下がみられ，関節リウマチ，皮膚には環状紅斑を伴うものが多い。ほとんどの例が中年以降の女性にみられ，目や口内の乾燥感を訴える。

乾性角結膜炎の診断として，**ローズベンガル** rose bengal **液**で結膜を染色すると，（眼）球結膜の（眼）瞼裂に相当する部分が紅色に染色される（→結膜 p.110）。これは変性した結膜上皮である。

シルマー試験 Schirmer test で涙液の分泌低下が証明される（→涙器 p.95）。

①ほかに原因が見出されない乾性角結膜炎が上記のテストなどによって証明されること，②口唇腺か涙腺の生検病理組織検査で陽性所見を認めること，③唾液腺造影かガム試験で陽性所見を認めること，④抗 Ro/SS-A 抗体か抗 La/SS-B 抗体が陽性であること。以上の4つのうち2項目以上が認められればシェーグレン症候群と診断する。

関節リウマチ患者のなかには本症を認めるものがあるので，問診のうえ，必要に応じて眼科的検査を行う。

b. **全身性エリテマトーデス** systemic lupus erythematosus（**SLE**）

20～30歳台の女性に多くみられる免疫疾患である。顔面皮膚に鼻をまたぐ**蝶形紅斑** butterfly rash を認め，腎障害，関節炎および貧血，また心臓および中枢神経系統にも障害を起こす。眼症状としては網膜に**出血**と**軟性白斑**，また，乾性角結膜炎，強膜炎や，まれにぶどう膜炎をみる。抗核抗体が証明される。

c. **サルコイドーシス** sarcoidosis（→ぶどう膜 p.147）

リンパ節を中心に，諸臓器に肉芽腫を生じる全身性疾患である。全身所見として，**両側肺門リンパ節腫脹** bilateral hilar lymphadenopathy（**BHL**）（図16-13）を認め，皮膚には狼瘡様紅斑を生じる。

眼症状は両側性の慢性の**結節性ぶどう膜炎**である。その所見として前房混濁，角膜後面には豚脂様角膜後面沈着物，虹彩の前面や隅角部に黄白色の結節性滲出物がある。特徴的な硝子体混濁として，**雪玉状混濁**や**真珠の首飾り状混濁**が認められる。眼底には滲出性網脈絡膜炎と結節性網膜血管炎，とくに網膜静脈炎を起こし，多発する滲出斑がみられる。

d. **ウェジナー肉芽腫症** Wegener granulomatosis

鼻腔，副鼻腔などの気道の壊死性肉芽腫症，血管炎と糸球体腎炎をみるものである。眼部には壊死性の**強膜炎**，**角膜辺縁潰瘍**を生じる。肉芽腫が眼窩内に侵入すると眼球突出，眼筋麻痺を起こす。

e. **大動脈炎症候群（高安病）** aortitis syndrome, **脈なし病** pulseless disease（→網膜硝子体 p.193）

20歳台の女性に多い。大動脈弓から分枝する

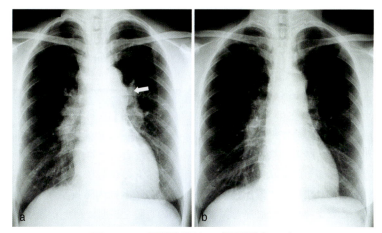

図 16-13　両側肺門リンパ節腫脹(BHL)
a. 治療前
b. 副腎皮質ステロイド薬による眼病変の治療後

総頸動脈などの循環障害で，このため網膜血管などに病変を続発する．上半身の脈拍を触れない．

　眼底所見は**循環障害に起因する低血圧**による病変で，静脈の拡張・蛇行，ついで出血，細動脈の閉塞による神経線維の壊死(軟性白斑)，あるいは動脈瘤などがみられる．病変は新生血管と動静脈の吻合で，はじめは周辺部の眼底から起こり，ついで(視神経)乳頭付近に至る．(視神経)乳頭周囲では同心円状の動静脈の網状吻合を形成し，**花冠状**を示すに至る．

f. **結節性動脈周囲炎** periarteritis nodosa (L)

　本症は**壊死性の血管炎**で，頭蓋内に血管障害が及ぶと中枢神経症状を呈する．眼部には角膜辺縁潰瘍，強膜炎およびぶどう膜炎が認められる．

g. **側頭動脈炎** temporal arteritis (→視神経・視路 p.272)

　高齢者にみられ，巨細胞性動脈炎に属する．側頭動脈領域の圧痛および自発痛がみられる．眼症状は，一眼の突発性の高度の視力低下をきたし，(視神経)乳頭は境界不鮮明となり，蒼白浮腫を認める(**虚血性視神経症**)．赤沈値の亢進をみる．側頭動脈の生検により診断し得る．数週〜数カ月後に他眼も侵されることが多い．

h. **関節リウマチ** rheumatoid arthritis

　乾性角結膜炎，強膜炎および**虹彩毛様体炎**が認められる．若年性関節リウマチ(全身型を**スティル病** Still disease という)は10〜15歳頃にみられ

るもので，両側性の虹彩毛様体炎を発症する．続発症として，虹彩後癒着や帯状角膜変性 band keratopathy をみる．

10　感染症

a. **先天風疹症候群** congenital rubella syndrome
　(→ぶどう膜 p.157, →水晶体 p.230)

　妊娠初期(1〜5カ月まで)に母胎が風疹の感染を受けると，胎盤を介して胎児に感染し，心疾患，眼疾患，難聴など多臓器に先天異常が発生する．眼所見としては先天白内障と網膜後極部から赤道部にかけて，ごま塩状を呈する風疹網膜症がある．発症予防のため風疹ワクチンの接種が義務づけられているが，その効果は完全ではなく，いまだに注意が必要な疾患である．

b. **(先天性)サイトメガロウイルス感染症**(congenital) cytomegalovirus infection (→ぶどう膜 p.155)

　巨細胞性封入体病で，サイトメガロウイルスの全身感染時に網脈絡炎を発症し，眼底には黄白色の滲出斑が多発する．妊娠中に母胎が感染した母親から受けると，胎盤または産道を通して介して胎児に感染することが多い．

　後天感染として免疫異常のある小児や，免疫抑制薬の投与を受けている成人に発病することもある．**AIDS**による眼病変として最も多くみられる

疾患である。

c. トキソプラズマ症 toxoplasmosis（→ぶどう膜p.158）

これは広く鳥獣にみられるトキソプラズマ原虫の感染によって発症する。**ネコが終宿主**で、その他の動物は中間宿主である。ヒトへの感染経路は中間宿主の食肉、分泌物や終宿主の糞便による。妊娠中に感染した母親の胎盤を経て、胎児に感染を起こす先天感染が多いが、後天感染も起こる。

本症は全身感染症であるが、眼症状のみ現れるものが多い。眼所見としては限局性の**滲出性網脈絡膜炎**が認められる。これは後極部に好発し、灰白色調に混濁した滲出性病巣である。その部に接して硝子体混濁がみられる。炎症が強いため、あとに黒色調の色素沈着を伴った萎縮巣を残す（→ぶどう膜p.159図8-37）。トキソプラズマ血清反応と臨床像により診断する。

d. その他の感染症

トキソカラ症 toxocariasis（→ぶどう膜p.159図8-38）はイヌ回虫 *Toxocara canis*（L）によるぶどう膜炎である。アフリカの地方病である**オンコセルカ症** onchocerciasis は、ブユを媒介として回旋糸状虫がヒトに寄生するフィラリア症の一種で、末期に硬化性角膜炎や網脈絡膜変性をみる。**結核**では、強膜炎、角膜実質炎、虹彩毛様体炎、脈絡膜粟粒結核、脈絡膜孤立結核を生じる。**先天梅毒**では角膜実質炎、網脈絡膜炎、**後天梅毒**では第2期、第3期に虹彩毛様体炎、網脈絡膜炎、神経梅毒として視神経萎縮、瞳孔異常として**アーガイル ロバートソン** Argyll Robertson **瞳孔**をみる。らいのらい腫型では角膜炎、虹彩炎、類結核型では皮膚病変がみられ、顔面神経が侵されると兎眼を生じる。

AIDSは眼の感染症ではないが、HIV感染により免疫不全となり、日和見感染として重篤な眼感染を誘発する。眼科ではサイトメガロウイルス感染によるぶどう膜炎の頻度が高い（→ぶどう膜p.154）。AIDSの原因であるHIVと同じレトロウイルス **HTLV-1**（human T-cell lymphotropic virus type 1）によるぶどう膜炎は沖縄や九州に多い。

11 医原性疾患・中毒

副腎皮質ステロイド薬の点眼によって眼圧上昇をみるものがあり、緑内障の原因となる。これを**ステロイド緑内障** steroid glaucoma という。本薬物の点眼を長期にわたり行う場合には眼圧の測定を行うことが必要である。また長期間の全身投与で白内障を生じる。これは両側性で、水晶体の後嚢下に皿状混濁を示す。これを**ステロイド白内障** steroid cataract という。進行すれば手術を要する。

抗結核薬であるエタンブトール投与により**エタンブトール視神経症** ethambutol optic neuropathy を発生し、視力低下、中心暗点を生じる。早期に内服を中止すると回復し、可逆性である。

インターフェロンの投与によって、眼底後極部に軟性白斑と網膜出血をみることがある。可逆性で、中止すると症状の改善がみられる。

TS-1は、テガフール、ギメラシル、オテラシルカリウムの3つの合剤であり、消化器癌に有効な経口抗腫瘍薬である。角膜上皮障害と涙小管狭窄による**流涙**をみることがある。

アルコール弱視（中毒）alcohol amblyopia による視神経症では、乳頭黄斑（線維）束が侵され、視力低下とラケット型暗点をみる。

有機リン（農薬）の急性中毒では視力障害や**縮瞳**を認める（COLUMN ②参照）。

クロロキンの長期投与により、角膜症および**クロロキン網膜症** chloroquine retinopathy をみる。これは網膜の後極部を中心に網膜症がみられ、傍中心暗点や輪状暗点を呈する。さらに進むと周辺

COLUMN ②
メタミドホスとサリン

どちらも毒性の強い有機リン化合物である。わが国では、メタミドホスの食品への混入事件（2007年）や、地下鉄サリン事件（1995年）があった。有機リン化合物は、農薬として広く使われていて、神経伝達物質であるアセチルコリンを分解するコリンエステラーゼの活性を阻害するため、神経興奮が持続して、神経生理機能を障害する。眼科的には縮瞳、眼痛、視力障害、結膜充血などがみられる。全身的には呼吸困難、胸部圧迫感、脱力感、不眠などがあるが、重症になると呼吸停止、全身痙攣、意識障害などが起こり、死に至ることがある。

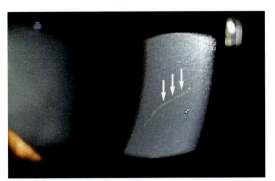

図 16-14　アミオダロンの沈着
角膜表面に色素沈着がみられるが(矢印)，無症状のことが多い。

視野狭窄となり，著しい視力障害を生じる。非可逆性で，一般に内服中止後も進行する。近年，全身性エリテマトーデスや皮膚エリテマトーデスに対する治療として，ヒドロキシクロロキン(プラケニル®)が使われている。クロロキン網膜症と同様な所見を認めるので，定期的な網膜の検査が必要である。

その他，**クロルプロマジン**(白内障，角膜混濁)，**アミオダロン**(角膜色素沈着)(図 16-14)，**ジギタリス**(色覚異常)などもある。

12　染色体異常

染色体異常には数の異常と構造の異常がある。数の異常は生存不可能なものが多いが，生存可能なものは1本余分になったトリソミーである。構造の異常は，染色体が分離するときに発生する欠失，転座，逆位，重複などである。

a.　**ダウン症候群** Down syndrome

21番染色体のトリソミーで，特有な顔貌を示し，知的障害を伴うことが多い。新生児の1/800人にみられる。(眼)瞼裂は耳側が高く，内眼角贅皮があり，唇は厚く，耳介が小さい。しばしば屈折異常や内斜視がみられ，眼鏡矯正や斜視手術が必要になる(→水晶体 p.234)。

b.　**パトゥ症候群** Patau syndrome

13番染色体のトリソミーで，心奇形，脳内奇形，多指症などがみられる。小眼球，無眼球，両眼隔離症 hypertelorism などがみられる。

c.　**エドワーズ症候群** Edwards syndrome

18番染色体のトリソミーで，瞼裂狭小，両眼隔離症，内眼角贅皮，眼瞼下垂，角膜混濁，小眼球などがみられる。

13　未熟児網膜症

未熟児において，未熟性を有する網膜血管の末梢部に閉塞性変化が起きる。その結果，新生血管や滲出および出血が起こり，進行するとこれがしだいに瘢痕収縮して網膜剝離が起こる。病因として，未熟性のある網膜血管に対する酸素の過剰投与と，その急激な中止が重要視されている。本症には自然治癒傾向の強いⅠ型と，進行が速やかで激症型のⅡ型がある(→網膜硝子体 p.198)。

14　筋・骨・結合織疾患

a.　**慢性進行性外眼筋麻痺** chronic progressive external ophthalmoplegia

ミトコンドリア遺伝子の異常を認め，外眼筋の異常のみであまり進行しない軽症型と，不整脈，知的退行，心筋症，筋力低下などの全身性の退行性変化や網膜色素変性(症)を伴うキーンズ・セイヤー症候群 Kearns-Sayre syndrome などの重症型がある。眼症状として，眼瞼下垂，眼球運動障害を認める(図 16-15)。

b.　**筋緊張性ジストロフィ** dystrophia myotonica(L)

常染色体優性遺伝を示す筋ジストロフィで，無表情顔貌とミオトニーを認める。眼症状として白内障が多発する。このほか瞳孔の縮瞳傾向と瞳孔反応の遅延，また眼瞼下垂，眼球運動障害や視神経萎縮などがみられる。

c.　**マルファン症候群** Marfan syndrome

フィブリリンの異常による**水晶体偏位**，骨格異常，心血管異常を3主徴とする遺伝性疾患。常染色体優性遺伝による。水晶体偏位は両側性で，さらに水晶体脱臼，眼球陥凹，強度近視，緑内障，網膜剝離がみられることもある(→水晶体 p.234)。**くも指症** arachnodactylia を伴う。

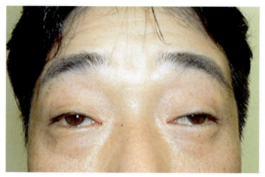

図 16-15　慢性進行性外眼筋麻痺
眼瞼下垂と，眼球運動障害がみられる。この症例では，眼瞼下垂に伴う眉毛の拳上，額の皺がみられ，外斜視も認める。

本症とは逆に，短身で短指症と水晶体偏位をみるものに**マルケサニ症候群** Marchesani syndrome がある。

d. **骨形成不全** osteogenesis imperfecta（L）
　易骨折性や進行性の骨変形を示す遺伝性先天異常で，眼所見として青色強膜がみられる。さらに難聴を合併したものを**ファン・デル・ヘーベ症候群** van der Hoeve syndrome という（→角膜・強膜 p.132）。

e. **クルーゾン病** Crouzon disease
　骨の発達に重要な線維芽細胞増殖因子の受容体の異常による**骨変形性疾患**である。頭蓋，顔面骨形成不全の一つで，短頭と上顎骨発育不全を伴ったもので，眼窩容積が小さく，眼球突出や斜視を伴う特徴的な顔面奇形がみられる。脳の成長が制限されるため，頭蓋内圧亢進，けいれん発作，精神発達障害などがみられる。

15　その他

a. **ローレンス・ムーン・ビードル症候群** Laurence-Moon-Biedl syndrome（→網膜硝子体 p.211）
　網膜色素変性（症）に多指，合指，肥満症，性器発育不全，精神薄弱などを合併したものをいう。

b. **ハンド・シュラー・クリスチャン病**
　Hand-Schüller-Christian disease
　ランゲルハンス細胞組織球症の一つで，貪食した脂質を代謝できないような**組織球の増殖** histiocytosis が原因といわれている。皮膚の黄色腫，尿崩症，頭蓋骨の多発性骨欠損をみる。組織球の眼窩内浸潤により眼球突出が起こる。

c. **テルソン症候群** Terson syndrome
　くも膜下出血に伴って生じる硝子体出血をテルソン症候群とよぶ。硝子体出血以外にも網膜前出血や網膜下出血を認めることもある。**硝子体手術**が必要となる場合もあるが，視力予後は比較的良好である。

眼の分子遺伝学　　　　　　　　　　　　　　　　TOPICS

　ヒトゲノムプロジェクトに伴い，ヒトの遺伝子の総数は約3万個と予想よりも少ないことが明らかにされた。遺伝性眼疾患には，遺伝子診断が可能となっている疾患もある。欧米ではアデノ随伴ウイルスベクターを用いて，遺伝性網膜変性疾患の進行を抑制する治療が行われているが，今のところ大きな有害事象は起きていない。こうした試みによる安全性の確立によって，難治性疾患に対する新しい治療法の開発が期待されている。しかし，有効な治療法がない疾患の遺伝子検索にはインフォームドコンセント，個人情報の管理，適切なカウンセリング等の十分な配慮が必要である。

国試過去問題によるアプローチ●全身病と眼

全身疾患における眼症状は国試問題で頻繁に取り上げられている。糖尿病網膜症の問題は頻繁に出題されており、視路と視野異常の関連を問う問題の出題も多い。マルファン症候群、甲状腺眼症も重要である。内頸動脈海綿静脈洞瘻、シェーグレン症候群、ハーラー症候群、スタージ・ウェーバー症候群、フォン レクリングハウゼン病、ウィルソン病の眼症状についても出題されている。

【第 97 回 E-33】
視覚障害を**きたさない**疾患はどれか。
 a. 痛風　　b. 糖尿病　　c. 高血圧　　d. 虚血脳症　　e. 下垂体腺腫

●解説　視覚障害は視力、視野、色覚、光覚等の障害が含まれるが、一般的には視力、視野の障害を考える。糖尿病、高血圧はそれぞれ糖尿病網膜症、高血圧性網膜症をきたし、視力障害を引き起こす。虚血性脳症は脳梗塞と考えれば視野障害を引き起こす。下垂体腺腫は両耳側半盲を引き起こすことで有名である。したがって正解はa。痛風で角膜に結晶が沈着することがあるが、視覚障害には至らない。

【第 104 回 A-46】
25 歳の男性。両眼の視力低下を主訴に来院した。数年前から、季節に関係なく眼の痒みが続いている。顔面皮膚はびまん性に潮紅しており、頸部皮膚に色素沈着を認める。視力は右 0.9（矯正不能）、左 0.8（矯正不能）。眼瞼結膜に充血と乳頭増殖とを認める。細隙灯顕微鏡で角膜に異常はなく、水晶体の混濁を認める。眼底検査で、右眼眼底周辺部に限局性の網膜剥離を認める。
合併が疑われる疾患はどれか。
 a. アトピー性皮膚炎　　b. 全身性エリテマトーデス（SLE）　　c. 皮膚筋炎
 d. 強直性脊椎炎　　　　e. 成人 Still 病

●解説　痒みと乳頭増殖を伴う結膜炎、皮膚の色素沈着、白内障、網膜剥離を合併するのはaのアトピー性皮膚炎。SLEはごくまれに網膜剥離を合併するが、SLEに伴う結膜炎は乾性角結膜炎なので、角膜所見を伴う。皮膚筋炎は眼窩周囲の浮腫、強直性脊椎炎はぶどう膜炎や白内障を合併する。成人 Still 病は眼所見が合併する頻度は低いが、ぶどう膜炎や白内障を合併する。

【第108回 A-14】
　　アトピー性皮膚炎に伴う網膜剝離の種類はどれか．
　　　a．出血性　　b．牽引性　　c．漿液性　　d．滲出性　　e．裂孔原性

● 解説　　アトピー性皮膚炎には，白内障，網膜剝離や円錐角膜が合併する．アトピー性皮膚炎に合併する網膜剝離は，網膜の最周辺部や毛様体扁平部の裂孔による裂孔原性のことが多い．眼部をたたく慢性的な外傷や免疫学的な機序が発症に関与していると考えられている（→眼瞼 p.93【例題3】の解説を参照）．

【第107回 F-6】
　　両側眼球結膜の充血が診断に有用なのはどれか．
　　　a．川崎病　　　　b．皮膚筋炎　　c．側頭動脈炎
　　　d．関節リウマチ　e．全身性エリテマトーデス（SLE）

● 解説　　関節リウマチに乾性角結膜炎，強膜炎や虹彩毛様体炎が合併したり，全身性エリテマトーデスに乾性角結膜炎が合併したりすれば，片眼性に充血することも考えられるが，両眼眼球結膜の充血が診断に有用といえば川崎病が正解．川崎病の充血は最初の1週間にみられ，通常の結膜炎のような眼脂がみられることは少ない．

― 創作問題によるアプローチ ● **全身病と眼** ―

【例題】
疾患と眼底所見の正しい組合せはどれか。
a. 貧血――――――――出血斑
b. 白血病――――――桜実紅斑（cherry-red spot）
c. 内頚動脈閉塞――――網膜色素線条
d. ウィルソン病――――ロート斑
e. マルファン症候群――軟性白斑

● 解説　貧血では眼底に出血斑や白斑がみられ，白血病では出血斑，軟性白斑，ロート斑などを認める．内頚動脈閉塞では，虚血性眼病変として眼底出血や新生血管を認める．網膜色素線条は，エーラース・ダンロス症候群やグレンブラッド・ストランドベルグ症候群にみられる．ウィルソン病では角膜にカイザー・フライシャー輪，マルファン症候群では水晶体脱臼を認める．

【第97回E-33】正解a　【第104回A-46】正解a　【第108回A-14】正解e　【第107回F-6】正解a　【例題】正解a

第 17 章
外傷

> **ESSENCE**
>
> 外傷では，前房出血，隅角離開，水晶体脱臼などの前眼部異常や，低眼圧黄斑症，網膜振盪症，網膜硝子体出血，網膜剥離，黄斑円孔，視神経管骨折などの眼底異常まで多彩な異常が生じうる。また，眼窩壁の吹き抜け骨折などは眼球の陥凹や複視の原因となる。重篤な外傷では，適当な処置を迅速に講じないと失明につながることもある。

1 鈍的外傷

鈍体が眼部にあたると，眼瞼・眼窩あるいは眼球打撲傷としていくつかの種類の障害を起こす。眼球はまず前後方向に圧迫され，赤道部は円周方向に伸展され，眼内圧，眼窩内圧も上昇する(図17-1)。構造的に弱い角膜輪部や外眼筋付着部に裂傷を生じやすい。

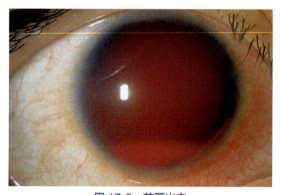

図 17-2 前房出血
鈍的外傷などにより虹彩，毛様体が損傷され，前房内に出血した状態をいう。ときに出血が下方に貯留してみられる。

1. 前房出血 hyphema

虹彩，毛様体の損傷により前房に血液が流入・貯留した状態をいう(図17-2)。出血が多く，長く留まると続発緑内障，さらには**角膜血染** blood staining of cornea (図17-3) を併発し，予後の悪いことがある (COLUMN ①参照)。外傷後1週間以内に起こる2次出血には注意が必要である。

治療として止血薬，線維素溶解酵素薬，蛋白分解酵素薬の投与を行う。角膜血染がみられたら前房洗浄を行う。

2. 隅角離開 recession of anterior chamber angle

angle recession，すなわち**隅角後退**のことである。眼球への鈍的外傷により，前房隅角部に損傷

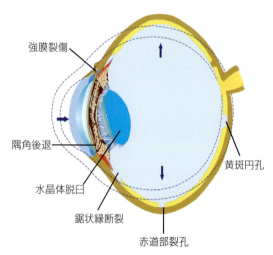

図 17-1 鈍力による眼球の変形
眼球(点線の形状)に前方から鈍的打撲が加わると眼球は前後に圧迫され，赤道部は円周方向に伸展する(シェーマで示されている状態)。その結果さまざまな裂傷等が生じる。

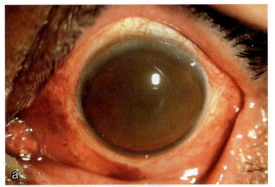

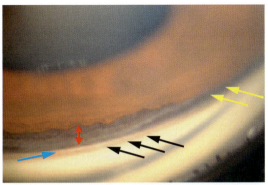

図 17-4　隅角離開

鈍的外傷などにより前房隅角が後退位をとることで，隅角鏡により隅角部に裂隙をみる（赤両矢印）。黒矢印はシュレム管，青矢印は強膜岬，黄色矢印は毛様体を示す。

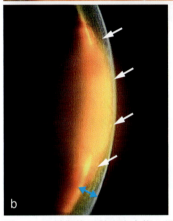

図 17-3　外傷後の前房出血後 1 週間の細隙灯顕微鏡写真

a. 血色素による角膜の染色のため虹彩，瞳孔は透見できない。
b. 細隙光で断面をみると角膜実質（青両矢印）に血色素による染色（白矢印部分）が認められる。

が起こると隅角離開をみる（図 17-4）。これは前房隅角が後退位をとることで，隅角鏡によって観察される。数年を経て緑内障を起こすことがある。さらに外力が強いと，虹彩がその根部で裂け，**虹彩離断** iridodialysis が起こる。

3. 低眼圧黄斑症 hypotony maculopathy

毛様体が強膜からはずれる毛様体解離によって，毛様体機能が低下し，房水が解離部から流出することで起こる。自然回復し難いときは発症後数カ月で解離部毛様体縫合や硝子体手術を行うこともある。

4. 水晶体脱臼 lens luxation

眼球に鈍力が加わり毛様（体）小帯（チン Zinn 小帯）が切断されると，水晶体が前房内または硝子体内に脱臼することがある。程度により亜脱臼と完全脱臼がある（図 17-5）。

5. 網膜振盪（症） commotio retinae（L）

網膜の外傷性浮腫で境界不鮮明に広がる乳白色調の網膜混濁で，耳側に多い（図 17-6）。視細胞外節と網膜色素上皮の傷害に加えて，脈絡膜の循環障害が起こることによる網膜外層の浮腫と考え

― 角膜血染 ―――――――――――――――――――――― COLUMN ❶

前房出血により血色素が角膜内皮を越えて実質に侵入して，角膜がさび色，黄褐色に染まり，混濁する状態である。眼圧上昇，角膜内皮障害，前房出血の吸収遅延などがあると生じやすい。

― 三角症候群 triangle syndrome ――――――――――――― COLUMN ❷

短後毛様（体）動脈や脈絡膜動脈の閉塞によって生じる，ほぼ三角形の網脈絡膜萎縮像で，主として眼外傷後にみられる。初期には灰白色の網膜浮腫を示すが，その後，境界鮮明な灰白色の萎縮変性像を示し，色素上皮の病変を伴い，色素沈着や脱色素を認める。蛍光眼底造影で早期の脈絡膜血管盈影遅延と後期過蛍光を示す。

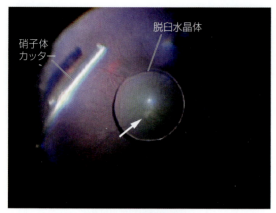

図 17-5　水晶体脱臼
硝子体内に脱臼した水晶体の術中写真。水晶体が完全に（視神経）乳頭（矢印）の前まで落下している。

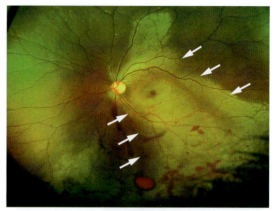

図 17-6　網膜振盪（症）
野球ボールによる眼球打撲後の網膜振盪（症）。乳白色の網膜混濁を広範囲に認める（矢印）。この症例では網膜出血や硝子体出血も認めている。

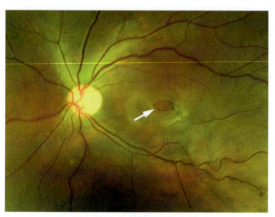

図 17-7　外傷性黄斑円孔
図 17-6 の受傷 10 日後。黄斑円孔（矢印）を認める。

部の打撲のときにみられる，出血を伴う網膜の浮腫である。脂肪塞栓が原因と考えられている。予後は比較的良好である。

7. 網膜剝離 retinal detachment

外傷と関連して網膜裂孔を生じ，網膜剝離を起こすことがある。これを**外傷性網膜剝離**という（→網膜硝子体 p.209）。鋸状縁断裂などでは高眼圧と前房内微塵混濁を伴う**シュワルツ症候群** Schwartz syndrome が起こることがある。これは裂孔を介し前房中に湧出した視細胞外節が線維柱帯で房水の流出を妨害するためと考えられている。

8. 黄斑円孔 macular hole

打撲により網膜の黄斑部に円孔を生じることがある（図 17-7）（→網膜硝子体 p.203）。外傷による黄斑円孔は自然閉鎖することも多いので，2, 3 カ月は経過を観察する。

9. 脈絡膜破裂 choroidal rupture

強い衝撃により，脈絡膜が出血を伴って断裂を生じることがある（図 17-8）。瘢痕部の新生血管からの出血には光凝固を行う。

10. 視神経管骨折 fracture of the optic canal

前頭部から側頭部の前方が強打されたときに生じやすいが，とりわけ眉毛外側の打撲によるものが多いのが特徴である（→視神経・視路 p.277 図 12-18）。

られている。黄斑部に起これば視力低下を一過性に生じるが，通常は網膜浮腫の吸収に伴い視力も回復する。浮腫吸収後に網脈絡膜萎縮が，頂点を後極部に向け赤道部に広がる三角形の領域に認められることがある。**三角症候群** triangle syndrome ともいわれる（COLUMN ②参照）。

6. 網膜硝子体出血 retino-vitreous hemorrhage

眼球打撲により網膜血管が損傷されると，網膜出血 retinal hemorrhage，および硝子体出血 vitreous hemorrhage を生じる。止血薬の投与を行う。出血が吸収し難いときは硝子体手術の適応になる。

プルチェル網膜症 Purscher retinopathy：シートベルトなどによる胸腹部の強い圧迫，または頭

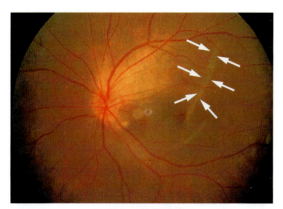

図 17-8 脈絡膜破裂
出血吸収後，後極部に脈絡膜の裂け目が線状に白く，強膜が透けてみえる。

視神経の直接断裂のほかに，浮腫などによる軸索流の断絶などが考えられている。

症状：受傷側の**視力障害**を主訴とし，**視野障害**，**鼻出血**をみる。受傷時には眼底の異常を認めないが，後日，視神経萎縮の所見をみる。**瞳孔反応**の異常を認め，患側の対光反射の直接反応は減弱または消失するが，間接反応は正常である。

診断：上述の臨床所見が重要である。**眉弓部外側の創**やその痕は重要な参考所見となる。視神経管の状態は**視神経管撮影**により診断される（図 17-9）。

治療：観血的視神経減圧術と保存的薬物療法がある。手術は頭蓋内から前頭骨を開放する脳外科手術と，副鼻腔側から経篩骨洞で開放する耳鼻科的手術がある。薬物療法には，高張浸透圧液と大量ステロイド薬（パルス療）法投与法がある。手術療法は早期に行わないと視力回復は困難である。

11. 眼窩骨折 orbital fracture

頭部および顔面外傷では，しばしば眼窩壁の骨折を伴う。眼窩骨折では眼瞼の皮下出血，腫脹，眼瞼下垂，眼筋麻痺などを伴うことが多く，涙器，眼球，視神経，副鼻腔，頭蓋内組織が傷害されることも多い。

骨折部位によりいくつかのタイプがある。眼窩上壁骨折では脳脊髄液鼻漏 cerebrospinal fluid rhinorrhea をみることがある。内壁の骨折では副鼻腔との交通で眼窩気腫 orbital emphysema がみられる。眼窩壁の損傷により頚動脈と海綿洞に交通

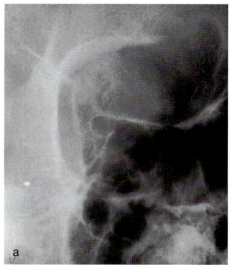
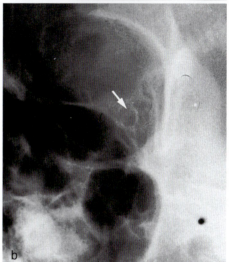

図 17-9 視神経管骨折
視神経管撮影により骨折を認める（矢印）。
　a．健側（右側）
　b．患側（左側）

ができると，**拍動性眼球突出** pulsating exophthalmos をみる。

眼内圧上昇が著明な場合には外眼角切開などの減圧術を行う。

12. 眼窩吹き抜け骨折

主として眼窩下壁の吹き抜け骨折 blowout fracture で，手拳，ボールなどが眼窩開口部をふさぐように眼部を強打すると，眼窩内圧が急上昇して眼窩壁の抵抗の弱い下壁が破損しやすい。これを吹き抜け骨折と称する。ときに内壁も侵される。

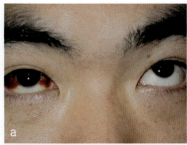
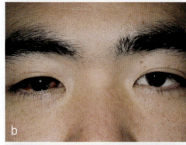
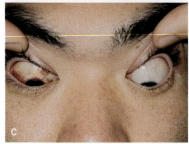

図 17-10　吹き抜け骨折による眼球運動障害
右眼吹き抜け骨折の眼球運動障害を示す。
a. 上方視を命じると右眼の上転障害をみ，複視を訴える。
b. 眼球陥凹（入）で右（眼）瞼裂が狭い。
c. 下方視にて右眼の下転障害があり，結膜下出血をみる。

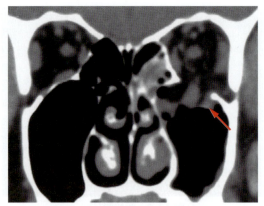

図 17-11　右眼窩底骨折例の CT 所見
上顎洞内へ眼窩内容の嵌入をみる（矢印）。

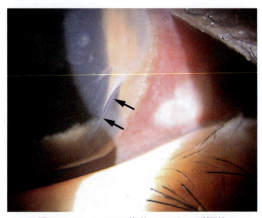

図 17-12　LASIK 術後のフラップ偏位
LASIK 術後に顔面の殴打を受け，フラップのずれ（矢印）を認める（→視機能 p.65）。

症状：**眼球陥凹（入）** enophthalmos をみる。これは眼窩底骨折部から眼窩脂肪が上顎洞に脱出するためである。眼瞼皮下出血，結膜下出血をみる。下直筋および下斜筋が骨折部に嵌頓することが多く，眼球の上転制限を生じ，また下転も障害される（図 17-10）。このため**複視**を訴える。三叉神経の眼窩下神経が損傷されて，**下眼瞼皮膚の知覚鈍麻**をみる。下直筋の付着部を鑷子などで保持し上方へ引くと抵抗を示す，すなわち**牽引試験**（引っぱり試験）forced duction test が陽性となる。

診断：上述の臨床所見のほか，眼窩 X 線撮影（Waters 法），断層撮影，CT，とくに前額断（図 17-11），MRI などの放射線診断や Hess 赤緑試験が有用である。

治療：手術的に処置する。眼窩下縁から骨折部に到達し，嵌頓組織を剝離整復し，骨折部骨膜下にシリコーン板などの支えを挿入する。術後 3 カ月は鼻かみを禁止する。

13. その他

眼科手術後における打撲による眼内レンズ偏位が多くなってきた。最近では殴打による LASIK（laser in situ keratomileusis）術後のフラップ偏位も報告されている（図 17-12）。

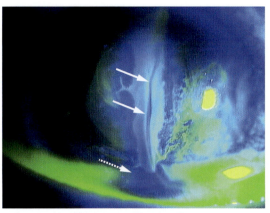

図 17-13 ザイデル試験
角膜中央に裂傷(実線矢印)を認める。角膜表面に緑色の蛍光色素のフルオレセインを施しているが，前房水の流出のため緑色の色素が流されている所見が認められる(破線矢印)。

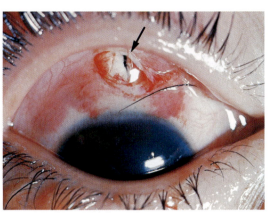

図 17-14 強膜穿孔創
穿孔部から硝子体脱出を認める(矢印)。

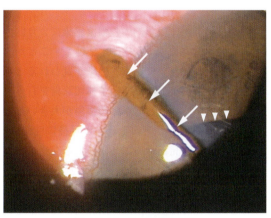

図 17-15 強角膜穿孔創
穿孔部から虹彩脱出を認め(矢印)，これにより瞳孔縁が創口方向に引きつれている(▽印)。

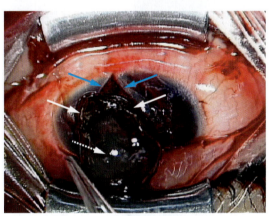

図 17-16 穿孔性眼外傷の術中写真
角膜裂傷(青矢印)を認め，虹彩(白実線矢印)と水晶体(白破線矢印)の脱出を認める。

2 刺創・裂傷・切創

刃物，自動車のフロントガラス，針金などの鋭利な物体による外傷で，眼部組織に刺創，裂傷，切創を生じる。

1. 穿孔性眼外傷 perforating ocular injuries

角膜および強膜に裂傷 laceration があり，眼球壁が穿孔しているとき，穿孔性眼外傷という。まず十分に問診を行うことが重要である。角膜裂傷部にフルオレセイン染色を施して，前房水の流出の有無を確認する(**ザイデル試験** Seidel test〔図 17-13〕)。眼球壁に穿孔をみると著明な眼圧低下を認め，穿孔創からぶどう膜，硝子体，水晶体が脱出することがある(図 17-14, 15, 16)。眼内異物をみることがあるので，X 線撮影によりこの有無を確認する。

治療：創の大きさに応じて穿孔部の縫合を行う。縫合手術はきわめて細い絹糸，ナイロン糸な

非事故性外傷 non-accident injury — **TOPICS ❶**

非事故性外傷(揺さぶられっ子症候群 shaken baby syndrome)は，2 歳未満の小児に対する虐待によって起こる。眼所見として網膜出血，結膜下出血，眼周囲の打撲症が認められ，脳の損傷による視力障害も発症しうる。

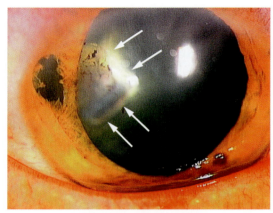

図 17-17　外傷性白内障
鉄片異物による外傷性白内障で，虹彩を貫き水晶体を傷害している。矢印の部分に水晶体混濁を認める。

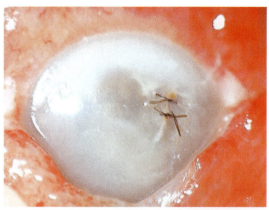

図 17-18　穿孔創（縫合処置）からの細菌感染による眼内炎（全眼球炎）
外傷により眼内感染を起こすことがあるので，十分な抗菌薬投与が必要である。眼球被膜にも炎症が及んで全眼球炎となる。

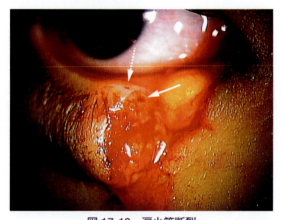

図 17-19　涙小管断裂
涙点（破線矢印）の内側に裂傷を生じ，涙小管の断端（実線矢印）が認められる。

どで，顕微鏡手術により行う。角膜裂傷で虹彩嵌頓があればその整復を図り，受傷後 24 時間以上経過しているときは切除して角膜創を縫合する。角膜中央で前房消失がない場合には，縫合による乱視を回避するために治療用ソフトコンタクトレンズの適応を考える。強膜裂傷では強膜の縫合部周囲に冷凍凝固を加えて，網膜剝離や毛様体上皮剝離を予防する。強膜裂傷が網膜付着部までに限られていれば，網膜剝離を起こすリスクが減るため予後は比較的良好である。**感染予防**のため，局所および全身に十分量の抗菌薬を投与することが重要である。水晶体囊が損傷されると外傷性白内障（→水晶体 p.233）をみる（図 17-17）。なお，強い打撲でも白内障を生じることがあり，これを打撲白内障 concussion cataract とよぶ。

穿孔性眼外傷では眼内への細菌感染により眼内炎あるいは全眼球炎（図 17-18）を起こすことがあり，感染予防は重要である。感染が疑われるときは，早期に抗菌薬灌流下で硝子体切除術を行う。

　ぶどう膜（とくに毛様体部）の損傷が大きい外傷を 1 眼に受傷すると，およそ 1 カ月後に受傷眼，ついで対側眼に発症するぶどう膜炎を交感性眼炎 sympathetic ophthalmia とよぶ（→ぶどう膜 p.153）。

　かつては交感性眼炎に注意して，ぶどう膜損傷の著しい症例では眼球摘出，眼球内容除去術を行うことが多かったが，近年，硝子体手術の発達に伴い，可能な限り視機能を温存する治療を行うようになった。一時整復により創部の閉鎖後，硝子体出血の除去，網膜剝離の復位，増殖性硝子体網膜症の予防や治療を目的として硝子体手術を行う。

2.　眼瞼裂傷　laceration of the lid

　眼瞼裂傷は，治癒後も瘢痕の状態により睫毛乱生，兎眼，涙液の排出障害などを生じる。内眼角部の裂傷では**涙小管断裂** laceration of the canaliculus をみることがあり，その有無についてもよく観察をする（図 17-19）。

　処置にあたっては，整容とともに眼瞼の機能についても配慮をしなければならない。

3 異物

鉄片，銅，しんちゅう，木片，ガラスなどの異物 foreign body が結膜，角膜，強膜，眼内，眼窩などに飛入することがある（図17-20, 21）。異物の質，磁性の有無，飛入部位，X線上に写るか否かなどに関して受傷状況の問診が大切である。原因となりうる物を患者に持って来させると診断に役立つ。鉄，銅は錆びることにより強い毒性をもち，植物性異物は感染を生じやすい。ガラス，プラスチック，金および銀は化学作用を生じない。上眼瞼結膜に多いので，上眼瞼を必ず翻転して診察する。

結膜異物では異物感と流涙を訴える。上眼瞼結膜異物では，瞬目による垂直の線状フルオレセインのパターンがみられる。逆に垂直の線状のパ

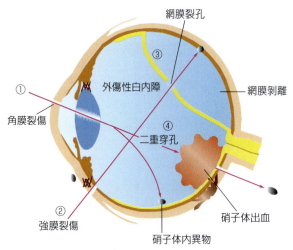

図17-20　異物飛入経路
異物は角膜を穿孔し飛入したり（①），強膜を穿孔し飛入する（②）ことがある。網膜に裂孔を生じ網膜剝離が起こることがある（③）。二重穿孔（④）するようなエネルギーの大きい異物はほとんどが鉄である。

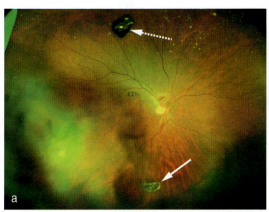
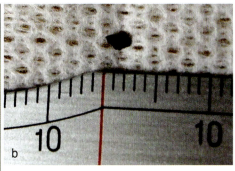

図17-21　硝子体内異物
a. 下方硝子体内の網膜表面近くに鉄片異物（実線矢印）を認める。上方には，一緒に入った空気が認められる（破線矢印）。
b. 摘出した異物。この症例では約2mmの鉄片であった。

コンタクトレンズが眼球の裏に入り込む？ ─── COLUMN ③

　患者の不安でよくあるのが，異物（とくにコンタクトレンズ）が眼の後ろにいったのではないかという訴えである。結膜が袋状になっていることを説明し，あり得ないことを納得させる。

X線撮影による眼内異物の診断 ─── COLUMN ④

　X線撮影では，異物の位置や方向を知るために，X線不透過の物質でマークしたコンタクトレンズを角膜上に乗せて撮影する方法がある。角膜輪部に相当する部分に鉛の細かい線を入れたウェッセリー型（図17-25）と，上下左右の4点に鉛の点を入れたコンベルグ型がある。微細な異物が赤道より前方にある場合に，歯科用の小型フィルムを結膜内に挿入して撮影する無骨格撮影法（フォークト Vogt 法）が応用される。

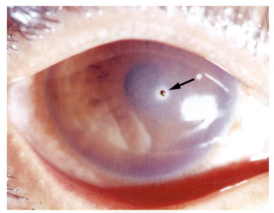

図17-22　角膜異物と細菌感染の初期像
異物（矢印）の周囲に浸潤による混濁を生じる。細隙灯顕微鏡で前房混濁の有無を観察する必要がある。

隙灯顕微鏡で検査し，点眼麻酔のうえ異物針で摘出する。異物による創から細菌が感染し（図17-22），角膜潰瘍を発症することがあるので，抗菌薬の点眼を行い，数日間は感染に注意する（→角膜・強膜 p.120）。

眼内異物に対する治療（図17-23）はその部位に応じて行われる。角膜深層異物は，ピンセットでつかもうとするとしだいに奥に入ってしまうこともあるので，マグネットを使うか，前房に出ているものは粘弾性物質を使って前房から押し出す方法もある。

眼内異物が疑われる場合は，細隙灯顕微鏡により前房内，虹彩，水晶体の観察を行い（図17-24），さらに眼底検査により異物をさがす（図17-23-a）。出血や白内障などで直接眼内を透見できない場合はX線撮影（図17-25），超音波診断（図17-26）や，CT（図17-27），MRIにより異物の有無および部位を調べる。

ターンがみられれば，上眼瞼をよく翻転して異物を探すように努める。

角膜異物は，鉄の小片が角膜表層に刺入していることが多い。異物感および流涙を訴えるが，細

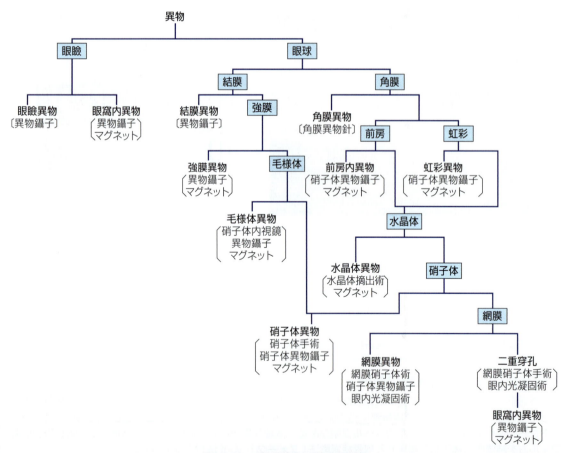

図17-23　眼内異物に対する治療

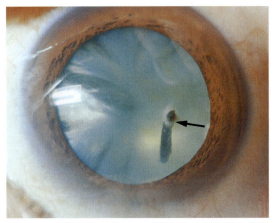

図 17-24　水晶体に飛入した鉄片異物と外傷性白内障
外傷により水晶体嚢が損傷されると外傷性白内障を生じる。これは鉄線の小片（矢印）が眼内に飛入し，水晶体内にあるもので，水晶体の混濁が始まっている。

重要なポイントとして磁性の異物が疑われるときは MRI 検査を行ってはならない。

治療：異物の摘出を行うが，異物が磁性物質であれば，マグネットによる経毛様体扁平部硝子体切除術が行われる。眼内異物は穿孔性眼外傷に伴うものであるから，感染についてもその予防をする。

異物が鉄分を含有していれば，その長期の眼内残留により**眼球鉄錆症** siderosis bulbi（L）を発症するので（図 17-28），早期の診断と摘出が必要である。微細な鉄の小片が眼内に飛入しても，受傷時に症状を自覚しないことがある。鉄の槌で鉄や石を打つときなどは，微細な鉄片飛来の可能性が高いので，その問診は重要である。

なお，銅分を含有している異物が眼内に留まる

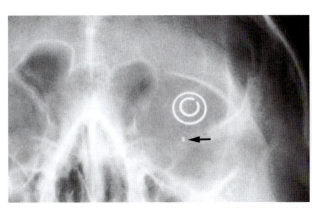
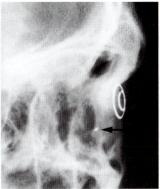

図 17-25　眼内異物のX線像
この例は，二重リングをもつ特殊なコンタクトレンズを眼球前面に装着してX線撮影を行ったものである。これにより異物（矢印で示した下方に認められる）の位置を知ることができる。

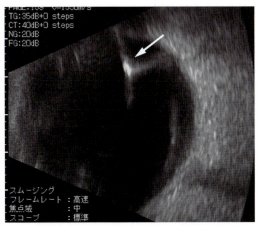

図 17-26　硝子体内異物の超音波像
超音波検査で硝子体内に鉄片異物（矢印）を認める。

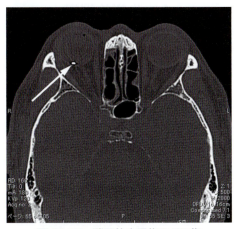

図 17-27　硝子体内異物のCT像
右眼網膜表面に異物（矢印）を認める。

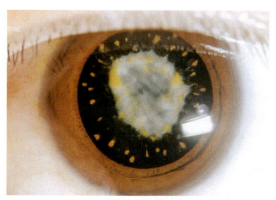

図17-28　眼球鉄錆症
長期間，眼内に留まった鉄片のために現れた水晶体の鉄錆症である。

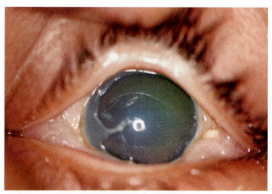

図17-29　酸による化学的損傷
角膜および結膜に強い損傷が認められる。

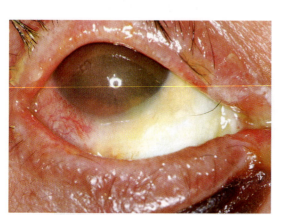

図17-30　アルカリによる化学的損傷
鼻下側結膜に腐蝕を認め耳側結膜は充血している。

表17-1　一般に市販されている家庭用化学製剤

毛髪染色剤	強アルカリ性
ルックらくらくレンジマワリ洗剤®	アルカリ性
マジックリン®	アルカリ性
マイペット®	弱アルカリ性
ジャバ　フロ釜洗い®	弱アルカリ性
サンポール®	塩酸で強酸性
バッテリー液	硫酸で強酸性
ブリーチ液	強酸性

と**眼球銅症** chalcosis を発症する。

4　化学的損傷

　強酸，強アルカリ，有毒ガスなど化学物質により眼瞼，結膜，角膜が損傷される。これは眼外傷のなかで最も**緊急の処置**を要するものである。酸は蛋白を凝固させるので組織内への浸透が少ないが（図17-29），アルカリは細胞膜のリピッドと結合して細胞を破壊し，組織浸透も速やかである。初期症状が軽くても時間の経過とともに重症になり，予後も悪い（図17-30）。結膜が腐蝕されると**瞼球癒着** symblepharon を生じ，角膜が損傷されると角膜白斑を生じて，視機能を著しく障害する。また損傷の程度に応じて，とくにアルカリでは眼内にも炎症が及ぶ（表17-1）。

　治療：救急処置として，まず大量の水で洗眼し，有毒物を洗い流すことが最も大切である。受傷者自身が水洗して来診することが多いが，水洗が不十分であると考え，点眼麻酔のうえ，速やかに生理食塩水でさらに**十分な洗眼**をすることが重要である。この処置をしたのち，あらためて視力測定，およびその他の眼所見の診察を行う。

化学的損傷の救急処置　　　　　　　　　　　　　　　　　　　　　　　　COLUMN ❺

　化学的損傷 chemical injury の救急処置として十分な洗眼が必要である。pHが正常化するまで，少なくとも2,000ml，20分以上続けることを原則とする。この間，眼瞼を十分に反転し，結膜円蓋部に残存する薬物の除去に努める。洗眼のみで不十分ならば，壊死組織も綿棒，硝子棒，ピンセットなどで除去する。

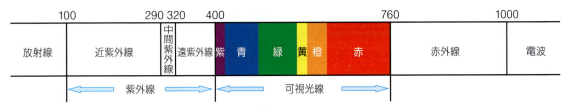

図17-31　非電離放射線の波長と名称

薬物療法としては副腎皮質ステロイド薬の点眼を行い，症状の強い場合には全身にも投与する。アトロピンにより散瞳を図り，さらに抗菌薬による感染予防を行う。テトラサイクリンはコラゲナーゼ抑制薬であると同時に，好中球活性も抑制して潰瘍化を防ぐので選択肢となる。

結膜侵入の著しい症例には表層角膜移植術や角膜上皮形成術，羊膜移植術が行われる。

5　物理的損傷

物理的損傷 physical injury として，紫外線，赤外線をはじめ種々の放射線によっても眼組織は障害を受ける（図17-31）。

紫外線による眼外傷はしばしばみられるもので，殺菌灯，電気溶接，海や山，雪による紫外線などで発症する。スキーや雪山登山でみられる雪眼炎，いわゆる「ゆきめ」も本症である。電気溶接によるものも多く，**電気性眼炎** electric ophthalmia とよばれる。

症状：紫外線照射後6～10時間で発症するため，真夜中に受診することが多い。激しい異物感，羞明，流涙，疼痛を訴え，開瞼困難となる。結膜が充血し，点状表層角膜症を示し，フルオレセインで角膜表面が微細点状に染まる。

治療：抗菌薬点眼を行い，感染を予防し，疼痛に対して点眼麻酔を行うが，乱用は避ける。通常1～2日で治癒し，予後は良好である。

赤外線による眼外傷として，ガラス工に白内障をみることがある（ガラス工白内障 glassblower cataract）。長時間，短波長赤外線に照射されることにより**赤外線白内障** infrared cataract が生じる（→水晶体 p.234）。

日蝕の観察など，直接太陽を見ることによって日光網膜症を起こし，黄斑部が障害される。

感電による異常電流で**電撃白内障** electric cataract をみることがある。

レーザー光線による障害としては Nd-YAG レーザーを扱う研究室での誤照射がほとんどで網膜出血，網膜浮腫，黄斑円孔を生じる。また眼科のレーザー治療中に患者の思わぬ眼球運動により誤照射を生じることがある。

放射線白内障は，放射線被曝後，高線量の場合は1年程度，比較的低線量であれば数年して後嚢下白内障を生じるものである。X線被曝よりも中性子線被曝の方が白内障を生じやすい。原因は，前嚢直下の水晶体上皮細胞が傷害され，不透明な水晶体線維ができるためと考えられる。最近では，以前考えられていたよりも低線量の場合でも，また後嚢下混濁だけでなく，皮質白内障にも影響が出る可能性が報告されている。

レーザーポインターによる眼外傷 ─────── COLUMN ❻

最近プロ野球やサッカーで選手の目を狙ったレーザービームの照射が話題になることがある。2001年の消費生活用製品安全法によりレーザーポインターは最高出力1mW未満に規制され，JIS規格のクラス1および2までの低出力の製品のみとなり，瞬間的な直視では問題ないようになった。しかし2001年以前の製品ではクラス3A以上の製品もあり，レーザー光の直視により目に致命的な損傷（網膜光傷害）を与える危険性がある。

6　スポーツ眼外傷

　きわめて健全な活動であるスポーツの際にも眼外傷は生じる。

　スポーツ眼外傷の総数をみると，競技人口の多い野球やサッカー，テニスなどの球技に多い。外傷の種類では外傷性虹彩炎の頻度が高く，前房出血・角膜上皮剥離などの前眼部の障害がみられることが多いが，最近は後眼部の障害も多くなってきている。幸いスポーツ眼外傷の大部分は軽傷であるが，障害を残すこともある。スポーツ安全協会の報告によると，スポーツ外傷（障害発生数）のうち眼外傷の数は1.8％であり，スポーツ外傷による後遺症全体の28％が眼外傷によるものであった。これらの後遺症の主なものは，野球やサッカーのボールが眼に当たった例での網膜剥離や黄斑円孔による視力障害である。

　球技による眼外傷ではボールの種類（重量，サイズ，硬度，速度）と障害の程度に関連があり，軟式野球のボール（軟球）などは比較的柔らかいため眼窩縁衝突前から，あるいは衝突後に前後方向に伸びるように変形するため，より眼球後方へ衝撃が伝わりやすく，重症例が多い。バドミントンのシャトルコックやゴルフボールなどの小さなボールは眼窩にはまることから重傷になる。

　スポーツ眼外傷は他の外傷と異なり，ルールの変更や防御用具の使用などによって90％以上が予防可能といわれており，予防の重要性が強調されている。スポーツ時の眼鏡装用は視力補正のみでなく，衝撃や有害光線からの保護などに役立つ。

7　交通外傷

　交通外傷はエアーバッグによる外傷，フロントガラスや眼鏡による眼瞼強角膜裂傷，視神経管骨折，眼窩壁の骨折に分類される。

　開瞼させて異物や切創の有無および範囲，瞳孔の状態を確認する。

　エアーバッグ眼外傷は，衝突してからエアーバッグが膨張し，しぼむまで0.125秒という一瞬である。瞬目より短時間であるため，角膜中央部に上皮びらんをきたす。またLASIK後のフラップの偏位の報告もある。

　フロントガラス外傷では網脈絡膜の脱出を伴うと予後不良となる。近年，シートベルトの着用の義務化，合わせガラスの使用により減少傾向にある。ガラス破片は，感染の原因にならない限り放置することもある。自転車，バイクなどの二輪車では，転倒による視神経管骨折や眼窩壁骨折が生じる。

― 国試過去問題によるアプローチ ● **眼外傷** ―

眼外傷は国試問題でよく出題されている。眼窩吹き抜け骨折や，鉄片異物の診断，アルカリ薬傷に対する治療に関する問題は頻出である。

【第104回 A-53】

71歳の女性。複視を主訴に来院した。昨日，起床時に転倒し，左眼窩部を打撲した。その直後から上向きで複視がある。頭部単純CT冠状断像を示す。

この患者でみられるのはどれか。2つ選べ。
a. 縮瞳　　b. 眼球陥凹　　c. 眼瞼下垂
d. 開口障害　e. 頬部感覚鈍麻

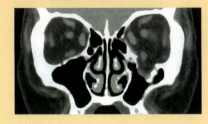

● 解説　眼窩下壁が骨折し，眼窩内容物が骨折部から上顎洞に嵌頓している。典型的な眼窩壁吹き抜け骨折である。眼瞼皮下出血，結膜下出血をみることが多く，眼窩脂肪の嵌頓で眼球陥凹を認める。下直筋および下斜筋が骨折部に嵌頓することが多く，眼球の上転制限を生じ，また下転も障害され，複視を訴える。三叉神経の眼窩下神経が損傷されて，下眼瞼皮膚・頬部の知覚鈍麻をみる。

【第99回 B-28】

塩酸による眼の化学損傷の救急対応で適切なのはどれか。
a. 人工涙液点眼　　b. 抗菌薬点眼　　c. 副腎皮質ステロイド薬点眼
d. 生理食塩水で洗眼　e. 水酸化ナトリウム液で洗眼

【第98回 F-20】

60歳の男性。「水虫の薬を右目に誤って点眼した。」と訴えて直ちに来院した。表面麻酔薬を点眼後に細隙灯顕微鏡検査で右眼の結膜充血と角膜びらんとを認める。視力は右0.7（矯正不能），左1.2（矯正不能）。

まず行うべき治療はどれか。
a. 抗菌薬点眼　　b. 人工涙液点眼　　c. 自己血清点眼
d. 生理食塩水で洗眼　e. 副腎皮質ステロイド薬投与

● 解説　いずれの問題も薬液による化学損傷で，眼科的に最も緊急の処置を要する。酸は蛋白を凝固させるので組織内への浸透が少ないが，アルカリは細胞を破壊し，組織浸透も速やかであるため，初期症状が軽くても重症になり，予後も悪い。酸・アルカリいずれの場合も，救急処置として大量の水で洗眼し，有毒物を洗い流すことが最も大切である。受傷者自身が水洗して来診することが多いが，水洗が不十分であると考え，点眼麻酔のうえ，速やかに生理食塩水で，さらに十分な洗眼をする。

【第100回 A-13】

24歳の男性。1カ月前に左眼に野球のボールが当たり,複視が消失しないため来院した。眼球上転時の眼部の写真を示す。

考えられるのはどれか。
- a. 眼窩出血
- b. 動眼神経麻痺
- c. 吹き抜け骨折
- d. 視神経管骨折
- e. 上眼瞼挙筋断裂

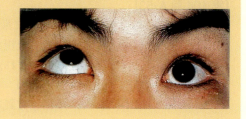

● 解説　上転時にも関わらず左眼は上転していない。眼瞼の開瞼状態に問題はないが,やや眼球が陥凹している。瞳孔は異常ないようにみえる。以上より眼窩吹き抜け骨折が考えられる。

【第101回 G-12】

48歳の男性。昨日,作業中に左眼に鉄片異物が飛入し,次第に視力が低下したため来院した。視力は右1.2（矯正不能），左手動弁（矯正不能）。左眼の前（眼）房は浅く，限局性角膜混濁と白内障とを認める。眼底は透見不能である。

異物の確認に最も有用な検査はどれか。
- a. 隅角鏡検査　　b. 暗順応検査　　c. 網膜電図（ERG）
- d. 頭部単純CT　　e. 頭部単純MRI

● 解説　鉄片は角膜を穿孔して水晶体に達し,外傷性白内障が生じていると考えられる。眼内の鉄片異物を放置すると眼球鉄錆症を発症するので,早期の診断・治療（鉄片除去）が必須である。CTや単純X線撮影により,鉄片異物の有無と所在を確認する。MRIは,鉄片を眼内で激しく動かせる危険があるため禁忌である。

【第100回 H-7】

45歳の男性。両眼の眼痛を主訴に夜間救急外来を受診した。昼間,建設現場でリベット（鋲打ち）作業をしていた。すぐ隣で鉄骨の溶接組み立てと塗装とが同時に行われていた。帰宅後,両眼の流涙,充血および眼痛が出現し,水道水で洗眼したが,増悪し開瞼できなくなった。両眼ともに毛様充血があり,細隙灯顕微鏡検査で点状のフルオレセイン染色所見が角膜全体にみられる。

原因として考えられるのはどれか。
- a. 鉄分　b. 電撃　c. 紫外線　d. 微生物　e. 化学溶媒

● 解説　やや難問である。鋲打ち作業から眼内異物が考えやすいが,眼痛が帰宅後に出現し,ややタイムラグがあること,両眼性であること,細隙灯顕微鏡検査で点状のフルオレセイン染色所見が角膜全体にみられることから,紫外線による電気性眼炎が最も考えられる。

【第107回B-20】
　　交感性眼炎の原因となるのはどれか。
　　a. 角膜異物
　　b. 涙小管断裂
　　c. 穿孔性眼外傷
　　d. 眼窩吹き抜け骨折
　　e. コンタクトレンズ眼症

● 解説　交感性眼炎は，ぶどう膜が全身の免疫系に暴露されることにより生じる危険性がある。選択肢の中で，ぶどう膜に対する傷害は穿孔性眼外傷だけである。

【第106回I-75】
　　45歳の男性。大工。天井作業中に使用していたノミが落下して左眼を受傷したため搬入された。左前眼部の写真を示す。
　　対応として適切なのはどれか。
　　a. 絶対安静での経過観察
　　b. 眼圧下降薬の点眼
　　c. 副腎皮質ステロイドの点眼
　　d. 強角膜縫合術
　　e. 眼球摘出術

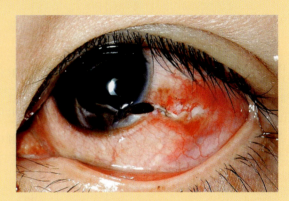

● 解説　問題の写真からは強角膜創からの虹彩脱出が認められる。まず行うべきは速やかな強角膜創の縫合である。経過観察ではなくすぐに手術が必要で，開放創のため眼圧は低下することが多い。炎症や万が一交感性眼炎を併発した場合はステロイド薬の投与の可能性はあるが，まずは手術である。眼内炎や交感性眼炎で眼球摘出することはあるが，まずは創の縫合である。

【第104回A-53】正解 b, e　【第99回B-28】正解 d　【第98回F-20】正解 d　【第100回A-13】正解 c
【第101回G-12】正解 d　【第100回H-7】正解 c　【第107回B-20】正解 c　【第106回I-75】正解 d

資料集

主な点眼薬

眼科医療においては，多くの点眼薬が眼疾患の治療に応用されている。

薬品名（商品名）	濃度	用法	備考

a. 局所麻酔薬

薬品名（商品名）	濃度	用法	備考
oxybupuprocaine hydrochloride（ベノキシール）	0.4%	点眼	速効性，眼圧測定や隅角鏡検査などに使用 眼表層疾患の手術・白内障手術などの内眼手術
procaine hydrochloride（塩酸プロカイン）	0.5, 1, 2%	注射（浸潤伝達）	
lidocaine hydrochloride（キシロカイン）	4% 0.5, 1, 2%	点眼 注射（浸潤伝達）	
bupivacaine hydrochloride hydrate（マーカイン）	0.125, 0.25, 0.5%	注射（浸潤伝達）	

b. 散瞳薬・調節麻痺薬

薬品名（商品名）	濃度	用法	備考
atropine sulfate hydrate（アトロピン）	1%	点眼1～3回／日 軟膏　同上	散瞳効果，調節麻痺効果，持続時間長い，屈折検査，虹彩炎の治療，眼内手術後の散瞳，弱視に対するペナリゼーション，効果は2週間ほど
tropicamide（ミドリンM）	0.4%	点眼1回／日	散瞳効果が強い，効果は5時間ほど
Mydrin-P（ミドリンP）	0.5%	点眼	トロピカミド0.5%とフェニレフリン0.5%の配合点眼液 散瞳効果が増強，眼底検査に使用
cyclopentolate hydrochloride（サイプレジン）	1%	点眼1回／日	調節麻痺作用が強く，屈折検査用，効果は24時間ほど
phenylephrine hydrochloride（ネオシネジン）	5%	点眼	調節麻痺作用が弱く，散瞳薬として使用
adrenalin（アドレナリン）	1000倍希釈	結膜下注射，点眼	散瞳不十分な時に結膜下注射，血管収縮作用あり，術中用いる

c. 緑内障治療薬

薬品名（商品名）	濃度	用法	備考
副交感神経刺激薬 pilocarpine hydrochloride（サンピロ）	0.5～4%	点眼3～5回／日	縮瞳薬 交感神経作動薬

薬品名（商品名）	濃度	用法	備考
交感神経刺激薬 dipivefrine hydrochloride （ピバレフリン）	0.04，0.1%	点眼1〜2回／日	
（α）β受容体遮断薬 timolol maleate （チモプトール） （チモプトール XE） （リズモン TG）	0.25，0.5% 0.25，0.5% 0.25，0.5%	点眼2回／日 点眼1回／日 点眼1回／日	房水産生抑制 同上 同上
carteolol hydrochloride （ミケラン） （ミケラン LA）	1% 2%	点眼2回／日 点眼1回／日	同上 LA は1日1回の持続性点眼薬
betaxolol hydrochloride （ベトプティック）	0.5%	点眼2回／日	同上 選択的 β_1 遮断薬
nipradilol（ハイパジール）	0.25%	点眼2回／日	房水産生抑制，房水流出促進，α，β 遮断薬
levobunolol hydrochloride （ミロル）	0.5%	点眼2回／日	同上 α_1，β 遮断薬
α_1 受容体遮断薬 bunazosin hydrochloride （デタントール）	0.01%	点眼2回／日	ぶどう膜強膜路の房水流出促進
α_2 受容体作動薬 brimonidine tartrate（アイファガン）	0.1%	点眼2回／日	房水産生抑制，ぶどう膜強膜路の房水流出促進
炭酸脱水酵素阻害薬 dorzolamide hydrochloride （トルソプト）	0.5，1.0%	点眼3回／日	房水産生抑制
brinzolamide（エイゾプト）	1%	点眼2回／日	同上　懸濁性
acetazolamide （ダイアモックス）		内服3〜4錠／日 注射	同上
高浸透圧薬 D-mannitol（マンニットール）	20%	点滴静脈注射	浸透圧利尿，房水産生抑制
glycerin（グリセオール）	10%	点滴静脈注射	同上 イソソルビドも同系統薬物
プロスタグランジン関連薬 isopropyl unoprostone （レスキュラ）	0.12%	点眼2回／日	房水流出促進
latanoprost（キサラタン）	0.005%	点眼1回／日	同上（特にぶどう膜強膜路）
travoprost（トラバタンズ）	0.004%	点眼1回／日	同上（プロスタグランジン F_{2a} 誘導体）
tafluprost（タプロス）	0.0015%	点眼1回／日	同上（ミニもあり）
bimatoprost（ルミガン）	0.03%	点眼1回／日	同上
Rho キナーゼ阻害薬 ripasudil hydrochloride hydrate （グラナテック）	0.4%	点眼2回／日	線維柱帯路の房水流出促進
配合点眼液 （複数の薬剤が入っている） Xalacom（ザラカム）	0.005%ラタノプロスト+0.5%チモロール	点眼1回／日	
Duotrav（デュオトラバ）	0.004%トラボプロスト+0.5%チモロール	点眼1回／日	

薬品名（商品名）	濃度	用法	備考
Cosopt（コソプト）	1%ドルゾラミド+0.5%チモロール	点眼2回／日	（ミニもあり）
Azorga（アゾルガ）	1%ブリンゾラミド+0.5%チモロール	点眼2回／日	懸濁性
Tapcom（タプコム）	0.0015%タフルプロスト+0.5%チモロール	点眼1回／日	
Mikeluna/Latanoprost（ミケルナ／ラタノプロスト）	2%カルテオロール 0.005%ラタノプロスト	点眼1回／日	

d. 副腎皮質ステロイド

強い抗炎症作用があり，非化膿性炎症あるいはアレルギー疾患に用いられる。

prednisolone acetate（プレドニン）	0.25%	眼軟膏	
dexamethasone metasulfobenzonate sodium（サンテゾーン）	0.02%，0.1% 0.05%	点眼3〜4回／日 眼軟膏1〜3回／日	
betamethasone sodium phosphate（リンデロン）	0.01%，0.1%	点眼3〜4回／日	
（リンデロンA）	0.1%	点眼1〜数回／日	0.35%フラジオマイシン含有
fluorometholone（フルメトロン）	0.02%，0.1%	点眼2〜4回／日	眼圧上昇効果は少ない
dexamethasone sodium phosphate（オルガドロン）	0.1%	点眼3〜4回／日	
fradiomycin sulfate（ネオメドロールEE）	0.1%	眼軟膏 1〜数回／日	
hydrocortisone acetate（HCゾロン）	0.5%	数回／日	

prednisolone, dexamethasone, betamethasone は結膜下注射や球後注射にも用いられる。
ステロイドには全身投与，局所投与にかかわらず副作用があり，眼圧上昇（緑内障）や白内障を発症する。また全身投与では全身への副作用にも注意が必要である。細菌や真菌による角膜感染症にはステロイド点眼は禁忌である。

e. 抗菌薬

Cephems cefmenoxime hydrochloride（ベストロン）	0.5%	点眼4回／日	広域スペクトラム，緑膿菌にも有効
Chloramphenicols chloramphenicol（クロラムフェニコール）	0.5%	点眼1〜数回／日 軟膏	グラム陽性，陰性球菌に有効，緑膿菌無効，造血機能障害
Aminoglycosides gentamicin sulfate（ゲンタロール）	0.3%	点眼3〜4回／日	広域スペクトラム，緑膿菌有効
tobramycin（トブラシン）	0.3%	点眼4〜5回／日	広域スペクトラム，緑膿菌有効
debekasin sulfate（パニマイシン）	0.3%	点眼4回／日	広域スペクトラム，緑膿菌有効
Macrolides erythromycin lactobionate（エコリシン）	0.5%	点眼数回／日 眼軟膏	グラム陽性，陰性球菌に有効，緑膿菌無効，クラミジア有効

薬品名（商品名）	濃度	用法	備考
Fluoroquinolones ofloxacin（タリビッド）	0.3%	点眼3回／日 眼軟膏3回／日	グラム陽性，陰性菌（含む緑膿菌）に有効
levofloxacin hydrate（クラビット）	0.5%，1.5%	点眼3回／日	同上
norfloxacin（ノフロ）	0.3%	点眼3回／日	同上
gatifloxacin hydrate（ガチフロ）	0.3%	点眼3回／日	同上
tosufloxacin tosilate hydrate（オゼックス，トスフロ）	0.3%	点眼3回／日	同上
moxifloxacin hydrochloride（ベガモックス）	0.5%	点眼3回／日	グラム陽性，陰性菌に有効
lomefloxacin hydrochloride（ロメフロン）	0.3%	点眼3回／日	
chloramphenicol（オフサロン）	0.25%	点眼4～5回／日	

f. 抗ウイルス薬

aciclovir（ゾビラックス）	3%	眼軟膏5回／日	同上

g. 抗真菌薬

pimaricin（ピマリシン）	1～5%	点眼6～8回／日 眼軟膏4～5回／日	*Fusarium*の第1選択
amphotericin B（ファンギゾン）		内服，注射	広域，特に*Candida*
fluconazole（ジフルカン）		内服，注射	抗真菌薬，抗アカントアメーバ
miconazole（フロリードF）	1%	注射	同上
voriconazole（ブイフェンド）		内服，注射	同上

h. 粘稠製剤

hydroxyethyl cellulose（スコピゾル）		点入	検査時使用
purified sodium hyaluronate ヒーロン，オペガン，オペリード，オペガンハイ			内眼手術に使用

i. 診断用色素製剤

fluorescein（フルオレサイト）	2%，10%	点眼，静脈注射	角膜染色，コンタクトレンズ，眼圧測定 蛍光眼底撮影
indocyanine green（オフサグリーン）	10%	静脈注射	蛍光眼底撮影
rose bengal	1%	点眼	角結膜障害

j. その他

非ステロイド抗炎症薬 diclofenac sodium（ジクロード）	0.1%	点眼3回／日	術中の縮瞳防止，術後の炎症抑制
nepafenac（ネバナック）	0.1%	点眼3回／日 術前 1回／日 術後	術後の炎症抑制
pranoprofen（ニフラン）	0.1%	点眼4回／日	非ステロイド系抗炎症薬
bromfenac sodium（ブロナック）	0.1	点眼2回／日	非ステロイド系抗炎症薬

薬品名（商品名）	濃度	用法	備考
azulene（AZ）	0.02%	点眼3〜5回／日	
dipotassium glycyrrhizinate（ノイボルミチン）	1%	点眼5〜6回／日	
抗アレルギー薬 sodium cromoglicate（インタール）	2%	点眼4回／日	
ketotifen fumarate（ザジデン）	0.05%	点眼4回／日	
pemirolast potassium（アレギサール）	0.1%	点眼2回／日	
levocabastine hydrochloride（リボスチン）	0.025%	点眼4回／日	
tranilast（リザベン）	0.5%	点眼4回／日	
ibudilast（ケタス）	0.01%	点眼4回／日	
olopatadine hydrochloride（パタノール）	0.1%	点眼4回／日	
epinastine hydrochloride（アレジオン）	0.05%	点眼4回／日	
amlexanox（エリックス）	0.25%	点眼4回／日	
acitazanolast hydrate（ゼペリン）	0.1%	点眼4回／日	
免疫抑制薬 cilosporin（パピロックミニ）	0.1%	点眼3回／日	春季カタル
tacrolimus（タリムス）	0.1%	点眼2回／日	春季カタル
加齢黄斑変性治療薬 verteporfin（ビスダイン）	15mg	静注	光線力学療法用製剤
pegaptanib sodium（マクジェン）	0.3mg/90μL	6週間に1回硝子体内注入	加齢黄斑変性
ranibizumab（ルセンティス）	0.5mg/0.05mL	1カ月毎に3回，症状に応じて追加硝子体内注入	加齢黄斑変性，網膜中心静脈閉塞症に伴う黄斑浮腫，病的近視における脈絡膜血管新生，糖尿病黄斑浮腫
aflibercept（アイリーア）	2mg/0.05mL	1カ月毎に3回，症状に応じて追加硝子体内注入	加齢黄斑変性，網膜中心静脈閉塞症に伴う黄斑浮腫，病的近視における脈絡膜血管新生
ドライアイ改善薬 diquafosol sodium（ジクアス）	3%	点眼6回／日	ドライアイ治療（ムチンや水分の分泌促進）
rebamipide（ムコスタ/UD2%）	2%	点眼4回／日	ドライアイ治療薬
その他 purified sodium hyaluronate（ヒアレイン）	0.1，0.3%	点眼5〜6回／日	ドライアイ治療（ミニもあり）
distigmine bromide（ウブレチド）	0.5，1.0%	点眼1〜2回／日	調節性内斜視の診断治療，縮瞳薬 抗コリンエステラーゼ

眼科症候学

症候群	眼症状	眼以外症状
後天性免疫不全症候群 acquired immunodeficiency syndrome（AIDS）	サイトメガロウイルス網脈絡膜炎	体重減少，発熱，カポジ肉腫，カリニ肺炎
アディー症候群 Adie syndrome	瞳孔散大，瞳孔反応遅延	四肢腱，膝蓋腱，アキレス腱の反射減弱～消失
アペール症候群 Apert syndrome	眼球突出，両眼隔離症，うっ血乳頭	尖頭症，合指症
アーガイル ロバートソン瞳孔 Argyll Robertson pupil	反射性瞳孔強直，近見反射はあり	神経梅毒
アーノルド・キアリ奇形 Arnold-Chiari malformation	垂直眼振	閉塞性水頭症，小脳障害
被虐待児症候群 battered child syndrome	眼外傷	種々の外傷
ベーチェット病 Beçhet disease	再発性ぶどう膜炎	口腔内アフタ，皮膚紅斑，外陰部潰瘍
ベネディクト症候群 Benedikt syndrome	病側の動眼神経麻痺	体側の片麻痺，他の神経症状
ブロッホ・サルツバーガー症候群 Bloch-Sulzberger syndrome	白色瞳孔，小眼球	皮膚色素失調症，歯芽異常
ブルヌビーユ・プリングル病結節性硬化症 Bourneville-Pringle disease	結膜，網膜の結節	顔面の皮脂腺腫，てんかん
チェディアック東症候群 Chédiak-Higashi syndrome	白子症，ぶどう膜の色素減少，角膜上皮浮腫	貧血，白血球減少
コケイン症候群 Cockayne syndrome	網膜色素変性（症），眼球陥凹，視神経萎縮	侏儒，知能低下，難聴
コーガン症候群 Cogan syndrome	角膜実質炎	メニエール様症状
クローン病 Crohn disease	虹彩炎	限局性腸炎
クルーゾン病 Crouzon disease	眼球突出，両眼隔離症	頭蓋顔面骨形成不全，水頭症
クッシング症候群 Cushing syndrome	視野異常	副腎機能亢進
デビック病 Devic disease	急激な球後視神経炎	脊髄障害
ダウン症候群 Down syndrome	内眼角贅皮，白内障	21トリソミー，短頭，知的障害
デュアン症候群 Duane syndrome	外転制限，内転時の瞼裂狭小と眼球後退	
ジストニアメージェ症候群 Dystonia Meige syndrome	眼瞼痙攣	口角の後退，顔面の不随意運動
イートン・ランバート症候群 Eaton-Lambert syndrome	眼瞼下垂	四肢筋の筋力低下，腱反射の減弱，消失
エーラス・ダンロス症候群 Ehlers-Danlos syndrome	網膜色素線条，円錐角膜	皮膚，関節の過伸展，コラーゲンの代謝異常
ファブリー病 Fabry disease	渦状角膜，網膜血管の拡張・蛇行	皮膚角化，血管腫
フェルティー症候群 Felty syndrome	乾性角結膜炎，角膜潰瘍	脾腫と白血球減少を伴うリウマチ

症候群	眼症状	眼以外症状
フィッシャー症候群 Fisher syndrome	両側性眼筋麻痺	小脳性失調，四肢腱反射消失
フォスター・ケネディー症候群 Foster-Kennedy syndrome	視野異常，視神経萎縮，他側のうっ血乳頭	前頭葉腫瘍，蝶形骨髄膜腫
フォヴィル症候群 Foville syndrome	外転神経麻痺，病巣側への水平注視麻痺	同側性末梢性顔面神経麻痺，対側の片麻痺
フランチェスケッティ・クレイン症候群 Franceschetti-Klein syndrome	瞼裂外側の下方傾斜，下眼瞼側方の欠損	遺伝性，下顎顔面異形成症，巨口，鳥様顔貌
フレーリッヒ症候群 Fröhlich syndrome	頭蓋内圧亢進による眼症状	性器発育不全
フックス斑 Fuchs spot	角膜内皮変性症 強度近視における黄斑部の色素沈着と萎縮	
フックス症候群 Fuchs syndrome	虹彩異色性虹彩毛様体炎	
ゴーシェ病 Gaucher disease	結膜輪部の瞼裂部色素沈着	肝脾腫，中枢神経障害
ゲルストマン症候群 Gerstmann syndrome	同名半盲，半側色素失調	手指失認，左右識別障害，失書症
ゴールデンハー症候群 Goldenhar syndrome	角膜の類皮腫，眼瞼および虹彩欠損	難聴，耳介形成不全，前頭部隆起と顎の後退
ゴールドマン・ファーヴル症候群 Goldmann-Farve syndrome	網膜硝子体変性	
グラデニーゴ症候群 Gradenigo syndrome	外転神経麻痺，三叉神経痛	難聴
グレンブラッド・ストランドベルグ症候群 Grönblad-Strandberg syndrome	網膜色素線条	皮膚（頚部および大関節部）の弾性線維性偽黄色腫
ギラン・バレー症候群 Guillain-Barré syndrome	外眼筋麻痺，顔面神経麻痺，視神経炎	多発性神経炎，下肢に始まる運動麻痺
ハーラーマン・ストライフ症候群 Hallermann-Streiff syndrome	先天白内障，小眼球	鳥様顔貌，オウムの嘴様鼻
ハマム・リッチ症候群 Hamman-Rich syndrome	眼球乾燥症，角膜軟化症，網膜血管の拡張・蛇行	間質性肺線維症
ハンド・シュラー・クリスチャン病 Hand-Schüller-Christian disease	眼球突出	尿崩症，頭蓋および扁平骨の地図状欠損
ヘールホルト症候群 Heerfordt syndrome（ぶどう膜耳下腺熱 uveoparotid fever）	両側性虹彩毛様体炎	耳下腺腫脹，顔面神経麻痺
ヒスチオサイトーシスX Histiocytosis X	眼球突出	骨好酸球性肉芽腫，HSC，LSの3疾患の総合名で，3疾患の症状が出る
ホルネル症候群 Horner syndrome	眼瞼下垂，瞼裂狭小，眼球陥凹，縮瞳	頚部交感神経麻痺
ハンター症候群 Hunter syndrome	網膜色素変性(症)	ムコ多糖症，ガーゴイリスム
ハーラー症候群 Hurler syndrome	眼瞼下垂，両眼隔離症，網膜色素変性(症)，角膜混濁	ムコ多糖症，骨変形
アーヴァイン・ガス症候群 Irvine-Gass syndrome	水晶体手術後の嚢胞様黄斑浮腫	
カルタゲナー症候群 Kartagener syndrome	色盲，近視，緑内障，虹彩異常	内臓逆位症

症候群	眼症状	眼以外症状
カサバッハ・メリット症候群 Kasabach-Merritt syndrome	眼瞼，結膜，眼球組織の出血	血小板減少，線溶亢進
キーンズ・セイヤー症候群 Kearns-Sayre syndrome	慢性進行性外眼筋麻痺，網膜色素変性（症）	完全心ブロック
クリッペル・フェール症候群 Klippel-Feil syndrome	眼振，外眼筋麻痺	短頚，頭頚部の運動制限 後頭部の頭髪の生え際が低い
ローレンス・ムーン・ビードル症候群 Laurence-Moon-Biedl syndrome	網膜色素変性（症）	肥満，多指，合指，性器発育不全
レーバー病 Leber disease	視神経炎，視神経萎縮	頭痛，めまい
レットレル・ジーベ病 Letterer-Siwe disease	眼球突出	尿崩症（急性組織球増殖症）
ロウ症候群 Lowe syndrome	先天緑内障，白内障	知的障害，アシドーシス，腎障害
マーカスガン現象 Marcus Gunn phenomenon	眼瞼下垂（片側）	下顎運動（開口）により開瞼
マルファン症候群 Marfan syndrome	球状水晶体，水晶体偏位	クモ状指，解離性大動脈瘤
マロトー・ラミー症候群 Maroteaux-Lamy syndrome	角膜混濁	ムコ多糖症，骨変形
ミクリッツ病 Mikulicz disease	両側涙腺の無痛性腫脹，涙液分泌不全	唾液腺，耳下腺腫脹，口内乾燥
ミラード・グブラー症候群 Millard-Gubler syndrome	外転神経麻痺，顔面神経麻痺	対側の片麻痺
メビウス症候群 Mobius syndrome	外転神経麻痺	顔面神経麻痺
モルキオ病 Morquio disease	角膜混濁	ムコ多糖症，骨変形
ニーマン・ピック病 Niemann-Pick disease	cherry-red spot，視神経萎縮	肝脾腫，発育・知的障害
パリノー眼腺症候群 Parinaud oculoglandular syndrome	円蓋部結膜の限局性肉芽腫性病変	耳前や頚部のリンパ節腫脹
パリノー症候群 Parinaud syndrome	上方注視麻痺，輻湊障害	松果体腫瘍
パーキンソン病 Parkinson disease	眼瞼の粗動痙攣，下垂，輻湊麻痺，調節麻痺，上下注視麻痺	筋強直，寡動，振戦
パトー症候群 Patau syndrome	小眼球，両眼隔離症，ぶどう膜欠損，網膜形成不全	心奇形，多指症
ポイツ・イエーガー症候群 Peutz-Jeghers syndrome	眼瞼縁，瞼裂の色素沈着	消化管ポリポーシス
ピエール ロバン症候群 Pierre Robin syndrome	先天白内障，緑内障，小眼球	口蓋裂，鳥様顔貌，骨格異常
プランマー・ヴィンソン症候群 Plummer-Vinson syndrome	蒼白結膜，涙液分泌の減少	低色素性貧血，嚥下困難
ポスナー・シェロスマン症候群 Posner-Schlossman syndrome	片眼性，再発性眼圧上昇，角膜後面沈着物	
レフサム病 Refsum disease	夜盲，網膜色素変性（症）	遺伝性脂質代謝異常，神経症状
ライター症候群 Reiter syndrome	結膜炎	尿道炎，関節炎
ロション・ドゥヴィニョー症候群 Rochen-Duvigneaud syndrome（上眼窩裂症候群）	III・IV・VI神経障害による眼球運動障害，眼球突出	

症候群	眼症状	眼以外症状
ロスムンド・トムソン症候群 Rothmund-Thomson syndrome	両側性白内障	多形皮膚萎縮症
先天風疹症候群 rubella syndrome (CRS)	白内障，網膜症	難聴，心奇形
サンフィリポ症候群 Sanfilippo syndrome	網膜色素変性(症)	ムコ多糖症，軽度ガーゴイリスム，知能低下
シャイエ症候群 Scheie syndrome	角膜混濁，夜盲，網膜色素変性(症)	ムコ多糖症
シェーグレン症候群 Sjögren syndrome	乾性角結膜炎	口内乾燥，多発性関節炎
スティーブンス・ジョンソン症候群 Stevens-Johnson syndrome	偽膜性結膜炎	多形滲出性紅斑
スティックラー症候群 Stickler syndrome	近視，硝子体変性，網膜剝離	関節炎，骨形成異常，難聴
スタージ・ウェーバー症候群 Sturge-Weber syndrome	牛眼，緑内障，脈絡膜血管腫 動眼神経麻痺	顔面血管腫 対側の顔面神経麻痺，片麻痺
高安病(脈なし病，大動脈炎症候群) Takayasu disease	眼底の花環様血管網，視神経萎縮	脈拍を触れがたい
テルソン症候群 Terson syndrome	硝子体出血	くも膜下出血
トロサ・ハント症候群 Tolosa-Hunt syndrome	眼窩深部痛，III・IV・V・VI脳神経障害	
ターナー症候群 Turner syndrome	斜視，眼瞼下垂	低身長，独特の体型
アッシャー症候群 Usher syndrome	網膜色素変性(症)	難聴
ファン デル ヘーベ症候群 van der Hoeve syndrome	青色強膜	骨脆弱，難聴
フォークト・小柳・原田症候群 Vogt-Koyanagi-Harada syndrome	急性びまん性ぶどう膜炎	髄膜炎症状，感音性難聴，皮膚症状
フォン ヒッペル・リンドウ病 von Hippel-Lindau disease	網膜血管腫，滲出性病変	小脳血管腫
フォン レクリングハウゼン病 von Recklinghausen disease	虹彩結節，眼球突出	神経線維腫症，難聴
ワールデンブルグ症候群 Waardenburg syndrome	内眼角の側方偏位，眼瞼縮小，虹彩異色	鼻梁の肥厚，難聴，白髪
ワーレンベルグ症候群 Wallenberg syndrome	眼振，角膜反射消失，Horner症候群	交代性片麻痺
ヴァイル マルケサーニ症候群 Weill Marchesani syndrome	球状水晶体，水晶体偏位	短指症，短頸
ウェルナー症候群 Werner syndrome	白内障	皮膚萎縮，短軀，早老症
ウェルニッケ脳症 Wernicke encephalopathy	眼筋麻痺，眼振	失調性歩行，意識障害(アルコール中毒によるビタミン欠乏)
ウィルソン病 Wilson disease	カイザー・フライシャー輪，ひまわり白内障	レンズ核障害，肝硬変

眼科で頻用される略語

略語	英語（Lはラテン語）	日本語
AC	anterior chamber	前房
AC/A ratio	accommodative convergence/accommodation ratio	調節性輻湊対調節比
AHC	acute hemorrhagic conjunctivitis	急性出血性結膜炎
AION	anterior ischemic optic neuropathy	前部虚血性視神経症
AK	astigmatic keratotomy	乱視矯正角膜切開（術）
AMD	age-related macular degeneration	加齢黄斑変性
APMPPE	acute posterior multifocal placoid pigment epitheliopathy	急性後部多発性斑状色素上皮症
ARC	abnormal retinal correspondence	網膜対応異常
ARN	acute retinal necrosis	急性網膜壊死
Ax	axis	軸
AZOOR	acute zonal occult outer retinopathy	急性帯状潜在性網膜外層症
BRAO	branch retinal artery occlusion	網膜動脈分枝閉塞（症）
BRVO	branch retinal vein occlusion	網膜静脈分枝閉塞（症）
BUT	break up time of tear film	涙液層破壊時間
C	coefficient of aqueous outflow	房水流出率
C/D ratio	cup to disc ratio	陥凹乳頭径比
CF	counting finger	指数弁
CFF	critical flicker frequency	限界フリッカ値
CL	contact lens	コンタクトレンズ
CME	cystoid macular edema	嚢胞様黄斑浮腫
CNV	choroidal neovascularization	脈絡膜血管新生
CO	certified orthoptist	視能訓練士
CRAO	central retinal artery occlusion	網膜中心動脈閉塞（症）
CRVO	central retinal vein occlusion	網膜中心静脈閉塞（症）
cyl	cylinder	円柱レンズ
D	diopter, dioptrie	ジオプトリー
ECCE	extracapsular cataract extraction	（白内障）嚢外摘出術
EKC	epidemic keratoconjunctivitis	流行性角結膜炎
EMG	electromyogram	筋電図
ENG	electronystagmogram	電気眼振図
EOG	electro-oculogram	眼球電（位）図
ERG	electroretinogram	網膜電図
ERP	early receptor potential	早期視細胞電位
FAG	fluorescein fundus angiography	蛍光眼底造影
FC	finger counting	指数弁

略語	英語 (Lはラテン語)	日本語
GP	Goldmann perimetry	ゴールドマン視野計
GPC	giant papillary conjunctivitis	巨大乳頭結膜炎
HCL	hard contact lens	ハードコンタクトレンズ
HFA	Humphrey Field Analyzer	ハンフリー視野計
HM	hand motion	手動弁
ICCE	intracapsular cataract extraction	(白内障)囊内摘出(術)
ICE	iridocorneal-endothelial syndrome	虹彩角膜内皮症候群
ICG	indocyanine green	インドシアニングリーン
IOL	intraocular lens	眼内レンズ
IOP	intraocular pressure	眼圧
KEP	keratoepithelioplasty	角膜上皮形成術
KP	keratic precipitate	角膜後面沈着物
KSD	keratitis superficialis diffusa (L)	びまん性表層角膜炎
LASEK	laser-assisted subepithelial keratectomy	レーザー角膜内切削形成術
LASIK	laser in situ keratomileusis	角膜フラップ下のレーザー角膜切除による屈折矯正術
L/D ratio	light peak/dark trough ratio	明極大/暗極小比
LI	laser iridotomy	レーザー虹彩切開術
LKP	lamellar keratoplasty	表層角膜移植
LP	light perception	光覚弁
LTP	laser trabeculoplasty	レーザー線維柱帯形成術
MEWDS	multiple evanescent white dot syndrome	多発消失性白点症候群
MLF	medial longitudinal fasciculus	内側縦束
m.m.	motus manus (L)	手動弁
MS	multiple sclerosis	多発性硬化症
MTF	modulation transfer function	変調伝達関数
n.c.	vitra visum non corrigunt (L)	矯正不能
n.d.	numerus digitorum (L)	指数弁
NFLD	nerve fiber layer defect	神経線維層欠損
NRC	normal retinal correspondence	正常網膜対応
NTG	normal tension glaucoma	正常眼圧緑内障
NVD	neovascularization at the disc	(視神経)乳頭部血管新生
NVE	neovascularization elsewhere	(視神経)乳頭部以外血管新生
OCT	optical coherence tomograph	光干渉断層計
OCV	opacitas corporis vitrei (L)	硝子体混濁
OH	ocular hypertension	高眼圧症
OKN	optokinetic nystagmus	視運動性眼振

略語	英語（Lはラテン語）	日本語
PACG	primary angle closure glaucoma	原発閉塞隅角緑内障
PAS	peripheral anterior synechia	周辺虹彩前癒着
PC	photocoagulation	光凝固
PCV	polypoidal choroidal vasculopathy	ポリープ状脈絡膜血管症
PD	pupillary distance	瞳孔間距離
PDT	photodynamic therapy	光線力学療法
PEA	phacoemulsification and aspiration	水晶体超音波乳化吸引術
PHPV	persistent hyperplastic primary vitreous	第1次硝子体過形成遺残
PKP	penetrating keratoplasty	全層角膜移植術
PL	preferential looking	選択視法
POAG	primary open angle glaucoma	原発開放隅角緑内障
PPA	parapapillary chorioretinal atrophy	（視神経）乳頭周囲網脈絡膜萎縮
PPRF	paramedian pontine reticular formation	傍正中橋網様体
PRK	photorefractive keratectomy	レーザー屈折矯正角膜除去術
PRP	panretinal photocoagulation	汎網膜光凝固
PTK	phototherapeutic keratectomy	治療的レーザー角膜切除術
PVD	posterior vitreous detachment	後部硝子体剥離
PVR	proliferative vitreoretinopathy	増殖硝子体網膜症
RAP	retinal angiomatous proliferation	網膜内血管腫状増殖
RAPD	relative afferent pupillary defect	相対的瞳孔求心路瞳孔障害
RD	retinal detachment	網膜剥離
RGPCL	rigid gas permeable contact lens	ガス透過性ハードコンタクトレンズ
RK	radial keratotomy	放射状角膜切開術
ROP	retinopathy of prematurity	未熟児網膜症
RPE	retinal pigment epithelium	網膜色素上皮
SCL	soft contact lens	ソフトコンタクトレンズ
s.l.	sensus luminis（L）	光覚弁
SLO	scanning laser ophthalmoscope	走査レーザー検眼鏡
SP	simultaneous perception	同時視
SPK	superficial punctate keratitis	表層点状角膜炎
SRF	subretinal fluid	網膜下液
TTT	transpupillary thermotherapy	経瞳孔温熱療法
Vd	visus dextrer（L）	右眼視力
VEP	visual evoked potential	視覚誘発電位
Vs	visus sinistra（L）	左眼視力
YAG	yttrium-aluminium-garnet laser	ヤグレーザー

日本語索引

太数字は主な解説頁を示す

あ

アーガイル ロバートソン　73
アイバンク　133
アカントアメーバ角膜炎　125
アクセンフェルト・リーガー症候群　288
アシクロビル眼軟膏　124
アダリムマブ　343
アッシャー症候群　211
アディー症候群　73
アデノウイルス　107
アデノウイルス結膜炎　107
アデノウイルス結膜炎潜伏期　107
アトピー角結膜炎　106
アトピー性皮膚炎　88, 344
アノマロスコープ　52
アベリノ角膜ジストロフィ　128
アマクリン細胞　7
アミオダロン　349
アムスラー　46
アルコール弱視　348
アレルギー結膜炎　104
悪性黒色腫　91
悪性リンパ腫　99
朝顔症候群　302
圧入眼圧計　250
圧迫子付きレンズ　170
圧迫性視神経症　277
圧平眼圧計　250
暗順応　53
暗順応 ERG　175
暗順応曲線　53, 54
暗順応測定法　54
暗点　48

い

イールズ病　192
イチゴ状血管腫　89
イヌ回虫　159
インドシアニングリーン蛍光眼底造影　171, 207
インフリキシマブ　343
異常3色覚　51
異常網膜毛細血管　193
異物　361
異物感　30, 114
異名半盲　47

遺伝子検査　268
遺伝性視神経症　274
石垣状巨大乳頭　105
石原式色覚検査表　52
咽頭結膜熱　107
隠伏　185

う

ウイルス性ぶどう膜炎　154
ウイルス性疣贅　89
ウィルソン病　120, **340**
ウェーバー症候群　314
ウォーターズ法　325
ウェジナー肉芽腫症　346
ウォルフリング腺　**12**, 94
うっ血乳頭　268, 345
運動性融像　289

え

エーラース・ダンロス症候群　344
エアーバッグ眼外傷　366
エキシマレーザー　64
エキシマレーザー表層角膜切除術　128
エタンブトール視神経症　348
エタンブトール中毒　276
エディンガー・ウェストファル核　69
エドワーズ症候群　349
エメリー・リトル分類　232
エンテロウイルス70　**108**, 124
エンテロウイルス結膜炎　108
壊死性角膜炎　123
壊死性強膜炎　133
衛星病巣　122, **158**
液層　17
円孔　207
円錐角膜　120, **128**
円柱レンズ　63
円柱レンズ度数　61
円板状角膜炎　123
炎症性混濁　214
炎症性肉芽腫　147
炎性偽腫瘍　99
炎性視神経萎縮　275
遠見　41
遠見視力　39
遠視　56
遠視性乱視　57

遠点　55, 66

お

オートレフラクトメータ　60
オンコセルカ症　348
おおい試験　293, 311
小口病　212
悪心　253
桜実紅斑　184, **189**, 340
嘔吐　253
黄斑　180
黄斑上膜　218
黄斑円孔　**203**, 356
黄斑分割　**47**, 345
黄斑回避　**47**, 280
黄斑前膜　203
黄斑輪状反射　180
黄蝋色萎縮　210
太田母斑　132

か

カイザー・フライシャー輪　120, **340**
カタル性角膜潰瘍　125
カフェオレ斑　343
カラーコードマップ　117
カラードップラ血流検査　177
ガス硝子体内注入　203
ガドリニウム DTPA　326
ガラス工白内障　234, 365
ガン現象　185
下眼窩裂　323
下眼瞼皮膚の知覚鈍麻　358
下行性萎縮　275
下斜筋　307
下斜視　293
下直筋　307
化学的損傷　364
火炎状母斑　89
加齢白内障　231
加齢黄斑変性治療の進歩　205
加齢黄斑変性　205, 218
仮像　291
仮面症候群　147
花冠状網状吻合　193
花粉性結膜炎　104
家族性黒内障性白痴　340
家族歴　29
渦静脈　17, 138

過熟白内障 231, 233
顆粒状角膜ジストロフィ 128
回折 18
回旋運動 306, 307
回旋斜視 293
回旋点 306
改変デイビス分類 194, 339
海綿静脈洞血栓症 279
海綿静脈洞症候群 315
開散 67, 308
開散障害 68
開散麻痺 68, 313
潰瘍 120
外陰部潰瘍 149, 343
外顆粒層 139
外眼角 85
外眼筋 14, 306
外眼筋炎 328
外眼筋麻痺 310
外眼部 31
外斜視 293
外傷性視神経症 276
外傷性白内障 233, 360
外傷性網膜剝離 356
外側膝状体 10, 265, 279, 345
外転神経麻痺 314
外麦粒腫 87
外膜 3
角膜 4, 18, 114
角膜厚測定 118
角膜異物 362
角膜移植術 130
角膜幹細胞 5
角膜感染症 120
角膜形状解析装置 117
角膜血染 354, 355
角膜後面沈着物 143
角膜シールド(楯状)潰瘍 105
角膜ジストロフィ 127
角膜疾患の原因遺伝子 129
角膜実質 4, 115, 123
角膜実質炎 119
角膜上皮 4, 114, 123
角膜上皮下混濁 108
角膜上皮の創傷治癒 116
角膜真菌症 121
角膜新生血管 120
角膜退行変性(症) 127
角膜知覚計 118
角膜知覚検査 118
角膜知覚の低下 123, 124
角膜トポグラフィー 58

角膜内皮 4
角膜内皮移植 132
角膜内皮細胞検査 35
角膜軟化症 127, 343
角膜の混濁 119
角膜の腫瘍 130
角膜膿瘍 120
角膜びらん 118
角膜浮腫 119
角膜ぶどう膜炎 123
角膜プラーク 105
角膜ヘルペス 122
角膜輪部 4, 114
角膜類皮嚢腫 130
拡張 185
核下性麻痺 313
核間麻痺 272, 313
核上性麻痺 313
核白内障 230
滑車 15
滑車神経麻痺 314
滑動性運動 309
学校近視 55
干渉縞視力 41
汗腺 84
杆体 7, 19
杆体1色型色覚 51
肝レンズ核変性 120, 340
陥凹 180, 244
陥凹/乳頭径比 246
乾性角結膜炎 110, 127
乾燥感 31
間欠性眼球突出 334
間欠性斜視 293
間接型隅角鏡 251
間接照明法 34, 116
間接対光反射 69
幹細胞 115
感覚性融像 290
感染性ぶどう膜炎 141
感染予防 360
管状視野 48
関節リウマチ 347
眼圧 248
眼圧上昇 124
眼圧測定 34
眼位 31, 293, 308
眼位ずれ 310
眼位の異常 31
眼科緊急疾患 36
眼窩 15, 322
眼窩悪性リンパ腫 326

眼窩縁 322
眼窩隔膜 15, 322
眼窩筋炎 328
眼窩骨折 357
眼窩腫瘍 331
眼窩静脈瘤 334
眼窩シンチグラフィ 326
眼窩先端部 322
眼窩先端部症候群 315, 330
眼窩壁 15
眼窩蜂窩織炎 327
眼窩蜂巣炎 327
眼球 3
眼球運動 21, 31, 295, 306
眼球運動障害 310, 317
眼球型 105
眼球陥凹(入) 323, 358
眼球後退症候群 315
眼球鉄錆症 363
眼球電(位)図 35, 176, 313
眼球銅症 364
眼球突出 31, 327, 323
眼球突出度測定 324
眼球偏位 310, 323
眼球マッサージ 190
眼球癆 145, 209
眼鏡 63
眼筋麻痺 310
眼筋無力症 317
眼瞼 11, 84
眼瞼炎 86
眼瞼縁 11
眼瞼下垂 86, 317
眼瞼外反症 85
眼瞼型 105
眼瞼痙攣 86
眼瞼後退 327
眼瞼腫脹 327, 328
眼瞼単純疱疹 88
眼瞼内反症 85
眼瞼裂傷 360
眼瞼・結膜腫脹 31
眼脂 30, 97, 103
眼軸長 54
眼振 317
眼性斜頚 311
眼性頭位異常 311
眼性眩暈 311
眼精疲労 31
眼痛 31, 114, 253
眼底血圧計 177
眼底検査 34, 268

眼底出血　*180*
眼底の色　*140*
眼電図　*210*
眼動脈　*16*
眼内異物　*362*
眼内炎　*37, 157*
眼内灌流液　*235*
眼内腫瘍　*147, 173*
眼内光凝固術　*210*
眼内光凝固装置　*215*
眼内リンパ腫　*162*
眼内レンズ　**64**
眼内レンズの歴史　*239*
眼杯　*24*
眼杯裂　*24*
眼杯裂の閉塞　*24*
眼白皮症　*140*
眼皮膚白皮症　*339*
眼部帯状ヘルペス　**124**, *154*
眼部帯状疱疹　*88*
眼輪筋　*12*
眼類天疱瘡　**111**, *343*
眼・中枢神経系リンパ腫　*162*
癌関連網膜症　*341*
顔面神経支配　*12*

き

キース・ウェグナー分類　*188, 338*
既往歴　*29*
起交感眼　*153*
基礎分泌　*18, 95*
基底細胞癌　*89*
機能的視野障害　*48*
偽アーガイル ロバートソン瞳孔　*74*
偽近視　*55*
偽斜視　*295*
偽樹枝状の角膜炎　*125*
偽水晶体　*239*
偽内斜視　*86*
偽乳頭炎　*269*
偽脳腫瘍　*269*
偽膜　*103*
偽膜性結膜炎　*343*
逆行　*60*
弓状暗点　*246*
求心性狭窄　**47**, *210*
急性アレルギー性浮腫　*89*
急性水腫　*129*
急性帯状潜在性網膜外層症　*213*
急性びまん性ぶどう膜炎　*152*
急性びまん性網脈絡膜炎　*152*
急性網膜壊死　*155*

急性緑内障　*147*
急性涙腺炎　*97*
急性涙嚢炎　*97*
急性濾胞性結膜炎　*107, 108*
球後視神経炎　*271*
球後麻酔　*235*
球面収差　*18*
球面レンズ　*63*
球面レンズ度数　*61*
牛眼　*303*
巨大角膜　*120*
巨大乳頭結膜炎　*106*
虚血性視神経症　*270*, **272**, *338*
虚性暗点　*48*
鋸状縁　**6**, *180*
共同性斜視　*293*, **310**
境界線形成　*198*
狭細化　*188*
狭窄　*44, 47*
強主経線　*57*
強膜　*5*
強膜炎　*132*
強膜岬　*9*
強膜散乱法　*34*
強膜篩(状)板　*5*
強膜内陥術　*209*
強膜ぶどう腫　*133*
強膜メラノーシス　*132*
矯正視力　*39*
鏡面反射法　*34, 116*
局所 ERG　*175*
局所性網膜虚血　*183*
極小切開白内障手術　*238*
桐沢型ぶどう膜炎　*154*
近見　*42*
近見視力　*29, 39*
近見反射　**67**, *69*
近視　*54*
近視性乱視　*57*
近接性輻湊　*68*
近点　*66*
金箔様の光沢　*212*
筋緊張性ジストロフィ　*349*
筋性眼精疲労　*69*
筋電図　*312*
筋縫着術　*319*
緊張性輻湊　*67*
銀線動脈　*184*

く

クッシング症候群　*342*
クラウゼ腺　**12**, *94*

クラミジア結膜炎　*102, 109*
クルーゾン病　*350*
クレーンライン法　*332*
クロスシリンダー　*61*
クロルプロマジン　*349*
クロロキン網膜症　*348*
グラデニゴ症候群　*314*
グレーティングカード法　*287*
グレーフェ徴候　*328*
グレーブス病　*317*
グレンブラッド・ストランドベルグ症候群　**212**, *344*
くも指症　*234, 349*
空気灌流下硝子体手術　*215*
隅角　*9*
隅角鏡　*251*
隅角検査　*34*
隅角後退　*354*
隅角癒着　*148*
隅角離開　*354*
屈折異常　*54*
屈折異常弱視　*299*
屈折矯正手術　*64*
屈折検査　*32, 296*
屈折性遠視　*57*
屈折性近視　*55*

け

ケステンバウム法　*319*
ケラトメータ　*117*
形態覚遮断弱視　*230, 299*
経気管支肺生検　*148*
経毛様体扁平部水晶体切除術　*238*
蛍光眼底造影　*152*
蛍光眼底造影検査　*35, 212*
蛍光眼底造影検査法　**171**
蛍光漏出点　*200*
頸動脈海綿静脈洞瘻　*333*
血液網膜柵(関門)　*19, 168, 171*
血管型ベーチェット　*343*
血管腫　*89*
血管新生　*186*
血管新生緑内障　*190, 194*, **254**
血管層　*6*
血管内皮増殖因子　*194, 200*, **206**
血清アンギオテンシン変換酵素　*148*
結核　*348*
結核性ぶどう膜炎　*159*
結節性紅斑様皮疹　*343*
結節性動脈周囲炎　*347*
結節性の網膜静脈周囲炎　*148*
結膜　**12**, *102*

結膜異物　361
結膜円蓋　12, 102
結膜炎　147
結膜下出血　103
結膜乾燥症　343
結膜，強膜充血　30
結膜弛緩症　111
結膜腫瘍　111
結膜充血　327
結膜出血　30
結膜浮腫　327
結膜濾胞症　102
牽引試験　358
牽引性網膜剝離　**194**, 210, 215
瞼球癒着　364
瞼板筋　**12**, 84
瞼板腺　11, 12
顕性遠視　57
限界フリッカ値　**35**, 46, 267
原発開放隅角緑内障　253
原発閉塞隅角症　253
原発閉塞隅角緑内障　253

こ

コーツ病　192
コーヌス　**56**, 180, 303
コールドウェル法　325
コールラウシュの屈曲点　53
ゴーシェ病　341
ゴールデンハー症候群　130
ゴールドマン三面鏡　170
ゴールドマン圧平眼圧計　250
ゴールドマン視野計　44
コケイン症候群　211
ゴブレット細胞　94
コロイデレミア　163
コンタクトレンズ　63, 239
コントラスト視力　41
コンピューター断層撮影法　325
ごま塩眼底　160
固視交代　295
固視微動　21
後結膜動脈　13
後前撮影法　325
後嚢下白内障　233
口径不同　184, 185, 188
広角倒像型レンズ　170
甲状腺眼症　**327**, 342
甲状腺機能亢進　327
甲状腺性視神経症　277
交感神経　13
交感性眼炎　153, 360

交互対光反射試験　71
交差性複視　291
交代遮閉試験　293
光覚　62
光視症　30, 209
光軸　54
光線力学(的)療法　205
好発年齢と性差　147
抗VEGF　**56**
抗VEGF薬　191
抗VEGF療法　205
抗アクアポリン4抗体　272
抗コリン薬散瞳　74
後極白内障　230
後極部肉芽腫型　159
後水晶体線維増殖(症)　199, **289**
後天近視　55
後天色覚異常　51
後天梅毒　348
後天鼻涙管閉塞　96
後天夜盲　54, **342**
後転術　297
後発白内障　234
後部強膜炎　133
後部硝子体剝離　214
後部ぶどう膜炎　141, 145
後房　9
後毛様(体)動脈　138
恒常性斜視　293
紅斑　343
虹彩　**5**, 136
虹彩炎　141
虹彩筋　5
虹彩欠損　139
虹彩後癒着　143, 148
虹彩根部の高位付着　251
虹彩切開術　254
虹彩の色　136
虹彩毛様体炎　123, **141**, 142
虹彩紋理　136
虹彩離断　355
虹彩ルベオーシス　145, 194
虹視症　30
格子状角膜ジストロフィ　128
格子状変性　207
高血圧性変化　338
高次収差　118
硬化性角膜炎　133
硬性白斑　174, **182**, 201
膠様滴状角膜ジストロフィ　128
国際重症度分類　**194**, 339
国際分類　198

骨形成不全　350
骨小体様色素斑　211
混合(雑)性乱視　57

さ

ザールス弓　185
ザイデル試験　359
サイトメガロウイルス感染症　347
サイトメガロウイルス網膜炎　155
サリン　348
サルコイドーシス　**147**, 346
サルコイド結節　147, 148
再発性アフタ　149
再発性角膜上皮びらん　118
再発性前房蓄膿性ぶどう膜炎　343
再発性のアフタ性口内炎　343
細菌性角膜潰瘍　120
細菌性角膜潰瘍の起炎菌　121
細菌性眼内炎　157
細菌性結膜炎　109
細隙灯顕微鏡　170
細隙灯顕微鏡検査(法)　**33**, 115
細動脈硬化性変化　188
細胞密度　118
細胞様小体　183
最小可視角　38, 41
最小可読閾　38
最小錯乱円　57
最小視認閾　38
最小分離閾　38
皿状変化　244
三角症候群　356
三叉神経　13
三叉神経反射　71
蚕蝕性角膜潰瘍　125
散瞳　18, 69
散瞳薬の点眼　147
霰粒腫　88
残像試験　292, 296
3歳児健診　300
3歳未満の乳幼児に対する視力検査方法　42

し

シェイエ分類　188, 338
シェイファー分類　251
シェーグレン症候群　**98**, 346
シャグレーンパタン　184
シュレム管　**9**, 249
シュワルツ症候群　356
シュワルベ線　9
シュワン鞘　264

シルマー試験　**95**, 110	視力障害　29, 357	羞明　30, 114, 229
ジオプトリー　54	視力障害性眼振　318	集合管　249
ジギタリス　349	視力低下　210	重症筋無力症　315
ジストニア　86	視路　**10**, 277	縮瞳　18, 69, 143
糸状角膜炎　118	紫外線　365	出血性色素上皮剥離　181
指数弁　62	篩状板　244, 264	春季カタル　105
脂腺癌　91	字づまり視力　39	瞬目（まばたき）　17
脂肪抑制法　326	字ひとつ視力　**39**, 42, 287	初発白内障　231
脂漏性角化症　89	耳下腺腫脹　147	小角膜　120
脂漏性眼瞼炎　86	耳下腺リンパ節　12	小眼球　301
視運動性眼振　42, 318	耳前リンパ節腫脹　107, 108	小視症　200
視覚器　2	耳側褪色　271	小数視力　40
視覚障害児　76	自動視野計　46	小切開硝子体手術　215
視覚障害者　76	自発性の瞬目　17	小児の眼科検査　36
視覚誘発電位　35, 42, 267, 271	磁気共鳴画像診断法　325	小児の眼の特性　286
視紅　53	色覚異常　30, 49	小児緑内障　255
視差　289	色覚検査　36	小乳頭症　273
視細胞　19	色視野　44	消化管ベーチェット　343
視索　**10**, 265, 279, 345	色素性色覚異常　51	症候性眼精疲労　69
視神経　**10**	色素性母斑　89	焦域　57
視神経萎縮　275	色相　49	焦点距離ｆ（ｍ）の逆数　54
視神経炎　270	軸索　264	硝子体　9, 19, 148
視神経開放手術　277	軸性遠視　57	硝子体基質　9
視神経管　322	軸性球後視神経炎　343	硝子体基底　**9**, 168
視神経管骨折　356	軸性近視　55	硝子体混濁　214
視神経管撮影　325, 357	実質　114	硝子体手術　198, 203, **215**
視神経欠損　25	実性暗点　48	硝子体出血　171, 182, **213**, 214
視（神経）交叉　**10**, 265	縞視力　41	硝子体内滲出・増殖　198
視神経膠腫　277	縞視力カード法　**42**, 287	硝子体の形成　25
視神経障害　276	斜位　293	硝子体剥離　214
視神経脊髄炎　**272**, 345	斜視　292	硝子体（液）　9
視神経線維　264	斜視角　295	睫毛　11
視神経線維再生の可能性　265	斜視弱視　299	睫毛汗腺　12
視神経低形成　301	斜乱視　57	睫毛脂腺　12
（視神経）乳頭　10, **11**, 168, 180, 264	遮閉試験　**35**, 293, 311	睫毛乱生　86, 104
（視神経）乳頭縁　168	遮閉法　300	漿液性網膜剥離　174, **201**
（視神経）乳頭陥凹の拡大　244	遮閉・非遮閉試験　293	衝動性運動　308
（視神経）乳頭陥凹の切痕　244	弱視　57, **298**	上位視路　265
（視神経）乳頭周囲網脈絡膜萎縮　244	弱視眼振　318	上眼窩裂　322
視診　31	弱視視能矯正　300	上眼窩裂症候群　315
視線　54	弱主経線　57	（上）眼瞼挙筋　12
視能訓練士　300	若年性再発性網膜硝子体出血　192	上強膜　5
視放線　10, 267, 345	手動弁　62	上強膜炎　132
視野　43	主経路　249	上強膜静脈　249
視野異常　29	主訴　28	上下筋（垂直筋）　14
視野検査　35	樹枝状角膜炎　123	上下注視麻痺　313
視野障害　47, 357	樹枝状の潰瘍　124	上下向き運動　308
視野闘争　291	周辺暗点　48	上行性萎縮　275
視野の求心性狭窄　211	周辺虹彩切除　256	上斜筋　307
視野の島　43	周辺虹彩前癒着　143, 145, 148, 251	上斜視　293
視力　38	周辺視野狭窄　210	上直筋　307
視力検査　32, 41	周辺部肉芽腫型　159	上皮　114

娘病巣　*158*
常染色体劣性遺伝　*210*
静脈性拍動　*186*
触診　*32*
心因性視力障害　*303*
心因性の視野障害　*48*
神経性眼精疲労　*69*
神経線維腫症　*343*
神経ベーチェット　*343*
神経麻痺性角膜炎　*127*
真菌性眼内炎　*157*
真珠の首飾状混濁　*148*
深層層状角膜移植術　*128*
診察の流れ　*28*
新生血管黄斑症　*56, 213*
新福田分類　*194, 339*
滲出型加齢黄斑変性　*205*
滲出性網膜剝離　***152***, *210*
腎性網膜症　***188***, *338*

す

スコット分類　*339*
スタガルト病　*205*
スタージ・ウェーバー症候群
　　89, *160, 344*
スチーブンス・ジョンソン症候群
　　111, *343*
ステルワーグ徴候　*328*
ステロイド白内障　*234, 348*
ステロイド緑内障　***254***, *348*
ステロイド・パルス療法　*153*
スネレン方式　*40*
スペキュラーマイクロスコープ　*118*
スリット走査式角膜形状解析装置
　　117
3ポートシステム　*215*
水晶体　*7, 19, 228*
水晶体核　*228*
水晶体起因性ぶどう膜炎　*159*
水晶体小胞形成　*24*
水晶体脱臼　*355*
水晶体超音波乳化吸引(術)　*235*
水晶体囊　*228*
水晶体皮質　*228*
水晶体偏位　*234, 340*
水層　*94*
水痘　*109*
水痘帯状疱疹ウイルス　*88*
水平運動　*306*
水平筋　*14*
水平細胞　*7*
水平注視麻痺　*313*

水平半盲性欠損　*273*
水平向き運動　*308*
水疱性角膜症　*18, 115,* ***119***
垂直運動　*306*
垂直筋　*14*
垂直注視麻痺　*313*
錐体　*7, 19, 49*
錐体杆体ジストロフィ　*204*
錐体色覚　*51*
錐体ジストロフィ　*204*
髄液細胞増多　*152*

せ

正視　*54*
正常眼圧緑内障　*253*
正常網膜対応　*292*
正乱視　*57*
生体顕微鏡検査　*115*
生理的複視　*291*
成熟白内障　*231*
青色強膜　*132*
星状硝子体症　*214*
星芒状白斑　*182, 188*
精神反射　*71*
静止視力　*41*
静的視野計測　*43*
赤外線　*365*
赤外線白内障　*234, 365*
切痕　*244*
接触性眼瞼結膜炎　*88*
接触レンズ　*170*
絶対暗点　*48*
先天黄斑変性　*204*
先天鎌状網膜剝離　*25*
先天眼振　*318*
先天近視　*55*
先天視神経欠損　*301*
先天色覚異常　*49*
先天内反症　*85*
先天梅毒　*348*
先天梅毒性角膜実質炎　*126*
先天白内障　*229*
先天鼻涙管閉塞　*96*
先天風疹症候群　*230, 347*
先天無虹彩(症)　*139*
先天夜盲　*54*
先天緑内障　*303*
穿孔　*118*
穿孔性眼外傷　*218, 359*
穿孔性強膜軟化　*133*
閃輝暗点　*48*
腺様囊胞癌　*99*

潜伏遠視　*57*
潜伏眼振　*319*
線維芽細胞増殖阻害薬　*256*
線維柱帯　*249*
線維柱帯経路　*249*
線維柱帯切開術　*256*
線維柱帯切除術　*256*
線条検影器　*60*
線状出血　*244*
全遠視　*57*
全遠視度　*57*
全外眼筋麻痺　*314*
全眼球炎　*157*
全身性エリテマトーデス　*346*
全層角膜移植術　*131*
全白内障　*230*
全脈絡膜萎縮(症)　*163*
前眼部光干渉断層計　*252*
前極白内障　*230*
前結膜動脈　*13*
前置(非接触)レンズ　*170*
前庭眼反射　*309*
前庭刺激眼振　*318*
前庭性眼球運動　*309*
前転術　*297*
前囊下　*228*
前部眼瞼炎　*86*
前部虚血性視神経症　*272*
前部ぶどう膜炎　*142*
前房　*9*
前房隅角　*9*
前房検査　*34*
前房出血　*354*
前房穿刺　*190*
前房蓄膿　***120***, *143, 150*
前房フレア　*143*
前毛様(体)動脈　*17*

そ

双極細胞　*7*
走査レーザー検眼鏡　*174*
相対調節　*68*
相対的瞳孔求心路障害　*71*
相対的瞳孔ブロック　*253*
相対(比較)暗点　*48*
相対輻湊　*68*
窓形成　*7*
蒼白浮腫　*273*
層間白内障　*230*
総腱輪　*15*
造影T1強調画像　*326*
増殖硝子体網膜症　*214*

日本語索引　**387**

増殖前網膜症　**194**, 339
増殖前(糖尿病)網膜症　339
増殖網膜症　**194**, 339
増殖(糖尿病)網膜症　339
瘙痒感　31
側頭動脈炎　272, 347
側方向撮影法　325
側方抑制　41
続発緑内障　145
外よせ　67

た

ダウン症候群　86, **349**
ダルリンプル徴候　328
他覚的検査法　60
多局所網膜電図(ERG)　35, **176**, 267
多形腺腫　99
多焦点眼内レンズ　241
多発消失性白点症候群　213
多発性関節炎　110
多発性硬化症　271, 345
打撲白内障　360
唾液腺分泌低下　110
蛇行　184
対光-近見反射乖離　73
対光反射　69
対座検査　44
対数視力　40
退縮性内反症　85
帯状角膜変性　120
帯状ヘルペスウイルス　124
帯状ヘルペス角膜炎　124
帯状疱疹角膜炎　124
大動脈炎症候群　193
大脳皮質中枢　10
第1眼位　308
第1次眼胞形成　21
第1次硝子体過形成遺残　**25**, 289
第1次脳胞　21
第1ニューロン　10
第1偏位　310
第2眼位　308
第2次眼胞(眼杯)形成　24
第2ニューロン　10
第2偏位　310
第3眼位　308
第3ニューロン　10
高安病　346
脱髄　271
脱髄性視神経炎　271
単眼運動　306
単純近視　55

単純ヘルペス角膜炎　122
単純ヘルペスウイルス　88, 154
単純網膜症　**194**, 339
単純(糖尿病)網膜症　339
単性視神経萎縮　275
蛋白尿性網膜症　188
短後毛様(体)動脈　11, 16, 17
短指症　234
短縮術　297
短身　234
弾力線維性仮性黄色腫　344
弾力線維性偽性黄色腫　212

ち

チューブシャント手術　258
チン小帯　65, **137**, 228
チン・ハラー動脈輪　11
地図状角膜炎　123
地中海のブルー　245
中間部ぶどう膜炎　141
中心暗点　**48**, 200
中心暗点計　46
中心窩　20, 180
中心外固視　300
中心外視力　38
中心固視　300
中心視力　38
中心視力低下　200
中心静脈高カロリー栄養(IVH)　157
中心性漿液性脈絡網膜症　200
中心比較暗点　200
中枢性眼振　319
中毒性視神経症　276
中膜　3
中和点　60
注視麻痺　313
注視野　43
昼盲　**54**, 229
長後毛様(体)動脈　17
鳥距溝　10, 267
超音波Bモード検査法　171
超音波検査　35
超音波生体顕微鏡検査　35, 252
超音波乳化吸引装置　235
調節　19, **65**, 138
調節域　66
調節機能検査　268
調節緊張時間　66
調節痙攣　66
調節弛緩時間　66
調節衰弱　67
調節性眼精疲労　68

調節性内斜視　57, **297**
調節性輻湊　67
調節幅　66
調節麻痺　67
調節力　66
調和性　280
直接型隅角鏡　251
直接照明法　33, 115
直接対光反射　69
直線化　184
直像眼底検査法　168
直像検査法　34
直乱視　57
沈下　**43**, 48
沈着物　120

つ

ツァイス腺　12, 84
通水　96
痛風　341

て

テイ・ザックス病　340
テノン嚢　5, **15**, 322
テノン嚢下麻酔　235
テノン嚢内注射　147
テラーアキュイティーカード　42
テリエン周辺角膜変性　128
テルソン症候群　213, **350**
ディフューザー法　116
デスメ膜　**4**, 114
デスメ膜のひだ　119
デスメ瘤　118
デュアン症候群　**315**, 323
低眼圧黄斑症　355
低視力　298
定位の誤認　311
徹照法　**34**, 116
天疱瘡　343
点眼麻酔　235
点字　75
点状検影器　60
点状白内障　230
点状表層角膜症　85, 118, 125
転移性細菌性眼内炎　157
転移性ぶどう膜腫瘍　162
伝染性膿痂疹　88
電気生理学的検査　35
電気性眼炎　365
電撃白内障　365

と

トーリック眼内レンズ　241
トーリックコンタクトレンズ　58, **63**
トキソカラ症　159, 348
トキソプラズマ症　158, 348
トラコーマ　109
トランタス斑　105
トルコ鞍　278
トルコ鞍結節髄膜腫　279
トロサ・ハント症候群　330
ドライアイの診断基準　110
兎眼　86
兎眼性角膜炎　126
投影確実　42
投影不確実　42
倒像眼底検査法　169
倒像検査法　34
倒乱視　57
等感度曲線　43
糖尿病黄斑浮腫　192
糖尿病黄斑症　194
糖尿病白内障　233, 339
糖尿病網膜症　193, 217, 339
頭位異常　310
頭蓋咽頭腫　279, 345
頭痛　253
同行　60
同時視　289
同側性複視　291
同定不能ぶどう膜炎　142
同名半盲　47
動眼神経麻痺　72, **313**
動静脈交叉現象　185
動体視力　41
動的視野計測　43
動脈硬化性変化　338
動脈性拍動　186
動脈の狭細　184
動脈閉塞　185
銅線動脈　184
瞳孔　5, 9, 18, 31, 136
瞳孔括約筋　5, 69, 136
瞳孔間距離　63
瞳孔緊張(症)　73
瞳孔検査　268
瞳孔散大筋　5, 69, 136
瞳孔反応　280, 357
瞳孔不同　71
瞳孔ブロック　143
瞳孔膜遺残　**24**, 140
特発性黄斑円孔　215, 218

特発性黄斑上膜　215
特発性眼窩炎症　328
特発性視神経炎　271
突発性頭蓋内圧亢進症　269
特発性脈絡膜血管新生　200
豚脂様角膜後面沈着物　148

な

内眼角　85
内眼角贅皮　86
内眼筋麻痺　**67**, 310
内頚動脈閉塞　189, 338
内耳性眼振　319
内斜視　292
内側縦束　309
内側縦束症候群　313
内側縦束吻側間質核　309
内麦粒腫　87
内皮　114
内膜　3
軟性ドルーゼン　206
軟性白内障　238
軟性白斑　**182**, 194

に

ニーマン・ピック病　340
ニューロン区分　10
2色型色覚　51
2色テスト　61
肉芽腫性ぶどう膜炎　142
乳頭　103
乳頭炎　269
乳頭黄斑神経線維束　11
乳頭傾斜症候群　303
乳頭血管炎　270
乳頭腫　89
乳頭腫脹　268
乳頭小窩　25, 302
乳頭浮腫　268
人形の眼(頭)試験　309
妊娠高血圧症候群　338

ね

ネオシネジンコーワ 5% 点眼液®　74
ネコ回虫　159
猫ひっかき病　98
粘液層　94
粘液嚢腫　277
粘弾性物質　235

の

脳圧亢進　268

脳下垂体腺腫　278, 345
脳回状脈絡網膜萎縮(症)　163
脳動脈瘤　279, 345
膿の逆流　97
膿嚢腫　277, 332
嚢子　158
嚢胞様黄斑浮腫　**145**, 148, 191, 204

は

ハーブ瞳孔計　71
パーツ移植　131
ハイデルベルグ網膜形状解析装置　175
ハスナー弁　14
ハッチンソン 3 主徴　126
ハッチンソンの法則　88
ハンド・シュラー・クリスチャン病　350
ハンフリー視野計　46
バゴリーニ線条ガラス試験　296
バセドー病　342
バンコマイシン　121
パトゥ症候群　349
パナム融像感覚圏　21, 291
パネル D-15 テスト　52
パリノー眼腺症候群　98
パリノー症候群　**68**, 313
パンコースト症候群　73
パンヌス　120
波面センサー　58, **118**
杯細胞　12, 94, 102
肺線維症　147
背理性複視　291
梅毒性ぶどう膜炎　160
白鞘形成　185
白色瞳孔　213, **230**, 288
白内障　229
白内障嚢外摘出術　235
白内障嚢内摘出術　238
白皮症　140, **339**
白血病(性)網膜症　341
拍動性眼球突出　279, 333, 357
麦粒腫　87
橋本病　317
発達白内障　229
発達緑内障　255
原田病　152
針反応陽性　150
反帰光線法　34
反射性の瞬目　17
反射性分泌　18, 95
半盲　47
半盲性瞳孔強直　345

汎ぶどう膜炎　141
汎網膜光凝固　196
斑状角膜ジストロフィ　128
瘢痕化　104
晩期感染　157

ひ

ヒルシュベルグ法　35, 293
ビタミンA欠乏症　342
ビタミンB_1欠乏症　343
ビデオケラトスコープ　117
ビトー斑　343
ビルショウスキー頭部傾斜試験　311
引っぱり試験　358
日和見感染　156
比較暗点　200
皮質中枢　345
皮脂腺　84
皮膚原性白内障　233
非感染性ぶどう膜炎　142
非共同性斜視　293
非事故性外傷　359
非接触眼圧計　251
非調和性　280
非肉芽腫性ぶどう膜炎　142
非裂孔原性網膜剥離　207, 210
飛蚊症　29, 209, 213, 214
疲労現象　317
被交感眼　153
稗粒腫　89
眉弓部外側の創　357
眉毛　11
光干渉断層計　35, **173**, 174, 246, 268
光凝固　178
表層角膜症　118
豹紋状眼底　180
標的黄斑症　204
病的近視　55
病名としての内眼炎　141
鼻出血　357
鼻性視神経症　277
鼻側穿破　246
鼻側階段　246
鼻涙管閉塞　96
鼻涙管　13, 94
貧血(性)網膜症　341

ふ

フーリエドメインOCT　174
ファーデン法　319
ファブリー病　340
ファン・デル・ヘーベ症候群　132, 350

フィッシャー症候群　314
フェムト秒レーザー　65
フォークト・小柳・原田病　152
フォークト・スピールマイヤー病
　　　　　　　　　　　340
フォスター・ケネディ症候　273
フォスター・ケネディ症候群　345
フォトケラトスコープ　117
フォビユ症候群　314
フォン ヒッペル・リンドウ病　193, 344
フォン レックリングハウゼン病　343
フックス角膜内皮ジストロフィ　128
フックス虹彩異色性虹彩毛様体炎
　　　　　　　　　　　154
フックス斑　56
フライシャー輪　**120**, 128
フリクテン角膜炎　125
フリクテン結膜炎　107
フリッカ視野　46
フルオレセイン　116, 171
フルオレセイン点眼試験　96
ブエルム暗点　246
ブリュッケ筋　6
ブルッフ膜　6, 138
ブロードマン分野17　10
プーリー　322
プーリー理論　308
プール熱　108
プラチドリング　58
プラトー虹彩緑内障　253
プリズムアダプテーションテスト
　　　　　　　　　　　292
プリズムジオプトリー　63, 295
プリズム度数　295
プリズム療法　319
プルキンエ現象　49
プルチェル網膜症　356
ぶどう膜　5, 136
ぶどう膜悪性黒色腫　160
ぶどう膜炎　218
ぶどう膜炎と全身疾患　146
ぶどう膜強膜流出路　9, 249
ぶどう膜欠損(症)　25, **139**
ぶどう膜滲出症候群　163
不規則性狭窄　47
不正乱視　57
不等像視　58
不等像性眼精疲労　69
不同視　58
不同視弱視　299
吹き抜け骨折　357
浮腫　103

部分的網膜剥離　199
風疹　109, **157**
副経路　249
副交感神経　13
副尺視力　38
副腎皮質ステロイド薬の功罪　150
副鼻腔粘液嚢腫　332
副涙腺　12
匐行性角膜潰瘍　121
複視　**30**, 229, 291, 358
輻湊　**67**, 308
輻湊域　67
輻湊遠点　67
輻湊角　67
輻湊近点　67
輻湊痙攣　68
輻湊幅　67
輻湊麻痺　**68**, 313
輻湊力　67
物理的損傷　365
吻合　185
粉瘤　89
分数視力　40

へ

ペータース異常　287
ベーチェット病　**149**, 150, 343
ヘス赤緑試験　311
ヘルテル眼球突出計　324
ヘルペス性虹彩毛様体炎　154
ヘルホルト症候群　147
ヘンレ線維層　182
ベスト病　204
ベネディクト症候群　314
ペルーシド角膜辺縁変性　130
併発白内障　145, **233**
閉瞼反応　71
閉塞性血栓性血管炎　150
片眼視力　39
変視症　30, 200
変性近視　55
変調伝達関数　41
変動係数　118
扁平上皮癌　89
扁平部　137
扁平角膜　120
偏位定量　311
偏心固視　300
弁状裂孔　209

ほ

ポートワイン母斑　89

ホウィットナル靭帯　308
ホッシウス輪　233
ホモシスチン尿症　234, 339
ホルネル症候群　72, 86
ホロプタ　21, 290
ボウマン膜　4, 114
ボツリヌス毒素　86
ボツリヌス毒素療法　297
ポスナー・シュロスマン症候群　154
ポリープ状脈絡膜血管症　206
保因者　51
母斑症　343
放射状線維　6
放射線白内障　234, 365
飽和度　49
房水　9, 18, 249
房水産生　138
傍（副）中心暗点　48
膨化白内障　231
膨隆虹彩　143, 145

ま

マイクロケラトーム　65
マイボーム腺　11
マイボーム腺炎　87
マイボーム腺脂漏症　87
マイヤー係蹄　267
マイヤー像　58
マリオット盲点　43, 269
マリオット盲点の拡大　269, 345
マルケサニ症候群　234, 350
マルファン症候群　234, **349**
末端肥大症　278
麻疹　109
麻痺性斜視　310
麻痺性麻痺　293
慢性進行性外眼筋麻痺　317, 349
慢性涙腺炎　98
慢性涙嚢炎　97

み

ミクリッツ病　98
ミトコンドリア DNA　274
ミドリン P®　74
ミュラー筋　**6, 12**, 65, 84
ミュラー細胞　7
ミラー・ギュブラ症候群　314
未熟児眼底　200
未熟児網膜症　**198**, 218
未熟児網膜症の厚生省分類　198
未熟児網膜症の国際分類　199
未熟児網膜症の病期分類　198

未熟白内障　231
水尾－中村現象　212
脈なし病　**193**, 346
脈絡膜　6, 136, **138**
脈絡膜欠損　139
脈絡膜血管腫　160
脈絡膜血管新生　171, 174, **205**
脈絡膜骨腫　160
脈絡膜出血　181
脈絡膜上腔　6
脈絡膜動脈　138
脈絡膜破裂　356
脈絡膜剥離　163
脈絡膜フラッシュ　171
脈絡膜毛細血管板　7, 138

む

ムコ多糖沈着症　341
向き運動　308
無眼球　301
無色素性網膜色素変性（症）　211
無髄神経線維　264
霧視　229, 253

め

メートル角　67
メタミドホス　348
メチシリン耐性黄色ブドウ球菌　109
メチルアルコール中毒　276
メビウス症候群　314
メラニン細胞　152
眼の屈折　54
眼の分子遺伝学　350
明順応　53
明順応 ERG　175
明度　49
免疫抑制点眼薬　105
綿花様白斑　182

も

モーレン潰瘍　125
モルガーニ白内障　233
モル腺　12, 84
毛細血管層　89
毛様充血　**102**, 143
毛様体　**5**, 136
毛様体炎　141
毛様体筋　6, 137
毛様体色素上皮　6
毛様体神経節　323
毛様体ひだ部　5
毛様体扁平部　5

毛様体無色素上皮　6
毛様（体）小帯　**7, 137**, 228
毛様（体）動脈　17
毛様（体）網膜動脈　189
盲　**42**, 298
盲点中心暗点　48
網内系脂肪沈着症　340
網膜　7, 19
網膜異形成　301
網膜下出血　171, **181**, 201
網膜芽細胞腫　**213**
網膜外層　139
網膜機能検査　177
網膜血管炎　150
網膜血管の鼻側シフト　244
網膜格子状変性　56
網膜細動脈瘤　185, **191**
網膜脂血症　339
網膜色素上皮　139
網膜色素上皮下出血　181
網膜色素上皮剥離　**203**
網膜色素線条　212, **344**
網膜色素変性（症）　210
網膜硝子体手術　215
網膜硝子体出血　356
網膜上膜　145, 203
網膜静脈相　171
網膜静脈分枝閉塞（症）　191
網膜静脈閉塞（症）　218
網膜神経節細胞　264
網膜神経線維層欠損　244
網膜振盪（症）　355
網膜深層出血　181
網膜滲出斑　150
網膜性視神経萎縮　275
網膜前出血　180
網膜前膜　**203**
網膜対応　290
網膜対応異常　291
網膜中心静脈　11, 17
網膜中心静脈閉塞（症）　190
網膜中心動脈　11, **16**, 189
網膜中心動脈血圧　177
網膜中心動脈閉塞（症）　189
網膜電図　35, **175**, 210, 267
網膜動脈相　171
網膜動脈分枝閉塞（症）　190
網膜動脈閉塞（症）　189
網膜内血管腫状増殖　206
網膜内細小血管異常　194
網膜の栄養　139
網膜ひだ　203

網膜白斑　*182*
網膜剝離　*171*, **207**, *356*
網膜光凝固　*196*
網膜表層出血　*180*
網膜浮腫　*173*, **183**
網膜分離　*174*
網膜分離症　**210**, *301*
網膜無灌流域　*191*
網膜毛細血管相　*171*
網膜有髄神経線維　*301*
網脈絡膜炎　**145**, *148*
紋理（豹紋状）眼底　*56*, *180*
問診　*28*

や

夜盲　*30*, **54**, *210*, *212*, *342*
薬剤性散瞳　*74*

ゆ

油層　*17*, *94*
夕焼け状眼底　*152*, *153*
有機リン農薬中毒　*276*
有水晶体眼内レンズ　*65*
有髄神経線維　*264*
有線領　*267*
有痛性眼筋麻痺　*330*
融像　*289*
融像感覚圏　*290*
融像性輻湊　**68**, *289*
優性遺伝性視神経萎縮　*274*
雪玉状混濁　*148*
雪玉状硝子体混濁　*145*

よ

よせ運動　*308*, *309*
読み分け困難　*39*
抑制　*291*
翼状片　*110*
4直筋後転法　*319*
4分の1半盲　*47*

ら

ライター症候群　*343*
ラミナドットサイン　*244*
ランドルト環　*38*
らい　*348*
裸眼視力　*39*
螺旋状視野　*48*
落屑緑内障　*254*

乱視　*57*
乱視表　*61*
卵黄状黄斑ジストロフィ　*204*

り

リーガー型　*201*
リピドーシス　*340*
リンパ球浸潤　*328*
立体視　*290*
律動様小波　*175*
律動様小波異常型　*176*
流行性角結膜炎　*107*
流涙　*31*, *97*, **114**
両眼開放視力　*39*
両眼視　*21*, *289*
両眼視細胞　*21*
両眼視力　*39*
両眼性複視　*291*
両耳側半盲　*278*
両側肺門リンパ節腫脹　*147*
量的視野　*43*
量的視野計測　*44*
緑色腫　*341*
緑内障　*244*
緑内障急性発作　*254*
緑内障初期　*69*
緑内障性視神経萎縮　*275*
緑内障性視神経症　*244*
緑膿菌　*120*
輪状暗点　*48*, **210**, *211*
輪状筋　*66*
輪状線維　*65*
輪状締結術　*209*
輪状膿瘍　*120*
輪状白斑　*182*
輪状網膜症　*182*, **194**
輪部　*120*
輪部結膜　*13*

る

涙液層　*17*
涙液層破壊時間　*95*
涙液分泌低下　*110*
涙液・涙道検査　*36*
涙管ブジー　*96*
涙器　*13*
涙丘　*85*
涙小管　*13*, **94**
涙小管炎　*97*

涙小管断裂　*99*, **360**
涙腺　*13*, **94**
涙腺炎　*97*
涙腺腫瘍　*98*
涙点　*13*, **94**
涙点プラグ　*98*
涙道　*13*, *94*
涙道造影　*96*
涙囊　**13**, *94*
涙囊炎　*97*
涙囊窩　*13*
涙囊鼻腔吻合術　*97*
類上皮細胞　*147*

れ

レーザー線維柱帯形成術　*256*
レーザー光凝固　*178*
レーザーフレア・セルメータ　*143*
レーベル遺伝性視神経症　*274*
レイリー等色　*52*
レンズ交換法　*61*
レンズメータ　*61*
裂孔　*207*
裂孔原性網膜剝離　*207*, *217*

ろ

ローズベンガル　*110*, *116*, *346*
ロート斑　*182*, *341*
ロービジョン　**75**, *298*
ロービジョンクリニック　*75*
ローレンス・ムーン・ビードル症候群　*211*, *350*
ロックウッド靱帯　*308*
濾過胞　*256*
濾胞　*102*
濾胞性結膜炎　*102*
老視　*66*
老人環　*120*
老人性内反症　*85*
六角形細胞出現率　*118*

わ

ワース4灯試験　*296*
ワクシニア　*109*
ワニの涙症候群　*98*
（眼）球結膜　**12**, *102*
（眼）瞼結膜　*102*
（眼）瞼裂　*11*

欧文索引

A

α角　54
abducens palsy　314
ablatio falciformis congenita(L)　25
abnormal head posture of ocular origin　311
abnormal head posture(position)　310
absolute scotoma　48
Acanthamoeba keratitis　125
accessory lacrimal gland　12
accommodation　**65**, 138
accommodative convergence　67
accommodative esotropia　57, **297**
accommodative palsy　67
accommodative spasm　66
acquired myopia　55
acquired night blindness　342
acute allergic edema　89
acute dacryoadenitis　97
acute dacryocystitis　97
acute glaucoma　147
acute retinal necrosis(ARN)　155
acute zonal occult outer retinopathy (AZOOR)　213
AC/A比　67
acyclovir　124
adenoid cystic carcinoma　99
adenoviral conjunctivitis　107
adenovirus　107
Adie syndrome　73
advancement　297
after cataract　234
after image test　296
against movement　60
age-related macular degeneration (AMD)　205
AIDS　347
albinism　**140**, 339
albuminuric retinopathy　188
alcohol amblyopia　348
allergic conjunctivitis　104
alternating cover test　295
amblyopia　57, **298**
amblyopic nystagmus　318
ametropia　54
ametropic amblyopia　299

amplitude of accommodation　66
Amsler chart　46
anastomosis　185
anemic retinopathy　341
angiotensine converting enzyme (ACE)　148
angle of convergence　67
angle recession　354
angular vision(AV)　39
aniridia congenita(L)　139
aniseikonia　58
anisocoria　71
anisometropia　58
anisometropic amblyopia　299
annular ligament of Zinn　15
anomaloscope　52
anomalous retinal correspondence (ARC)　291
anomalous trichromatism　51
anophthalmos　301
anterior blepharitis　86
anterior chamber　9
anterior chamber angle　9
anterior ciliary artery　17
anterior ischemic optic neuropathy (AION)　272
anterior polar cataract　230
aortitis syndrome　346
applanation tonometer　250
aqueous flare　143
aqueous humor　9, 18, 249
aqueous layer　94
arachnodactylia　234, 349
arcus senilis(L)　120
Argyll Robertson pupil　73
arterial pulsation　186
arteriovenous crossing phenomenon　185
ascending atrophy　275
asteroid hyalosis　214
asthenopia　68
asthenopia accommodativa(L)　68
asthenopia aniseikonica(L)　69
asthenopia muscularis(L)　69
asthenopia nervosa(L)　69
asthenopia symptomatica(L)　69
astigmatism　57
atheroma　89

atopic dermatitis　**88**, 344
atopic keratoconjunctivitis　106
autorefractometer　60
Avellino dystrophy　128
Axenfeld-Rieger syndrome　288
axial hyperopia　57
axial length　54
axial myopia　55
axial retrobulbar neuritis　343

B

bacterial conjunctivitis　109
bacterial corneal ulcer　120
bacterial endophthalmitis　157
Bagolini striated-glass test　296
ballooning　278
band keratopathy　120
basal cell carcinoma　89
Basedow disease　342
Behçet disease　**149**, 343
Benedikt syndrome　314
Best病　204
Bielschowsky head tilting test　311
bilateral hilar lymphadenopathy (BHL)　147
binocular cell　21
binocular diplopia　291
binocular fusion　289
binocular vision　21, 289
binocular visual acuity　39
biomicroscopy　115
bitemporal hemianopia　278
Bitôt spot　343
Bjerrum scotoma　246
blepharitis　86
blepharoptosis　86
blepharospasm　86
blind spot of Mariotte　43
blood staining of cornea　354
blood-retinal barrier　168
blowout fracture　357
blue sclera　132
blurred vision　253
Bowman membrane　4
branch retinal artery occlusion (BRAO)　190
branch retinal vein occlusion (BRVO)　191

brightness　49
Brodmann area 17　10, 267
Bruch membrane　139
Brücke muscle　6
BSS　235
bulbar conjunctiva　**12**, 102
bullous karatopathy　18
bullous keratopathy　115, **119**
bull's eye maculopathy　204
BUT 短縮型ドライアイ　96

C

calcarine sulcus　10, 267
Caldwell 法　325
cancer associated retinopathy　341
capillary hemangioma　89
carotid-cavernous fistura（CCF）
　　　333
carrier　51
cataract　229
cavernous sinus syndrome　315
cavernous sinus thrombosis　279
CD4 陽性 T 細胞　148
center of rotation　306
central fixation　300
central retinal artery　11, **16**
central retinal artery occlusion
　（CRAO）　189
central retinal vein　11, **17**
central retinal vein occlusion
　（CRVO）　190
central serous chorioretinopathy
　　　200
cerebral aneurysm　279, 345
certified orthoptist（CO）　300
chalazion　88
chalcosis　364
cherry-red spot　**184**, **189**, 340
chlamydial conjunctivitis　109
chloroma　341
chloroquine retinopathy　348
choked disc　**268**, 345
choriocapillaris（L）　6, 138
choroid　6, 138
choroidal detachment　163
choroidal flush　171
choroidal hemangioma　160
choroidal hemorrhage　181
choroidal neovascularization（CNV）
　　　205
choroidal osteoma　160
choroidal rupture　356

choroideremia　163
chronic dacryoadenitis　98
chronic dacryocystitis　97
chronic progressive external
　ophthalmoplegia　317, 349
cicatrizing change　104
cilia　11
ciliary artery　17
ciliary body　5, **136**
ciliary ganglion　323
ciliary injection　102
ciliary muscle　6
ciliary zonule　**7**, **137**
cilioretinal artery　189
circinate retinopathy　182, **194**
circle of least confusion　57
Coats disease　192
Cochet-Bonnet 角膜知覚計　118
Cockayne syndrome　211
coefficient of variation in cell size
　（CV 値）　118
collector channel　249
coloboma of choroid　139
coloboma of iris　139
coloboma of uvea　25, **139**
coloboma（or aplasia）of optic nerve
　　　301
comitant strabismus　293
commotio retinae（L）　355
complicated cataract　145, 233
compressive optic neuropathy　277
computed tomography（CT）　325
concealment　185
concentric constriction　47
concomitant strabismus　310
concussion cataract　360
cone　7
cone dystrophy　204
cone monochromasy　51
cone-rod dystrophy　204
confrontation test　44
congenital cataract　229
（congenital）cytomegalovirus
　infection　347
congenital defective color perception
　　　49
congenital entropion　85
congenital myopia　55
congenital nystagmus　318
congenital rubella syndrome
　　　230, 347
congruous　280

conjunctiva　**12**, 102
conjunctival fornix　**12**, 102
conjunctival tumors　111
conjunctivitis　147
conjunctivochalasis　111
consecutive optic atrophy
　secondary to retinal disease　275
constant strabismus　293
constriction　44, **47**
contact blepharoconjunctivitis　88
contact lens（CL）　63
conus　**180**, 303
conventional outflow　249
convergence　**67**, 308
convergence palsy　68, 313
convergence spasm　68
copper-wire artery　184
cornea　4
corneal abscess　120
corneal annulus　120
corneal degeneration　127
corneal dystrophy　127
corneal edema　119
corneal endothelium　4
corneal epithelium　4
corneal limbus　4
corneal shield ulcer　105
corneal stroma　4
corneal topography　58
corneal transplantation　130
corneal tumors　130
corrected visual acuity　39
cortical vision（CV）　39
cotton wool spot　182
cover test　**35**, 293, 311
cover-uncover test　35, 293
craniopharyngioma　**279**, 345
crescent　56
critical flicker frequency（CFF）
　　　35
critical flicker fusion frequency
　（CFF）　**46**, 267
crocodile tear syndrome　98
crossed diplopia　291
Crouzon disease　350
crowding phenomenon　39
crystalline lens　7, 19, 228
cup-to-disc ratio（C/D 比）　246
cupping　180, 244
Cushing syndrome　342
cyclitis　141
cycloduction　307

cycloplegia　67
cyclotropia　293
cyst　158
cystoid macular edema　145
cystoid macular edema（CME）
　　　　　　　　　190, **204**
cytoid body　183
cytomegalovirus retinitis　155

dacryoadenitis　**97**
dacryocystitis　97
dacryocysto-rhinostomy（DCR）　97
Dalrymple sign　328
dark adaptation　53
Davis 分類　194
day blindness　54
decimal visual acuity　40
deep retinal hemorrhage　181
degenerative myopia　55
demyelination　271
dendritic keratitis　123
depression　**43**, 48
dermatogenic cataract　233
dermoid cyst of the cornea　130
Descemet folds　119
Descemet membrane　4
descemet stripping automated
　　endothelial keratoplasty（DSAEK）
　　　　　　　　　　　　　132
descemetocele　118
descending atrophy　275
developmental defective color
　　perception　51
Devic disease　345
diabetic cataract　233
diabetic maculopathy　194
diabetic retinopathy　193
diffraction　18
dilatation　185
dilator pupillae muscle　5
diopter　54
diplopia　291
direct astigmatism（with the rule）
　　　　　　　　　　　　　57
direct light reflex　69
direct ophthalmoscopy　168
disc swelling　268
disciform keratitis　123
distant visual acuity（DVA）　39
disturbance of ocular movement
　　　　　　　　　　　　　310

divergence　**67**, 308
divergence palsy　**68**, 313
dominant optic atrophy　274
Donders 輻湊線　68
double vision　291
Down syndrome　86, 234, **349**
dragged disc　199
Duane syndrome　**315**, 323
duction　306
dystonia　86
dystrophia myotonica（L）　349

Eales disease　192
eccentric fixation　300
ectropion of eyelid　85
edema　103
Edinger-Westphal nucleus　69
Edwards syndrome　349
Ehlers-Danlos syndrome　344
electric cataract　365
electric ophthalmia　365
electro-oculogram（EOG）
　　　　　　35, **176**, 313
electroretinogram（ERG）
　　　　　　35, **175**, 267
Emery-Little 分類　229
emmetropia　54
encircling　209
endophthalmitis　157
endothelial lamellar keratoplasty
　　（ELK）　132
enophthalmos　358
enteroviral conjunctivitis　108
entropion of eyelid　85
Epi-LASIK　65
epicanthus　86
epidemic keratoconjunctivitis（EKC）
　　　　　　　　　　　　　107
epiretinal membrane　145, **203**
episclera　5
episcleral vein　249
episcleritis　132
epithelial erosion　118
ERG の消失　212
esotropia　292
ethambutol neuropathy　276
ethambutol optic neuropathy　348
euthyroid Graves 病　317
exfoliation glaucoma　254
exophthalmometry　324
exotropia　293

exposure keratitis　126
external hordeolum　87
external ophthalmoplegia　310
extracapsular cataract extraction
　　（ECCE）　235
extraocular muscle　14
extraocular myositis　328
eye discharge　103
eye position　308
eyeball　3
eyebrow　11
eyeglasses　63
eyelid　11

Fabry disease　340
Faden 法　319
false image　291
false projection（past pointing）　311
far point　66
far point of convergence　67
FDT スクリーナー　46
fetal fissure　24
fiber tracking　268
field of fixation　43
filamentary keratitis　118
filtering bleb　256
Fisher syndrome　314
fixation point　67
flat cornea　120
Fleischer ring　120
fluorescein fundus angiography　171
flying flies　214
focal retinal ischemia　183
follicle　102
follicular conjunctivitis　102
forced duction test　358
foreign body　361
form vision deprivation amblyopia
　　　　　　　　　　　　　299
Foster-Kennedy sign　273
Foster-Kennedy syndrome　345
fovea centralis（L）　180
Foville syndrome　314
fractional visual acuity　40
fracture of the optic canal　356
frequency doubling illusion　46
frequency doubling technology
　　screener（FDT）　46
fringe acuity　41
Fuchs endothelial dystrophy　128

Fuchs heterochromic iridocyclitis　154
Fuchs spot　56
functional MRI (fMRI)　268
fungal endophthalmitis　157
fusional area　290

G

gastrointestinal Behçet　343
Gaucher disease　341
gaze palsy　313
gelatinous drop-like corneal dystrophy　128
geographic keratitis　123
giant papillary conjunctivitis　106
gland of Krause　**12**, 94
gland of Moll　**12**, 84
gland of Wolfring　**12**, 94
gland of Zeis　**12**, 84
glassblower cataract　234, 365
glaucoma　244
glaucomatous optic atrophy　275
glaucomatous optic neuropathy (GON)　244
GM_2 ガングリオシド　340
goblet cell　**12**, 102
Goldenhar syndrome　130
Goldmann applanation tonometer　250
Goldmann perimeter (GP)　44
goniolens　251
gout　341
Gradenigo syndrome　314
Graefe sign　328
granular dystrophy　128
granuloma　147
grating acuity cards　42
Graves 病　317
Grönblad-Strandberg syndrome　212, 344
Gunn sign　185
gyrate chorioretinal atrophy　163

H

Haab 瞳孔計　71
Hand-Schüller-Christian disease　350
hard exudate　182
headache　253
Heerfordt syndrome　147
Heidelberg retina tomograph (HRT)　175
hemangioma　89

hemeralopia　54
hemianopia　47
hemorrhagic detachment of the pigment epithelium　181
Henle 線維層　182
hereditary optic neuropathy　274
herpes corneae (L)　122
herpes simplex keratitis　122
herpes simplex of eyelid　88
herpes simplex virus　88, 154
herpes zoster keratitis　124
herpes zoster ophthalmicus　88
herpetic iridocyclitis　154
Hertel 眼球突出計　324
Hess red green test　311
heteronymous hemianopia　47
heterophoria　293
high insertion　251
higher visual pathway　265
Hirschberg 法　293
HLA-B27 関連ぶどう膜炎　143, 154
HLA-B51　150
HLA-DR4　153
HLA 検査　146
hole　207
homocystinuria　339
homonymous diplopia　291
homonymous hemianopia　47
horizontal muscle　14
Horner syndrome　**72**, 86
horopter　290
HTLV-1 (human T-cell lymphotropic virus type 1)　348
HTLV-1 関連ぶどう膜炎　156
hue　49
Humphrey perimeter　46
Hutchinson3 主徴　126
Hutchinson's rule　88
hyperemia　102
hypermetropia　56
hyperopia　56
hyperopic astigmatism　57
hypertropia　293
hyphema　354
hypoplasia of optic nerve　301
hypopyon　120, **143**, 150
hypotony maculopathy　355
hypotropia　293

I

idiopathic choroidal neovascularization　200

idopathic intracranial hypertension　269
idiopathic orbital inflammatory disease　328
IgG4-related ophthalmic disease　330
IgG4 関連眼疾患　330
ill-sustained accommodation　67
impetigo contagiosa　88
incomitant/noncomitant strabismus　293
incongruous　280
indentation tonometer　250
indirect light reflex　69
indirect ophthalmoscopy　169
indocyanine green (ICG)　171
inferior orbital fissure　323
infrared cataract　234, 365
inner coat　3
intermediate uveitis　141
intermittent exophthalmos　334
intermittent strabismus　293
internal hordeolum　87
internal ophthalmoplegia　67, 310
internuclear ophthalmoplegia　272
internuclear palsy　313
interstitial keratitis　119
interstitial keratitis due to congenital syphilis　126
intracapsular cataract extraction (ICCE)　238
intraocular lens (IOL)　64
intraocular lymphoma　162
intraocular pressure (IOP)　248
intraocular tumor　147
intumescent cataract　233
inverse astigmatism (against the rule)　57
involutional entropion　85
iridocyclitis　141, 142
iridodialysis　355
iris　5, 136
iris bombé (L)　143
iris dilator　69
iris pattern　136
iris sphincter　69
iritis　141
irregular astigmatism　57
irregular constraiction　47
irregularity of the arterial caliber　184

irregularity of the venous caliber 185
ischemic optic neuropathy(ION) 270, **272**
island of vision 43
isopter 43
IVH 157

J

juvenile recurrent vitreoretinal hemorrhage 192

K

Kayser-Fleischer ring **120**, 340
Keith-Wagener 分類 **188**, 338
keratic precipitates 143
keratoconjunctivitis sicca(L) 127
keratoconus 120, **128**
keratomalacia **127**, 343
keratometer 117
keratomycosis 121
keratoplasty 130
Kestenbaum 法 319
kinetic or dynamic visual acuity 41
kinetic perimetry 43
Krönlein operation 332

L

L peak/D trough(L/D 比) 177
laceration of lacrimal canaliculus 99
laceration of the canaliculus 360
laceration of the lid 360
lacquer crack lesion 56
lacrimal apparatus 13
lacrimal canaliculi 13
lacrimal canaliculitis 97
lacrimal canaliculus 94
lacrimal caruncle 85
lacrimal fossa 13
lacrimal gland 13, 94
lacrimal gland tumor 98
lacrimal passage 13, 94
lacrimal probe 96
lacrimal puncta 13
lacrimal punctum 94
lacrimal sac 13, **94**
lagophthalmos 86
lamina cribrosa(L) 5, 244, 264
laminar dot sign 244
Landolt ring 38
laser in situ keratomileusis (LASIK) 56, 65
laser iridotomy 254
laser trabeculo-plasty(LTP) 256
laser-assisted subepithelial keratectomy(LASEK) 65
latent hyperopia 57
latent nystagmus 319
lateral canthus 85
lateral geniculate body 10, 265
lateral inhibition 41
lattice degeneration 56, **207**
lattice dystrophy 128
Laurence-Moon-Biedl syndrome 211, 350
Leber hereditary optic neuropathy 274
lens capsule 228
lens cortex 228
lens dislocation 234
lens induced uveitis 159
lens luxation 355
lens nucleus 228
leukemic retinopathy 341
leukocoria 288
levator palpebrae muscle 12
lid closure reaction 71
lid margin 11
light adaptation 53
light projection test 42
light reflex 69
light-near dissociation 73
lipid layer 94
lipidosis 340
Lockwood 靱帯 308
log MAR 40
logarithm of visual acuity 41
long ciliary artery 17
low vision 298

M

macula lutea(L) 180
macular dystrophy 128
macular hole **203**, 356
macular ring reflex 180
macular sparing 47, **280**
macular splitting 47, 345
magnetic resonance imaging(MRI) 325
malignant lymphoma 99
malignant melanoma 91
manifest hyperopia 57
Marchesani syndrome 234, 350

Marfan syndrome 234, **349**
masquerade syndrome 147
medial canthus 85
medial longitudinal fasciculus syndrome 272, 313
medial longitudinal fasciculus(MLF) 309
medullated nerve fibers 301
megalocornea 120
meibomian froth 87
meibomian gland 11
meibomian seborrhoea 87
meibomitis 87
melanocytic nevus 89
melanosis sclerae(L) 132
metastatic uveal tumor 162
meter angle 67
methicillin-resistant *Staphylococcus aureus*(MRSA) 109, **121**
methyl alcohol poisoning 276
micro incision vitreous surgery (MIVS) 215
microcornea 120
microphthalmos 301
middle coat 3
Mikulicz disease 98
milium 89
Millard-Gübler syndrome 314
minimum angle of resolution 41
minimum legible 38
minimum separable 38
minimum visible 38
miosis 18, 69
mire image 58
mixed astigmatism 57
MLF 症候群 272, 313
Möbius syndrome 314
modulation transfer function(MTF) 41
monocular cue 290
monocular visual acuity 39
Mooren ulcer 125
morgagnian cataract 233
morning glory syndrome 302
motor fusion 289
mucocele 277
mucopolysaccharidosis 341
mucus layer 94
Müller muscle 6, **12**, 84
multifocal ERG **176**, 267
multiple evanescent white dot syndrome(MEWDS) 213

multiple sclerosis　*345*
multiple sclerosis(MS)　*271*
myasthenia gravis　*315*
mydriasis　*18, 69*
myodesopsia　*214*
myopia　*54*
myopic astigmatism　*57*

N

nanophthalmos　*163*
narrowing　*184*
nasal shift　*244*
nasal step　*246*
nasolacrimal duct　**13**, *94*
nasolacrimal obstruction　*96*
nausea　*253*
near point　*66*
near point of convergence　*67*
near reflex　*67*, **69**
near visual acuity　*39*
necrotizing keratitis　*123*
necrotizing scleritis　*133*
negative scotoma　*48*
neovascular glaucoma　*190*
neovascular or rubeotic glaucoma　*194*
neovascularization　*186*
nerve fiber layer defect(NFLD)　*244*
neuro-Behçet　*343*
neurofibromatosis　*343*
neuromyelitis optica(L)　**272**, *345*
neuroparalytic keratitis　*127*
nevus flammeus　*89*
Niemann-Pick disease　*340*
night blindness　*54*
non-accident injury　*359*
noncontact tonometer　*251*
nonrhegmatogenous retinal detachment　*210*
normal retinal correspondence(NRC)　*290*
normal tension glaucoma　*253*
notching　*244*
nuclear cataract　*230*
nystagmus　*317*
nyctalopia　*54*

O

oblique astigmatism　*57*
occlusion　*300*
OCT angiography　*174*

ocular albinism　*140*
ocular deviation　*310*
ocular myasthenia　*317*
ocular pain　*253*
ocular pemphigoid　**111**, *343*
ocular torticollis　*311*
oculomotor palsy　*313*
Oguchi disease　*212*
onchocerciasis　*348*
OPA-1遺伝子変異　*274*
ophthalmic artery　*16*
ophthalmic zoster　*124*
ophthalmodynamometer　*177*
ophthalmoplegia　*310*
optic atrophy　*275*
optic canal　*322*
optic chiasma　*10, 265*
optic cup　*24*
optic disc　**10**, *11, 180*
optic disc pit　*302*
optic disc vasculitis　*270*
optic glioma　*277*
optic nerve　*10*, **11**
optic nerve coloboma　*25*
optic nerve fiber　*264*
optic neuritis　*270*
optic radiation　**10**, *267*
optic tract　**10**, *265*
optic vertigo　*311*
optical coherence tomograph(OCT)　**173**, *246*
Optisol™-GS 保存液　*130*
optokinetic nystagmus(OKN)　*42, 318*
ora serrata(L)　**6**, *180*
orbicularis oculi muscle　*12*
orbit　*15*, **322**
orbital apex　*322*
orbital apex syndrome　**315**, *330*
orbital cellulitis　*327*
orbital fracture　*357*
orbital margin　*322*
orbital myositis　*328*
orbital septum　**15**, *322*
orbital tumor　*331*
orbital varix　*334*
oscillatory potential　*175*
osteogenesis imperfecta(L)　*350*
outer coat　*3*

P

painful ophthalmoplegia　*330*

pale disc edema　*273*
palpebral conjunctiva　**12**, *102*
palpebral fissure　*11*
Pancoast syndrome　*73*
pannus　*110, 120*
panophthalmitis　*157*
panretinal photocoagulation(PRP)　*196*
Panum fusional area　*21, 291*
panuveitis　*141*
papilla　*103*
papilledema　*268*
papillitis　*269*
papilloma　*89*
papillomacular nerve fiber bundle　*11*
paradoxical diplopia　*291*
paralytic strabismus　*310*
paranasal sinus mucocele, pyocele　*332*
parapapillary chorioretinal atrophy (PPA)　*244*
Parinaud oculoglandular syndrome　*98*
Parinaud syndrome　**68**, *313*
pars plana lensectomy(PPL)　*238*
pars plana(L)　*5, 137*
pars plicata(L)　*5*
past pointing　*311*
Patau syndrome　*349*
pathologic myopia　*55*
Pellucid marginal corneal degeneration　*130*
pemphigus　*343*
penetrating keratoplasty(PKP)　*131*
perforating ocular injuries　*359*
perforating scleromalacia　*133*
perforation　*118*
periarteritis nodosa(L)　*347*
peripheral anterior synechia(PAS)　*143, 251*
persistent hyperplastic primary vitreous(PHPV)　**25**, *289*
persistent pupillary membrane　*24, 140*
PET-CT　*326*
Peters anormaly　*287*
phacoemulsification and aspiration (PEA)　*235*
phakic IOL　*65*

pharyngoconjunctival fever (PCF) 107
phlyctenular conjunctivitis 107
phlyctenular keratitis 125
photocoagulation 178
photodynamic therapy (PDT) 205
photokeratoscope 117
photopic ERG 175
photorefractive keratectomy (PRK) 65
phototherapeutic keratectomy (PTK) 128
phthisis bulbi (L) 145, 209
physiological diplopia 291
pigmentary retinal dystrophy, retinitis pigmentosa (L) 210
pigmentfarbenanomalie 51
pituitary adenoma **278**, 345
pleomorphic adenoma 99
PL 法 287
point of neutralization 60
polypoidal choroidal vasculopathy (PCV) 206
port-wine stain 89
positive scotoma 48
positron emission CT (PET) 341
Posner-Schlossman syndrome 154
posterior chamber 9
posterior polar cataract 230
posterior scleritis 133
posterior subcapsular cataract 233
posterior synechia of the iris 143
posterior uveitis 141
posterior vitreous detachment (PVD) 214
postinflammatory optic atrophy 275
preferential looking 法 (PL 法) 42, 287
premature fundus 200
preproliferative (diabetic) retinopathy 339
preretinal hemorrhage 180
presbyopia 66
pressure folds 324
primary angle closure 253
primary cerebral vesicle 21
primary deviation 310
primary optic vesicle 24
primary position 308
prism adaptation test 291
prism diopter 295
proliferative vitreoretinopathy (PVR) 214
proliferative (diabetic) retinopathy 339
proximal convergence 68
pseudo-Foster-Kennedy 症候 273
pseudomembrane 103
Pseudomonas aeruginosa 120
pseudomyopia 55
pseudopapillitis 269
pseudophakia 239
pseudostrabismus 295
pseudotumor cerebri 269
pseudoxanthoma elasticum (L) 212, 344
psychic reflex 71
pterygium 110
Pulley **308**, 322
pulsating exophthalmos 333, 357
pulseless disease **193**, 346
punctate cataract 230
pupil 18, 136
Purkinje phenomenon 49
Purscher retinopathy 356
pyocele 277

Q

quadrant hemianopia 47
quantitative visual field 43

R

radial fiber 6
radiation cataract 234
range or amplitude of convergence 67
Rayleigh equation 52
reactive lymphoid hyperplasia 99
recession 297
recession of anterior chamber angle 354
recurrent corneal epithelial erosion 118
refrective error 54
refractive hyperopia 57
refractive myopia 55
refractive surgery 64
region of accommodation 66
region of convergence 67
regular astigmatism 57
Reiter syndrome 343
relative afferent pupillary defect (RAPD) 71
relative convergence 68

relative pupillary block 253
relative scotoma 48
renal retinopathy 188
resection 297
retina 7, 19
retinal angioid streaks 212, **344**
retinal angiomatous proliferation (RAP) 206
retinal arterial phase 171
retinal arteriolar macroaneurysm 191
retinal artery occlusion (RAO) 189
retinal capillary phase 171
retinal correspondence 290
retinal detachment **207**, 356
retinal dysplasia 301
retinal edema 183
retinal fold 199
retinal ganglion cell 264
retinal photocoagulation 196
retinal pigment epithelial detachment 203
retinal rivalry 291
retinal vein occlusion (RVO) 190
retinal venous phase 171
retinitis pigmentosa (L) 210, 288
retinitis pigmentosa sine pigmento (L) 211
retino-vitreous hemorrhage 356
retinoblastoma 289
retinochoroiditis 145
retinopathy of prematuarity (ROP) 198
retinoschisis 301
retraction syndrome 315
retrobulbar neuritis 271
retrolental fibroplasia 199, 289
rhegmatogenous retinal detachment 207
rheumatoid arthritis 347
rhodopsin 53
Rieger 型 201
ring abscess 120
rivalry in the visual fields 291
rod 7
rod monochromasy 51
rodent ulcer 125
roentgenography 325
rose bengal 液 110, 346
rostal interstitial nucleus of medial longitudinal fasciculus (riMLF) 309

Roth spot *182, 341*
rubella *157*
rubeosis iridis（L） *145*, **194**

S

saccadic movement(saccade) *308*
salt and pepper fundus *160*
Salus sign *185*
sarcoidosis *147, 346*
satellite lesion *122*
saturation *49*
saucerization *244*
scanning laser ophthalmoscope（SLO） *174*
Scheie 分類 *188*
Schirmer test *95*
Schlemm canal **9**, *249*
school myopia *55*
Schwalbe line *9*
Schwann sheath *264*
Schwartz syndrome *356*
scintillating scotoma *48*
sclera *5*
scleral buckling *209*
scleral spur *9*
scleral staphyloma *133*
scleritis *132*
sclerosing keratitis *133*
sclerotic scatter *34*
scotoma *48*
scotopic ERG *175*
sebaceous gland carcinoma *91*
seborrheic blepharitis *86*
seborrheic keratosis *89*
secondary deviation *310*
secondary glaucoma *145*
secondary position *308*
Seidel test *359*
senile cataract *231*
senile entropion *85*
sensory fusion *290*
Shaffer 分類 *251*
shagreen pattern *184*
sheathing *185*
short ciliary artery *17*
short posterior ciliary artery *11*
siderosis bulbi（L） *363*
silver-wire artery *184*
simple myopia *55*
simple optic atrophy *275*
simple（diabetic）retinopathy *339*
simultaneous perception（SP） *289*

Sjögren syndrome **98**, *346*
slit-lamp microscopy **33**, *115*
slit-scanning corneal topographer *117*
smooth pursuit movement *309*
Snellen 方式 *40*
snowball opacity *148*
snowball vitreous opacity *145*
soft exudate *182*
spectacles *63*
specular microscopy *35*
spherical aberration *18*
sphincter pupillae muscle *5*
spiral field *48*
splinter hemorrhage *244*
spot retinoscope *60*
squamous cell carcinoma *89*
SRK／T 式 *64*
star figure *182*
Stargardt disease *205*
static or profile perimetry *43*
static visual acuity *41*
Stellwag sign *328*
stem cell *5, 115*
stereoscopic vision *290*
steroid cataract *234, 348*
steroid glaucoma *348*
Stevens-Johnson syndrome **111**, *343*
strabismic amblyopia *299*
strabismus *292*
straightening *184*
strawberry nevus *89*
streak retinoscope *60*
streopsis *290*
striate cortex *267*
string of pearls *148*
Sturge-Weber syndrome **89**, *160, 344*
Sturm conoid *57*
subconjunctival hemorrhage *103*
subpigment epithelial hemorrhage *181*
subretinal hemorrhage *181*
superficial keratopathy *118*
superficial punctate keratopathy（SPK） *85, 118, 125*
superficial retinal hemorrhage *180*
superior orbital fissure *323*
superior orbital fissure syndrome *315*
suppression *291*

suprachoroid *6*
sweat gland of clia *12*
swinging flashlight test *71*
swollen disc *268*
symblepharon *364*
sympathetic eye *153*
sympathetic ophthalmia **153**, *360*
sympathizing eye *153*
syphilitic uveitis *160*
systemic lupus erythematosus（SLE） *346*

T

T1 強調画像 *326*
T2 強調画像 *326*
tarsal gland *11*
tarsal muscle *12*
Tay-Sachs disease *340*
tear *207*
tear film breakup time（BUT） *95*
teleangiectasia *193*
Teller acuity card（TAC） *42, 287*
temporal arteritis *272*, **347**
temporal loop of Meyer *267*
temporal pallor *271*
Tenon capsule *5, 322*
Terrien marginal degeneration *128*
Terson syndrome *213*, **350**
tertiary position *308*
tessellated *56*
thyroid ophthalmopathy *327, 342*
tigroid fundus **56**, *180*
tilted disc syndrome *303*
TNFαモノクローナル抗体製剤 *343*
Tolosa-Hunt syndrome *330*
tonic convergence *67*
tonic pupil *73*
TonoPen™眼圧計 *251*
toric contact lens *58, 63*
tortuosity *184, 185*
total cataract *230*
total hyperopia *57*
total ophthalmoplegia *314*
toxic optic neuropathy *276*
Toxocara canis *159*
toxocara cati *159*
toxocariasis **159**, *348*
toxoplasmosis *158, 348*
trabecular meshwork *249*
trabecular outflow *249*
trabeculectomy *256*

trabeculotomy 256
traction retinal detachment 194
transbronchial lung biopsy（TBLB）
  148
Trantas spot 105
traumatic cataract 233
traumatic optic neuropathy 276
triangle syndrome 355
trichiasis **86**, 104
trigeminal reflex 71
trochlea 15
trochlear palsy 314
tuberculous uveitis 159
tuberculum sellae meningioma（L）
  279
tubular field 48

ulcus corneae catarrhale（L） 125
ulcus corneae serpens（L） 121
ultrasonography（US echo） 35
ultrasound biomicroscope（UBM）
  252
ultrasound biomicroscopy（UBM）
  35, 252
unconventional outflow 249
uncorrected visual acuity 39
uncrossed diplopia 291
Usher syndrome 211
uvea **3**, 5, 136
uveal effusion syndrome 163
uveal malignant melanoma 160
uveal tract 136
uveoscleral outflow 9, **249**

valve of Hasner 14
van der Hoeve syndrome 350

Van Herick 法 251
varicella-zoster virus 88
vascular endothelial growth factor
  （VEGF） 194, 200
vasculo-Behçet 343
VDT 症候群 68
VEGF 206
venous pulsation 186
vergence 308
vergence movement 309
vernal keratoconjunctivitis 105
vernier acuity 38
version 308
vertical muscle 14
vessel layer 6
vestibular eye movement 309
vestiburi-ocular reflex 309
video display terminal 68
videokeratoscope 117
viral uveitis 154
viral wart 89
visual acuity 38
visual evoked potential（VEP）
  42, 267
visual field 43
visual organ 2
visual pathway 10
visually evoked potential（VEP）
  35
vitelliform macular dystrophy 204
vitrectomy 198
vitreous 19
vitreous base **9**, 168
vitreous body 9
vitreous detachment 214
vitreous hemorrhage 182, **213**
vitreous humor 9
vitreous opacity 214

vitreous stroma 9
Vogt-Koyanagi-Harada disease 152
Vogt-Spielmeyer disease 340
vomiting 253
von Hippel-Lindau disease **193**, 344
von Recklinghausen disease 343
vortex vein 17, 138
Vossius ring 233

Waters 法 325
wavefront sensor 58
Weber syndrome 314
Wegener granulomatosis 346
Weiss ring 214
Whitnall 靱帯 308
Wilson disease 120, **340**
with movement 60
Worth four dot test 296

X

X-linked juvenile retinoschisis 204
X-linked recessive inheritance 49
xerosis conjunctivae（L） 343
X 染色体性若年網膜分離症 204
X 染色体（伴性）劣性遺伝 49
X 線検査 325

Y

YAG レーザー 234
yellow waxy atrophy 210

Zinn-Haller arterial circle 11
zonular cataract 230
zonule of Zinn 7, 66, 137, 228

現代の眼科学 改訂第13版

昭和58年1月31日	第1版第1刷発行	平成11年2月25日	第7版第1刷発行
昭和59年3月31日	第2刷発行	平成13年1月31日	第3刷発行
昭和60年1月31日	第2版第1刷発行	平成14年3月31日	第8版第1刷発行
昭和61年8月20日	第4刷発行	平成17年3月10日	第3刷発行
昭和62年8月31日	第3版第1刷発行	平成18年3月31日	第9版第1刷発行
平成元年10月30日	第5刷発行	平成19年12月20日	第2刷発行
平成2年9月30日	第4版第1刷発行	平成21年4月30日	第10版第1刷発行
平成5年1月20日	第4刷発行	平成24年3月7日	第11版第1刷発行
平成5年8月10日	第5版第1刷発行	平成26年4月10日	第2刷発行
平成7年11月10日	第3刷発行	平成27年3月1日	第12版第1刷発行
平成8年8月10日	第6版第1刷発行	平成30年2月10日	第13版第1刷発行
平成10年6月1日	第3刷発行	令和6年1月20日	第4刷発行

監　修　所　　　敬

編　集　吉　田　晃　敏
　　　　谷　原　秀　信

発行者　福　村　直　樹

発行所　金原出版株式会社

〒113-0034　東京都文京区湯島 2-31-14

電話　編集部　(03)3811-7162
　　　営業部　(03)3811-7184
FAX　　　　　(03)3813-0288
振替口座　　00120-4-151494
http://www.kanehara-shuppan.co.jp/

ISBN978-4-307-35168-3

©1983, 2018
検印省略
Printed in Japan

印刷・製本／真興社

JCOPY ＜出版者著作権管理機構　委託出版物＞

本書の無断複製は著作権法上での例外を除き禁じられています．複製される場合は，そのつど事前に，出版者著作権管理機構（電話 03-5244-5088, FAX 03-5244-5089, e-mail：info@jcopy.or.jp）の許諾を得てください．

小社は捺印または貼付紙をもって定価を変更致しません．
乱丁，落丁のものは小社またはお買上げ書店にてお取り替え致します．

WEBアンケートにご協力ください

読者アンケート（所要時間約3分）にご協力いただいた方の中から抽選で毎月10名の方に図書カード1,000円分を贈呈いたします．
アンケート回答はこちらから➡

https://forms.gle/U6Pa7JzJGfrvaDof8